Der junge Drogist

Lehrbuch für Drogisten-Fachschulen, den Selbstunterricht und die Vorbereitung zur Drogisten-Gehilfen- und Giftprüfung

Von

Emil Drechsler

Leiter und fachwissenschaftlicher Lehrer der Drogisten-Fachschule
vereidigter Sachverständiger bei dem Königl. Landgerichte Breslau

Zweite, vermehrte und verbesserte Auflage

Mit 55 Textfiguren

Springer-Verlag Berlin Heidelberg GmbH 1917

ISBN 978-3-662-42737-8 ISBN 978-3-662-43014-9 (eBook)
DOI 10.1007/978-3-662-43014-9

Softcover reprint of the hardcover 2nd edition 1917

Herrn

Privatdocenten Dr. phil. Georg Hüsing

in treuer Freundschaft zugeeignet

vom Verfasser.

Vorwort zur ersten Auflage.

Vor zwei Jahrzehnten hatte sich der Vorstand des Deutschen Drogisten-Verbandes dazu entschlossen, eine Drogisten-Gehilfenprüfung ein zu führen, um nach Möglichkeit die fachwissenschaftliche Ausbildung des jungen Nachwuchses des Drogistenstandes an zu regen und zugleich eine gewisse Standesabgrenzung zu schaffen, der die staatlichen Behörden leider noch heute ablehnend gegenüber stehen. Je mehr von dieser Neueinrichtung Gebrauch gemacht wurde, um so mehr stieg auch das Bedürfnis nach der Schaffung von Unterrichtsmöglichkeiten. So sind denn in etwa 60 Städten des Reiches Drogisten-Fachschulen entstanden, während vordem nur einige wenige und auch nur in einigen Großstädten vorhanden waren. Hand in Hand damit ging die Entwickelung einer drogistischen Fachliteratur, als deren bedeutendstes Werk die Drogisten-Praxis von Buchheister ja allbekannt ist. Diese fachwissenschaftlichen Bücher sind aber teils zu umfangreich, um als Lehrbücher zu dienen, teils behandeln sie nur bestimmte Gebiete der drogistischen Fachwissenschaft.

Das vorliegende Buch ist aus den Unterrichts- und Geschäftserfahrungen heraus für die Praxis geschrieben und in erster Reihe dazu bestimmt, als Lehrbuch für Drogisten-Fachschulen zu dienen. Um bei der großen Fülle des fachwissenschaftlichen Stoffes ein einigermaßen greifbares Ziel zu haben, ist der Wissensstoff in der Hauptsache auf dasjenige Maß von Kenntnissen beschränkt worden, das die Prüfungs-Ordnung des Deutschen Drogisten-Verbandes für die Drogisten-Gehilfenprüfungen verlangt. Es werden daher nur gewisse Grundlagen geboten, auf denen fußend der junge Drogist an das Studium umfangreicherer fachwissenschaftlicher Werke heran treten kann.

Die Form der Darstellung ist den eigenartigen Verhältnissen unserer Drogisten-Fachschulen angepaßt und so faßlich wie möglich gehalten, wodurch besonders der die Chemie behandelnde Teil z. T. erheblich von sonstigen chemischen Lehrbüchern ab weicht; meine seit 1905 gesammelten Erfahrungen als fachwissenschaftlicher Lehrer der Breslauer Drogisten-Fachschule haben mir aber den Beweis für die Richtigkeit der vorliegenden Darstellungsweise erbracht, so zumal wo es sich darum handelt, den Schülern den Begriff der Wertigkeit der Elemente klar zu machen.

Besondere Aufmerksamkeit ist der drogistischen Fachgesetzgebung zu gewendet worden; bei den einzelnen Gesetzen sind nicht nur zahlreiche fachwissenschaftliche Erläuterungen gegeben, sondern überall, wo es notwendig erschien, sind die Beziehungen zu den fachgesetzlichen Bestimmungen erwähnt worden. Es mußte dadurch zwar manches wiederholt werden; bei der außerordentlichen Bedeutung jedoch, die die Fachgesetzgebung gerade für den Drogisten hat, wird wohl kein Kenner der Verhältnisse das als Fehler empfinden: hier wird ein Zuviel niemals schaden können.

Dafür, in welcher Weise und Reihenfolge der Lehrstoff in den einzelnen Fachschulen zum Vortrage kommen soll, lassen sich natürlich allgemein gültige Regeln nicht geben, da die Verhältnisse bei den einzelnen Fachschulen außerordentlich verschieden liegen: die Zahl der Unterrichtsstunden, die Zahl der Schüler, die Dauer der Schulzeit (ob ein, zwei oder drei Jahre), die Zahl der Lehrkräfte u. a. m. werden hierbei den Ausschlag geben müssen.

Im einzelnen sei noch bemerkt, daß die Farbwaren organischer Herkunft in der Drogenkunde, die anorganischen Farben in der Chemikalienkunde besprochen sind, wohin sie ihrem Wesen nach gehören; die tabellarische Anordnung der einzelnen Angaben sowohl der Drogen- wie de. Chemikalienkunde ermöglicht ein schnelles Aufsuchen der einzelnen Waren.

Bei der Rechtschreibung habe ich mehrfach im Gegensatze zu Duden die besseren von der amtlichen Rechtschreibung vorgesehenen Schreibmöglichkeiten bevorzugt, wie das z. B. auch in dem amtlichen Deutschen Arzneibuche geschehen ist. Ebenso sind dem allgemeinen, auch behördlichen Bestreben folgend, Fremdwörter möglichst vermieden und im gegebenen Falle Verdeutschungen durch geführt worden; so z. B. ist der Ausdruck „specifisches Gewicht" durch „Stoffgewicht" und „Substitution" durch „Vertritt" ersetzt worden. Beide Maßnahmen entsprechen den Anforderungen, die wir heute an unseren Nachwuchs stellen können.

Dem freundlichen Entgegenkommen des Verlages sind die zahlreichen Abbildungen zu verdanken, so daß das Buch auch in dieser Beziehung möglichst allen Anforderungen gerecht zu werden suchte. Ich glaube daher hoffen zu dürfen, daß das Buch sich den Beifall nicht nur der Schüler, sondern auch der Fachlehrkollegen erringen möge. Für Winke betr. Verbesserungen werde ich stets dankbar sein und solche bei einer Neuauflage tunlichst berücksichtigen.

Breslau, Anfang September 1912.

Emil Drechsler.

Vorwort zur zweiten Auflage.

Da aus der freundlichen Aufnahme, die das Buch in den Fachkreisen gefunden hat, zu schließen war, daß dasselbe nach Form und Inhalt den Ansprüchen an ein Lehrbuch für Drogisten-Fachschulen im allgemeinen entsprach, habe ich bei der zweiten Auflage nur wenige durch greifende Änderungen vor genommen. Die Abschnitte über die geschäftliche Praxis sind vor die Botanik gestellt worden, was dem praktischen Bedürfnisse besser entsprechen dürfte.

Die Ausmerzung der Fremdwörter habe ich nach Möglichkeit weiter durch geführt; die von mir ein geführten Verdeutschungen der Ausdrücke „specifisches Gewicht" durch „Stoffgewicht" und „Substitution" durch „Vertritt" habe ich in der „Tägl. Rundschau" veröffentlicht, um auch weitere Kreise dafür zu gewinnen. Gegen den Ausdruck „Vertritt" sind überhaupt keine Einwendungen erhoben worden, während für „specifisches Gewicht" mehrere Gegenvorschläge erfolgten, von denen jedoch nur der Ausdruck „Gewichtszahl" beachtenswert ist, da er wie „Wärmezahl" und ähnliche als wissenschaftlich anerkannte Verdeutschung gilt. Ich meine jedoch, daß die Ergänzung des Ausdruckes „Gewichtszahl" durch Voransetzung von „Stoff" zu „Stoffgewichtszahl" nicht nur keine Schwierigkeiten machen, sondern auch größere Klarheit schaffen würde: auch das „absolute Gewicht", das ja hierzu in Gegensatz gebracht werden soll, wird schließlich durch eine Zahl von Gewichten bezeichnet; für den Schüler besteht jedenfalls größere Klarheit, wenn der Ausdruck „Stoff" mit in die Bezeichnung einbezogen wird, da es sich ja doch um eine Eigenheit der Stoffe handelt. Der von Herrn Professor Dr. Freise, Braunschweig, gemachte Gegenvorschlag „Eigengewicht" war schon um deswillen nicht annehmbar, weil dieser Ausdruck schon längst von der Staatseisenbahnverwaltung als Verdeutschung für „Tara" ein geführt worden ist. —

Der Fachgesetzgebung habe ich weiter besondere Aufmerksamkeit zu gewendet und die entsprechenden Abschnitte durch weitere Erläuterungen und Fußnoten aus gebaut; besonders die Abschnitte über Gifthandel und Giftprüfung sind erheblich erweitert worden, um den Schülern die nötigen Unterlagen für die Ablegung der Giftprüfung zu bieten. Zur Erleichterung für die Benutzung des „Fragebuches für die Drogisten-Gehilfenprüfungen" sind im Texte des Buches seitlich die entsprechenden Nummern des Fragebuches (6. Auflage von 1916) an gegeben worden.

Ich darf daher wohl an nehmen, daß das Buch auch in seiner abgeänderten Form sich weitere Freunde erwerben wird; Verbesserungsvorschläge werden selbstverständlich jeder Zeit die gebührende Beachtung bei mir finden.

Breslau, Ostern 1917.

Emil Drechsler.

Inhaltsverzeichnis.

1. Einführung.

Der angehende junge Drogist, der aus der sicheren Hut der Schule und des Elternhauses in die Welt hinaus tritt, wird diesen Schritt zumeist mit einem gewissen Bangen vor all den zahlreichen und fremden Eindrücken tun, die neu auf ihn zu strömen. Es werden zum ersten Male gewisse Ansprüche an sein persönliches Verantwortlichkeitsgefühl gestellt, von denen er bis dahin wenig oder nichts gewußt hat. Wir wollen ihm daher seine ersten Schritte auf der Laufbahn des selbstgewählten Berufes erleichtern durch einige Betrachtungen darüber, wie sich der Drogistenstand in seiner heutigen Form entwickelt hat und welche Ansprüche er an seine Mitglieder stellt.

Das Wort Droge entspricht unserem Ausdrucke trocken (plattdeutsch droeg, schlesisch troige) und ist daher als ein echt deutsches Wort an zu sprechen. Es bedeutet also nichts weiter wie getrocknete Waren und hat sich wahrscheinlich zu einer Zeit gebildet, als fast ausschließlich getrocknete Kräuter, Wurzeln usw. den gesamten Arzneischatz des deutschen Volkes aus machten. Ebenso wahrscheinlich ist es, daß das Wort dann auf dem Wege der Völkerwanderung auch in die romanischen Sprachen Aufnahme fand, wofür besonders die Schreibung des Wortes in diesen Sprachen beweiskräftig ist, die je nach ihrer Eigenart besondere Buchstaben ein fügen mußten, um die Aussprache des Buchstabens **g** in der deutschen Form zu erhalten.

Der Handel mit solchen getrockneten Waren, zu denen außer den Arzneikräutern auch Gewürze und wohlriechende Stoffe gezählt wurden, liegt jedoch bedeutend weiter zurück. Er läßt sich bis in die ältesten Zeiten menschlicher Kultur zurück verfolgen und wir wissen, daß schon bei den alten Babyloniern, Ägyptern, Indiern und anderen Völkern ein derartiger Drogenhandel nicht nur bestanden, sondern geradezu den Hauptteil des ganzen Handels überhaupt aus gemacht hat. In Deutschland selbst hat sich der Drogenhandel im engeren Sinne später auf die getrockneten Vegetabilien, Kräuter, Wurzeln usw. beschränkt; noch heute führen vielfach die Drogenhändler in Österreich den Namen „Dürrkräutler" und in Dresden z. B. trifft man ebenfalls noch heute auf den Namen „Kräutergewölbe" für Drogenhandlung.

Bis etwa zum Jahre 1870 waren diese Drogenhandlungen jedoch nicht nur wenig zahlreich, sondern auch ihr Umfang selbst ziemlich beschränkt. Erst mit dem Erlasse der ersten Kaiserl. Ver. betr. den Verkehr mit Arzneimitteln außerhalb der Apotheken im Jahre 1872, begann ein Umschwung und zwar nicht nur in bezug auf die Vermehrung der Drogenhandlungen selbst, sondern noch mehr auf ihren inneren Ausbau. Im Jahre 1873 wurde der Deutsche Drogistenverband gegründet, dessen Mitgliederzahl jetzt die Zahl 4000 fast erreicht hat und kräftig weiter fort schreitet. Die Drogenhandlungen selbst entwickelten sich mehr und mehr zu einer besonderen Art von Geschäftsbetrieben, indem sie außer dem Handel mit frei gegebenen Arzneimitteln auch den mit kosmetischen Artikeln, Verbandstoffen, Artikeln für Hygiene und Krankenpflege, technischen und wirtschaftlichen Artikeln, Farben, Lacken usw. in das Bereich ihrer Tätigkeit zogen, so daß sie heute einen durchaus eigenartigen Geschäftszweig dar stellen, der sich von den übrigen scharf ab hebt.

Mit dieser Steigerung des Umfanges der Drogenhandlungen stiegen aber auch die Anforderungen an die Leistungsfähigkeit und die Fachkenntnisse ihrer Inhaber. Bald machte sich daher das Bedürfnis nach der Gründung von besonderen Drogisten-Fachschulen geltend, um den jungen Nachwuchs in geeigneter Weise fachwissenschaftlich vor zu bilden. In dem vorliegenden Buche wird der Wissensstoff durch gesprochen, der heute von einem tüchtigen jungen Fachdrogisten bei der Drogisten-Gehilfenprüfung verlangt wird. Die Anforderungen dieser Prüfung sind nicht klein und nur der vermag das Ziel mit gutem Erfolge zu erreichen, der sich vom ersten Tage seiner Lehrzeit an mit Ernst an seine fachwissenschaftlichen Studien heran macht! Wenn irgendwo das Sprichwort zutrifft: „Krümel machen Brot", dann ist das hier der Fall. Wer sich vor nimmt, jeden Tag etwas neues hinzu zu lernen und das während seiner dreijährigen Lehrzeit durch führt, der wird selbst überrascht sein, mit welch verhältnismäßig kleinem Aufwande an Zeit er einen bedeutenden Wissensstoff sich an geeignet hat, zumal ja die Praxis mit dem Lernen Hand in Hand geht. Und hat der junge Drogist dann seine Gehilfenprüfung mit gutem Erfolge bestanden, wird ihm ein weiteres Studium erst recht Freude machen. Das vorliegende Buch soll ihm nur gewisse Grundlagen geben, auf denen er weiter bauen kann, wozu sich das Studium der trefflichen „Drogistenpraxis" von Buchheister besonders eignet.

Nur wenn sich der junge Drogist zu einem wirklich tüchtigen Fachdrogisten ausgebildet hat, wird er sich mit Stolz als Angehöriger eines Standes fühlen können, der sich eine achtunggebietende Stellung im Wirtschaftsleben unseres deutschen Volkes errungen hat. Und so möge der angehende junge Drogist mit Lust und Liebe an seine fachwissenschaftlichen Studien heran treten; nicht nur ein reicher geistiger, sondern auch wirtschaftlicher Gewinn wird ihm dann als Lohn blühen.

2. Die Aufbewahrung der Waren.

Ist schon an sich jeder Kaufmann durch sein Geschäftsinteresse 610.
gezwungen, die Waren, mit denen er handelt, mit größter Sorgfalt auf zu bewahren, um sie vor Beschädigung oder dem Verderben zu schützen, so liegt diese Verpflichtung dem Drogisten in ungleich größerem Maße ob. Gibt es doch keinen Geschäftszweig, der so verschiedenartige Warengruppen gleichzeitig umfaßt, wie eine neuzeitliche Drogenhandlung. Zu den mancherlei Dingen, die der angehende Drogist sich daher in erster Linie an zu eignen hat, werden also die praktischen Regeln über eine sachgemäße Aufbewahrung der verschiedenen Waren gehören.

Wenn wir den Verkaufsraum einer Drogenhandlung betreten, 604.
so sehen wir zunächst, daß sich die zahlreichen einzelnen Waren in Standgefäßen oder Schiebladen befinden, die gleichmäßig mit eingebrannter schwarzer Schrift auf weißem Grunde bezeichnet bzw. mit entsprechenden Blech- oder Emailleschildern versehen sind. Die Standgefäße für Flüssigkeiten bestehen zumeist aus Glasflaschen mit eingeriebenem Glasstöpsel, bei einigen auch aus Glasflaschen mit einem aufgesetzten Aufgusse aus Zinn, der für manche Flüssigkeiten wie z. B. Glycerin, fette Öle u. a. m. sehr empfehlenswert ist. Zur Aufbewahrung von Salben und zähflüssigen oder salbenartigen Stoffen dienen Porcellankrausen, die am besten mit einem übergreifenden Deckel versehen sind. Weiter finden wir weithalsige Glasgefäße mit eingeriebenem Glasstöpsel, die besonders zur Aufbewahrung von Chemikalien und pulverförmigen Stoffen dienen. Die Schiebladen müssen genau gearbeitet sein, wobei wir uns schon jetzt merken wollen, daß alle Schiebladen, in denen Arzneimittel auf bewahrt werden, *entweder* mit einem Deckel versehen sein *oder* in festen Füllungen laufen müssen. Die Schiebladen für Gifte dagegen müssen *sowohl* mit einem Deckel versehen sein *als auch* in festen Füllungen laufen. Die Schiebladen, die stark riechende oder aromatische Stoffe enthalten, werden am besten mit Blech aus geschlagen, um in der Nähe befindliche andere Waren vor einem Anziehen des Geruches, die aromatischen Stoffe vor einem Verluste ihres Wohlgeruches zu schützen. In *einem* Behältnisse (Schieblade, Blechkasten usw.) dürfen sich *nicht verschiedene* Waren befinden; es ist jedoch gestattet, dieselbe Ware in ganzer, zerschnittener oder gepulverter Form in demselben Behältnisse auf zu bewahren.

Manche solcher Waren werden daher auch der Einfachheit halber in Blechbüchsen auf bewahrt, was sich besonders für heikle Genußmittel wie russischen Tee, Kakaopulver, Bonbons usw. empfiehlt. Wir gewahren weiter, daß manche Standgefäße aus braunem Glase sind; dadurch soll deren Inhalt vor dem zersetzenden Einflusse des Lichtes beschützt werden.

Eine der wichtigsten Hauptregeln möge der junge Drogist nie vergessen: alle Behältnisse für Waren müssen mit der Bezeichnung des Inhalts versehen sein, auch wenn es sich um Papierbeutel, Säcke und dergl. handelt. Niemals darf eine Ware unbezeichnet ab gestellt werden. Die Bezeichnungen der Standgefäße sind — wenigstens in Preußen und mehreren anderen Bundesstaaten — bei Arznei-
749. mitteln in lateinischer und darunter deutscher Sprache von gleicher Schriftgröße an gebracht und es müssen diese Artikel in alphabetischer Reihenfolge unter sich geordnet einreihig auf gestellt sein, d. h. die Glasflaschen, Porcellankrausen, Pulvergläser und Schiebladen unter sich gemäß der alphabetischen Reihenfolge an geordnet sein. In anderen Bundesstaaten wie Bayern, Württemberg, Hamburg usw. ist die Anbringung deutscher Bezeichnungen für die Standgefäße der Arzneimittel vor geschrieben, neben denen die Anbringung der lateinischen Namen gestattet ist. Die Vorschriften für die Bezeichnung und Anordnung der Standgefäße im Verkaufsraum gelten sinngemäß ebenso für die Vorräte in den Lagerräumen.

Hiervon abweichend sind die Vorschriften über die Bezeichnung der Vorratsgefäße für die Gifte, die für das ganze Reich gleichlautend sind. Die Stand- und Vorratsgefäße für die sehr starken Gifte (Abt. 1 der Giftverordnung) müssen mit weißer Schrift auf schwarzem Grunde, für die Gifte der Abt. 2 und 3 mit roter Schrift auf weißem Grunde deutlich und dauerhaft bezeichnet sein. Außerdem muß sich darunter das Wort Gift befinden. Die Bezeichnungen selbst sind für die Gifte amtlich vor geschrieben; wir finden sie in dem Verzeichnisse der Gifte (Anlage 1 der Giftverordnung) auf geführt. Diese Bezeichnungen sind nun — mit einer einzigen Ausnahme — in deutscher Sprache an gegeben und neben diesen amtlichen Namen ist nur noch die Anbringung der entsprechenden ortsüblichen Namen in kleinerer Schrift zulässig. Die Verwendung lateinischer Bezeichnungen für Gifte ist also nicht zulässig, während sie bei den Arzneimitteln — wenigstens in Preußen und mehreren anderen Bundesstaaten — gesetzlich vor geschrieben ist. Die genaueren Bestimmungen über die Aufbewahrung der Gifte werden wir später in der Gesetzeskunde kennen lernen, desgleichen die gesetzlichen Bestimmungen über die Aufbewahrung von Feuerwerkskörpern und feuergefährlichen Stoffen.

Abgesehen von den verschiedenen gesetzlichen Vorschriften über die Aufbewahrung verschiedener Warengruppen hat der Drogist aber auch zu beachten, wie die verschiedenen Waren, mit denen er handelt, nach ihrer Eigenart aufbewahrt werden müssen, um sie vor dem Verderben und sich selbst vor Verlusten zu schützen.

556. Wir erwähnten bereits, daß gewisse Waren durch Aufbewahrung in braun gefärbten Flaschen vor dem zersetzenden Einflusse des Lichtes

geschützt werden müssen. Inwiefern das Licht, besonders das helle Tageslicht eine zersetzende Wirkung ausübt, werden wir später in der Chemie kennen lernen; vorläufig wollen wir uns merken, daß zu den Waren, die vor Licht besonders geschützt werden müssen, folgende gehören: Essigsaure Tonerde, Wasserstoffsuperoxyd, Eau de Javelle, Chlorwasser, Chemikalien für die Lichtbildnerei, ätherische Öle, Extraits u. a. m.

Viele Waren haben die Eigenschaft, Wasser aus der Luft an zu 566.
ziehen und sofern sie fest sind, dann zu zerfließen; man nennt sie deshalb wasseranziehende oder hygroskopische Stoffe. Diese müssen natürlich möglichst vor dem Einflusse der Feuchtigkeit und feuchter Luft geschützt werden, was man durch Aufbewahrung in luftdicht schließenden Gefäßen und in warmen, trockenen Räumen erreicht. Einen luftdichten Verschluß erreicht man bei Stöpselgläsern 609.
dadurch, daß die Glasstöpsel mit Paraffin oder bequemer mit Vaseline gedichtet werden, bei runden Blechbüschen durch festes Umlegen 610.
eines Streifens von Kautschukheftpflaster um die Verschlußstelle. Zu den hygroskopischen Stoffen gehören besonders: von Flüssigkeiten Schwefelsäure, Glycerin und Alkohol, von festen Stoffen Schwefelleber, Pottasche, Kalciumkarbid, Chlorkalcium, Chlormagnesium u. a. m.

Den Gegensatz zu den wasseranziehenden Stoffen bilden diejenigen Chemikalien, die Kristallwasser chemisch gebunden enthalten und dasselbe leicht beim Lagern an trockener Luft verlieren, d. h. 566.
verwittern. Solche Artikel werden wir umgekehrt in kühlen, unter Umständen auch feuchten Lagerräumen, am besten also in Kellern auf bewahren und sie sonst mindestens gut verschlossen halten müssen. Hierzu zählen z. B. Soda, Glaubersalz, Eisenvitriol, Kupfervitriol, Borax u. a. m.

Besondere Sorgfalt ist der Aufbewahrung der verschiedenen Rohdrogen zu widmen, die uns das Pflanzenreich liefert, den sogen. Vegetabilien, Kräutern, Wurzeln, Früchten, Samen, Blüten usw. Diese Waren müssen in trockenen, luftigen Räumen, am besten Bodenräumen, in gut verschlossenen Behältern, Kästen, Fässern oder auch Blechbüchsen auf bewahrt werden. Bei dieser Gelegenheit wollen wir uns auch bald über die Art und Weise unterrichten, wie Pflanzendrogen zu sammeln und zu trocknen sind. Das Aufkaufen und Selbstzubereiten von Pflanzendrogen bildet für Drogisten, in deren Gegend solche genügend wachsen, einen sehr lohnenden Nebenerwerbszweig, da für Drogen von guter Beschaffenheit stets Abnehmer in den Drogen-Großhandlungen vorhanden sind. Sofern die Sammler mit dem Trocknen der Pflanzendrogen nicht genügend vertraut sind, ist es am besten, letztere frisch zu kaufen und das Trocknen selbst vor zu nehmen. Am geeignetsten sind hierfür Bodenräume, die möglichst an zwei gegenüber liegenden Seiten Fenster haben, so daß man einen lebhaften Luftzug herbei führen kann. Das Trocknen von saftigen Wurzeln wie Rad. Valerianae, Angelicae, Levistici, Tub. Salep u. a. m. geschieht am besten, indem die Wurzeln auf Schnüre gereiht und diese frei schwebend befestigt werden. Blüten wie Flor. Chamomillae, Sambuci, Tiliae sowie Blätter wie Fol. Salviae, Menthae piperitae und Kräuter wie Herb. Centaurii, Absynthii, Trifolii, Cardui benedicti werden am besten auf Hürden dünn aus gebreitet, die man über einander an ordnen kann, um den Raum möglichst aus zu nutzen. Durch Öffnen der Fenster von zwei Seiten wird dann ein lebhafter Luftzug erzeugt, der das Austrocknen besorgt. Das Trocknen bei Sonnenlicht oder durch Sonnenwärme ist zu verwerfen, da so getrocknete Vegetabilien später auf dem Lager wieder Feuchtigkeit an ziehen und entweder Schimmelbildung eintritt oder auch eine Gärung, die sogar durch Selbstentzündung eine Feuersgefahr hervor rufen kann. Von Zeit zu Zeit müssen die Pflanzendrogen gewendet werden, bis sie die nötige Trockne erreicht haben. Der Gewichtsverlust durch das Austrocknen ist bei den einzelnen Drogen sehr verschieden, was bei der Berechnung des Selbstkostenpreises und vor allem beim Einkaufe der frischen Pflanzendrogen zu berücksichtigen ist. Künstliche Wärme kann man ohne Beeinträchtigung der Güte nur in einzelnen Fällen an wenden, wie z. B. bei Flor. Verbasci; diese müssen nach dem Trocknen sofort in ganz luftdicht schließenden Gefäßen unter gebracht werden, da sie sehr hygroskopisch sind und durch Feuchtigkeitsaufnahme die schön gelbe Farbe verlieren und braun werden. Weiter ist zu beachten, daß das Einsammeln selbst nie unmittelbar nach Regen, sondern im hellen Sonnenscheine erfolgt, so daß die Pflanzendrogen nur ihre natürliche Feuchtigkeit haben. Manche werden sonst beim Trocknen unansehnlich, so z. B. werden Flor. Sambuci in diesem Falle braun, anstatt ihre schöne gelbe Farbe zu behalten. Betreffs der geschnittenen, saftigen Wurzeln wie Rad. Althaeae, Angelicae, Levistici u. a. m., ferner bei Fruct. Myrtill., Sorbor. und ähnl. wollen wir uns noch merken, daß die Aufbewahrung in allzu dicht schließenden Blechbüchsen sich nicht empfiehlt, da sonst leicht Schimmelbildung ein treten kann; für pulverisierte Drogen jeder Art sind dagegen Blechbüchsen sehr geeignet. Für die Einsammlung selbst gilt im allgemeinen die Regel, daß sie in der Blütezeit der betr. Pflanzen zu erfolgen hat, da in diesem Zeitpunkte des Wachstums der Gehalt an wirksamen Bestandteilen am reichsten und auch von bester Beschaffenheit ist.

Im Gegensatze zu den Pflanzendrogen stehen eine Reihe von Waren, die wir möglichst vor Wärme und Luftzutritt geschützt auf bewahren müssen, da sonst der Sauerstoff der Luft eine chemisch zersetzende Wirkung ausübt, also in dunklen und kühlen Kellerräumen. Hierzu zählen Liqu. Aluminii acetici, die Fette und fetten Öle sowie die ätherischen Öle. Durch Sauerstoffaufnahme scheiden die Fette leicht Fettsäuren ab und werden dann ranzig, während die ätherischen Öle durch Sauerstoffaufnahme verharzen und dadurch an Wohlgeruch ein büßen. Auch die Vorräte von Extraits werden am besten in kühlen und dunklen Räumen, gegebenenfalls in einem Schranke im Keller zusammen mit den ätherischen Ölen auf bewahrt.

Zum Schlusse haben wir noch einige besondere Fälle zu erwähnen, 611.
Gummiartikel müssen bei möglichst gleichmäßiger Temperatur, nicht zu warm und nicht zu kalt, vor Licht geschützt und wenn es angeht in feuchter Luft auf bewahrt werden. Sollte Gummi durch Kälte steif geworden sein, wobei er leicht brüchig wird, so ist er vorsichtig mit Glycerin ab zu reiben und durch vorsichtiges Ziehen wieder dehnbar zu machen. Die Gummischläuche werden am besten in einer starken Kochsalzlösung auf bewahrt; auch ist für sonstige Gummiwaren ein vorsichtiges Einfetten mit Vaselinöl zu empfehlen. Pinsel sind sehr dem Mottenfraße aus gesetzt und müssen daher entweder mit Naphthalin bestreut — besonders die kleinen Haarpinsel — oder in Zeitungspapier eingewickelt auf bewahrt werden. Dick angeriebene Ölfarben müssen stets mit einer Schicht Wasser bedeckt sein, um eine Oxydation und Hautbildung zu verhüten.

Wir sehen, daß der angehende Drogist gar sehr vieles lernen und beachten muß, wenn auch erst die Praxis bewirken kann, daß ihm die Regeln über die Aufbewahrung der zahlreichen Artikel, mit denen er handelt, gewissermaßen in Fleisch und Blut über gehen.

3. Die lateinischen Bezeichnungen.

Wie wir gesehen haben, sind für Preußen und mehrere andere Bundesstaaten für Arzneimittel Bezeichnungen der Stand- und Vorratsgefäße in lateinischer Sprache vor geschrieben. Da auch die meisten Preislisten der Drogengroßhandlungen in dieser Sprache ab gefaßt sind, so ist für den jungen Drogisten eine gewisse Kenntnis der lateinischen Sprache notwendig, wie sie das Verständnis für die Übersetzung der Arzneimittel in die lateinische Sprache erfordert. Nachstehend geben wir daher ein alphabetisches Verzeichnis der wichtigsten hierbei in Betracht kommenden lateinischen Vokabeln, in dem der junge Drogist sich leicht über unbekannte Ausdrücke unterrichten kann; aus Mangel an Raume kann hier nicht eingehender über die Wortbildung usw. ein gegangen werden; die häufigsten Abkürzungen sind in Klammern bei gefügt.

absolutus, -a, -um (absol.)	losgelöst, von fremden Stoffen befreit, rein, absolut
Acetum (Acet.)	der Essig
aceticus, -a, -um (acetic.)	essigsauer

Acidum (Acid.)	die Säure
acidus, -a, -um (acid.)	scharf, sauer
acutus, -a, -um (acut.)	spitz, zugespitzt, scharf
ad usum veterinarium (ad. us. vet.)	zum Gebrauche für Tiere
adhaesivus, a, -um (adhaes.)	anhaftend, klebend
Aether	der Äther
aethereus, -a, -um (aether.)	ätherhaltig
Aër, aëris	die Luft
aërophorus, -a, -um (aëroph.)	Luft bildend, aufbrausend
Agaricus	der Schwamm
Albumen (Album.) Albuminum (Albumin.)	das Eiweiß
albuminatus, -a, -um (albumin.)	eiweißhaltig
albus, -a, -um (alb.)	weiß
albissimus, -a, -um (albiss.)	sehr weiß
albificatus, -a, -um (albif.)	weiß gemacht, geweißt, gebleicht
Alcohol	das Reinste, Feinste, der Alkohol (arabisch)
alcoholisatus, -a, -um (alcoholis.)	auf das feinste gepulvert
Aloë	Aloë
aloëticus, -a, -um (aloët.)	aloëhaltig
Alumen (Alum.)	Alaun
aluminatus, -a, -um	alaunhaltig
Aluminium (Alumin.)	das Aluminium
amarus, -a, -um (amar.)	bitter
amarities (ab amaritie liberatus)	die Bitterkeit (von der Bitterkeit befreit, entbittert)
Ammonium (Ammon.)	Ammonium
ammoniatus, -a, -um	ammoniumhaltig
Amylum (Amyl.)	die Stärke
amylaceus, -a, -um (amylac.)	aus Stärke hergestellt
anglicus, -a, -um (angl.)	englisch
anhydricus, -a, -um (anhydr.)	wasserfrei
Animal, -is (Pl. Animalia)	das Tier
animalis, -is, -e (animal.)	tierisch
Anisum	die Anispflanze
anisatus, -a, -um (anisat.)	anishaltig
Annus	das Jahr
pro anno (p. anno)	für die Dauer eines Jahres
per annum (p. a.)	ein Jahr hindurch
Annulus	der Ring (Jahresring)
Aqua (Aq.)	das Wasser
aquaticus, -a, -um (aquat.)	am Wasser wachsend

aquatilis, -is, -e	im Wasser lebend
aquosus, -a, -um (aquos.)	wässerig, wasserhaltig
arabicus, -a, -um (arab.)	arabisch
Arbor, arboris	der Baum
arboreus, -a, -um (arbor.)	vom Baume stammend, für den Baum bestimmt
Arena	der Sand
Argentum (Argent.)	das Silber
argenteus, -a, -um	silbern
Argilla	die Tonerde
Arillus (Pl. Arilli)	der Samenmantel
Arnica	Wohlverleih, Arnikapflanze
arnicatus, -a, -um (arnicat.)	arnikahaltig
Aroma	der Wohlgeruch
aromaticus, -a, -um (aromat.)	wohlriechend, aromatisch
Arsenium	Arsen
arsenicosus, -a, -um (arsenicos.)	arsenigsauer
arsenicicus, -a, -um (arsenicic.)	arsensauer
Ars, artis	die Kunst
Artifex, -icis	der Künstler
artificialis, -is, -e (artific.)	künstlich
Atramentum	die Tinte
Aurantium	die Pomeranze
aurantiacus, -a, -um	pomeranzenhaltig
Aurum	das Gold
auratus, -a, -um (aurat.)	goldhaltig, goldähnlich
aureus, -a, -um	golden, aus Gold gefertigt
Autumnus	der Herbst
autumnalis, -is, -e	im Herbste blühend
Avena	der Hafer
avenarius, -a, -um	vom Hafer stammend
Axungia	das Fett
Bacca (Pl. Baccae) (Bacc.)	die Beere
Baculus	der Stab
in baculis (i. bacul.)	in Stangenform
Bacillus	das Stäbchen
in bacillis (i. bac.)	in Stäbchenform
Balneum	das Bad
ad balneum, pro balneo (ad baln.)	zum Bade bestimmt
Balsamum (Balsam.)	der Harzfluß, Balsam
balsamicus, -a, -um (balsamic.)	balsamisch
basilicus, -a, -um (basilic.)	königlich
benedictus, -a, -um (bened.)	gesegnet
Benzoë	Benzoëharz
benzoatus, -a, -um (benzoat.)	benzoëhaltig

benzoïcus, -a, -um (benzoïc.)	benzoësauer
Betula	die Birke
betulinus, -a, -um (betulin.)	von der Birke stammend
bicarbonicus, -a, -um (bicarb.)	doppeltkohlensauer
bioxalicus, -a, -um	,, oxalsauer
bisulfuricus, -a, -um	,, schwefelsauer
bisulfurosus, -a, -um	,, schwefligsauer
bitartaricus, -a, -um	,, weinsteinsauer
Boletus	der Schwamm, Pilz
Bolus (fem.)	Bolerde
Borum	das Bor
boricus, -a, -um (boric.)	borsauer
Borax, boracis	Borax
boraxatus, -a, -um	boraxhaltig
Bractea	das Vorblatt (bei Blüten)
cum, sine bracteïs (c., s. bract.)	mit, ohne Vorblätter
Bromum	Brom
bromatus, -a, -um (bromat.)	bromhaltig
bromicus, -a, -um (bromic.)	bromsauer
Bulbus (Bulb.)	die Zwiebel
burgundicus, -a, -um (burgund.)	burgundisch
Butyrum (Butyr.)	die Butter
butyricus, -a, -um (butyric.)	buttersauer
Caelum	der Himmel
caeruleus (caerul.)	himmelfarbig, blau
Caeruleamentum	blaue Tinte
Calix, calicis	der Kelch
cum, sine calicibus (c., s. calic.)	mit, ohne Kelche
Calx, calcis	der Kalkstein
Calcaria	der Kalk
calcinatus, -a, -um (calcin.)	wie Kalk zerfallen, kalciniert
Calcium (Calc.)	das Kalcium
Calor, caloris	die Wärme
calore	in der Wärme
campechianus, -a, -um (camp.)	aus der Campechebai stammend, Campeche —
Campus	die Ebene, das Feld
campestris, -is, -e	in der Ebene wachsend, vom Felde stammend
Camphora	der Kampfer
camphoratus, -a, -um (camphor.)	kampferhaltig
camphoricus, -a, -um	kampfersauer
canadensis, -is, -e (canad.)	aus Kanada stammend, kanadisch
canariensis, -is, -e (canar.)	von den kanarisch. Inseln stammend
Candela (Pl. Candelae) (Candel.)	das Kerzchen

Capillus	das Haar, Kopfhaar
Capsella, Capsula (Caps.)	das Täschchen, die Kapsel
Carbo, carbonis	die Kohle
Carboneum	der Kohlenstoff
carbonicus (carbon.)	kohlensauer
carbolicus, -a, -um (carbol.)	karbolsauer
carbolisatus, -a, -um (carbolis.)	karbolhaltig
carolinus, -a, -um } (carolin.) carolinensis, -is, -e }	aus Karlsbad stammend, Karlsbader
Caro, carnis	das Fleisch
Caryophyllus	der Nelkenbaum
Caryophyllatus	nelkenhaltig, -artig
Cauda	der Schwanz
caudatus, -a, -um	geschwänzt
causticus, -a, -um (caust.)	ätzend
cayennensis, -is, -e	aus Cayenne stammend
Cera	das Wachs
ceratus, -a, -um (cerat.)	wachshaltig
cereus, -a, -um (cer.)	aus Wachs bereitet, wächsern
Cereolus	das Wundstäbchen
Cervus	der Hirsch
cervinus, -a, -um (cervin.)	vom Hirsche stammend
ceylanicus, -a, -um (ceylan.)	von Ceylon stammend
Charta (Chart.)	das Papier
Chirurgus	der Wundarzt
Chlorum	das Chlor
chloratus, -a, -um (chlorat.)	chlorhaltig
chlorosus, -a, -um (chloros.)	chlorigsauer
chloricus, -a, -um (chloric.)	chlorsauer
chloro-aceticus, -a, -um	chloressigsauer
Chromum	das Chrom
chromatus, -a, -um (chromat.)	chromhaltig
chromicus, -a, -um (chromic.)	chromsauer
Cinis, cineris	die Asche
cinereus, -a, -um (ciner.)	aschfarbig, grau
Citrus	die Zitrone
citratus, -a, -um (citrat.)	zitronenhaltig
citricus, -a, -um (citric.)	zitronensauer
citrinus, -a, -um (citrin.)	zitronengelb
coctus, -a, -um (coct.)	gekocht
Colatura (Colat.)	die Abseihflüssigkeit, Kolatur
Colla	die Blase, Haut, Leim
coloniensis, -is, -e (colon.)	kölnisch
Color, coloris	die Farbe
coloratus, -a, -um (colorat.)	gefärbt

compositus, -a, -um (comp.)	zusammengesetzt
compressus, -a, -um (compr.)	zusammengedrückt, gepreßt
concentratus, -a, -um (conc.)	auf einen Mittelpunkt (centrum) zusammengedrängt, koncentriert
Concha (Pl. Conchae)	die Muschel
concisus, -a, -um (concis.)	zerschnitten
Conditor	der Zuckerbäcker
Conditum	Zuckerware
conditus, -a, -um (condit.)	verzuckert
Confectio	die Verzuckerung, überzuckerte Ware
Conus	der Kegel
contusus, -a, -um (contus.)	zerstoßen
Cornu	das Horn
cornutus, -a, -um (cornut.)	hornförmig
Corona	der Kranz, die Krone
in coronis (i. coron.)	in Kränzen
Corpus, corporis	der Körper
corrossivus, -a, -um (coross.)	ätzend
Cortex, corticis (Cort.)	die Rinde
excorticatus, -a, -um (excort.)	von der Rinde befreit, geschält
Cremor, cremoris (Crem.)	der Rahm
Creta	die Kreide
creticus, -a, -um (cretic.)	von Kreta stammend, kretisch
Crinis	das Haar
crinalis, -is, -e (crinal.)	für die Haare bestimmt
crispus, -a, -um (crisp.)	kraus
Crocus	der Safran
crocatus, -a, -um (crocat.)	safranhaltig
crudus, -a, -um (crud.)	roh
crystallisatus, -a, -um (cryst.)	kristallisiert
in crustulis (i. crust.)	in Krusten
Cubus	der Würfel
cubulus	der kleine Würfel, das Würfelchen
in cubulis (i. cubul.)	in Würfelform
cultivatus, -a, -um	angebaut
Cuprum (Cupr.)	das Kupfer
cyanatus, -a, -um (cyanat.)	cyanhaltig
Decoctum (Decoct.)	die Abkochung
denaturatus, -a, -um (denat.)	seiner Natur beraubt, genußunfähig gemacht, denaturiert, vergällt
Dens, dentis	der Zahn
dentalis, -is, -e dentifricius, -a, -um (dentifr.)	für die Zähne bestimmt, Zahn-

destillatus, -a, -um (dest.)	durch Wärme verdampft und durch Abkühlung wieder verflüssigt, destilliert, übergedampft
Dies	der Tag
pro die	für einen Tag
dilapsus, -a, -um	zerfallen
dilutus, -a, -um (dil.)	verdünnt
diureticus, -a, -um (diuret.)	harntreibend
Domus	das Haus
domesticus, -a, -um (domest.)	für den häuslichen Gebrauch bestimmt, gewöhnlich
dulcis, -is, -e (dulc.)	süß
duplex, -icis (dupl.)	doppelt, zweifach
Ebur	das Elfenbein
effervescenz, -tis (efferv.)	aufbrausend
Elaeosaccharum	Ölzucker
elasticus, -a, -um (elast.)	dehnbar, elastisch
Electuarium (Elect.)	Latwerge
electus, -a, -um (elect.)	ausgelesen, ausgesucht
Elixirium (Elix.)	Heiltrank, Elixier
emolliens, -tis (emoll.)	erweichend
Emplastrum (Empl.)	das Pflaster
Episcopus	der Bischof
episcopalis, -is, -e	zum Bischof gehörig
Essentia (Essent.)	die Essenz
excorticatus, -a, -um (excort.)	geschält, von der Rinde befreit
exoleatus, -a, -um (exol.)	entölt
exploratorius, -a, -um	zur Prüfung bestimmt
expressus, -a, -um (expr.)	ausgedrückt, ausgepreßt
extensus, -a, -um (extens.)	ausgedehnt, gestrichen
Extractum (Extr.)	der Auszug, Extrakt
Faba (Pl. Fabae) (Fab.)	die Bohne
factitius, -a, um (factit.)	künstlich
Farina (Far.)	das Mehl
farinosus, -a, -um (farin.)	mehlig, mehlförmig
Fascis	das Bündel
Fasciculus	das Bündelchen
in fasciculis (i. fasc.)	in Form von Bündelchen
Fel, felis	die Galle
Femina	die Frau, das Weib
femininus, -a, -um	weiblich
ferus, -a, -um	wild
fernambucus, -a, -um	aus Pernambuko stammend
Ferrum (Ferr.)	das Eisen
ferratus, -a, -um (ferrat.)	eisenhaltig

ferreus, -a, -um (ferr.)	eisern, aus Eisen gefertigt
Fibra	die Faser
fibrinus, -a, -um (fibrin.)	gefasert
Filum	der Faden
in filis (i. fil.)	fadenförmig
fissus, -a, -um	gespalten
Fistula	die Röhre
flavus, -a, -um (flav.)	gelb
florentinus, -a, -um (florent.)	aus Florenz stammend, Florentiner
Flos (Pl. Flores) (Flor.)	die Blüte
cum floribus (c. flor.)	mit den Blüten
fluoratus, -a, -um	fluorhaltig
Fluvius	der Fluß
fluviatilis, -is, -e	im Flusse lebend
fluidus, -a, -um (fluid.)	fließend
Foenum	das Heu
foetidus, -a, -um (foetid.)	stinkend
Folium (Pl. Folia) (Fol.)	das Blatt
foliatus, -a, -um (foliat.)	blattförmig
Folliculus	die Schote, die Hülse
Fons, fontis	die Quelle
fontanus, -a, -um (fontan.)	aus der Quelle stammend
fortis, -is, -e	stark
fortiter	stark (Umstandswort)
Forma	die Gestalt, Form
formosus, -a, -um (formos.)	gestaltet, wohl gestaltet
Formica	die Ameise
formicicus, -a, -um (formic.)	ameisensauer
Fragmentum (fragm.)	das Bruchstück
in fragmentis (i. fragm.)	in Bruchstücken, zerbrochen
frigidus, -a, -um	kalt
frigide (frig.)	kalt (Umstandswort)
Fructus (Pl. Fructus) (Fruct.)	die Frucht
fructicosus, -a, -um	fruchttragend
Fuligo	der Ruß
Fuma	der Rauch
fumans (fum.)	rauchend
fumalis, -is, -e (fumal.)	zum Räuchern bestimmt
Fungus (Fung.)	der Schwamm
Furfur (Furf.)	die Kleie
fuscus, -a, -um fusc.)	braun
fusus, -a, -um (fus.)	geschmolzen
gallicus, -a, -um (gall.)	französisch
gallicus, -a, -um (gallic.)	gallussauer
Gelatina (Gelat.)	der gereinigte Leim, Gelatine

gelatinosus, -a, -um (gelatinos.)	aus Gelatine hergestellt
Gemma (Pl. Gemmae) (Gemm.)	die Knospe
Genus	das Geschlecht
germanicus, -a, -um (germ.)	deutsch
Glacies	das Eis
glacialis, -is, -e (glacial.)	eisähnlich
Glans (Pl. Glandes) (Gland.)	Die Eichel
Glandula	die kleine Eichel
Globus	die Kugel
Globulus	das Kügelchen
in globulis (i. glob.)	in Form von Kügelchen
Gluten	der Leim
graecus, -a, -um (graec.)	griechisch
Granum	das Korn
in granis (i. gr.)	in Körnern
Granulum	das Körnchen
granulatus, -a, -um (granul.)	körnig
griseus, -a, -um (gris.)	grau
grossus, -a, -um (gross.)	grob
grosso modo (gr. m.)	in grober Weise
Gummi	der Gummi
gummosus, -a, -um (gummos.)	gummihaltig
Gutta (Pl. guttae) (Gtt.)	der Tropfen
Hepar	die Leber
hepaticus, -a, -um (hepat.)	leberartig, leberfarbig
Herba (Herb.)	das Kraut
hispanicus, -a, -um (hispan.)	spanisch
Homo, hominis	der Mensch
humanus, -a, -um	menschlich
Hordeum	die Gerste
hordeatus, -a, -um	gerstenhaltig
Hortus	der Garten
hortensis, -is, -e (hortens.)	im Garten wachsend
Humus	der Erdboden
humidus, -a, -um (humid.)	feucht
humilis, -is, -e	niedrig
Hydrargyrum (Hydrarg.)	Quecksilber
hydrochloricus, -a, -um (hydrochl.)	salzsauer
hydrobromicus, -a, -um	bromsauer
hydrocyanicus, -a, -um	cyanicus
hydrofluoricus, -a, -um	flußsauer
hydrojodicus, -a, -um	jodsauer
hypochlorosus, -a, -um	unterchlorigsauer
hypophosphorosus, -a, -um	unterphosphorigsauer
Jalapa	die Jalape

jalapinus, -a, -um (jalapin.)	jalapenhaltig
japonicus, -a, -um (japon.)	japanisch
Jecur, jecoris (jecor.)	die Leber
Ignis	das Feuer
igniarius, -a, -um	feuerfangend
immaturus, -a, -um (immat.)	unreif
indicus, -a, -um (indic.)	indisch
Infans	das Kind
pro infantibus (pro inf.)	für Kinder bestimmt
Infusum (Infus.)	der Aufguß
inspissatus, -a, -um (inspiss.)	eingedickt
islandicus, -a, -um (island.)	isländisch
italicus, -a, -um (ital.)	italienisch
Iodum	das Jod
jodatus, -a, -um (jodat.)	jodhaltig
jodicus, -a, -um (jodic.)	jodsauer
Kalium (Kal.)	das Kalium
kalinus, -a, -um (kalin.)	kalihaltig
Labies	die Lippe
labialis, -is, -e (labial.)	für die Lippen bestimmt
Labor	die Arbeit
Laboratorium	Arbeitsraum (im besonderen für wissenschaftliche Arbeiten)
Lacca	der Lack
Lacrima	die Träne
in lacrimis (i. lacr.)	in Tränenform
Lac	die Milch
lacticus, -a, -um (lactic.)	milchsauer
laevigatus, -a, -um (laevig.)	geschlämmt
Lamella	das Blättchen
in lamellis (i. lam.)	in Blättchen
lamellatus, -a, -um	blattförmig
Lana	die Wolle
Lapis, lapidis (Lap.)	der Stein
latus, -a, -um	breit
laxans (Pl. laxantes) (lax.)	abführend (milde)
lenis, -is, -e	lind, weich
leniens	lindernd, erweichend
levis, -is, -e (lev.)	leicht
levissimus, -a, -um (leviss.)	sehr leicht
liber, -bra, -brum	frei
liberatus, -a, -um	befreit, frei
Lichen (Lich.)	die Flechte
Lignum (Lign.)	das Holz
e ligno	aus dem Holze

ligneus, -a, -um (lign.)	hölzern
Linimentum (Linim.)	die Einschmierung, Liniment
Liquor (Liq.)	die Flüssigkeit
liquidus, -a, -um (liquid.)	flüssig,
liquefactus, -a, -um (liquef.)	flüssig gemacht, verflüssigt
longus, -a, -um (long.)	lang
lotus, -a, -um (lot.)	gewaschen
Macula	der Flecken
maculatus, -a, -um (maculat.)	gefleckt
magnus, -a, -um (magn.)	groß
major (Pl. majores) (maj.)	größer
maximus, -a, -um (maxim.)	sehr groß, der größte
Malus	der Apfelbaum
malicus, -a, -um (malic.)	apfelsauer
Manganum (Mangan.)	das Mangan
manganicus, -a, -um (mangan.)	mangansauer
Mare	das Meer
marinus, -a, -um (marin.)	vom Meere kommend
maritimus, -a, -um (marit.)	am Meere wachsend
martialis, -is, -e (mart.)	eisenhaltig
Mas	das Männchen, männliche Tier
masculinus, -a, -um (masc.)	männlich
Massa	der Teig, die Masse
in massa (i. m.)	teigförmig
maturus, -a, -um (matur.)	reif
Medicus	der Arzt
Medicina	das Arzneimittel
medicatus, -a, -um (medicat.)	arzneilich verwendet
medicinalis, -a, -um (medicin.)	zur Arznei bestimmt, medicinisch
medius, -a, -um	der mittlere
Medulla	das Mark
Mel	der Honig
mellificus, -a, -um (mellif.)	honigbereitend
Mercurius	das Quecksilber (alter Name)
mercurialis, -is, -e (mercurial.)	quecksilberhaltig
Metallum	das Metall
metallicus, -a, -um (metallic.)	metallisch
mineralis, -is, -e (mineral.)	steinig, erdig, aus der Erde stammend
minor (Pl. minores) (minor.)	kleiner
minimus, -a, -um	der kleinste
Mixtura (Mixt.)	die Mischung
Modus	die Art und Weise, das Maß
grosso modo (gr. m.)	auf grobe Art u. Weise, gröblich
mollis, -is, -e (moll.)	weich

Mons, montis	der Berg
montanus, -a, -um (mont.)	vom Berge stammend
Moschus	der Moschus
moschatus, -a, -um (moschat.)	moschushaltig, -artig
Mors, mortis	der Tod
mortalis, -is, -e	sterblich
mortuus, -a, -um (mort.)	tot, gestorben
Mucilago	der Schleim
mundatus, -a, -um (mund.)	geschält
Murus	die Mauer
murarius, -a, -um	auf der Mauer wachsend
Natrium	das Natrium
natronatus, -a, -um (natronat.)	natronhaltig
Natura	die Natur
naturalis, -is, -e (nat.)	natürlich
Navis	das Schiff
navalis, -is, -e (naval.)	zum Schiffe gehörig
neuter, -a, -um	keines von beiden
neutralis, -is, -e (neutr.)	unentschieden, neutral
niger, -a, -um	schwarz
Nigramentum	schwarze Tinte
Nitrogenium	Stickstoff
nitratus, -a, -um (nitrat.)	salpeterhaltig
nitricus, -a, -um (nitric.)	salpetersauer
nitrosus, -a, -um (nitros.)	salpetrigsauer
Nix, nivis	der Schnee
nivalis, -is, -e	im Schnee wachsend
nobilis, -is, -e (nob.)	edel, vornehm
novus, -a, -um (nov.)	neu, frisch
Numerus	die Zahl, Nummer
numerosus, -a, -um	zahlreich
Nux, nucis (Pl. Nuces) (Nuc.)	die Nuß
obscurus, -a, -um	dunkel
occidens	sterbend, untergehend; Occident = das Land der untergehenden Sonne, Abendland
occidentalis, -is, -e (occident.)	abendländisch
Oculus	das Auge
Odor	der Geruch
odoratus, -a, -um (odorat.)	wohlriechend
Oleum (Ol.)	das Öl
oleaceus, -a, -um (oleac.)	aus Öl hergestellt
oleïnicus, -a, -um (oleïn.)	ölsauer
oleraceus, -a, -um (olerac.)	wohlriechend
Opium	das Opium

opiatus, -a, -um (opiat.)	opiumhaltig
optimus, -a, -um (opt.)	der beste
Ordo, ordinis	die Ordnung, Regelmäßigkeit
ordinarius, -a, -um (ordin.)	ordentlich, regelmäßig, gewöhnlich
oriens	entstehend; Orient = das Land der entstehenden, aufgehenden Sonne, Morgenland
orientalis, -is, -e (orient.)	morgenländisch
Origo, originis	der Ursprung
Os (Pl. ossa) (Oss.)	der Knochen
Ovis	das Schaf
ovilis, -is, -e (ovil.) ovillus, -a, -um (ovill.)	vom Schafe stammend
Ovum (Pl. ova)	das Ei
ovalis, -is, -e	eiförmig, oval
oxalicus, -a, -um (oxalic.)	oxalsauer
Oxygenium	der Sauerstoff
oxydatus, -a, -um (oxyd.)	mit Sauerstoff in normalem Verhältnis verbunden, oxydiert
oxydulatus, -a, -um (oxydul.)	mit weniger Sauerstoff verbunden, als dem normalen Verhältnisse entspricht, oxyduliert
Oxymel	Sauerhonig
Paratus, -a, -um (parat.)	bereitet, her gestellt
parvus, -a, -um (parv.)	klein
Pasta	der Teig, zähe Masse
Pastillus	kleines, rundes oder ovales Stück aus einer Teigmasse, Pastille
Pectus, pectoris	die Brust
pectoralis, -is, -e (pector.)	für die Brust bestimmt
perpetuus, -a, -um	ununterbrochen, fortwährend
Pes, pedis	der Fuß
Pediculus	Vielfüßer, Insekten als Ungeziefer
Petra	der Stein, Fels
Petroleum	Steinöl
petrefactus, -a, -um	versteinert
Phosphorus	der Phosphor
phosphoratus, -a, -um	phosphorhaltig
phosphorosus, -a, -um	phosphorigsauer
phosphoricus, -a, -um	phosphorsauer
Pilula (Pl. Pilulae)	die Pille
pinguis, -is, -e (ping.)	fett
Piper	der Pfeffer
piperitus, -a, -um (piperit.)	pfefferartig
Piscis (Pl. pisces)	der Fisch

Pix, Picis	das Pech
piceus, -a, -um (pic.)	pechhaltig
Placenta (Plac.)	der Kuchen
Planta	die Pflanze
Platinum (Platin.)	das Platin
Pluma	die Feder
plumosus, -a, -um (plumos.)	federförmig
Plumbum	das Blei
plumbicus, -a, -um	bleisauer
plenus, -a, -um (plen.)	voll
Poma	der Apfel, das Obst
pomatus, -a, -um (pomat.)	apfelhaltig, apfelsauer
Pondus, ponderis (pond.)	das Gewicht
ponderosus, -a, -um (pond.)	schwer (im Gewicht)
Potio	der Trank
praecipitatus, -a, -um (praec.)	ausgefällt
praeparatus, -a, -um (praep.)	hergestellt, zubereitet
Pratum	die Wiese
pratensis, -is, -e	auf der Wiese wachsend
provincialis, -is, -e (prov.)	aus der Provence stammend
Pulpa	das Fruchtmus, Fruchtmark
expulpatus, -a, -um (expulp.)	von der inneren Fruchtschale befreit, expulpiert
Pulvis (Pulv.)	der Staub, das Pulver
pulveratus, -a, -um (pulv.)	gepulvert
Pumex, pumicis	der Bimsstein
Purpur	die Purpurfarbe
purpureus, -a, -um	purpurfarbig
purus, -a, -um (pur.)	rein
purissimus, -a, -um (puriss.)	sehr, höchst rein
pyroantimoniatus, -a, -um	pyroantimonsauer
pyrogallicus, -a, -um	pyrogallussauer
pyrolignosus, -a, -um	vom Holze abdestilliert
quadruplex	vierfach
Radix (Rad.)	die Wurzel
raffinatus, -a, -um (raff.)	gereinigt, raffiniert
Ramus	der Zweig, Ast
ramosus, -a, -um	verästelt
rarus, -a, -um	selten
raspatus, -a, -um (rasp.)	abgefeilt, geraspelt
recens (Pl. recentes) (rec.)	frisch
recenter (Adv.)	frisch (Adv.)
rectus, -a, -um	richtig
rectificatus, -a, -um (rectif.)	richtig gestellt, von Verunreinigungen befreit, rektificiert

reductus, -a, -um (reduct.)	zurück geführt, aus einer Verbindung ab geschieden
repletus, -a, -um	angefüllt
Remedium	das Heilmittel
Resina (Res.)	das Harz
resinosus, -a, -um	harzhaltig, harzig
Rex, regis	der König
regius, -a, -um	königlich
romanus, -a, -um (rom.)	römisch
Rosa	die Rose
rosatus, -a, -um (rosat.)	rosenhaltig
Rotula, -ae	das Rädchen, runde Plätzchen
rotundus, -a, -um	rund
ruber, -a, -um	rot
Rubramentum	rote Tinte
russicus, -a, -um (russ.)	russisch
rusticus, -a, -um	ländlich
Saccharum	der Zucker
saccharatus, -a, -um	zuckerhaltig
Sal	das Salz
salinus, -a, -um	salzhaltig
salicylatus, -a, -um (salicylat.)	salicylhaltig
salicylicus, -a, -um (salicylic.)	salicylsauer
Sanguis	das Blut
sanus, -a, -um	gesund
Sanatorium	Heilanstalt
Sapo, saponis (Pl. -es)	die Seife
saponatus, -a, -um (sapon.)	seifenhaltig
sativus, -a, -um	ausgesät, angebaut
Saturatio	die Sättigung
Sebum	der Talg
Semen	der Samen
semper	immer
sempervirens	immer dauernd
sempervivus, -a, -um	immer lebend, immergrün
Serum	der Molken
siccus, -a, -um (sicc.)	trocken
siccatus, -a, -um (siccat.)	getrocknet
exsiccatus, -a, -um	ausgetrocknet
Signum	das Zeichen
Signatura	die Bezeichnung
Silex, silicis	der Kieselstein
Silicium	der Kieselstoff
silicicus, -a, -um	kieselsauer
Siliqua	die Schote

Silicula	das Schrötchen
Silva	der Wald
silvestris, -is, -e	im Walde wachsend
simplex (simpl.)	einfach
Sirupus	mit Zucker eingekochter Saft
Socius	der Genosse
socialis, -is, -e	genossenschaftlich
Solum	der Erdboden, der feste Untergrund
solidus, -a, -um (solid.)	fest
Solutio	die Lösung
solutus, -a, -um (sol.)	gelöst
Somnus	der Schlaf
somniferus, -a, -um	Schlaf bringend
Species	das Aussehen, die Teemischung
Spica	die Ähre
Spina	der Dorn
spinosus, -a, -um	dornig
splendens	glänzend
Spongia	der Meerschwamm
Spiritus	der Geist, Spiritus
spirituosus, -a, -um (spir.)	spiritushaltig
Stannum	das Zinn
Stella	der Stern
stellatus, -a, -um	sternförmig
sterilis, -is, -e	unfruchtbar
Stibium	das Antimon
stibiatus, -a, -um (stibiat.)	antimonhaltig
Stipes (Pl. stipites)	der Stiel
Strobulus	der Zapfen, Blütenstand
Strontium	das Strontium
Stylus	der Stift
Suber	der Kork
suberinus, -a, -um	korkartig, korkhaltig
sublimatus, -a, -um (subl.)	sublimiert
subsulfurosus, -a, -um	unterschwefligsauer
subtilis, -is, -e (subt.)	fein
subtilissime (Adv.) (subtiliss.)	sehr, höchst fein
subtiliter (Adv.) (subt.)	fein (Adv.)
Succus	der Saft
Sulfur	der Schwefel
sulfuratus, -a, -um (sulfurat.)	schwefelhaltig
sulfurosus, -a, -um (sulfuros.)	schwefligsauer
sulfuricus, -a, -um (sulfuric.)	schwefelsauer
sulfo-carbolicus, -a, -um	schwefelkarbolsauer
sulfo-cyanatus, -a, -um	schwefelcyanhaltig, rhodanhaltig

Suppositorium	das Stuhlzäpfchen
Sus	das Schwein
suillus	vom Schweine stammend
Tabula	die Platte, Tafel
Tabuletta, Tabletta	das Täfelchen, die Tablette
tabulatus, -a, -um (tabulat.)	tafelförmig
tannicus, -a, -um (tannic.)	gerbsauer
Tartarus	der Weinstein
tartaricus, -a, -um (tartaric.)	weinsteinsauer, weinsauer
Taurus	der Stier, Ochse
taurinus, -a, -um	vom Ochsen stammend
technicus, -a, -um (techn.)	gewerblich verwendet
Tectura	der Deckel, das Deckblatt
Terebinthina	der Terpentin
terebinthinatus, -a, -um	terpentinhaltig
Terra	die Erde, das Festland
terrestris, -is, -e	auf der Erde wachsend
Thermae (Gen. thermarum)	die warmen Quellen
thiosulfuricus, -a, -um	unterschwefligsauer
Tinctor	der Färber
tinctorius, -a, -um	zum Färben geeignet
Tinctura (Tinct.)	die gefärbte Flüssigkeit, Tinktur
tinctus, -a, -um	gefärbt
tornatus, -a, -um (tornat.)	gedreht
tostus, -a, -um (tost.)	geröstet
totus, -a, -um (tot.)	ganz
tricolor	dreifarbig
triplex (tripl.)	dreifach
tripolitanus, -a, -um	aus Tripolis stammend
Trituratio	die Verreibung
Trochiscus (Pl. -i)	das Zuckerzeltchen
Tuber (Pl. Tubera)	die Knolle
tuberosus, -a, -um	knollenförmig
Turio (Pl. turiones)	der Sproß, Zapfen
Umbra	der Schatten
umbrosus, -a, -um	schattig
Unguis	das Fett
unguinosus, -a, -um	fettartig, salbenförmig
Unguentum (Ungt.)	die Salbe
Urbs	die Stadt
urbanus, -a, -um	städtisch
Ursus	der Bär
ursinus, -a, -um	vom Bär stammend
ustus, -a, -um (ust.)	geglüht, gebrannt
Usus	der Gebrauch

ad usum (us.)	für den Gebrauch
vacuus, -a, -um	leer, hohl
Valeriana	der Baldrian
valerianicus, -a, -um	baldriansauer
Vapor	der Dampf
vapore (vap.)	durch Dampf
varius	mannigfaltig, abweichend, verschieden, bunt
venalis, -is, -e (venal.)	verkäuflich, gewöhnlich
Venenum	das Gift
venenatus, -a, -um	vergiftet (künstlich)
venenosus, -a, -um	giftig (von Natur aus)
venetus, -a, -um	aus Venedig stammend, venetianisch
Vermis	der Wurm
Vermifugum	Wurm vertreibendes Mittel
verus, a, --um	echt, wahr
Vesica	die Blase, der Beutel
in, ex vesicis	im Beutel, aus dem Beutel genommen
vesicatorius, -a, -um	blasenziehend
veterinarius, -a, -um	für tierarzneiliche Zwecke bestimmt
Via	der Weg
via sicca, via humida paratum (v. sicc., v. hum. par.)	auf trockenem, auf nassem Wege hergestellt
viennensis	aus Wien stammend, Wiener-
Vinum	der Wein
vinosus, -a, -um (vinos.)	weinhaltig
viridis, -is, -e (virid.)	grün
vivus, -a, -um	lebendig, lebend
volatilis, -is, -e (volat.)	flüchtig
vulgaris, -is, -e (vulg.)	volkstümlich, gewöhnlich
Vulnus (Gen. vulneris)	die Wunde
vulnerarius, -a, -um	zur Wundbehandlung bestimmt.

Im Anschlusse an die lateinischen Vokabeln geben wir ein Verzeichnis der wichtigsten medicinischen Sammelbegriffe, die auch dem Drogisten geläufig sein müssen.

Absorbentia	Aufsaugungsmittel (für Eiter, Blut usw.)
Adstringentia	Zusammenziehende Mittel
Alterantia	Anregungsmittel zur Herbeiführung des Stoffwechsels

Anaesthetica	Unempfindlich machende Mittel
Analgetica	Gefühllos machende Mittel
Analeptica	Belebungsmittel
Angiotonica	Entzündungswidrige Mittel
Antemetica	Mittel gegen Brechreiz
Anthelmintica	Wurmwidrige Mittel
Anthidrotica	Mittel gegen Schweiß
Antiasthmatica	Mittel gegen Atemnot
Anticholerica Antidiarrhoica	Mittel gegen Durchfall
Antidota	Gegenmittel, Gegengifte
Antifermentativa	Gärungswidrige Mittel
Antihysterica	Mittel gegen Nervenkrankheiten
Antineuralgica	,, ,, Nervenschmerzen
Antineurasthenica	,, ,, Nervenschwäche
Antiparasitica	Schmarotzermittel
Antiphlogistica	Mittel gegen Entzündung
Antipyretica	,, ,, Fieber
Antirheumatica	,, ,, Gliederreißen
Antiscabiosa	,, ,, Krätze
Antiseptica	,, ,, Fäulnis
Aseptica	Vorbeugungsmittel gegen Fäulnis
Apperitiva	Leichte Abführmittel
Cardiotonica	Mittel gegen Magenkrampf
Carminativa	,, ,, Blähungen
Caustica Cauteria	Ätzmittel
Corrigentia	Verbesserungsmittel (für Geruch und Geschmack)
Depilatoria	Enthaarungsmittel
Derivantia	Ableitende Mittel
Desinficientia	Entseuchungsmittel
Desodorantia	Geruch tötende Mittel
Diaphoretica	Schweißtreibende Mittel
Digestiva	Verdauung befördernde Mittel
Diuretica	Harntreibende Mittel
Drastica	Sehr starke Abführmittel
Emetica	Brechmittel
Emollientia	Erweichungsmittel
Excitantia	Reizmittel
Expectorantia	Mittel zur Lösung des Hustenschleims
Haemostatica	Blutstillende Mittel
Hypnotica	Schlafmittel

Kosmetica	Mittel zur Reinigung, Pflege und Färbung der Haut, des Haares und der Mundhöhle
Laxantia / Laxativa	Milde Abführmittel
Martialia	Eisenmittel zur Beförderung der Blutbildung
Mucilaginosa	Schleimige Mittel
Narcotica	Lähmungs- und Betäubungsmittel
Nervina	Nervenberuhigungsmittel
Nutrientia	Nährmittel
Ophthalmica	Mittel gegen Augenleiden
Purgantia	Reinigungs-, Abführmittel
Resolventia	Auflösende Mittel
Rubefacientia	Hautrötende Mittel
Sedativa	Beruhigungsmittel
Stimulantia	Anregungs-, Reizmittel
Stomachica	Magenmittel
Styptica	Blutstillende Mittel
Taenifuga	Bandwurmmittel
Tonica	Stärkungsmittel
Vermifuga	Wurmwidrige Mittel
Vesicantia	Blasenziehende Mittel

4. Abgabe der Waren.

Im Anschlusse an die Aufbewahrung der verschiedenen Waren
604. wollen wir uns der Abgabe derselben an das Publikum zu wenden. Auch hier wird von dem Drogisten ein wesentlich größeres Maß von Kenntnissen verlangt als in anderen kaufmännischen Geschäftszweigen. Es handelt sich bei dem Drogisten nicht um ein gedankenloses Verkaufen von Waren, sondern er muß auch von allen seinen Waren genau die verschiedene Verwendung kennen und stets in der Lage sein, sach- und fachgemäße Auskunft gegenüber den zahlreichen Anfragen des Publikums zu geben. Dazu befähigt ihn aber nur eine genaue Kenntnis der Drogen und chemischen Präparate, die er sich durch das Studium der entsprechenden späteren Abschnitte dieses Buches an eignen soll. Vorläufig wollen wir uns daher auf einige allgemeine Bemerkungen beschränken.

Daß ein Verkäufer jedem Kunden freundlich und zuvorkommend gegenüber treten soll, ist ja selbstverständlich. Er muß aber durchaus auch die Persönlichkeit des Käufers berücksichtigen, und sein Verhalten dem entsprechend einrichten. Das Goethesche Wort: „Eines schickt sich nicht für Alle" trifft hier voll und ganz zu. Den richtigen

Ton zu finden ist nicht nur Sache einer guten Erziehung und eines feinen Taktgefühls, sondern mehr noch der praktischen Erfahrung. Darum möge sich der junge Drogist zunächst einer bescheidenen Zurückhaltung befleißigen, dafür aber mit um so größerer Aufmerksamkeit auf die verschiedenen geschäftlichen Vorgänge achten und für sich Lehren daraus ziehen, wenngleich sich allgemein gültige Verhaltungsmaßregeln natürlich nicht auf stellen lassen.

Bei der Abgabe der Waren hat sich der Verkäufer genau darüber zu vergewissern, was der Kunde haben will. Häufig werden die Namen der Waren undeutlich oder in entstellter Form genannt, so daß es sich in solchen Fällen stets empfiehlt, nach dem Verwendungszwecke zu fragen. Mitunter wird man dann auch ein anderes, für den beabsichtigten Verwendungszweck geeigneteres Mittel empfehlen können.
Bevor die Ware ab gewogen wird, ist die Bezeichnung des Standgefäßes 608.
genau zu prüfen, damit bei ähnlich lautenden keine Verwechselung eintritt; hierauf ist ganz besonders bei der Abgabe von Giften zu achten. Das Standgefäß selbst ist beim Einfüllen stets mit dem Schilde nach oben zu halten, damit es nicht von etwa herunter laufender Flüssigkeit beschmutzt wird. Solche am Flaschenhalse herunter laufende Tropfen sind sofort mit einem Lappen abzu wischen. Es ist üblich und in Preußen auch gesetzlich vor geschrieben, daß „auf den Umhüllungen oder Gefäßen, in denen die Abgabe von Arzneimitteln erfolgt, spätestens bei der Abgabe der deutsche Name des darin abgegebenen Arzneimittels deutlich zu verzeichnen ist“. Bei der Abgabe von Giften sind entsprechende Vorschriften für das ganze Reichsgebiet in Kraft, die wir dann später bei der Gesetzeskunde genauer kennen lernen werden. Von Arzneimitteln dürfen nur diejenigen in Drogenhandlungen feil gehalten und verkauft werden, deren Verkauf durch die Kais. Verordnung vom 22. Okt. 1901 dem freien Verkehre überlassen ist. Bei gewissen Arzneimitteln, die nach dieser Verordnung nur als Tierheilmittel verkauft werden dürfen, muß in Preußen auf den Abgabegefäßen außer den oben erwähnten deutschen Namen noch das Wort „Tierheilmittel“ angebracht sein.

Betreffs der Gefäße und Umhüllungen, in denen die verschiedenen Artikel ab gegeben werden, ergeben sich aus den Regeln für die Aufbewahrung von selbst die nötigen Anhaltspunkte. Wenngleich für die meisten festen Stoffe die Verpackung in einfache Papierbeutel die Regel ist, so ist doch zu beachten, daß bei folgenden Waren die Ver-
packung in Pergamentbeutel an gezeigt erscheint: 1. für durch- 613.
fettende Stoffe wie Macis-, Paprika-, Fenchel-, Anispulver usw.; 2. für wasserziehende Waren wie Pottasche, Schwefelleber usw.; 3. für stark riechende Waren wie Kampfer, Naphthalin, Baldriantee, Chlorkalk usw.; 4. für Waren, die leicht fremde Gerüche an nehmen wie russ. Tee, Kakaopulver usw.; 5. für Waren, die leicht verwittern wie Ammon. carbonic. u. a. m.

Bei dem Verkorken von Flaschen ist zu beachten, daß man nie die Flasche auf den Ladentisch oder einen anderen festen Untergrund stellt und dann den Kork mit Gewalt ein drückt, sondern die Flasche in der linken Hand frei hält und den vorher gequetschten Korken mit der rechten Hand vorsichtig in den Flaschenhals hinein dreht. Da manche Medicinflaschen nur sehr dünnwandig sind, kann die Flasche im ersten Falle mitunter zerbrechen und eine Verletzung der Hand eintreten. Für giftige Flüssigkeiten dürfen niemals Flaschen oder Gefäße verwendet werden, die ihrer Form oder Bezeichnung nach zur Aufbewahrung von Nahrungs- oder Genußmitteln bestimmt sind, wie Bier-, Wein-, Selter-, Likörflaschen. Auch bei der Abgabe übel riechender oder ekelerregender Flüssigkeiten wie Carbolineum, Eau de Javelle usw. sollen solche Flaschen möglichst nicht benutzt werden.

Beim Abwägen muß sich der junge Drogist an die größte Genauigkeit von vornherein gewöhnen; unter keinen Umständen darf er irgend eine Ware, auch wenn es sich nur um geringe Mengen handelt, ungewogen und nach Belieben ab geben. Ein genaues und richtiges Abwägen bildet die Grundlage für den Geschäftsgewinn; wer sich hierbei vernachlässigt, wird die üblen Folgen sehr bald merken, wenn sich viele tausende von Wägefehlern im Laufe eines Jahres auf häufen. Daher ist auch der Behandlung von Wagen und Gewichten besondere
606. Sorgfalt zu zu wenden; sie müssen stets sauber gehalten und möglichst vorsichtig behandelt werden.

612. Zum Dichtmachen der Stöpsel von Versandtflaschen für Säuren und Laugen benutzt man Paraffin oder Vaseline, auch empfiehlt es sich, den freien Raum zwischen dem oberen Flaschenrand und den Glasstöpsel mit Ton aus zu füllen und dann die Flasche gut zu verbinden. Beim Abfüllen von Säuren und Laugen ist die größte Vorsicht zu beobachten; sie dürfen nie ohne Trichter ab gefüllt werden. Etwa verschüttete Säuren sind nie mit Sägespähnen, sondern mit Schlämmkreide auf zu nehmen. Etwaige auf den Kleidern oder Händen entstandene Säureflecken sind mit Salmiakgeist, Flecken von Laugen mit Essig zu behandeln.

Öl- und Lackflaschen werden am besten mit einer Soda- oder Pottaschelösung und Sägespähnen, gegebenen Falles auch mit Natronlauge gereinigt. Flaschen, in die man fette Öle füllen will, müssen völlig trocken sein, um ein Trübewerden der Öle zu verhüten.

5. Die Waren-Ergänzung, Defektur.

Zu denjenigen Arbeiten, die am geeignetsten sind, den an-
606. gehenden Drogisten schnell mit dem Geschäftsbetriebe vertraut zu machen, und wozu auch der neue Lehrling in der Regel zuerst heran gezogen wird, gehört die Erledigung der Warenergänzung, der soge-

nannten Defektur. Es werden diejenigen Standgefäße bzw. Schiebladen, deren Inhalt im Laufe des Tages durch den Verkauf sich dem Ende zu neigt, zusammen gestellt, um im Lager wieder auf gefüllt zu werden. Diese Arbeit, die der junge Anfänger zuerst selbstverständlich nur unter der Aufsicht eines älteren Kollegen oder eines erfahrenen eingerichteten Arbeiters vornehmen darf, macht ihn nicht nur mit der Verschiedenartigkeit der einzelnen Artikel sondern auch mit deren Aufbewahrungsorten in den verschiedenen Lagerräumen bekannt. Als Grundregel ist zu beachten, daß vor dem Einfüllen des Standgefäßes die Aufschrift desselben mit der des Lagergefäßes genau verglichen wird, um Verwechselungen zu vermeiden. Beim Abfüllen von Flüssigkeiten empfiehlt es sich stets, einen Trichter zu verwenden, und erst, wenn der junge Drogist die nötige praktische Übung sich an geeignet hat, kann er es versuchen, zumal, wenn sich das Vorratsgefäß leicht handhaben läßt, auch ohne Trichter ab zu füllen. Nach erfolgter Füllung der Standgefäße werden dieselben erforderlichen Falles gesäubert und im Laden wieder an Ort und Stelle gebracht. Stellt sich beim Einfüllen der Standgefäße im Lager heraus, daß auch deren Inhalt auf die Neige geht, so ist die betreffende Ware sofort in das Warenergänzungsbuch (Defekturbuch) ein zu tragen, damit der Geschäftsinhaber rechtzeitig Ersatz bestellen bzw. bei selbsthergestellten Artikeln die Anfertigung derselben an ordnen kann. Diese Verpflichtung, jede zu Ende gehende Ware sofort zu vermerken, muß mit größter Gewissenhaftigkeit beobachtet werden, damit niemals der Fall eintritt, daß Waren, die die Kundschaft verlangt, ausverkauft sind.

6. Längenmaß, Hohlmaß, Gewicht.

Schon frühzeitig sah sich der Mensch, um sich mit seinesgleichen 540.
über gewisse Begriffe verständigen zu können, in die Notwendigkeit versetzt, als Maßstab ganz bestimmte Einheiten fest zu setzen, die allgemein bekannt waren. So lag es nahe für den Begriff der Länge denjenigen Maßstab als Einheit zu nehmen, der dem Menschen am nächsten liegen mußte, nämlich die Länge gewisser Körperteile. So wurden als Längen-Maßstab der menschliche Arm oder Fuß an genommen. Es ist selbstverständlich, daß sich hieraus eine große Reihe von Abweichungen ergeben mußte, da eben die Länge eines menschlichen Armes oder Fußes nicht überall dieselbe ist. Erst die französische Revolution von 1789 verwarf diese willkürlichen Maßstäbe und legte eine Einheit zu grunde, die den Maßen der Erde entnommen war. Sie nahm als Einheit den 40 000 000. Teil des Erdumfanges
und bezeichnete ihn als ein Meter. Allmählich wurde dieses Meter- 550.
maß von den meisten Kulturstaaten als Einheitsmaß an genommen,

so daß nur noch England und Rußland eigene Längenmaße besitzen. Auch bei uns in Deutschland ist das Metermaß erst seit etwa einem halben Jahrhundert als gesetzliches Längenmaß ein geführt, während vorher der Handel durch die in den verschiedenen Staaten ein geführten Längenmaße sehr erschwert wurde. So gab es z. B. einen rheinischen, einen hessischen, einen preußischen Fuß usw. Das wichtigste aber ist, daß dieses Längenmaß auch von der Wissenschaft angenommen worden ist, und allen wissenschaftlichen Berechnungen als Grundlage dient.

548. Nachdem erst einmal ein einheitliches Längenmaß gewonnen war, hatte man zu einem einheitlichen Hohlmaß nur einen kleinen Schritt zu tun. Ein Hohlraum von einem Kubikmeter wurde als Tonne und $^1/_{1000}$ davon d. h. ein Würfel von 10 cm Länge, Breite und Tiefe als Liter, als Einheitshohlmaß, ein geführt. Aber auch eine Einheit des Gewichtes ergab sich daraus, indem man das Gewicht eines Liters Wasser von 4^0 C — seiner größten Dichtigkeit — als Einheit ein führte und als Kilogramm bezeichnete.

541. Zur Bezeichnung der Teilung bei allen drei Einheiten wählte
man die lateinischen Zahlwörter und benutzte zur Bezeichnung
selbst das Decimalsystem. Sowohl bei Längenmaßen, Hohlmaßen, wie
Gewichten wird als $^1/_{10}$ mit deci, $^1/_{100}$ mit centi, $^1/_{1000}$ mit milli, durch
549. Voransetzung dieser Bezeichnungen aus geführt. Für die Vervielfältigungen wählte man die entsprechenden griechischen Zahlwörter, also für 10 Deka, für 100 Hekto, für 1000 Kilo. Es bezeichnet also z. B. ein Cm $^1/_{100}$ m; ein Mm $^1/_{1000}$ m; dagegen ein Hektoliter 100 Liter; ein Kilogramm 1000 g. Diese Bezeichnungen werden häufig abgekürzt geschrieben, von denen die gebräuchlichsten sind g = Gramm;
542. Mg = Milligramm; Dg = Dekagramm; Hg = Hektogramm; Kg = Kilogramm; Cm = Centimeter; Mm = Millimeter; Km = Kilometer; Hl = Hektoliter. Wie bereits erwähnt, ist eine Tonne = 1000 L, bezeichnet also gleichzeitig auch 1000 Kg; ein Meterzentner ist 100 Kg.

536. Von den Einheitsmaßen sind für uns Drogisten am meisten die Gewichte von Belang. Daß ein Körper überhaupt Gewicht hat, erklärt sich daraus, daß er auf seine Unterlage einen bestimmten Druck ausübt, was für uns als sogenannte Schwere in Erscheinung tritt. Zur Erklärung dieses Druckes nehmen wir an, daß alle Körper mit einer bestimmten Kraft sich gegenseitig an ziehen, die zu ihrer eigenen Masse in einem unmittelbaren Verhältnisse steht. Da nun die Erde die bei weitem größte Masse gegenüber allen auf ihr befindlichen Körpern ist, so hat sie auch die größte Anziehungskraft, die man vom Standpunkt der betreffenden Körper aus auch als Schwerkraft bezeichnet. Um nun die Größe dieses Druckes bzw. die Stärke dieser Anziehungskraft der Erde zu messen, bedient man sich der wie vorstehend gewonnenen Gewichtseinheiten und benützt dazu besondere Geräte, die man als Wagen bezeichnet.

7. Die Wage.

Wie wir im vorigen Abschnitte gesehen haben, drückt man 544.
das Gewicht eines Körpers, das man auch sein absolutes Gewicht nennt, durch eine gewisse Anzahl von Kilogramm und Gramm aus. Die Wagen, die man als Geräte dafür benützt, dienen dazu, durch einen Vergleich mit dem Gewichte von Körpern, deren Gewicht wir vorher fest gestellt haben und die wir daher schlechtweg „Gewichte" nennen, dieses unbekannte absolute oder Körpergewicht zu ermitteln. Früher hatte man dazu nur Wagen, die nach dem

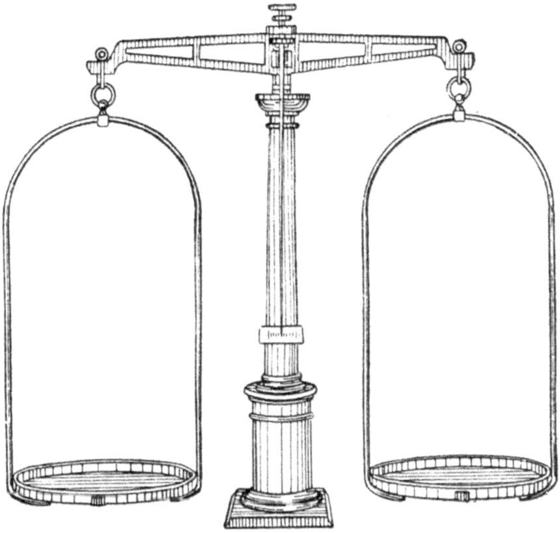

Fig. 1.

Grundsatze des gleicharmigen Hebels gebaut waren. Diese 537.
Wagen sind uns als Säulen- oder Tafelwagen bekannt; bei diesen ist der Wagebalken, der den gleicharmigen Hebel vorstellt, in zwei gleiche Teile geteilt, die beide als sogenannte Arme vom Mittelpunkte gleich weit entfernt sind. Selbstverständlich müssen diese Hebelarme auch gleiche Schwere haben, so daß der Wagebalken ohne weitere Belastung auf dem Dreh- oder Unterstützungspunkte wagerecht sitzt. An den Enden beider Arme befinden sich zwei ebenfalls gleichschwere Wagschalen, von denen die eine mit den Gewichten, die andere mit dem zu wägenden Körper belastet wird. Wenn wir eine Flüssigkeit abwägen wollen oder einen anderen Körper, der in eine bestimmte Verpackung kommen soll, so müssen wir zunächst das Gewicht dieser

Verpackung fest stellen; man nennt dieses Gewicht der Verpackung Tara oder Eigengewicht[1]) und das Feststellen dieses Gewichtes tarieren. Das Gewicht der Ware, die in dem Gefäße nunmehr gewogen wird, bezeichnet man als Nettogewicht oder Reingewicht und das Gewicht der Verpackung mit der Ware als Bruttogewicht oder Rohgewicht. Es ist ohne weiteres klar, daß es für einen Kaufmann, der ja doch die Wagen viel tausendfach benutzt, von größter Wichtigkeit ist, daß nicht nur jede Wägung mit größter Genauigkeit aus geführt wird, sondern daß auch die Wagen selbst möglichst genau an zeigen, oder, wie man sagt, möglichst empfindlich sind. Aus dem ganzen Baue einer Säulenwage, wie sie uns die Fig. 1 zeigt, geht hervor, daß der Drehpunkt oder Unterstützungspunkt des Wage-

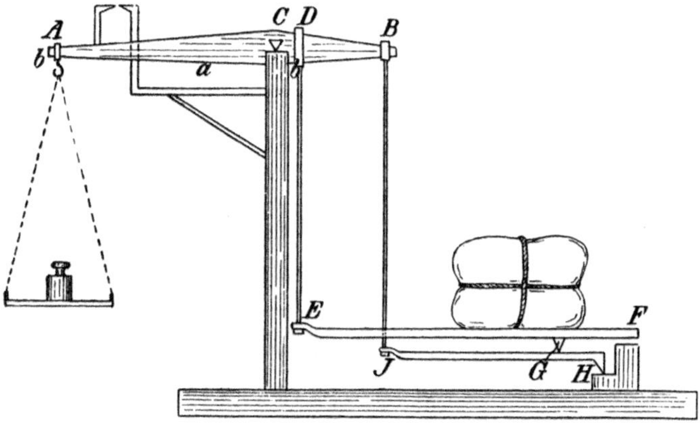

Fig. 2.

balkens, der in der Regel durch einen stumpfen Keil aus Stahl hergestellt ist, möglichst dicht über dem Schwerpunkte des Wagebalkens liegen muß; je tiefer der Schwerpunkt der Wage unter diesem Drehpunkte oder Unterstützungspunkte liegt, einer um so größeren Kraft wird es bedürfen, um die Wage aus dem Gleichgewichte zu bringen, sie also möglichst empfindlich zu machen. Bekanntlich ist jede Wage amtlich auf eine bestimmte Höchstbelastung geeicht, und man kann ihre Empfindlichkeit am einfachsten dadurch prüfen, daß man beide Wagschalen mit diesem Höchstgewichte belastet und versucht, durch ein kleines Übergewicht einen Ausschlag zu bewirken: je kleiner dieses Übergewicht ist, das genügt, um den Ausschlag herbei zu führen, um so empfindlicher ist die Wage. Um recht genau zu wägen, emp-

[1]) Die Verdeutschung von „Tara" mit „Eigengewicht" ist von dem preußischen Staatseisenbahnministerium durch geführt worden.

fiehlt es sich, auf die linke Wagschale die Gewichte zu stellen, und auf die rechte die zu wägende Ware, was sich ganz besonders beim Abwägen von Flüssigkeiten empfiehlt. Wenn man dann die oben stehende Wagschale vorsichtig mit einem Finger hinunter drückt, so fühlt man ganz genau den Zeitpunkt, an dem die Wägung beinahe vollzogen ist, so daß man dann durch recht vorsichtiges Weiterfüllen es vermeiden kann, mehr in das Gefäß zu gießen, als dem Gewichte entspricht.

Außer diesen Säulen- und Tafelwagen, die auf dem Grundsatze des gleicharmigen Hebels beruhen, hat man auch solche, bei denen der ungleicharmige Hebel zu Grunde gelegt ist und zwar derart, daß der kürzere Hebelarm nur den 10. bzw. 100. Teil des längeren Hebelarmes ausmacht; man nennt solche Wagen Decimal- bzw. Centesimalwagen. Den Bau derselben können wir aus der Fig. 2 deutlich ersehen; die Belastung wirkt am längeren Hebelarm und braucht daher nur den 10. bzw. 100. Teil des zu wägenden Körpers zu betragen. Decimalwagen werden zum Abwägen großer Mengen benutzt, Centesimalwagen für sehr große Lasten, wie vollbeladene Wagen, Eisenbahnwagen usw. Wir erwähnten bereits, daß jede Wage auf ein bestimmtes Gewicht amtlich geeicht ist, aber genau 552.
ebenso unterliegen die Gewichte, Hohlmaße und Längenmaße den eichgesetzlichen Bestimmungen und werden in gewissen Zeiträumen bei allen Gewerbetreibenden behördlich nach geprüft.

8. Stoffgewicht. (Specifisches Gewicht.)

Wenn wir unter Zuhülfenahme von Wagen und Gewichten das 544/7.
Gewicht irgend eines Körpers fest stellen, so bezeichnen wir dieses Gewicht mit dem Körper- oder absoluten Gewicht desselben. Neben diesem Körpergewichte besitzen aber alle Körper oder richtiger gesagt Stoffe ein specifisches Gewicht (Stoffgewicht). Es ist bekannt, daß, wenn wir irgend einen beliebig großen Hohlraum, z. B. einen Liter mit verschiedenen Stoffen füllen, das sich dann ergebende Gewicht derselben ganz verschieden ist, je nach der Art des betr. Stoffes. Um einen Maßstab für diese Abweichungen zu gewinnen, hat man auch hier den verbreitetsten Stoff, das Wasser, als Grundlage genommen und dessen specifisches Gewicht mit eins bezeichnet. Das specifische Gewicht eines Stoffes ist also diejenige Zahl, die uns angibt, um wieviel schwerer eine bestimmte Raummenge eines Stoffes ist als eine gleichgroße Raummenge Wasser. Wie groß wir diese Raummenge an nehmen, spielt dabei natürlich gar keine Rolle, da ja nur die Gewichtsverhältnisse zwischen Wasser und den fraglichen Stoffen bei gleichen Raummengen in Frage kommen.

Für uns Drogisten handelt es sich dabei fast ausschließlich um die Stoff-Gewichte von Flüssigkeiten. Um das noch unbekannte Stoff-Gewicht einer Flüssigkeit fest zu stellen, füllt man eine Flasche bis zu einer bestimmten Stelle mit Wasser, wägt aus und füllt dann bis zu genau derselben Stelle die Flüssigkeit, worauf ebenfalls aus gewogen wird. Durch die beiden Wägungen erhält man zwei Ge-

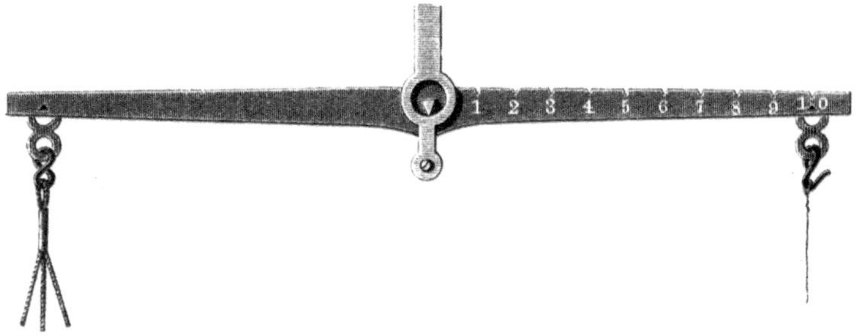

Fig. 3.

wichtszahlen, aus denen das unbekannte Stoff-Gewicht der betr. Flüssigkeit dadurch berechnet wird, daß man mit der Gewichtszahl des Wassers in die Gewichtszahl der Flüssigkeit dividiert. Wollen wir z. B. das Stoff-Gewicht des Quecksilbers bestimmen und haben gefunden, daß die betr. Wassermenge 50 g, die entsprechende Quecksilbermenge aber 675 g wiegt, so dividieren wir mit 50 in 675 = 13,5 und finden das Stoff-Gewicht des Quecksilbers 13,5. Wenn wir andererseits das Stoff-Gewicht des Salmiakgeistes berechnen wollen und finden, daß das Gewicht des Wassers in einem halben Liter 500 g, das des Salmiakgeistes aber nur 455 g beträgt, so ist das Ergebnis 500 : 455 = 0,910, d. h. das Stoff-Gewicht des Salmiakgeistes liegt niedriger als das des Wassers.

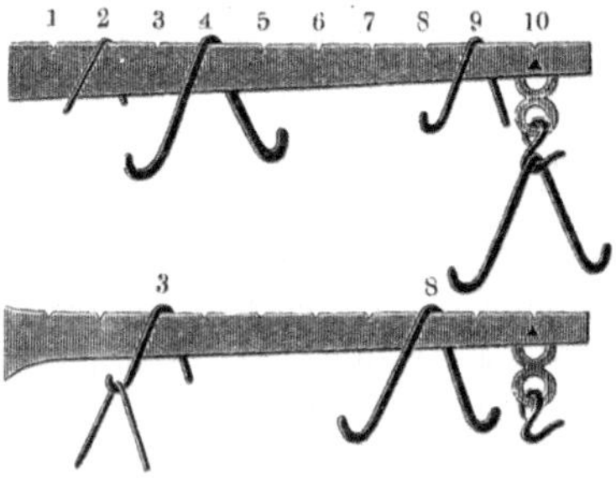

Fig. 4.

Hierbei wollen wir uns merken, daß man das Stoff-Gewicht von Flüssigkeiten bis auf die dritte Decimalstelle an zu geben pflegt, auch wenn diese nur = 0 ist, wie man bei der Bezeichnung der Stoff-Gewichte überhaupt das Decimalsystem zu Grunde gelegt hat. Um nun bei solchen Wägungen ein möglichst genaues Ergebnis zu erhalten, ist es notwendig, daß wir die Stelle, bis zu der wir das Wasser bzw. die zu bestimmende Flüssigkeit füllen, möglichst in dem engsten Teile der Flasche, also im Flaschenhalse durch Ankleben eines Papierstreifens kennzeichnen; je enger der Flaschenhals und andererseits je größer die Flasche ist, um so geringer wird die Fehlergrenze sein, die bei einem solchen Verfahren nicht ganz vermeidbar ist.

Selbstverständlich hat man aber zur Feststellung des Stoff-Gewichtes von Flüssigkeiten auch besondere Geräte, vor allem die Mohrsche Wage. Diese hängt an einem Gestelle und hat einen Balken, dessen eine Hälfte von der Mitte des Drehpunktes bis zur Mitte des Aufhängepunktes in 10 gleiche Teile geteilt ist, die durch Einschnitte gezeichnet sind. Am Ende des Wagebalkens hängt ein Glaskörper, der einen Wärmemesser in sich birgt, an einem feinen, etwa 12 cm langen Platindrahte. Das Gleichgewicht für den Glaskörper wird durch ein am Ende des anderen Wagebalkens angehängtes Gegengewicht her gestellt. Füllt man nun einen kleinen Glascylinder mit der zu bestimmenden Flüssigkeit und stellt ihn so unter, daß der herab hangende Glaskörper völlig in die Flüssigkeit ein taucht, so wird durch den Auftrieb, den der Glaskörper dadurch erfährt, das Gleichgewicht gestört. Um das Gleichgewicht wieder her zu stellen, muß nun der Wagebalken an den Einschnitten belastet werden, wozu besonders gearbeitete Reitergewichte dienen, so daß man das Stoff-Gewicht unmittelbar ab lesen kann, je nachdem die Reitergewichte in die betr. Einschnitte gebracht werden müssen, um das Gleichgewicht her zu stellen. Wie das zu geschehen hat, ergeben die Abbildungen 3 und 4.

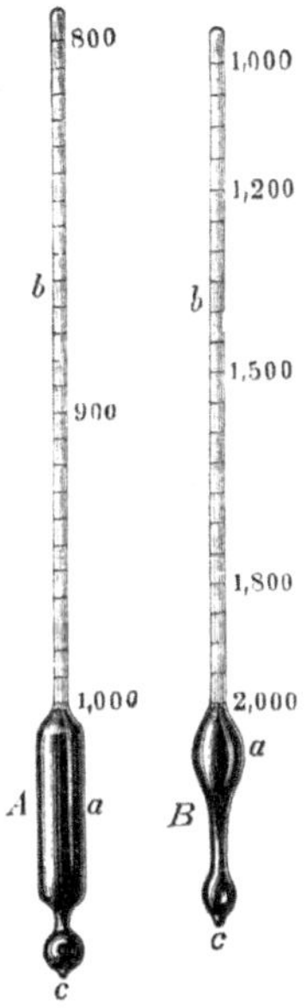

Fig. 5 Aräometerspindeln.

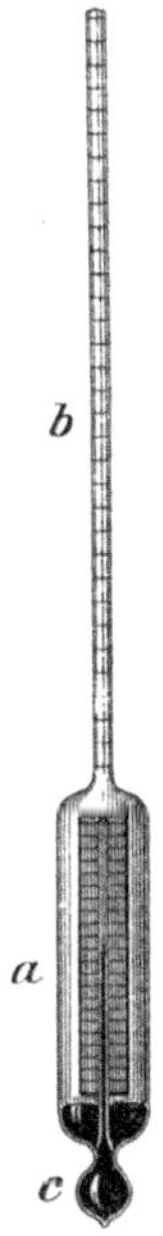

Fig. 6. Alkoholometer mit Thermometer.

Bequemer, wenn auch weniger genau sind die sogen. Aräometer. Dieselben bestehen aus einer Senkspindel, die eine geschlossene, im unteren Teile bauchig erweiterte Glasröhre dar stellt, deren Ende mit einer Kugel mit Quecksilber beschwert ist, um das Gerät schwimmend zu erhalten. In dem oberen, engeren Teile befindet sich eine Skala, von der das Stoff-Gewicht in Decimalstellen ab gelesen werden kann. Je leichter die Flüssigkeit ist, um so tiefer wird das Aräometer natürlich ein sinken, so daß die Stoff-Gewichte solcher

Flüssigkeiten über 1 000, die der schwereren unter 1 000 ab zu lesen sind. In der Praxis hat man gewöhnlich zwei Aräometer im Gebrauche für leichtere und schwerere Flüssigkeiten wie Wasser. Dazu gehört noch ein langgestreckter Glascylinder, in den die zu bestimmende Flüssigkeit gegossen wird. Auch bei den Aräometern wollen wir uns merken, daß dieselben um so genauer sind, je dünner der die Skala enthaltende obere Teil ist.

Eine besondere Art von Aräometern bilden die Alkoholometer, bei denen man statt der Stoff-Gewichte der größeren Einfachheit halber gleich die diesen entsprechenden Volumen- bzw. Gewichtsprocente an Alkohol angegeben hat. Es gibt Alkoholometer, die von 0—100, 40—100, 60—100 und 80—100 Procente anzeigen. Die letzteren sind natürlich die genauesten und daher auch teuersten. Da bekanntlich die Wärme alle Körper ausdehnt, so ist bei der Bestimmung des Stoff-Gewichtes natürlich auch die jeweilig vorhandene Temperatur zu berücksichtigen. Alle amtlichen und wissenschaftlichen Angaben der Stoff-Gewichte von Flüssigkeiten beziehen sich auf eine Temperatur von 15^0 C. Deshalb sind sowohl in der Mohrschen Wage als auch bei den Alkoholometern Thermometer angebracht, wodurch wir in die Lage versetzt sind, die Temperatur für die Berechnung des Stoff-Gewichtes in Rechnung zu ziehen.

Für die gasförmigen Stoffe hat man ein besonderes Stoffgewicht unter Zugrundelegung der Luft, nicht wie bei den festen und flüssigen Stoffen des Wassers, als Ausgangspunkt genommen. Wird das Stoffgewicht der Luft = 1 gesetzt, so erhalten wir für die bekannteren Gase folgende Stoffgewichtszahlen:

Wasserstoff (H)	0,0899
Ammoniak (NH_3)	0,590
Stickstoff (N)	0,970
Sauerstoff (O)	1,105
Schwefelwasserstoff (H_2S)	1,180
Salzsäure (HCl)	1,250
Fluor (F)	1,260
Stickstoffdioxyd (NO_2)	1,500
Kohlendioxyd (CO_2)	1,500
Schwefeldioxyd $(SO)_2$	2,210
Chlor (Cl)	2,500

Ein Liter Luft wiegt 1,293 g; hieraus läßt sich leicht berechnen, wieviel ein Kubikmeter eines der genannten Gase wiegen muß, bzw. umgekehrt, wieviel Kubikmeter eines Gases einer bestimmten, bei einer chemischen Zersetzung sich bildenden Gewichtsmenge eines Gases entsprechen. Leuchtgas und besonders Wasserstoffgas, die beide leichter wie Luft sind, werden vielfach zum Füllen von Luftballonen benützt.

9. Wärme. Der Thermometer.

In derselben Weise, wie sich die Menschen, bzw. die Kulturwelt 553.
über einheitliche Längen-, Hohlmaße und Gewichte verständigt hat, was in erster Linie natürlich dem Handelsverkehre zu statten kommt, so ist es auch gelungen, einen einheitlichen Maßstab für die Wärmebemessung zu gewinnen. Schon längst war bekannt, daß durch zunehmende Wärme alle Körper eine Ausdehnung erfahren, wovon 555.
man sich ja allenthalben im täglichen Leben überzeugen kann. Für den jungen Drogisten ergibt sich bekanntlich aus dieser Ausdehnungsfähigkeit von Flüssigkeiten die Vorsichtsmaßregel, besonders in der heißen Jahreszeit, Flaschen niemals ganz zu füllen, um sie vor dem Zerplatzen zu bewahren.

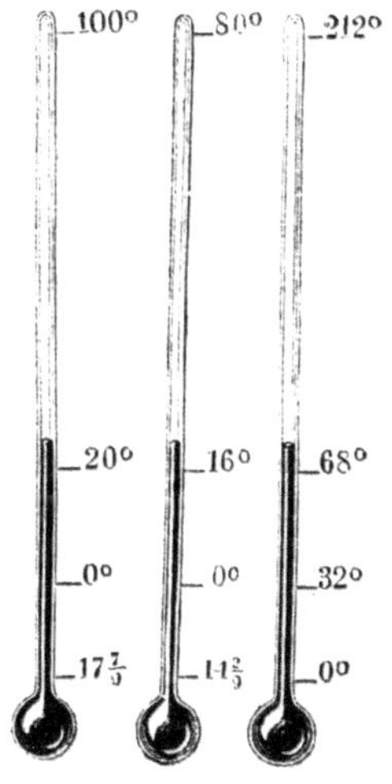

Celsius Réaumur Fahrenheit

Fig. 7.

An und für sich sind für die Herstellung von Thermometern oder Wärmemessern Flüssigkeiten am geeignetsten, um eine derartige Ausdehnung praktisch beobachten zu können, besonders wenn man sie in sehr engen Röhren auf bewahrt. Am geeignetsten hat sich für eine derartige praktische Beobachtung das flüssige Quecksilber gezeigt, wenngleich seine Ausdehnung wegen seines hohen Stoffgewichtes verhältnismäßig nur gering ist. In ganz dünnen Glasröhrchen, wie sie unsere Wärmemesser dar stellen, reicht jedoch diese Ausdehnung zur Beobachtung aus. Um einen einheitlichen Maßstab für die Wärmebemessung zu gewinnen, hat man wie beim Stoffgewichte das Wasser als Grundlage genommen und den Gefrierpunkt und Siedepunkt desselben zu Ausgangspunkten gemacht. Im ganzen besitzen wir drei verschiedene Systeme der Wärmebemessung, das System des Schweden Celsius, der den Raum zwischen Gefrier- und Siedepunkt des Wassers in 100° einteilt, des Franzosen Réaumur, der denselben Raum in 80°, und endlich des Deutschen Fahrenheit, dessen Einteilung wesentlich von den beiden anderen Systemen ab weicht. Fahrenheit ließ nämlich den Gefrierpunkt des Wassers unbeachtet und bezeichnete als Nullpunkt seines Systems einen Kältegrad, den er durch künstliche Kältemischung erzielt hatte, während er auf der andern Seite ebenfalls den Siedepunkt des Wassers als Ausgangspunkt nahm. Der Fahrenheitsche Wärmemesser ist in 212° ein geteilt, und zwar derart, daß 32° Fahrenheit dem Nullpunkte der beiden andern Systeme entspricht, so daß für den Raum vom Gefrierpunkte bis zum Siedepunkte des Wassers noch 180° Fahrenheit verbleiben. Will man also eine Wärmeangabe nach Graden Fahrenheit in eines der beiden andern Systeme um rechnen, so sind zunächst die 32 Grade, die unter unserem Nullpunkte liegen, ab zu ziehen, und der Restbetrag derart um zu rechnen, daß 180 Grade Fahrenheit 80° Réaumur oder 100° Celsius entsprechen (Fig. 7). Der Wärmemesser selbst, dessen Herstellung zumeist in den Glasbläsereien des Thüringer Waldes geschieht, besteht aus einer engen gleichweiten Röhre, deren unteres Ende zu einer Kugel erweitert ist; wenn man diese Röhre durch Erwärmen luftleer macht und in ein Gefäß mit Quecksilber eintaucht, so wird dasselbe in der Röhre hoch gezogen. Durch erneutes Erwärmen der jetzt mit Quecksilber gefüllten Röhre wird das Quecksilber bis zum Überlaufen hoch getrieben, und dann die Glasröhre schleunigst zu geschmolzen. Nach dem Erkalten zieht sich das Quecksilber zusammen, so daß sich in der engen Röhre ein luftleerer Raum bildet. Wenn man die Quecksilberkugel in schmelzenden Schnee taucht, so fällt die Quecksilbersäule bis zu einem bestimmten Punkte, den man an einer hinter der Säule befindlichen Skala als Nullpunkt kennzeichnet. Hält man die Quecksilberkugel andererseits in siedendes Wasser, so steigt sie bis zu einem zweiten bestimmten Punkte, den man auf der Skala als Siedepunkt kennzeichnet. Der Zwischenraum zwischen den beiden gezeichneten Punkten wird nun bei den Réaumur-Wärmemessern in 80 Teile oder Grade, bei den Celsius-Wärmemessern in 100 Grade eingeteilt. Der Réaumur-Wärmemesser ist noch in Deutschland viel verbreitet, während der Fahrenheitsche in England und seinen Kolonien sowie in Amerika üblich ist. Dagegen hat die Wissenschaft den Celsius-Wärmemesser wegen seiner bequemen Einteilung an genommen, so daß alle in wissenschaftlichen Werken und Büchern vor kommenden Temperaturangaben als Celsiusgrade zu betrachten sind. Es wäre zu wünschen, daß die Réaumur-Wärmemesser, deren Angaben gegenüber dem Celsius-Wärmemesser nur verwirrend wirken können, allmählich aus dem Gebrauche verschwinden; einen Übergang haben wir ja auch schon dadurch erreicht, daß die meisten Wärmemesser, die heute in den Handel kommen, einander verschiedene rechts und links gegenüberstehende Wärmeskalen auf weisen, so daß man also den Wärmegrad sowohl nach Celsius wie nach Réaumur ab lesen kann. Für den Gebrauch des täglichen Lebens benützen wir zumeist abgekürzte Wärmemesser, die nur bis 50° Celsius die Wärme an zeigen; für wissenschaftliche Zwecke reichen diese natürlich nicht aus, und man hat hierfür Wärmemesser bis zu 100°, ja sogar bis 360° Celsius. Außerdem werden zur Feststellung der Fiebertemperatur besonders fein gearbeitete, sogenannte Fieberwärmemesser verwendet, bei denen die Skala nur die Temperatur von 35—43° verzeichnet, wobei die einzelnen Grade noch in Zehntel ein geteilt sind. Um sehr niedrige Kältegrade messen zu können, genügt das Quecksilber nicht, da es bei etwa minus 37^0 selbst erstarrt, und man verwendet dazu gefärbten Alkohol oder Äther. Gefärbter Alkohol wird auch häufig zum Füllen gewöhnlicher Wärmemesser verwendet.

10. Aggregatzustände. Schmelzpunkt. Siedepunkt. Auflösen. Absorbieren. Kältemischungen.

Im vorigen Abschnitte haben wir gesehen, daß die Wärme eine 557. wesentliche Veränderung der äußeren Form der Stoffe hervor bringt, so daß ein flüssiger Stoff wie das Wasser bei einer bestimmten Temperatur fest und andererseits gasförmig wird. Je nach ihrer Eigenart befinden sich nun alle Stoffe bei gewöhnlicher Zimmertemperatur in einem festen, flüssigen oder gasförmigen Zustande, die man Aggregatzustände nennt. Man versteht darunter den Grad des Zusammenhanges der kleinsten Teilchen eines Stoffes, die in freiem Zustande noch denkbar sind, der sogen. Molekel, auf die wir erst später in der Chemie genauer zu sprechen kommen werden. Lagern diese Molekel unbeweglich neben einander, so haben wir einen festen Stoff vor uns, lagern sie nur locker neben einander, so daß sie leicht ihre Lage verändern können, so sprechen wir von flüssigen Stoffen und ist diese Lagerung so locker, daß sie aus einander streben, so haben wir einen gasförmigen Stoff vor uns.

Ähnlich wie bei dem Wasser können wir auch bei vielen andern 554. Stoffen eine Veränderung ihres Aggregatzustandes beobachten, die ebenfalls von der Temperatur abhängig ist. Man nennt den Temperaturpunkt, bei dem ein fester Stoff in den flüssigen Zustand über geht, seinen Schmelzpunkt, umgekehrt bei dem ein flüssiger Stoff in den festen Zustand übergeht, seinen Erstarrungspunkt und schließlich den Temperaturpunkt, bei dem ein flüssiger Stoff in den gasförmigen Zustand über geht, seinen Siedepunkt. Die Feststellung besonders des Schmelzpunktes ist für den Drogisten von großer Wichtigkeit, weil der Wert vieler seiner Waren hiervon ab hängt, ja manche wie z. B. Paraffin geradezu nach dem verschiedenen Schmelzpunkte gehandelt werden. Aber auch für die verschiedenen Wachsarten, Harze, Ceresin u. a. m. ist die Feststellung ihres Schmelzpunktes von größter Wichtigkeit, da die Reinheit und Güte dieser Stoffe von der Bestimmung desselben ab hängen. Es sei daher nur noch eine einfach und leicht auszuführende Methode zur Bestimmung des Schmelzpunktes an gegeben.

Von dem zu prüfenden Stoffe, z. B. Paraffin wird ein etwa erbsengroßes Stückchen in einen Reagiercylinder gebracht und etwa 3 cm von der unteren Wölbung entfernt durch sehr vorsichtiges, oberflächliches Hineinbringen des wagerecht zu haltenden Reagiercylinders in eine Gasflamme an dessen Innenwand angeschmolzen; es gehört dazu einige Übung, da der zu prüfende Stoff gerade nur so weit erhitzt werden darf, daß er mit seiner unteren Fläche glatt an dem Glase haftet. Nach erfolgter Abkühlung wird der Reagiercylinder mit einem chemischen Wärmemesser (am besten mit einer Gradeinteilung bis 100^0) durch Bindfaden oder ein Gummiband derart verbunden, daß das Paraffin in gleicher Höhe mit der Quecksilberkugel des Wärmemessers steht (Fig. 8) und in einem Bürettenhalter derart befestigt, daß es in ein darunter gestelltes, mit Wasser gefülltes Becherglas eintaucht (Fig. 9). Wird dann das Wasser langsam erhitzt und mit einem Glasstäbchen um gerührt, so wird der Wärmemesser

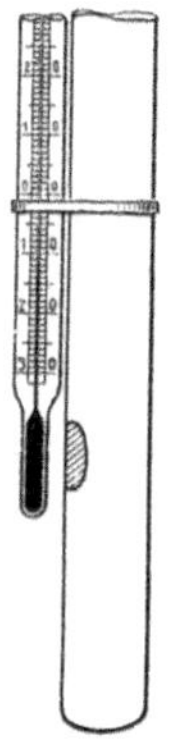

Fig. 8.

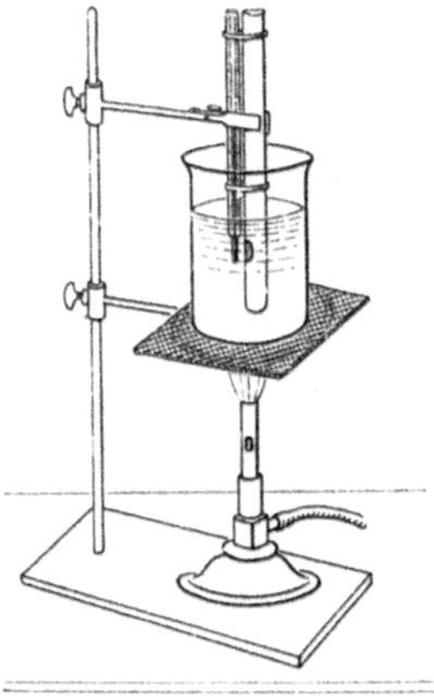

Fig. 9.

und der Reagiercylinder gleichmäßig erwärmt und ist der Schmelzpunkt des Stoffes erreicht, rutscht er an der Innenwand des Cylinders herab, in welchem Augenblicke sofort der Stand des Wärmemessers fest zu stellen ist. Man tut gut, dann noch eine zweite Kontrollprobe vor zu nehmen, was leicht in demselben Reagiercylinder (nur auf der entgegengesetzten Seite) geschehen kann.

287. Um gasförmige Stoffe unmittelbar in den flüssigen Zustand über zu führen, wird das entgegengesetzte Mittel, nämlich Kälte angewendet, unter gleichzeitiger Anwendung von sehr starkem Drucke. Von derart verflüssigten Gasen kommen in den Handel: Kohlendioxyd (auch schlichtweg Kohlensäure genannt), das zu Bierdruckapparaten und bei der Selterherstellung viel gebraucht wird, Sauerstoff, der als Wiederbelebungsmittel bei Rauchvergiftungen, ferner für Luftschiffer und Unterseeboote wichtig ist,

Chlor, in der chemischen Großindustrie viel gebraucht und endlich flüssige Luft.

Wir haben aber noch ein einfacheres Mittel, um sowohl feste 567.
wie gasförmige Stoffe in den flüssigen Zustand über zu führen, nämlich das Zusammenbringen mit einer geeigneten Flüssigkeit. Die Überführung eines festen Stoffes in die flüssige Form durch Behandlung mit einer geeigneten Flüssigkeit nennt man Auflösen, die Überführung eines gasförmigen Stoffes in die flüssige Form durch Einleiten in eine Flüssigkeit nennt man Aufnehmen oder Absorbieren. Auch hier besteht der grundsätzliche Unterschied darin, 568.
daß das Auflösen durch Wärme, das Absorbieren aber durch Kälte wesentlich unterstützt wird. Eine Lösung, die von dem zu lösenden festen Stoffe nichts mehr auf zu nehmen vermag, nennt man eine gesättigte Lösung. Hierbei wollen wir uns schon jetzt merken, daß bei einer Lösung keine chemische Veränderung weder des festen Stoffes noch der betr. Flüssigkeit eintritt; sobald eine chemische Veränderung vor sich geht, liegt keine Lösung im gesetzestechnischen Sinne, sondern ein chemisches Präparat vor, worauf wir später bei der Fachgesetzkunde noch zu sprechen kommen werden. Von Flüssigkeiten, die zum Auflösen fester Stoffe benutzt werden, kommen außer Wasser noch viele andere in Betracht, die wir im einzelnen in der Drogen- und Chemikalienkunde kennen lernen werden, zum Aufnehmen von Gasen dient fast nur das Wasser, das folgende Gase leicht auf nimmt: Chlor, 286.
Kohlendioxyd, Schwefeldioxyd, Schwefelwasserstoff, Chlorwasserstoff (auch Brom-, Jod- und Fluorwasserstoff) und Ammoniak. Das letzt genannte Gas kommt jedoch auch in Spiritus eingeleitet als Liqu. Ammon. caust. spirituosi Dzondii in den Handel.

Erwähnen müssen wir im Anschlusse hieran noch die sogen. 661.
Kältemischungen. Wenn man nämlich z. B. etwas Natriumsulfat (Glaubersalz) in Wasser löst, beobachtet man eine starke Abkühlung der Gefäßwandungen, die noch stärker hervor tritt, wenn außerdem noch Ammoniumchlorid gelöst wird. Diese auffallende Abkühlung beruht darauf, daß bei der Auflösung eines Salzes in Wasser große Wärmemengen verbraucht werden, die der Umgebung entzogen werden. Wenn man nun statt Wasser Schnee oder Eis verwendet, so kann man durch geeignete Salzmischungen so hohe Kältegrade erzielen, wie sie in der freien Natur überhaupt nicht vor kommen. Als Kältemischungen benutzt man Ammoniumchlorid und Kaliumnitrat mit wenig Wasser oder Ammoniumnitrat, Natriumsulfat u. a. m. mit Wasser oder Calciumchlorid mit Schnee usw. Die Konditoren verwenden zumeist vergälltes Salz (Natriumchlorid) und Eis zur Herstellung des Fruchteises.

11. Destillation und Sublimation.

Obwohl die Destillation sowohl wie die Sublimation Vorgänge sind, die heutzutage in Kleinbetrieben nicht mehr vor genommen zu
558. werden pflegen, so ist es doch notwendig, daß der Drogist beide Arbeiten kennt. Man versteht unter Destillation die Überführung eines flüssigen Stoffes durch Anwendung von Wärme in die Gasform und die Zurückführung des gebildeten Gases in die flüssige Form durch Abkühlung. Wenn man feste Stoffe, die flüssige Bestandteile enthalten, wie z. B. Holz unter Luftabschluß erhitzt und die gebildeten wieder verflüssigten flüchtigen Bestandteile auf fängt, so spricht man von einer trockenen Destillation. Der Zweck der Destillation ist entweder, flüssige Stoffe von in ihnen gelösten festen Bestandteilen zu trennen (z. B. destilliertes Wasser) oder flüchtige Bestandteile aus organischen Rohstoffen zu gewinnen, indem dieselben mit Wasser, Spiritus oder einem Gemisch beider an gesetzt und nach einiger Zeit über gedampft werden.. Das übergehende Wasser bzw. der Spiritus nehmen dann solche flüchtige Bestandteile wie z. B. ätherische Öle mit sich, und aus dem Destillat können die letzteren dann in geeigneter Weise ab geschieden und so in reinem Zustande gewonnen werden. Aber auch ohne eine derartige nachträgliche Abscheidung werden viele Waren durch Überdampfung gewonnen wie z. B. Aqua Cinnamomi, Foeniculi, Menthae piperitae, flor. Aurantii, Rosar., Spiritus Angelicae, Cochleariae, Juniperi, Lavandulae, Melissae compos. u. a. m. Wir wollen uns hierbei schon jetzt merken, daß derartige Destillate keine flüssigen Gemische oder Lösungen im Sinne der Kaiserl. Ver. und daher dem freien Verkehre überlassen sind, abgesehen von einigen Ausnahmen, die das Verz. B. der Kaiserl. Ver. besonders auf führt.

Zur Gewinnung von Destillaten benutzt man sogenannte Destillierblasen, aus Kupfer oder Zinn gearbeitet, wie sie die Abbildung 10 darstellt. Zur Vornahme kleinerer Versuche im Laboratorium genügen auch Glasretorten in Verbindung mit Rücklaufkühlern.

Eine Destillierblase besteht aus der kupfernen Blase a, dem zinnernen Helme b p und dem Kühlgefäße oder Kühler f g, mit dem Kühlcylinder e. Zumeist mündet der Helm in seinem engeren Teile in ein Schlangenrohr aus, das mit schwachem Gefälle sich nach unten senkt, so daß die eintretenden Dämpfe auf einem möglichst langen Wege und recht kräftig ab gekühlt werden. Seltener mündet der Helm in ein cylindrisches Gefäß, wie es die Abbildung dar stellt, das zwecks bequemer Reinigung mit einem Deckel versehen ist. Die Blase selbst steht entweder in einem besonderen Blasenofen mit dem Feuerungsraum c, dem Rost r und dem Aschenloch d, oder, wenn es sich um Spiritusdestillate oder andere unter 100° C siedende Flüssigkeiten handelt, im Wasser- oder Dampfbade. Sehr häufig geschieht die Erwärmung in der Destillierblase auch durch eine Dampfschlange, die sich in deren unterem Teile befindet. Das Kühlwasser läßt man von unten in das Kühlgefäß treten und das erwärmte Wasser oben ablaufen.

Sehr häufig genügt jedoch eine einfache Destillation nicht für eine vollständige Reinigung der Flüssigkeit, so daß eine nochmalige Destillation des gewonnenen Destillates erforderlich ist, welchen Vorgang man mit Rektifikation bezeichnet. So z. B. werden manche ätherische Öle wie Pfefferminzöl, auch Terpentinöl auf diese Weise rektificiert; der bekannteste Artikel ist unser Spiritus, der nach der

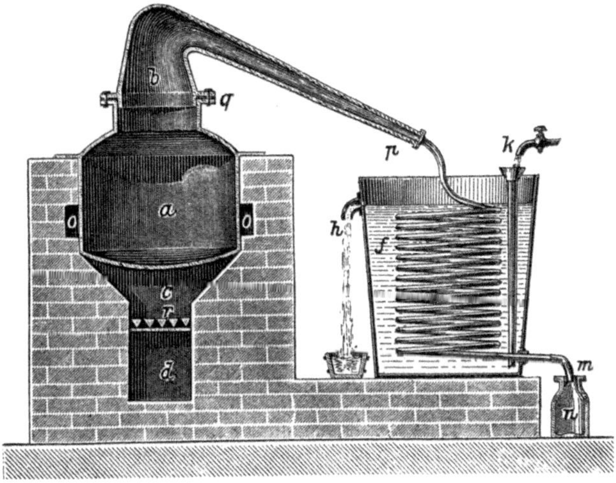

Fig. 10.
Destillierapparat, aus Blase, Helm und Kühlfaß bestehend.

Destillation in den Brennereien durch nochmalige Destillation in den Spritfabriken rektificiert wird.

Eine wichtige Rolle spielt bei allen diesen Vorgängen selbstverständlich der Wärmemesser, da der Siedepunkt der verschiedenen Flüssigkeiten ja verschieden ist. Unentbehrlich ist der Wärmemesser aber dann, wenn wir ein Gemenge von Flüssigkeiten destillieren, die verschiedenen Siedepunkt haben. Wenn wir ein derartiges Gemisch langsam erhitzen, sehen wir den Wärmemesser bis zu einem bestimmten Grade langsam steigen, an dem er jedoch stehen bleibt. Er hat den Siedepunkt der am niedrigsten siedenden Flüssigkeit des Gemisches erreicht und bleibt auf diesem Temperaturgrade so lange stehen, bis der letzte Rest dieser leichtest siedenden Flüssigkeit über gedampft ist. Erst dann beobachten wir ein rasches Steigen, und zwar bis der Siedepunkt der nächst höher siedenden Flüssigkeit erreicht ist, wo der Wärmemesser abermals stehen bleibt, bis auch dieser Anteil des Gemisches völlig über gedampft ist. Auf diese Weise gelingt es uns ein Gemisch von Flüssigkeiten mit verschiedenen Siedepunkten wieder in ihre Bestandteile zu trennen, indem wir die einzeln übergehenden Destillate in besonderen Gefäßen auf fangen. Man nennt dieses Verfahren unterbrochene oder fraktionierte Destillation. Im großen findet sie besonders bei der Verarbeitung des Rohpetroleums Verwendung, das dadurch in zahlreiche Bestandteile zerlegt wird, die sich durch verschiedenen Siedepunkt unterscheiden. Der Vorgang selbst erklärt sich dadurch, daß die gesamte dem flüssigen Gemische zugeführte Wärme dazu verbraucht wird, um zunächst den am leichtesten siedenden Bestandteil zum Sieden zu bringen und erst wenn dieser völlig über gedampft ist, eine Steigerung der Temperatur bis zum nächst höheren Siedepunkte ein treten kann.

559. Die sogenannte Sublimation stellt einen der Destillation ähnlichen Vorgang dar. Man versteht darunter die Überführung fester Stoffe durch Wärme in die Dampfform und die Zurückführung in die feste Form durch Abkühlung. Es ist hierbei die Zwischenstufe des flüssigen Aggregatzustandes scheinbar über sprungen, tatsächlich tritt jedoch ein vorheriges Schmelzen ein, wenngleich dasselbe sehr schnell vorüber geht, so daß es für die Praxis nicht in Frage kommt. Der Zweck der Sublimation ist entweder die Reinigung fester Stoffe von nicht sich verflüchtigenden Verunreinigungen, wie z. B. bei Schwefel und Kampfer, oder die Gewinnung neuer chemischer Präparate dadurch, daß beim Erhitzen eines Gemisches gewisser chemischer Stoffe eine chemische Umsetzung bzw. Wechselzersetzung ein tritt, wobei einer der neu gebildeten chemischen Stoffe durch die Sublimation über geht. Auf diese Weise werden z. B. Ammon. carbonic., Ammon. chlorat., Hydrarg. bichlorat. her gestellt. Mitunter wird auch nur ein Bestandteil eines Rohstoffes durch. Sublimation aus diesem ab geschieden, wie z. B. Acidum benzoïcum.

12. Luftdruck. Barometer. Heber. Vakuumapparat.

Erst verhältnismäßig spät wurde den Menschen die Tatsache klar, daß die auf der Erdoberfläche befindliche Luftmasse einen bestimmten Druck ausübt, der ebenfalls wie bei den festen und flüssigen Stoffen auf der Schwerkraft beruht. Der italienische Physiker Torricelli stellte diese Tatsache dadurch fest, daß er eine an einem Ende zugeschmolzene Glasröhre mit Quecksilber füllte, mit dem Finger ab schloß und umgekehrt in ein mit Quecksilber gefülltes Gefäß hielt;

nach der Entfernung des Fingers bemerkte er, daß das Quecksilber in der Röhre nicht vollständig aus floß, sondern in einer bestimmten Höhe stehen blieb, die 760 mm über dem Quecksilberspiegel des Gefäßes lag. Er folgerte daraus, daß der Luftdruck der auf der Erdoberfläche lastenden Luftschicht dem Drucke einer Quecksilbersäule von 760 mm Höhe entsprechen müsse. Nach diesem Vorgange wurden nun besondere Instrumente her gestellt, die man Barometer oder Luftdruckmesser nannte (Fig. 11). Es leuchtet ohne weiteres ein, daß der Barometer nichts weiter als die Luftdruckschwan-

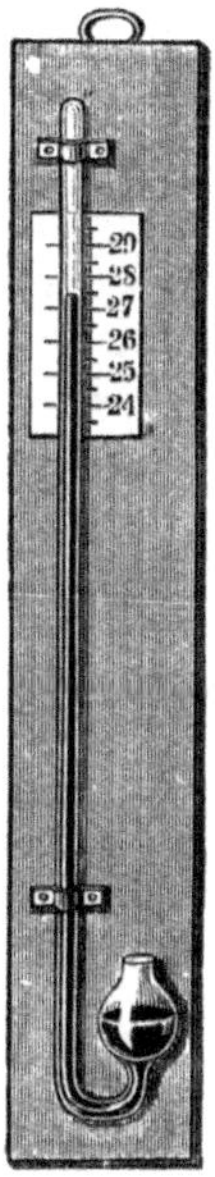

Fig. 11.
Barometer.

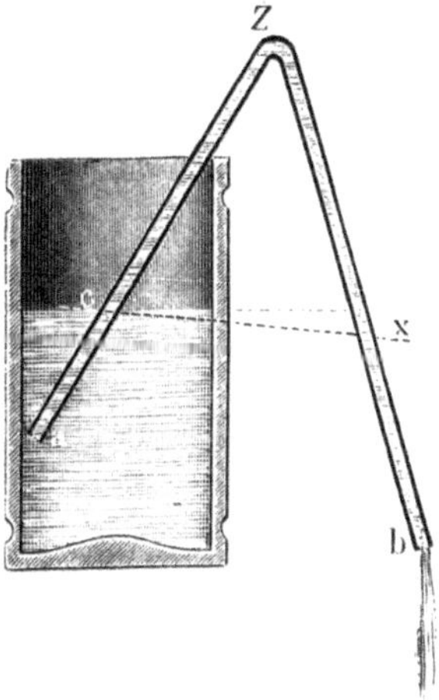

Fig. 12.
Saugheber.

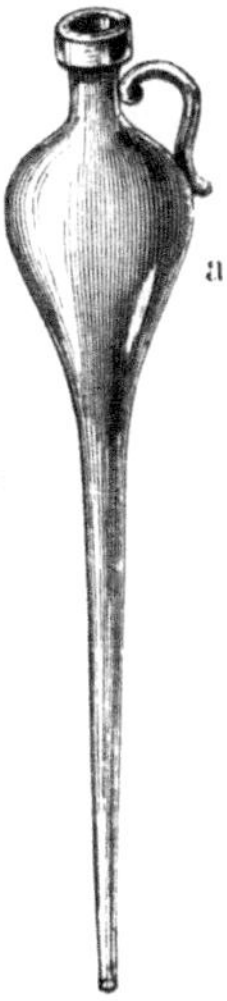

Fig. 13.
Stechheber.

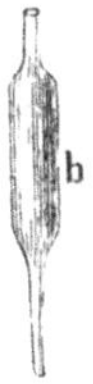

Fig. 14.
Pipette.

kungen an zeigen kann; wenn wir also daraus auf gewisse Witterungswechsel Schlüsse ziehen, so sind diese lediglich das Ergebnis praktischer Erfahrungen und Beobachtungen. Der Stand von 760 mm entspricht beim Barometer dem normalen Luftdrucke auf dem Meeresspiegel; in je höhere Gegenden wir steigen, um so niedriger wird natürlich auch der Luftdruck sein, so daß wir aus diesem verminderten Luftdrucke auf hohen Bergen einen, wenn auch nur annähernden Rückschluß auf die Höhe der Berge selbst ziehen können.

Auf der Wirkung des Luftdruckes beruht die Verwendung 571.
einiger Geräte, die für die Praxis von großer Bedeutung und sehr vielseitiger Anwendung sind, nämlich der Heber. Zum Abfüllen von

Flüssigkeiten benutzt man den sogen. Saugheber (Fig. 12). Derselbe stellt ein gebogenes Glas- oder Metallrohr dar, dessen einer Schenkel länger ist als der andere. Beim Gebrauche taucht man den kürzeren Schenkel in die ab zu ziehende Flüssigkeit und saugt an dem längeren Schenkel so lange, bis die Flüssigkeit in dem kürzeren auf steigt und bei dem Knie Z über fließt. Durch das Ansaugen entsteht in dem Glasrohr ein luftleerer bzw. luftverdünnter Raum, in den die äußere Luft die Flüssigkeit hinein drückt. Der Stechheber (Fig. 13) besteht aus einem Glasrohr, das in seinem oberen Teile kugelig ausgeweitet ist und nach unten spitz aus läuft; die obere Öffnung kann leicht durch den Daumen verschlossen werden. Verwendung findet der Stechheber besonders zur Entnahme von Proben aus Fässern (Weinfässern), indem er in die Flüssigkeit ein gesenkt, durch Ansaugen die Kugel gefüllt und dann mit dem Daumen verschlossen wird. Beim Herausheben kann nur ein Teil der Flüssigkeit zurück fließen, da sich durch den Daumenverschluß oben ein luftverdünnter Raum bildet. Die Pipette (Fig. 14) beruht auf dem gleichen Grundsatze und findet besonders in der Maßanalyse viel Verwendung.

Aus der Verschiedenheit des Luftdruckes ergibt sich aber noch eine weitere sehr bedeutsame Tatsache. Wir haben kennen gelernt, daß das Wasser bei 100° C siedet, in den gasförmigen Zustand über geht. Hierbei ist die selbstverständliche Voraussetzung, daß auf dem Wasser der normale Luftdruck lastet. Wenn wir jedoch Wasser auf einem hohen Berge zum Sieden bringen, wo der Luftdruck erheblich niedriger ist, beobachten wir, daß der Siedepunkt erheblich unter 100° liegt, so daß wir sogar aus diesem Umstande ebenfalls einen gewissen Rückschluß auf die Höhe des betreffenden Berges ziehen können. In der Praxis hat man sich diesen Umstand dadurch zu nutze gemacht, daß man Apparate baute, die es ermöglichten, Wasser in einem luftleeren bzw. stark luftverdünnten Raume zum Sieden zu bringen,
565. die sogen. Vakuumapparate. Dieselben bestehen aus einem geschlossenen Kessel, der durch eine Dampfschlange erhitzt werden kann und oben mit einer Luftpumpe in Verbindung steht, die ununterbrochen die in dem Kessel befindliche Luft bzw. die gebildeten Wasserdämpfe ab saugt. Wird Wasser in einem solchen Apparate erhitzt, so können wir den Siedepunkt ganz bedeutend herab setzen, bis auf etwa 30°, im völlig luftleeren Raume sogar bis 20° C. Die ausgedehnteste Verwendung finden die Vakuumapparate in den Zuckerfabriken, um Zuckerlösungen bei möglichst niedriger Temperatur ein zu dampfen und zur Kristallbildung zu bringen; Zucker verliert nämlich durch zu starke Erhitzung die Fähigkeit, Kristalle aus seinen Lösungen ab zu scheiden. Wenn wir also Sirupus simplex kochen, so muß das, um eine unerwünschte nachträgliche Abscheidung von Zuckerkristallen zu vermeiden, umgekehrt unter gewöhnlichem Luftdrucke und lange genug geschehen unter Ersatz des verdampften Wassers.

13. Kristallisation, Präcipitieren.

Sehr viele Stoffe, die in Wasser (oder einer anderen Flüssigkeit) 563.
gelöst sind, zeigen beim Verdunsten der Lösungsflüssigkeit das Bestreben, in einer ganz bestimmten, ihnen eigentümlichen Form, die man als Kristallform bezeichnet, sich ab zu scheiden. Die Bildung einer solchen Kristallform ist stets davon abhängig, daß sich der betreffende feste Stoff in Lösung oder mindestens in geschmolzenem, also flüssigem Zustande befindet. So z. B. scheidet sich Schwefel, wenn man ihn schmelzt und in einem Gefäße erstarren läßt, in nadelförmigen Kristallen aus; wenn wir die erstarrte Masse zerschlagen, so findet sich in der Mitte eine Höhlung, die mit schmalen Kristallnadeln durchsetzt ist. In ähnlicher Weise müssen wir uns auch die Bildung der zahlreichen Kristalle denken, die in der Natur vor kommen und uns besonders als Edelsteine bekannt sind.

Von besonderem Interesse für uns sind jedoch nur diejenigen Kristallformen, die sich aus wässerigen Lösungen ab scheiden. Die Kristalle selbst zeigen sehr verschiedene Formen, die man in bestimmte Systeme eingeteilt hat. So kennt man ein quadratisches, ein hexagonales, ein oktaëdrisches und andere Systeme. Indessen kristallisieren die einzelnen Stoffe stets nur in einem bestimmten Kristallsysteme aus, das ihnen eigentümlich ist. Besonders wichtig ist der Umstand, daß an der Bildung der Kristalle häufig bestimmte Wassermengen teil nehmen, die man als Kristallwasser bezeichnet. Diese Wassermengen sind, wie wir später in der Chemie noch kennen lernen werden, nicht willkürlich, sondern die Anteilnahme des Wassers an der Bildung der Kristalle vollzieht sich nach ganz bestimmten chemischen Gesetzen. Indessen nehmen nicht alle Stoffe, die aus Wasser aus kristallisieren, Kristallwasser auf. Sie enthalten z. B. die meisten Haloïdsalze, d. h. die einfachen Verbindungen der Halogene, kein Kristallwasser. Indessen übt das Kristallwasser einen entscheidenden Einfluß auf die Bildung der Kristallform selbst aus; wenn wir nämlich aus wasserhaltigen Kristallen das Kristallwasser durch vorsichtiges Erhitzen verjagen, so verliert der Kristall seine Form und zerfällt zu einem weißen Pulver, ja solche Kristalle, die eine lebhafte Färbung auf weisen, wie z. B. Kupfer- und Eisenvitriol verlieren außerdem auch noch diese Färbung und bilden ebenfalls ein weißes Pulver. Dieser Vorgang der Wasserentziehung bei Kristallen vollzieht sich, wenn auch langsamer, schon bei gewöhnlicher Temperatur, und man bezeichnet ihn als verwittern. Es ergibt sich daraus die Regel, daß wir chemische Präparate, die Kristallwasser enthalten, nicht an warmen und trockenen Orten, sondern in kühlen und feuchten Räumen auf zu bewahren haben, jedenfalls aber sehr gut verschlossen, da der Verlust des Kristallwassers einen unmittelbaren wirtschaftlichen Verlust bedeutet.

Wenn wir Stoffe aus einer Lösung zum Auskristallisieren bringen, was wir dadurch beschleunigen können, daß wir durch Erwärmung eine möglichst stark gesättigte Lösung herstellen und dann abkühlen, so scheidet sich niemals die ganze Masse des betreffenden Stoffes in Kristallform aus, sondern es bleibt ein Teil in der Lösung zurück, und diesen flüssigen Rückstand beim Auskristallisieren nennt man Mutterlauge. So ist z. B. die Kreuznacher Mutterlauge eine uns wohlbekannte Handelsware.

Je größer die Menge der Salzlösung ist, aus der sich Kristalle ab scheiden sollen, um so größer werden auch diese Kristalle selbst, was wir z. B. an unserer Kristallsoda sehen können. Wir haben aber häufig ein Interesse daran, kleinere und leichter zu handhabende Kristalle zu gewinnen, was sich auf sehr einfache Weise dadurch erreichen läßt, daß die Salzlösung beim Auskristallisieren nicht der Ruhe überlassen, sondern durch lebhaftes Umrühren in Bewegung gehalten wird. Man nennt diesen Vorgang gestörte Kristallisation und erreicht dadurch die Bildung sehr kleiner pulverförmiger Kristalle, die man auch als Kristallmehl bezeichnet. Von bekannteren Präparaten, die in Form eines solchen Kristallmehls in den Handel kommen, sind zu erwähnen: Alaun, Kaliumnitrat und Kaliumchlorat.

Die Abscheidung vieler Stoffe in Kristallform, d. h. in einer ganz bestimmten, ihnen eigentümlichen Form, die wir auch als organisiert bezeichnen können, sind in gewissem Sinne als eine Art von Lebensbetätigung der betreffenden Stoffe zu betrachten, die jedoch mit der Lebensbetätigung der organischen Lebewesen nicht zu verwechseln ist. Kristalle haben nämlich die Fähigkeit, wenn sie in eine gesättigte Lösung des betreffenden Stoffes gebracht werden, immer größer zu werden, zu wachsen. Andererseits kennen wir Stoffe, die die Fähigkeit Kristalle zu bilden haben, denen wir auf natürlichem Wege durch starkes Erhitzen diese Fähigkeit nehmen können. So z. B. sind wir gezwungen, wenn wir bei der Zuckererzeugung eine Zuckerlösung ein dampfen, d. h. bis zum Abscheiden ihrer Kristalle bringen wollen, dieses Eindampfen nicht in offenen Apparaten vor zu nehmen, d. h. das Wasser bis zu 100^0 zu erhitzen, sondern das Eindampfen in sogenannten Vakuum-Apparaten vor zu nehmen, die es uns ermöglichen, das Wasser schon bei erheblich niedrigerer Temperatur zum Verdampfen zu bringen; wollten wir die Zuckerlösung bis zum Sieden des Wassers erhitzen, so würde der Zucker seine Fähigkeit aus zu kristallisieren verlieren; er wäre also in gewissem Sinne tot. Ebenso müssen wir bei einem andern Stoffe sehr vorsichtig verfahren. Der Gips ist ein in der Natur vorkommendes Mineral, das zwei Molekeln Kristallwasser enthält. Wenn man dieses

Mineral vorsichtig erhitzt, so daß es etwa $1^1/_2$ Molekeln Kristallwasser verliert, so bildet sich ein weißes Pulver, das mit Wasser angerührt das verloren gegangene Kristallwasser sofort wieder chemisch bindet und die natürliche Härte des Minerals wieder gewinnt, worauf ja die mannigfaltige Verwendung dieses Präparates, das wir gebrannten Gips nennen, beruht. Sobald wir aber das natürliche Mineral auf über 160° erhitzen, so daß sämtliches Kristallwasser verloren geht, verliert es diese Fähigkeit und man bezeichnet es dann als totgebrannt.

Wir können aber auch aus Lösungen chemische Stoffe zur Abscheidung bringen, wenn wir eine zweite Lösung hinzu fügen, die einen anders gearteten chemischen Stoff enthält, der mit dem ersten eine, wie es der Chemiker nennt, Wechselzersetzung ein geht; es bilden sich dann zwei neue chemische Stoffe, deren einer in Wasser unlöslich ist, und sich in Form eines feinen Pulvers ab scheidet; man nennt diesen Vorgang ausfällen oder präcipitieren. Wenn wir z. B. eine Lösung von Natriumkarbonat mit einer solchen von Kalciumchlorid zusammen bringen, so entstehen zwei neue Stoffe, nämlich Kalciumkarbonat und Natriumchlorid. Das erstere scheidet sich, weil im Wasser unlöslich, als feines Pulver aus, und wird auf diese Weise im großen her gestellt. Er ist uns als Calcium carbonicum praecipitatum wohlbekannt. In derselben Weise gewinnen wir durch Zusammenfügen einer Lösung von Merkuronitrat (Hydrargyrum nitricum oxydulatum) mit Natriumchlorid, zwei neue Stoffe, nämlich Quecksilberchlorür und Natriumnitrat, wobei sich der erstere, der uns unter dem Namen Kalomel bekannt ist, als unlöslich aus scheidet. Ferner bilden sich durch Zusammenfügen der Lösungen von Bleiacetat und Kaliumchromat zwei neue Stoffe, nämlich Bleichromat und Kaliumacetat, von denen sich der erstere, weil unlöslich als schweres gelbes Pulver ab scheidet, das wir als Chromgelb kennen.

14. Reinigung und Klärung von Flüssigkeiten. Kolieren. Filtrieren. Dekantieren. Centrifugieren.

Eine Tätigkeit, die an den jungen Drogisten sehr häufig heran 560.
tritt, besteht in der Befreiung von Flüssigkeiten von Verunreinigungen. Dieselben bestehen nicht nur in rein mechanischen Dingen wie Stroh- oder Korkstückchen, sondern weitaus häufiger in feinen Schlammteilchen oder Trübungen, die das schöne, klare Aussehen der betreffenden Flüssigkeiten stören und daher beseitigt werden müssen.

Um gröbere Verunreinigungen zu entfernen, genügt meist das Durchgießen der Flüssigkeiten durch Flanell oder Leinwand. Diese Tätigkeit des Durchseihens bezeichnet man auch als Kolieren. Am besten benutzt man dazu sogenannte Tenakel (Fig. 15), über dessen Stifte man das Seihtuch spannt; dann setzt man es auf einen Trichter und gießt durch.

Durch die Zeugfaser des Seihtuches werden nun zwar gröbere Verunreinigungen zurück gehalten, nicht aber die feineren, schlammartigen Teilchen. Um diese zu entfernen, bedient man sich des Filterpapiers, das besonders aus nichtgeleimtem Papier in den Fabriken hergestellt wird. Das Filterpapier wird zu einem sogenannten Sternfilter zusammen gefaltet und dann in den Trichter ein gelegt. Hierbei ist zu beachten, daß einmal der enge Hals des Trichters nicht zu fest an dem Halse der Flasche an liegt, auf die man ihn gesetzt hat, damit die Luft aus der Flasche entweichen kann und andererseits, daß das Filter möglichst nur mit den Kanten an der Trichterwand anliegt. Häufig benutzt man auch durchlöcherte Einsätze, um ein schnelles Filtern zu ermöglichen. Neuerdings sind auch sehr praktische Trichter in den Handel gekommen, die eine, vom oberen Rande beginnende, schlangenförmig nach unten verlaufende und nach außen liegende Rille oder Vertiefung tragen, so daß die gefilterte Flüssigkeit auf einer schiefen Ebene ungehindert durch das Filterpapier in den Trichterhals laufen kann. Dadurch wird eine erhebliche Beschleunigung des Filterns erreicht. Im allgemeinen kann man eine Beschleunigung des Filterns auch durch Erwärmung der betreffenden Flüssigkeiten erzielen, was besonders für fette Öle in Betracht kommt. Zur Unterstützung des Filterns wird mitunter gepulverte Lindenkohle, Magnesiumkarbonat u. a. m. heran gezogen, die besonders schleimige Bestandteile leichter zurück halten. Zum Klären von Flüssigkeiten
660. in größerem Maßstabe (Weinen, Likören usw.) werden Hausenblase, gebrannter Alaun und auch Eiweiß an gewendet. Säuren und Laugen werden durch Glaswolle oder Asbest gefiltert.

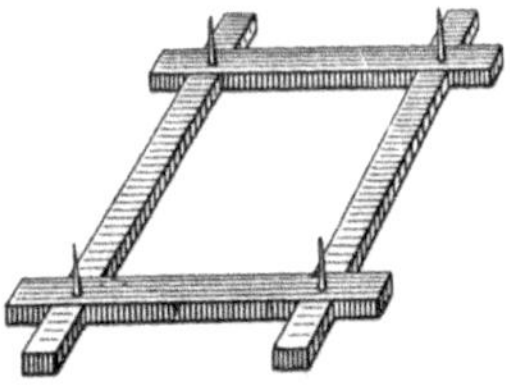

Fig. 15. Tenakel.

Wenn sich die schlammförmigen Verunreinigungen leicht als Bodensatz aus scheiden, so kann man sie auch in der Ruhe sich ab setzen lassen, worauf man die geklärte Flüssigkeit durch sehr vorsichtiges Abgießen oder Abziehen gewinnt, was Dekantieren genannt wird. Diese Methode wird besonders an gewendet, wenn größere Flüssigkeitsmengen in Frage kommen und auch die nötige Zeit zur Verfügung steht.

570. Wenn es sich um die Trennung von dick- und zähflüssigen von damit vermischten festen Stoffen handelt, wird ein anderes Verfahren angewendet, das man Centrifugieren nennt. Hierbei werden besondere sogenannte Centrifugalapparate oder -maschinen benutzt, die aus einer senkrecht oder auch wagerecht liegenden Trommel

bestehen, deren Wandungen aus einem durchlässigen Stoffe bestehen. Durch die Mitte der Trommel geht eine Achse, die an dem einen Ende ein gelassen ist, am anderen in eine Kurbel endet, vermöge deren die Trommel sehr schnell gedreht werden kann. Über der drehbaren Trommel befindet sich eine feststehende Trommel, die die heraus geschleuderten Flüssigkeitsteile auf fängt. Bringt man in eine solche Centrifugalmaschine ein Gemisch einer zähen Flüssigkeit mit festen Stoffen wie z. B. Honig mit Wachswaben und setzt sie in sehr schnell drehende Bewegung, so wird die ganze Masse an die Wandung gedrängt und die zähe Flüssigkeit, hier der Honig, durch die durchlässige Wandung durch gedrängt und von der Übertrommel auf gefangen, während das feste Wachs zurück bleibt. In ähnlicher Weise werden solche Centrifugalmaschinen auch in den Zuckerfabriken, Molkereien, Seifenfabriken usw. verwendet.

15. Reinigung und Gewinnung fester Stoffe. Auslaugen. Ausziehen. Auswaschen. Schlämmen.

Fast alle Erzeugnisse, die uns die Natur unmittelbar bietet, sind mehr oder weniger durch Stoffe verunreinigt, deren Beseitigung zumeist unumgänglich notwendig ist, wenn wir diese Naturerzeugnisse für irgend welche praktischen Zwecke verwerten wollen.

Eine sehr wichtige Methode ist hierbei das Auslaugen, wobei 562.
der Rohstoff zumeist verkleinert oder zerquetscht und dann der Einwirkung einer Flüssigkeit aus gesetzt wird, die die in ihm enthaltenen zu gewinnenden Bestandteile löst, worauf man nach Entfernung der Lösungsflüssigkeit die gewünschten Bestandteile erhält. So wird z. B. der Zucker aus den Zuckerrüben durch Wasser, das Fett aus den Knochen (in den Düngerfabriken) durch Benzin aus gelaugt und nach Entfernung der betreffenden Flüssigkeiten für sich gewonnen. Auch viele Chemikalien werden auf diese Weise von Verunreinigungen getrennt, z. B. die Rohsoda.

Ein dem Auslaugen sehr ähnlicher Vorgang ist das Ausziehen 564.
oder Extrahieren. Hierbei werden die Rohstoffe möglichst zerkleinert (zerschnitten, zerstampft oder gepulvert), mit der geeigneten Auszugsflüssigkeit übergossen und tüchtig um geschüttelt. Nach etwa 8—10 Tagen, während welcher Zeit die Masse öfters geschüttelt oder auf gerührt werden muß, wird dann die Flüssigkeit, die die wirksamen Bestandteile der betr. Rohstoffe inzwischen auf genommen, heraus gezogen hat, ab gegossen, der Rückstand ab gepreßt und die gesamte Flüssigkeit gefiltert. Einen solchen Auszug in flüssiger Form nennen wir Tinktur, während wir als Extrakt im engeren 653.
Sinne den zähflüssigen oder festen Rückstand bezeichnen, den wir

aus dem Auszuge nach Verdampfung der Auszugsflüssigkeit erhalten. Als Auszugsflüssigkeiten werden Wasser, Spiritus, verdünnter Spiritus, Ätherweingeist, Äther, Wein, Benzin u. a. m. verwendet. Unter Macerieren versteht man das Ausziehen bei gewöhnlicher Zimmertemperatur, unter Digerieren bei einer Temperatur von 35—40°.

Während bei dem Auslaugen die zu gewinnenden Stoffe löslich, die Verunreinigungen bzw. Rohstoffe aber unlöslich sind, liegt die
562. Sache bei dem Auswaschen genau umgekehrt. Hierbei werden feste Stoffe von Verunreinigungen dadurch befreit, daß man letztere durch die Einwirkung einer geeigneten Lösungsflüssigkeit beseitigt, in der der betreffende feste Stoff unlöslich ist. Dieses Verfahren wird vielfach bei der Herstellung chemischer Präparate an gewendet, um sie in reinem Zustande zu erhalten. So z. B. ist das frisch ausgefällte Calc. carbonic. praecipitat. noch mit Natr. chlorat. durchsetzt, von dem es durch gründliches Auswaschen mit Wasser befreit wird.

Wenn weder ein Auslaugen noch Auswaschen möglich ist, wie es z. B. der Fall ist bei pulverförmigen Naturstoffen wie Erdfarben,
561. Kreide u. a. m., so wird als Reinigungsmethode das Schlämmen angewendet. Der natürliche Rohstoff, z. B. Kreide oder Ocker, wird in einem großen Behälter gründlich mit Wasser um gerührt, wodurch die feineren Teilchen mit dem Wasser eine trübe Flüssigkeit bilden, während die gröberen und vor allem schwereren Bestandteile wie Sand, Steine usw. zu Boden sinken. Die trübe Flüssigkeit wird dann ab gelassen, wobei die schwereren Verunreinigungen als Bodensatz zurückbleiben und in besonderen Behältern zum Absetzen gebracht. Dieses Schlämmen kann natürlich auch öfters wiederholt werden, wodurch eine immer größere Feinheit des gewonnenen Pulvers eintritt, was für Malfarben bekanntlich äußerst wichtig ist.

16. Geschäftliche Praxis.

Wir kommen nunmehr zu der praktischen Herstellung der Präparate, die in den Drogenhandlungen geführt und am besten auch selbst her gestellt werden. Die Entwickelung der Technik hat es zwar mit sich gebracht, daß die Zahl der Zubereitungen, die früher von den Drogisten selbst an gefertigt zu werden pflegten, immer mehr zurück gegangen ist und daß der Specialitätenhandel mehr und mehr an Raum gewinnt. Trotzdem sollte jeder Drogist danach streben, alle Zubereitungen, deren Herstellung er ohne besondere Schwierigkeiten und kostspielige maschinelle Vorrichtungen vor nehmen kann, tunlichst selbst her zu stellen und zu verkaufen. Der Vorteil, der ihm daraus entsteht, beruht nicht nur auf dem größeren Gewinne, den er selbstverständlich von dem Verkaufe eigener Zubereitungen hat, sondern noch mehr auf dem geschäftlichen Rufe, den seine Firma dadurch bei der Kundschaft gewinnt. Bei der Kürze des Raumes können wir uns hierbei natürlich nur ganz im allgemeinen über die Herstellung der verschiedenen Zubereitungen unterrichten; wer sich genauere Aufschlüsse und vor allem gute Vorschriften verschaffen will, dem sei das Vorschriftenbuch von Buchheister (zweiter Teil der Drogistenpraxis) angelegentlichst empfohlen.

17. Arzneizubereitungen.

Das Deutsche Arzneibuch (fünfte Ausgabe) und die Kais. Ver. führen folgende Zubereitungen auf, die für den Drogisten von Belang sind:

Aquae destillatae, destillierte Wässer. Die Begriffsbestimmung des D. A. der dest. Wässer als „Lösungen oder Mischungen von flüchtigen Pflanzenstoffen und Wasser" ist vom wissenschaftlichen Standpunkte aus unhaltbar. Die Destillation ist eine von einer Lösung oder Mischung durchaus abweichende Zubereitungsform, was am klarsten daraus hervorgeht, daß einige Destillate im Verz. B. der Kais. Ver. auf genommen sind, trotzdem im Verz. A. unter Nr. 5 flüssige Gemische und Lösungen ausdrücklich als verboten genannt sind. Auch der Umstand, daß unter den frei gegebenen Ausnahmen unter Nr. 5 zwei Zubereitungen, Karmeliter-Geist und Eukalyptuswasser auf geführt sind, die in der Regel durch Destillation gewonnen werden, steht dem nicht entgegen, da beide auch durch einfache Mischung ohne Destillation her gestellt werden können.

Capsulae, Kapseln zur Aufnahme abgeteilter Arzneimittel, bestehen aus Stärkemehl oder Gelatine. Papierkapseln mit Arzneimitteln sind frei gegeben.

Cerata, Cerate sind Zubereitungen, deren Grundmasse aus Wachs, Fett, Öl, Ceresin oder ähnlichen besteht, also unseren Pomaden entsprechen.

Emplastra, Pflaster sind äußerlich angewendete Zubereitungen, 445.
deren Grundmasse entweder aus Verbindungen von Bleisalzen (besonders Lithargyrum) mit Fetten oder aus Mischungen von Fett, Öl, Wachs, Harz und Terpentin oder verschiedenen dieser Stoffe besteht. Bleipflaster wird durch Zusammenkochen von je 1 Teil Erdnußöl, Schweinefett und Bleiglätte mit der nötigen Menge Wasser und nachheriges Auskneten der Masse mit warmem Wasser her gestellt, um das frei gewordene Glycerin zu beseitigen. Heftpflaster wird durch Zusammenschmelzen von 100 T. Bleipflaster, 10 T. gelbes Wachs, 10 T. Dammarharz, 10 T. Colofonium und 1 T. Terpentin dargestellt.

570. Emulsiones, Emulsionen stellen trübe Mischungen von Fettstoffen mit Wasser dar, die durch Zusatz von Bindemitteln wie Traganth, Gummi arabic. usw. vor der Abscheidung bewahrt werden. Die bekannteste Emulsion, die Lebertranemulsion ist in das D. A. auf genommen worden.

653. Extracta, Extrakte. Das D. A. bezeichnet als solche „eingedickte Auszüge aus Pflanzenstoffen oder eingedickte Pflanzensäfte". Diese Begriffsbestimmung ist wissenschaftlich unhaltbar. Abgesehen davon, daß es doch auch Auszüge aus tierischen Stoffen gibt (Fleischextrakt), sind abgepreßte Pflanzensäfte, auch wenn sie eingedickt sind, niemals Extrakte im sprachlichen Sinne, sondern nur dadurch, daß die wirksamen Bestandteile eines pflanzlichen (oder tierischen) Rohstoffes durch Anwendung einer geeigneten Lösungsflüssigkeit, oder auch durch gleichzeitige Anwendung von Wärme, gelöst d. h. heraus gezogen, extrahiert und dann durch Verdampfen der Lösungsflüssigkeit koncentriert werden, wird ein Extrakt, ein Auszug gewonnen. Ein Pflanzensaft ist ein Naturerzeugnis wie z. B. fettes Öl, das auch durch Auspressen gewonnen wird; durch bloßes Verdampfen seines natürlichen Wassergehaltes kann daraus niemals eine Zubereitung im Sinne der Kais. Ver. entstehen. —

644. Linimenta, Linimente sind flüssige oder feste Mischungen, die Seife oder Fette oder beides enthalten. Frei gegeben ist Liniment. ammoniat und Brandliniment, Kalkwasser mit Leinöl.

Mixturae, Mischungen sind Gemische verschiedener Flüssigkeiten in beliebigem Verhältnisse.

641. Pastilli, Pastillen und Tablettae, Tabletten werden entweder aus gepulverten, auch mit einem Bindemittel versetzten Rohstoffen durch Druck her gestellt, oder die Rohstoffe in eine bildsame Masse, gelegentlich mit bindenden Zusätzen, gebracht und aus gewalzt, aus der sie dann mittels geeigneter Instrumente, z. B. Pastillenstecher, in runde, ovale oder andere Form gebracht werden. Salmiakpastillen werden aus Lakritzenpulver unter Zusatz von Ammoniumchlorid, Zucker, Traganth und ätherischen Ölen dar gestellt. Um sie vor dem Feuchtwerden zu bewahren, werden sie auch mit Blattsilber überzogen. Pfefferminzplätzchen werden dar gestellt, indem man das nötige Pfefferminzöl, mit Spiritus verdünnt, in einen Glashafen bringt und diesen so lange dreht, bis alle seine Wandungen von dem Öle benetzt sind; dann werden die Zuckerplätzchen hinein gebracht und das Gefäß so lange gedreht und geschüttelt, bis alle Plätzchen gleichmäßig durchtränkt sind.

Pulveres mixti sind Mischungen von feinst gepulverten Rohstoffen; die Mischungen werden zumeist im Reibmörser vor genommen.

Sapones medicati, arzneiliche Seifen sind nach dem D. A. Arzneizubereitungen, deren Grundmasse aus Seife besteht. Sehr wichtig ist es, daß sie nach dem D. A. „von fester, salbenartiger, halbflüssiger oder flüssiger Beschaffenheit sein können". Da nach der Kais. Ver. alle Seifen zum äußerlichen Gebrauche ohne Ausnahme als Heilmittel frei gegeben sind, so hat das D. A. damit die Grenzen für diese Gruppe von Heilmitteln sehr erweitert.

Sirupi, Sirupe sind dickflüssige Lösungen von Zucker in wässerigen, weingeist- oder weinhaltigen Flüssigkeiten. Die am häufigsten gebrauchten Fruchtsirupe werden durch Verkochen von 7 T. Fruchtsaft mit 13 T. Zucker her gestellt.

Solutiones, Lösungen s. S. 41 u. 294.

Species, Teegemische. Hier hat das D. A. den Apothekern zu liebe nicht nur Gemische von zerkleinerten, sondern auch von unzerkleinerten Bestandteilen als Teegemische bezeichnet. Nach der Kais. Ver. sind keine Teegemische frei gegeben, es dürfen nicht einmal die einzelnen Bestandteile in besonderen Beuteln verpackt abgegeben werden.

Styli caustici, Ätzstifte, sind zwar im D. A. nicht auf geführt, auch ausnahmslos nach der Kais. Ver. als Heilmittel verboten, doch ist zu bemerken, daß Ätzstifte zur Entfernung von Hühnerwarzen nach gerichtlichen Urteilen nicht als Heilmittel, sondern als kosmetische Mittel zu betrachten und frei gegeben sind, da Hühnerwarzen nur einen Schönheitsfehler, aber keine Krankheit darstellen.

Tincturae, Tinkturen s. S. 51.

Unguenta, Salben. Die Salben bestehen aus einer Salben- 655.
grundlage, denen die arzneilich wirksamen Stoffe bei gemischt sind. Als Salbengrundlage dienen Fett, Öl, Lanolin, Vaselin, Ceresin, Glycerin, Wachs, Harz, Pflaster u. a. m. oder Mischungen dieser Stoffe. Besteht eine Salbe aus einem Gemische fester und flüssiger Stoffe, so ist der Stoff mit dem höchsten Schmelzpunkte zuerst zu schmelzen und dann die leichter schmelzbaren Stoffe der Reihe nach hinzu zu fügen und bis zum Erkalten um zu rühren. Schwer oder nicht lösliche Zusätze werden erst mit wenig Salbenmasse an gerieben, wenn nötig angewärmt, und der Rest der Masse nach und nach zu gesetzt. In Wasser lösliche Salze sind in wenig Wasser zu lösen und dann mit der Salbenmasse zu verreiben. Coldcreme wird dar gestellt, indem man 7 T. Cera alba, 8 T. Cetaceum und 60 T. Ol. Amygdalar. pingue zusammen schmelzt und dann mit 25 T. Aqua Rosar. abreibt. Die Kais. Ver. gestattet außerdem den Zusatz von Glycerin, Lanolin und Vaselin. Pappelsalbe wird durch Ausziehen von Gemmae Populi mit geschmolzenem Fette gewonnen; ein Kunsterzeugnis, das nicht aus Pappelknospen her gestellt ist, gilt nicht als Pappelsalbe. Graue Salbe, als Mittel gegen Ungeziefer frei gegeben, wird dar gestellt, indem man die starke Ungt. Hydrargyri ciner. des D. A. mit der doppelten Menge Fett zusammen schmelzt und dadurch den Gehalt an Quecksilber auf 10% herab setzt.

Vina medicata, medicinische Weine sind Auszüge, Mischungen oder Lösungen von Arzneimitteln und Wein.

18. Seifen.

442/4. Einer der bedeutendsten Chemiker der Neuzeit, Justus von Liebig, hat den Satz auf gestellt, daß sich der Kulturstandpunkt eines Volkes an seinem Verbrauche von Seifen messen lasse und hat damit bis zu einem gewissen Grade zweifellos recht. Jedenfalls gehören bei uns die Seifen zu den wichtigsten hauswirtschaftlichen Artikeln, und der Drogist, durch dessen Hände ein bedeutender Teil dieses Handels geht, hat alle Veranlassung, die verschiedenen Darstellungsweisen wie auch die Wertprüfung der verschiedenen Handelssorten genau kennen zu lernen.

Die Seifen werden aus Fetten tierischer oder pflanzlicher Herkunft bereitet, indem man dieselben mit Alkalilösungen zusammen bringt und stark erhitzt. Die sogen. Mineralfette, wie Vaseline, Paraffin und Ceresin verseifen sich jedoch nicht mit Alkalilösungen, und scheiden daher für diese Fabrikation von vorn herein aus. Durch
297. das Kochen werden die Fettsäuren der Fette an die Alkalimetalle unter der Abscheidung von Glycerin gebunden und je nachdem man Natronlauge oder Kalilauge verwendet hat, bilden sich Natronseifen, die fest sind, oder Kaliseifen, die weich sind. Das Kochen oder Sieden der Seifen in den Seifenfabriken erfordert sehr viel Erfahrung, da die verschiedenen Fette je nach Alter und Qualität eine abweichende Behandlung erfordern. Früher wurden zumeist tierische Fette, wie sie in den Fleischereien als Abfall sich an sammelten, zu Seife verkocht. Neuerdings wird jedoch die bei weitem größte Menge der Waschseifen aus pflanzlichen Fetten, besonders Palmöl, hergestellt. An sich sind alle tierischen und pflanzlichen Fette zur Seifenerzeugung geeignet, in der Praxis spielen aber naturgemäß die Preise der Rohstoffe und auch der nähere Verwendungszweck der einzelnen Arten ihre große Rolle. So verwendet man z. B. zur Herstellung der weichen Kaliseifen, schlichtweg Schmierseifen genannt, zumeist Rüböl oder Leinöl; die sogenannte Marseiller Seife, auch Sapo oleaceus, hispanicus oder venetus genannt, gewinnt man aus geringeren Arten Olivenöl, während man zur Herstellung von Seifen, die stark schäumen sollen, ausschließlich oder doch unter einem erheblichen Zusatze Kokosöl verwendet. Außer Kali- und Natronlauge werden bei manchen Seifensorten auch Soda und Pottasche zum Verkochen der Seife verwendet.

Im großen geschieht die Seifenerzeugung in der Weise, daß in mächtigen Kesseln, die oft hunderte von Zentnern fassen, die nötigen Mengen von Fetten und Alkali unter ständigem Umrühren so lange erhitzt werden, bis sich eine gleichmäßige Masse, der sogenannte Seifenleim gebildet hat. Ob die chemische Zersetzung eine vollständige sei, erkennt man daran, daß eine heraus genommene Probe sich in Wasser lösen soll, und keine Fettteilchen mehr ab scheiden darf. Hierbei hat sich die überschüssige Lauge und das abgeschiedene Glycerin am Boden des Kessels angesammelt; diese flüssige Masse nennt man Unterlauge. Der Seifenleim, der eine weiche Masse bildet, wird ab geschöpft und nochmals unter Zusatze von etwas Fett zum Schmelzen gebracht, und so etwa überschüssige Lauge noch neutralisiert. Die Abscheidung der Unterlauge kann man auch durch Hinzufügung von Kochsalz zu der Seifenmasse beschleunigen, und eine derartige ausgesalzene Seife nennt man Kernseife. Wird die Unterlauge durch Centrifugalmaschinen entfernt, nennt man die Seife centrifugierte Seife. Läßt man jedoch die Unterlauge nebst dem Glycerin in der Masse, so bezeichnet man eine solche Seife als gerührte Seife, will man die Seife noch billiger herstellen, so wird in die Masse noch Wasser hinein gearbeitet und diese Seifen nennt man geschliffene Seifen. Manchmal wird die Verbilligung aber noch weiter getrieben, und es werden Stoffe hinein gearbeitet, die für den Wascherfolg völlig wertlos sind, wie z. B. Wasserglas, Kartoffelmehl u. a.; derartige Seifen nennt man gefüllte Seifen. In allen Fällen wird die noch warme, weiche Masse in große Behälter aus Holz oder Eisen aus gegossen, in denen man sie erstarren läßt. Nach dem Erkalten werden die Wände dieser Kästen, die nur zusammen geschraubt sind, entfernt, und der fertige Seifenblock nunmehr durch Klavierdraht in die verschiedenen Größen geschnitten.

Zur Herstellung der besseren Toilette-Seifen wird selbstverständlich nur die beste Kernseife benutzt. Bei den sogen. überfetteten Seifen wird ein Überschuß von Fett in die Masse hinein gegeben, und derartige Seifen empfehlen sich besonders für Leute, die eine sehr trockene Haut haben; umgekehrt können Leute, deren Haut stark Fett ab sondert, unbeschadet Seifen verwenden, die einen Überschuß von Alkali enthalten, und der Drogist, der einem Kunden irgend eine Toiletteseife empfehlen soll, wird sich vorher vergewissern müssen, ob in dem betreffenden Falle die Anwendung einer überfetteten oder alkalischen Seife angezeigt erscheint. Einige Schwierigkeiten macht das Parfümieren der Seifen, da die meisten Wohlgerüche und ätherischen Öle zu flüchtig und empfindlich sind, als daß man sie in den heißen Seifenleim hinein bringen könnte. Zum Zwecke der Parfümierung werden daher alle Toiletteseifen piliert, d. h. die getrocknete Kernseife wird durch sogenannte Piliermaschinen in feinste Spähne geschnitten, denen dann kalt das betreffende Parfüm zu gesetzt wird. Diese Pilierspähne werden alsdann durch starke hydraulische Pressen zu einzelnen Stücken von ovaler oder viereckiger Form gepreßt. Die Durchsichtigkeit der sogen. Transparentseifen erzielt man dadurch, daß die Seifenmasse mit Spiritus versetzt wird. Die medicinische Kaliseife wird durch Verseifen von Leinöl mit Kalilauge unter Zusatz von etwas Spiritus her gestellt.

Bei den außerordentlich großen Mengen, die auch in Drogenhandlungen an Seifen um gesetzt werden, ist die Frage der Wertbestimmung von größter Bedeutung. In der Hauptsache kommen hierfür zwei Punkte in Betracht, nämlich der Wasser- und der Fettsäuregehalt einer Seife. Den Wassergehalt bestimmt man einfach dadurch, daß ein Stück Seife genau gewogen, in feine Spähne geschnitten und in einer Porcellanschale in einen sogenannten Austrockner (Exsiccator) gebracht wird, einen einfachen, luftdicht verschließbaren Apparat, in dem sich Schwefelsäure befindet, die mit großer Begierde alle Feuchtigkeit an zieht. Nach einigen Tagen stellt man durch Wägung den Gewichtsverlust fest, und kann dann leicht den Procentgehalt an Wasser berechnen. Den Fettsäuregehalt bestimmt man dadurch, daß ein ebenfalls genau gewogenes Stück Seife in heißem Wasser gelöst wird, worauf man die Fettsäuren durch Zusatz von Salzsäure ab scheidet. Dieselben sammeln sich an der Oberfläche als kremartige oder krümelige Masse an und werden von der Flüssigkeit durch Abfiltern getrennt. Nachdem man das Filter mit Wasser sorgfältig nachgewaschen hat, um alle überschüssige Salzsäure zu entfernen, wird das Filter mit seinem Inhalte ebenfalls in den Austrockner gebracht, und nach einigen Tagen die ausgetrocknete Fettsäure gewogen, woraus man dann den Procentgehalt der Seife an Fettsäuren berechnen kann. Bei guten Kernseifen soll derselbe etwa 64—65% betragen.

19. Verbandstoffe.

645/51. Seit uns die Wissenschaft lehrt, daß bei der Heilung von Wunden die peinlichste Sauberkeit und sorgfältige Desinfektion derselben die unerläßlichen Vorbedingungen für eine schnelle und gute Heilung und die Vermeidung des Wundfiebers sind, hat die Herstellung der Verbandstoffe einen ungeahnten Aufschwung genommen und die Bedeutung derselben ist auch dadurch von der deutschen Regierung anerkannt worden, daß sie alle Verbandstoffe ohne Einschränkung dem freien Verkehre außerhalb der Apotheken überlassen hat. Die Grundlage der meisten Verbandstoffe bildet die Verbandwatte und der Verbandmull, der aus der ersteren gewebt wird. Die Verbandwatte wird aus den Gespinstfasern der Baumwollfrucht gefertigt, indem dieselbe gelockert (gekrempelt, kardiert) und durch Behandlung mit heißer Soda oder Pottaschelösung entfettet wird. Nachher wird die Verbandwatte durch Behandlung mit einer Lösung von Natriumhypochlorit und nachfolgendem Auswaschen mit schwacher Salzsäure gebleicht; durch nochmaliges anhaltendes Waschen mit reinem Wasser müssen sodann alle noch in ihr enthaltenen fremden Bestandteile entfernt werden. Gute Verbandwatte muß auf Wasser geworfen sofort untersinken; andernfalls enthält sie noch Fettbestandteile. Außer dieser Verbandwatte findet auch noch Holzwolle, ein feines Gespinst aus Holzfasern, Verwendung, sowie Jute, die das Fasergespinst einer indischen Lindenart darstellt. Die letzteren beiden werden jedoch mehr als sogen. Packwatte und in der Tierarzneipraxis verwendet.

Einen wichtigen Artikel für Drogisten bilden die verschiedenen Binden, die man in der Wundbehandlung braucht. Sie werden aus Baumwolle, als sogen. Cambricbinden, aus Leinwand, Mull, Gaze, Trikotstoff, Flanell und Gummi her gestellt. Sie kommen in verschiedenen Breiten von 4—10 cm und in Längen von 5 oder 10 m in den Handel.

Alle Verbandstoffe werden vor dem Versande in den Fabriken sterilisiert, d. h. keimfrei gemacht, indem man sie in geeigneten Apparaten stark erhitzt und alle etwa vorhandenen Keime und Bakterien dadurch ab tötet. Die Herstellung der verschieden großen Packungen erfolgt in der Regel auch in den Fabriken, um die Gefahr einer neuen Infektion bis zur tatsächlichen Verwendung zu verhüten. In den Fabriken erfolgt auch das Imprägnieren der Verbandstoffe, d. h. das Versetzen derselben mit arzneilich wirksamen oder antiseptischen Zusätzen, wie z. B. Carbolsäure, Salicylsäure, Quecksilbersublimat, Jodoform und andere mehr. Zu diesem Zwecke werden die chemischen Stoffe in Lösung gebracht, der Verbandstoff damit durchtränkt, ausgedrückt, und dann vorsichtig getrocknet. Schließlich haben wir noch des Catgut zu erwähnen, das aus präparierten Katzendärmen her gestellt wird. Es wird unter Carbolöl auf bewahrt und dient zum Vernähen von Schnittwunden. Hierfür ist es geeigneter als die sonst verwendete antiseptische Nähseide, da dadurch die im Körper befindlichen Teile allmählich vom Blut auf genommen werden, so daß das früher sehr schmerzhafte Herausziehen dieser im Inneren befindlichen Teile nach der Heilung der Wunde fort fällt.

20. Desinfektions- und Räuchermittel.

Der Handel mit Desinfektionsmitteln und ihre Herstellung geht 664.
mit der Verbandstoff-Fabrikation zeitlich Hand in Hand. Zu Ende der 60er und zu Anfang der 70er Jahre des 19. Jahrhunderts hatten verschiedene Gelehrte, vor allen der englische Chirurg Lister erkannt, daß die kleinsten Lebewesen, die sogenannten Bakterien, in Bezug

auf die Heilung und Verbreitung von Krankheiten vielfach eine verhängnisvolle Rolle spielten. Zunächst wurde der Einfluß der Bakterien bei der Wundbehandlung erkannt, aber auch weiter, daß die Bakterien und Bacillen die Hauptträger der sogenannten ansteckenden Krankheiten bilden, ja, daß die Eigenart vieler längst bekannter Krankheiten erst durch die Bakteriologie erkannt und nach gewiesen werden konnte, wie z. B. bei Tuberkulose, Cholera usw. Je mehr diese Erkenntnis auch in die breiteren Volksschichten ein drang, um so mehr nahm auch die Anwendung und damit der Handel und die Herstellung der Mittel einen Aufschwung, die zur Vernichtung dieser Krankheitsträger und Erreger dienten, der sog. Desinfektionsmittel. Auch hier hat die Regierung die ungeheuere Bedeutung dieser Frage klar erkannt und die Desinfektionsmittel ebenfalls dem freien Verkehre überlassen. Nur soweit sie als Heilmittel, d. h. bei der Wundbehandlung Verwendung finden, bestehen gewisse Beschränkungen, auf die wir später in der Fachgesetzgebung zu sprechen kommen. Leider zeichnen sich die meisten Desinfektionsmittel durch starke Giftigkeit aus und nur wenige, wie z. B. Salicylsäure, Borsäure und Seifenspiritus sind ungiftig. Die übrigen, von denen besonders Carbolsäure, Lysol, Solvecl, Cresolseifen und so weiter zu erwähnen sind, sind giftig; das bei weitem wirksamste, aber zugleich auch giftigste Desinfektionsmittel ist das Quecksilbersublimat, das auch wegen seiner Geruchlosigkeit gefährlich ist, während die meisten andern giftigen Mittel stark riechen.

In der Chirurgie versteht man unter aseptischer Behandlung diejenige, bei der etwa bereits vorhandene Krankheitserreger durch geeignete Desinfektionsmittel ab getötet werden, d. h. eine vorbeugende Behandlung, wozu z. B. die Sterilisation nicht nur der Verbandstoffe, sondern auch der Hände und Gerätschaften des Arztes, gehören; unter antiseptischer Behandlung dagegen versteht man die Bekämpfung einer bereits erfolgten Infektion des menschlichen Körpers.

633. Unter Räucheressenzen versteht man spirituöse Lösungen von Harzen, Balsamen, ätherischen Ölen und anderen aromatischen Stoffen, unter Räucheressig eine mit Essig versetzte Räucheressenz oder einen mit Essig bewirkten Auszug aus aromatischen Kräutern usw. Die Räucherkerzchen haben als Grundlage für die schwarzen Lindenkohle, für die roten Sandelholzpulver, denen wohlriechende Stoffe, Harze usw. zu gefügt und die dann durch ein Bindemittel wie Traganthschleim zu einer teigartigen Masse verarbeitet, geformt und getrocknet werden. Unter Räucherpulver versteht man Gemische von zerkleinerten, lebhaft gefärbten Blüten wie Flor. Cyani, Calendulae, Rhoeados oder auch geschnittener Veilchenwurzel, welch letztere verschieden gefärbt wird, die mit Lösungen von Harzen, ätherischen Ölen usw. versetzt sind.

21. Wohlgerüche (Parfümerien).

Abgesehen von den ätherischen Ölen finden wir in den Blüten 631.
vieler Pflanzen Wohlgerüche, die zwar von wunderbarer Feinheit, aber auch so zart sind und von so geringer Menge, daß ihre Gewinnung auf dem Wege der Destillation einfach unmöglich ist. Das Haupterzeugungsland für diese Wohlgerüche ist Frankreich, das in der am Mittelmeer gelegenen Riviera den Anbau solcher köstlicher Blüten betreibt. Die Gewinnung der Wohlgerüche geschieht auf mittelbarem Wege dadurch, daß der Wohlgeruch der Blüten zunächst auf Fette übertragen wird; entweder werden peinlichst gereinigte, feste Fette, zumeist Hammeltalg, in Kästen aus gegossen, so daß sie den Boden bedecken, und die Kästen dann mit frischen Blüten gefüllt und zugedeckt (*enfleurage*-Verfahren); oder die Blüten werden in angewärmtes flüssiges Fett, zumeist feinstes Olivenöl gebracht; in beiden Fällen nehmen die Fette bald den Wohlgeruch vollständig in sich auf, die davon freien Blüten werden entfernt und frische Blüten mit dem Fette zusammen gebracht; dieses Verfahren wird so lange wiederholt, bis das Fett vollständig mit dem Wohlgeruche gesättigt ist. Diese Fette, die man *corps durs* bzw. *huiles antiques* nennt, kommen als solche in den Handel und werden vielfach zur Herstellung von Pomaden und Haarölen verwendet. Die eigentlichen *Extraits* gewinnt man daraus, indem man die Fette mit Spiritus aus schüttelt, wodurch der Wohlgeruch auf den Spiritus über geht. Das Ausschütteln der *Extraits* wird jetzt vielfach auch in Deutschland vor genommen, da der Zoll auf die fertigen *Extraits* ein sehr hoher ist, auf die parfümierten Fette dagegen nicht. Da bei dem Ausschütteln der Fette mit Spiritus auch immer einige Fettteilchen in den Spiritus über gehen, so sind die *Extraits* sorgfältig vor Luft und Licht geschützt auf zu bewahren, da sonst die Fettteilchen ranzig werden und den schönen Geruch beeinträchtigen.

Unter *essence* versteht der Franzose nichts weiter als ätherisches Öl, wie z. B. *essence de rose, de lavande, de menthe,* während wir unter Essenzen koncentrierte Auszüge oder Lösungen ätherischer Öle verstehen, die zur Herstellung gewisser Zubereitungen dienen, wie z. B. Liqueur-Essenzen, Haarwasser-Essenzen, Gewürz-Essenzen und andere. Die Wohlgerüche kommen auch in der Form von Riechkissen, Riechstiften, Riechsteinen in den Handel. Riech- 634.
kissen sind kleine, zumeist seidene Säckchen, die mit stark parfümierten Pulvern gefüllt sind. Unter Riechsalzen versteht man Mischungen, deren Grundlage zumeist Ammoniumkarbonat ist, das mit Wohlgerüchen wie Kölnischem Wasser getränkt und zuweilen auch durch Zusatz von Salmiakgeist verstärkt ist. Kölnisches Wasser (Eau de Cologne) besteht aus einer Lösung verschiedener

ätherischer Öle in Spiritus, in der Hauptsache aus den verschiedenen Ölen der Citrusarten (Ol. Neroli, Citri, Bergamottac, Aurantii cort., Petits grains), denen andere Öle und Orangenblütwasser zu gesetzt werden. Das Kölnische Wasser ist der verbreitetste aller Wohlgerüche in der ganzen Welt, auf dessen deutsche Herstellung wir mit Recht stolz sein können. Zu beachten ist, daß dieses Erzeugnis mindestens zwei Jahre lagern muß, bis sich die verschiedenen in ihm enthaltenen Gerüche zu einem einheitlichen Gesamtgeruche vereinigt haben.

22. Kosmetische Mittel.

Im gesetzestechnischen Sinne sind unter kosmetischen Mitteln solche zu verstehen, welche zur Reinigung, Pflege und Färbung der Haut, Haare und Mundhöhle dienen. Sinngemäß würden wir diesen noch solche zur Pflege der Nägel anschließen können.

Die Anwendung kosmetischer Mittel ist uralt, ziemlich so alt wie das Menschengeschlecht überhaupt, da sich schon in der Steinzeit die Verwendung hautfärbender Mittel nach weisen läßt. Im Altertume, besonders im alten Orient, aber auch bei den Griechen und Römern, stand die Herstellung und Verwendung kosmetischer Mittel in außerordentlicher Blüte. Und wenn auch die moderne Kulturmenschheit kosmetische Mittel nicht mehr in so ausgedehntem Umfange an wendet, wie in jenen alten Zeiten, so bildet der Handel mit diesen Waren doch immer noch einen erheblichen Teil des Warenhandels überhaupt, der sich in unserer Zeit mehr und mehr in die Drogenhandlungen gezogen hat.

Zur Pflege der Haut dienen, abgesehen von den zahlreichen Toiletteseifen, besonders Haut-Kreme, pastenartige Fettstoffe, die in ihrer Bereitung etwa den flüssigen Fettemulsionen entsprechen. Ihre Zusammensetzung ist nach Geschmack und Preis außerordentlich verschieden; der bekannteste ist der Cold-Cream (kalte Krem), der nach der Kais. Ver. auch mit Glycerin, Lanolin oder Vaseline bereitet werden darf. Auch Schönheitswässer zum Waschen des Gesichtes werden viel benutzt. Beliebt ist eine Mischung von Benzoëtinktur mit Rosenwasser, wobei zu beachten ist, daß man zuerst
654. das Rosenwasser abwägt und dann tropfenweise unter Umschütteln die Benzoëtinktur hinzu fügt. Um die übergroße Fettigkeit der Haut auf zu saugen, werden Puder an gewendet, Pulvermischungen, deren Grundlage Talkum, Magnesiumkarbonat und Stärkemehl ist; zur Parfümierung dienen verschiedene Wohlgerüche, ebenso werden mitunter arzneilich wirksame Stoffe, wie Salicylsäure, Alaun, Borsäure u. a. m. zu gemischt, um die schädlichen Wirkungen des Hautschweißes aus zu gleichen.

Zum Färben der Haut dienen trockene Schminken, eine 635.
Art gefärbter Puder und Fettschminken, die aus gefärbten Salbenmischungen und Ceraten bestehen; zum Rotfärben dienen Karmin, Eosin und Karthamin; für weiß Zinkweiß, Blanc fix und Wismutsubnitrat. Die verschiedenen Teintschminken sind gefärbte Fettmischungen und besonders für Schauspieler bestimmt. Zum Abschminken dient Vaselin, Kokosfett und Cacaobutter.

Zur Pflege der Haare dienen besonders Haaröle, verschieden parfümierte fette Öle (Olivenöl, Erdnußöl usw.), Haarpomaden und Haarwässer.

Pomaden bestehen aus Fettstoffen verschiedener Zusammen- 636.
setzung, bei deren Herstellung alle leicht ranzig werdenden Fette wie Cera alba, Cera japonica und Stearin aus zu schalten sind. Dagegen sind Ol. Olivar., Ol. Cacao, Cera flava, Paraffin. solid., Adeps benzoatus u. a. m. gut zu verwenden. Die Parfümierung kann man auch durch Zusatz der französischen *Corps durs* bewirken. Um das Haar in einer bestimmten Lage fest zu halten, wird den Pomaden etwas Harz zu gesetzt.

Haarwässer sind wässerige oder spirituöse parfümierte Mi- 636.
schungen, denen gewisse Bestandteile zu gefügt sind, die teils reinigend, teils entfettend, teils kräftigend auf den Haarboden wirken sollen. Schäumende Haarwässer enthalten Seife oder Quillayaabkochung, oft auch Borax oder Natriumbikarbonat, als hautreizende Mittel werden Tinkt. Chinae, Capsici u. a. m. zu gesetzt.

Zum Haarfärben dient seit alter Zeit der Extrakt der Walnußschalen als Mittel zur Erzielung einer schön braunen Farbe; auch Kaliumpermanganatlösung bewirkt bei lebendem Haar schöne Braunfärbung; totes Haar (Perrücken) wird dadurch aber zerstört. Wasserstoffsuperoxyd ist das beliebteste Mittel zum Blondfärben und bringt eine sehr echte Färbung hervor.

Ganz besonders wichtig für den Drogenhandel sind die Mittel 632.
zur Zahn- und Mundpflege, die zumeist sehr gut gehende Handverkaufsartikel bilden. Die Grundlage der Zahn- und Mundwässer bildet Spiritus bzw. verdünnter Spiritus, dem zu gesetzt wird: als Geschmackszusätze verschiedene ätherische Öle wie Ol. Menth. piperit., Caryophyllor., Anisi, Foeniculi, Eucalytpi usw.; als adstringierende Zusätze Tinct. Myrrhae, Ratanhiae, Catechu; als antiseptische Zusätze Acid. salicylic., Salol, Thymol, Liqu. Alumin. acet., endlich auch färbende Zusätze, wozu außer den bereits genannten Tinct. Ratanhiae und Catechu auch Tinct. Coccionellae, Fuchsin u. a. m. dienen.

Die Grundlage der Zahnpulver bildet Calc. carbonic. praec., und Magnes. carb., denen als Geschmackszusätze ebenfalls die bereits genannten ätherischen Öle sowie Rhiz. Iridis pulv., Rhiz. Calami pulv. und Camphor., als färbende Mittel Eosin oder Karmin zum Rotfärben und Carbo Tiliae zum Schwarzfärben bei gefügt werden.

Für Zahnseifen und -pasten dient als Grundlage zumeist ein Gemisch von Sapo medicat. pulv. mit Glycerin; die Zusätze sind im allgemeinen dieselben wie die bereits genannten; zu erwähnen wäre nur noch als antiseptischer Zusatz das Kaliumchlorat.

636. Brillantine ist entweder eine Lösung von Ricinusöl und Glycerin in Weingeist unter Zusatz von Wohlgerüchen oder ein Gemisch von fettem Öle und Weingeist, ebenfalls parfümiert, das vor dem Gebrauche um geschüttelt werden muß und daher auch Schüttelbrillantine heißt; sie dient hauptsächlich zur Bartpflege.

Bartwichse wird bereitet durch Zusammenreiben von Gummi arabic. pulv. mit Seifenpulver unter Wasserzusatz, Erwärmen des gebildeten Schleimes und Zusetzen von etwas weißem Wachs. Die Masse wird bis zum Erkalten um gerührt, parfümiert und gegebenen Falles durch Zusatz von etwa 10% Glycerin haltbar gemacht.

Bei der Herstellung der kosmetischen Mittel ist auf gute Beschaffenheit aller Zusätze großer Wert zu legen; besonders das Pfefferminzöl, das bei den Mundwässern eine große Rolle spielt, sollte stets von nur allerbester Qualität verwendet werden, da solche Präparate dann ein vorzügliches Zugmittel für das Geschäft bilden.

23. Nahrungs-, Nähr- und Genußmittel.

Wenngleich der Handel mit den eigentlichen Nahrungsmitteln nur wenig in das Gebiet der Drogenhandlung über greift, so hat sich doch eine bestimmte Gruppe derselben, die sog. Nährmittel mehr und mehr unter den mannigfachen Artikeln, die der Fachdrogist führt, ein gebürgert. Nahrungsmittel im Sinne des Nahrungsmittelgesetzes sind Stoffe, die dazu dienen sollen, den Verdauungsorganen des Menschen — nicht auch des Tieres — zu geführt im Stoffwechselprocesse zur Ernährung des menschlichen Körpers, zum Aufbaue seiner Organe zu dienen, Nährmittel sind als verstärkte, gesteigerte (koncentrierte, potencierte) Nahrungsmittel zu betrachten und gewinnen dadurch noch nicht die Bedeutung eines Heilmittels im Sinne der Kaiserl. Ver., weil sie zweckentsprechend zumeist nur in kleinen Mengen gebraucht werden. Wenn immer wieder versucht wird, solche Nährmittel wie z. B. Lebertranemulsion, Hämatogen u. a. m. für das Privilegium der Apotheken in Anspruch zu nehmen, so ist mit allem Nachdrucke darauf hin zu weisen, daß im § 6 der G.-O. ausdrücklich nur von Apothekerwaren die Rede ist und Nahrungsmittel gleichviel welcher Art niemals zu den Apothekerwaren gezählt haben. Wohl spielt die zweckentsprechende

Ernährung eines Kranken eine hochwichtige Rolle in dem Heilungsverfahren, zumeist sogar eine noch wichtigere als die Wirkung der eigenartig wirkenden Arzeneien, es *kann* also unter Umständen *jedes Nahrungsmittel*, in zweckentsprechender Form und Menge vom Arzte als Diät verordnet, zum Heilmittel *werden*, *niemals aber zu einer Apothekerware*[1]).

Unter *Genußmitteln* sind Stoffe zu verstehen, die zwar ebenfalls vom menschlichen Körper verbraucht werden, aber *keinerlei Nährwert* besitzen. Es gehören hierzu hauptsächlich Kaffee, Tee,
alkoholische Getränke, Gewürze usw. Ein beliebter Handverkaufs- 625.
artikel sind die Essenzen zur Herstellung spirituöser Getränke, die koncentrierte Pflanzenauszüge oder Lösungen ätherischer Öle oder Gemische beider dar stellen, denen nach Bedarf ein zweckentsprechen-
der Farbstoff zu gefügt ist. Auch die *Backpulver* bilden einen gut 624.
gehenden Artikel. Es sind meist Mischungen von Kremortartari mit Natriumbikarbonat unter Zusatz von Mehl oder von Weinsäure, Natriumbikarbonat, Ammoniumkarbonat und Stärkemehl. Häufig wird auch Ammoniumkarbonat allein zum Treiben des Kuchenteiges
benutzt. Unter *Labessenz* versteht man einen weinigen Auszug 629.
aus Kälber- oder Schweinemagen oder auch eine Lösung von Pepsin in Wein. Wird Labessenz der Milch zu gesetzt, so scheidet sich der Käsestoff aus. Die davon befreite Milch heißt *Molken* und ist süß oder sauer, je nachdem man süße oder saure Milch benutzt hat.

Die *Obstsäfte*, die teils zur Herstellung spirituöser Getränke, 652.
teils zur Bereitung der *Fruchtsirupe* dienen, werden durch Auspressen des betreffenden Obstes in Fruchtpressen gewonnen. Für den ersteren Fall werden sie dann weiter mit 10% Spiritus versetzt, um die schleimigen Pektinstoffe, die jeder frisch gepreßte Saft enthält, zur Ausscheidung zu bringen, im letzteren Falle wird der Saft mit einigen Procent Zucker versetzt und in ein verschlossenes Gefäß gebracht, worauf bei mäßiger Wärme eine Gärung eintritt. Nach vollendeter Gärung, d. h. nach Beendigung der Kohlensäureentwickelung wird der Saft klar ab gezogen und gefiltert. 7 T. Saft ergeben mit 13 T. Zucker verkocht 20 T. Fruchtsirup.

Da die Kaiserl. Ver. *nicht Fruchtsäfte* im allgemeinen, sondern nur *Obstsäfte* mit Zucker, Essig oder Fruchtsäuren eingekocht dem freien Verkehre überläßt, so ist die Frage, was unter Obst zu ver-

---

[1]) In Übereinstimmung hiermit führt der Amtsrichter *Th. von der Pfordten* in seiner Erläuterung zu dem „Gesetz, betr. den Verkehr mit Nahrungsmitteln usw." (Verlag Oskar Beck, München) auf S. 16 aus: Ein Heilmittel kann *zugleich* die Bedeutung eines Nahrungs- und Genußmittels haben (vgl. R. G. IV 393), man denke z. B. an Beeftee, an Fleischextrakte. *Gleichgültig* ist es für den Begriff des Nahrungs- und Genußmittels, *unter welcher Bezeichnung* es in den Verkehr gebracht wird — ob es z. B. als chemisches Präparat, als Medicin bezeichnet wird — *wenn es nur tatsächlich der Ernährung oder dem Genusse dient.*

stehen sei, nicht unwesentlich. Alles Obst hat Samenkerne und kann roh gegessen werden und zwar wird entweder nur der Kern gegessen (z. B. Nüsse) oder das saftige Fleisch, das den Kern umgibt (z. B. Pflaume, Kirsche). Das Fleisch selbst ist entweder fest, breiartig oder weich. Hiernach unterscheidet man Stein-, Kern-, Beeren-, Schalenobst und Kürbisse.

24. Farben.

479. Wir unterscheiden Farbstoffe, die für die Färberei, und solche, die für die Malerei bestimmt sind. Beide Gruppen unterscheiden sich sehr wesentlich schon durch die Art ihrer Anwendung. Die Farbstoffe für die Färberei sind durchweg organischer Natur, und entstammen dem Pflanzenreiche, einige, wie Sepia und Carmin, auch dem Tierreiche. Die Anwendung dieser Farbstoffe geschieht derart, daß aus den pflanzlichen Rohstoffen eine Farbbrühe her gestellt und die zu färbenden Stoffe in dieselbe ein getaucht werden, worauf durch Anwendung eines geeigneten Beizmittels der Farbstoff als unlösliche Verbindung in der Stofffaser niedergeschlagen wird. Als Beizmittel dienen hauptsächlich Alaun, essigsaure Tonerde, Blei-Essig, Zinnsalz, Grünspahn, Kaliumchromate, Kupfer- und Eisenvitriol und eine Reihe weiterer Chemikalien. Im Kleinhandel werden diese Artikel verhältnismäßig wenig verlangt, da wir in den Anilinfarben ein sehr bequemes und leicht anwendbares Mittel zum Selbstfärben von Stoffen haben. Der Handel mit diesen gebrauchsfertig abgefaßten Anilinfarben spielt eine nicht unwesentliche Rolle.

Die Anwendung der Farben in der Malerei ist dagegen eine wesentlich andere. Die möglichst fein gemahlenen Farbstoffe, die fast ausschließlich anorganischer Natur sind, werden mit Firnis, als Wasserfarben mit Wasser zu einer dünnen Masse an gerührt und mittels
480. Pinsel auf getragen. Unter der Deckkraft einer Farbe versteht man ihre Fähigkeit, mit einer möglichst kleinen Menge eine möglichst große Fläche derart zu überdecken, daß man die Art des Untergrundes nicht mehr erkennen kann. Die Deckkraft einer Farbe wird wesentlich durch möglichst feine Mahlung erhöht. Außer der Deckkraft
481. wird der Wert einer Farbe nur durch ihren Farbenton und ihre Haltbarkeit bestimmt. Die chemische Zusammensetzung der Malerfarben spielt für die Bewertung also keine Rolle. Nur insofern kommt die chemische Zusammensetzung einer Farbe in Betracht, als man gewisse Farben nicht mit einander vermischen darf, um einer chemischen Zersetzung und damit Vernichtung des Farbentones vor zu beugen. So z. B. dürfen bleihaltige Farben, wie Bleiweiß, Chromgelb, unechtes Chromgrün nicht mit Farben vermischt werden, die ihrer-

seits schwefelhaltig sind, wie Ultramarinfarben und Zinnober; es würde sich sonst allmählich schwarzes Schwefelblei bilden, und die Farbe rasch nach dunkeln. Aus demselben Grunde dürfen schwefelhaltige Farben nicht mit Glättefirnis an gerührt werden. Auch der Kalk, der ja den Untergrund für Wandanstriche bildet, wirkt auf manche Farben zersetzend, wie z. B. auf Berliner Blau. Deshalb werden sogen. kalkechte Farben als solche besonders in den Handel
gebracht. Unter *Lasurfarben* versteht man ganz dünn angerührte 480.
Farben, die auf getragen den Untergrund noch durchscheinen lassen.

Die anorganischen Farbstoffe teilt man in *Erdfarben* und 481.
chemische Farben ein. Die ersteren finden sich fertig vorgebildet in der Natur und werden von anhaftenden Verunreinigungen durch Mahlen und Schlemmen befreit. Durch Glühen, auch unter Zusetzung gewisser chemischer Stoffe, werden die verschiedenen Farbentöne gewonnen. Die chemischen Farben werden erst künstlich in Fabriken durch verschiedene chemische Verfahren dar gestellt, wobei man die Erzielung verschiedener Farbtöne durch die Anwendung geeigneter Darstellungsweisen in der Hand hat. Zu den Erdfarben zählen z. B. die verschiedenen Ockerarten, Terra di siena, und andere mehr. Zu den chemischen Farben: Bleiweiß, Zinkweiß, Berlinerblau, Chromgelb, Ultramarinblau usf.

Broncen werden aus Legierungen von Kupfer und Zinn oder 520.
den Abfällen bei der Herstellung bronzener Geräte dar gestellt. Die legierte Masse wird in Stangen gegossen, die gewalzt und gehämmert werden, bis sie papierdünne Blätter bilden, die dann in besonderen Poch- und Stampfwerken bis zur Pulverform gebracht werden. In besonderen Verstäubungsapparaten werden die feineren und leichteren Teile von den schwereren getrennt. Die verschiedenen Farbtöne werden teils durch besondere Legierungsverhältnisse, teils durch besondere Behandlung beim Erhitzen, die billigeren Broncen auch durch Färben mit Anilinfarben gewonnen.

Silikatfarben sind Mischungen von Wasserglas mit Erd- 521.
farben und Wasser. Sie sind feuersicher und werden daher besonders zum Anstreichen von Theaterkulissen usw. verwendet.

Ölfarben werden dadurch her gestellt, daß man die trockenen 522.
Farbstoffe zuerst mit wenig Firnis anrührt und durch eine Farbmühle gehen läßt, um eine möglichst feine Verteilung der Farben zu erreichen. Diese dick angerührten Farben kann man auch vorrätig halten, muß aber dann stets dafür sorgen, daß sie unter etwas Wasser sind, um eine Oxydierung und Häutchenbildung zu verhüten. Für den Gebrauch werden sie dann mit der nötigen Menge Firnis versetzt.

Der Rohstoff für die Herstellung der sogen. *Anilin- oder Teer-* 467.
farben ist der Steinkohlenteer, und zwar kommen von dessen Bestandteilen besonders Benzol, Toluol, Xylol, Anthracen, Naphthalin usw. in Betracht. Die Anilinfarbenindustrie hat ihren Schwerpunkt

im Deutschen Reiche, das darin den größten Teil des Weltmarktes beherrscht, und gehört daher zu unsern wichtigsten volkswirtschaftlichen Errungenschaften. Die Anilinfarben werden in einer Anzahl von Farbtönen her gestellt, und finden wegen ihrer leichten Anwendbarkeit, Ausgiebigkeit und Farbenpracht zahlreiche Anwendung; sie haben jedoch den Nachteil, daß sie samt und sonders nicht lichtecht sind, d. h. nach verhältnismäßig kurzer Zeit durch das Sonnenlicht verblassen.

495. Unter Farblacken — nicht zu verwechseln mit Lackfarben! — versteht man Farbstoffe, die durch Ausfällen einer organischen Farbstofflösung mittels eines Beizmittels gewonnen werden, wie z. B. Krapplack, Carminlack, Florentiner Lack u. a. m.; sie werden teils in der Kosmetik, teils in der Kunstmalerei und zu Tuschen verwendet.

626. Für den Handverkauf werden die Anilinfarben häufig schon mit der entsprechenden Beize gemischt in Originalpackungen fertig gestellt. Aufbürstfarben sind ohne Beize in Wasser gelöste Farbstoffe, die mit einer Bürste auf getragen werden. Mitunter ist ihnen zu Reinigungszwecken auch etwas Quillajaabkochung zu gesetzt.

Als Stempelfarben für Metallstempel dienen feine Verreibungen von Farben mit Öl, für Kautschukstempel starke Anilinlösungen, denen etwas Glycerin und Gummischleim zu gesetzt ist.

25. Firnisse und Lacke.

524. Die Anwendung von Firnissen und Lacken als Überzug über verschiedene Körper hat den Zweck, entweder die betreffenden Körper vor atmosphärischen Einflüssen zu schützen, oder ihnen ein Aussehen zu verleihen, das sie dem Auge wohlgefälliger macht. Die Grundlage der verschiedenen Firnisse bildet ein trocknendes Öl, die der Lackanstriche ein Harz. Dadurch, daß Firnisanstriche durch Sauerstoffaufnahme verhärten, wird ihr Gewicht größer, während Lackanstriche durch Verdunstung des Lösungsmittels leichter werden.

Zur Firnisbereitung dient fast nur das Leinöl, das für diesen Zweck jedoch völlig frei von schleimigen Bestandteilen sein muß, da sonst das Trocknen erheblich verzögert wird. Um das zu erreichen, läßt man Leinöl längere Zeit lagern, wobei sich die Pflanzenschleimteile allmählich zu Boden setzen; andererseits wird dadurch das Leinöl durch Sauerstoffaufnahme aus der Luft an solchem an gereichert. Ein auf diesem natürlichen Wege oxydiertes Leinöl würde zwar das beste sein, doch würde das Trocknen zu lange dauern, da es ein jahrelanges Lagern erfordern würde. Man zieht daher die künstliche Zuführung von Sauerstoff durch Kochen des Leinöls mit Stoffen

vor, die ihrerseits leicht Sauerstoff ab geben, wie z. B. Bleiglätte,
Bleizucker oder borsaures Manganoxydul. Man unterscheidet danach
im Handel Glättefirnis und Manganfirnis. Zur Darstellung
kann auch Mohnöl verwendet werden, doch finden Mohnölfirnisse wegen
des hohen Preises nur in der Kunstmalerei Verwendung. Die Her-
stellung geschieht im großen in der Weise, daß das Leinöl in großen
Kesseln unter Zusatz der entsprechenden Chemikalien erhitzt wird,
was entweder durch offenes Feuer oder durch überhitzten Wasser-
dampf geschehen kann. Im ersteren Falle nimmt man die Feuerung
von einem Nachbarraume aus vor, um eine Feuersgefahr durch etwa
überfließendes Leinöl aus zu schließen. Da das Leinöl beim Erhitzen
stark schäumt, werden die Kessel nur zu etwa $^{2}/_{3}$ gefüllt. Der auf
diese Weise gewonnene Leinölfirnis hat in wenigen Stunden so viel
Sauerstoff auf genommen, wie er beim Lagern in Monaten und Jahren
auf genommen haben würde, jedoch auf Kosten der Haltbarkeit der
Anstriche. Ein guter Firnis soll aufgestrichen in ungefähr 12 Stunden
erhärten. Gebleichte Firnisse gewinnt man dadurch, daß
Manganfirnis oder gelagertes Leinöl in ganz flachen Gefäßen mehrere
Wochen der Einwirkung der Sonnenstrahlen aus gesetzt wird. Dieser
gebleichte Firnis ist für die Kunstmalerei allein verwendbar. Der
sogen. Buchdrucker-Firnis stellt einen stark eingekochten Firnis
dar, der ganz zähe geworden ist und auf Papier nicht mehr fettet.
Standöl ist ein gebleichter und ebenfalls stark eingekochter Firnis, 525.
der mitunter als Ersatz für helle Lacke an gewendet wird, besonders
bei Gegenständen, die viel dem Sonnenlichte ausgesetzt sind. Unter
Siccativmitteln versteht man solche Stoffe, die dem Firnis bei- 523.
gefügt das Trocknen beschleunigen sollen; das flüssige Siccativ besteht
in der Regel aus einem Firnis, der mit besonders viel Bleiglätte ver-
kocht worden ist; das pulverförmige Siccativ aus borsaurem Mangan-
oxydul wird manchmal mit Zinkweiß vermischt. Auf ein Kilo streich-
fertige Ölfarbe rechnet man etwa 50 g Siccativ als Zusatz.

Von den Lacken unterscheidet man 1. Fettlacke oder Öl- 526.
lacke, auch Lackfirnis genannt; 2. Terpentinöllacke, zu
denen auch die Benzinöllacke zu zählen wären; 3. spirituöse oder
Ätherlacke; 4. wässerige Lacke oder Appreturen.

Zur Herstellung der fetten Lacke dienen Bernsteine und 527.
Kopale; um sie weicher und geschmeidiger zu machen, setzt man ihnen
Elemi, Gallipot, Terpentin oder Kautschuk zu. Der letztere Zusatz
bedingt die besten Ergebnisse. Die Kopal- und Bernsteinlacke werden
dadurch her gestellt, daß die Harze bei etwa 300—350° geschmolzen
und in kochendem Leinöl gelöst werden. Hierbei tritt oft ein starkes
Schäumen ein, das durch den Wassergehalt der Harze hervor gerufen
wird. Nach der vollständigen Lösung in Leinölfirnis wird die Masse
etwas ab gekühlt und dann unter fortwährendem Umrühren die
nötige Menge Terpentinöl zu gesetzt. Hierbei wollen wir bemerken,

daß ein Verdünnen der fertigen Lacke mit Terpentinöl ihrer Haltbarkeit und dem Glanze nicht zuträglich ist; man soll daher Terpentinöllacke stets sehr gut verschlossen auf bewahren, um ein freiwilliges Verdunsten des Terpentinöls zu vermeiden. Von den verschiedenen Kopalarten sind für diese Lacke nur die fossilen Kopale verwendbar. Eine Verfälschung der Bernstein- und Kopallacke findet mitunter durch Colofonium statt, wodurch die Lacke aber spröde und rissig werden, und der Überzug leicht ab springt. Unter Schleiflacken versteht man solche, die sich nach dem Erhärten durch Schleifmittel wie Glas- und Schmirgelpapier ab reiben lassen. Nach dem Abreiben wird ein neuer Lackanstrich gemacht und ebenfalls ab geschliffen. Nachdem dies mehrere Male geschehen ist, wird der Überzug zum Schlusse poliert. Diese etwas umständliche und auch teuere Anwendungsweise wird für Anstriche verwendet, die besonders stark den Witterungseinflüssen ausgesetzt sind, wie z. B. Prunk- und Eisenbahnwagen, Droschken usw.

529. Außer Bernsteinen und Kopalen dienen zur Herstellung der Terpentinöllacke auch Dammarharz, Asphalt, Mastix und als verbilligender Zusatz Colofonium. Die Darstellung ist ebenso wie bei den Fettlacken, nur daß dabei kein Firnis dazu verwendet wird.

530. Zur Herstellung der Spirituslacke werden Schällack, Sandarak, Mastix und zur Verbilligung ebenfalls Colofonium verwendet. Auch manche der weichen Kopalarten werden zu Spirituslacken verarbeitet. Bei der Verarbeitung des wichtigsten Harzes, des Schällacks, ist dar-
531. auf zu achten, daß die Lösung desselben in Spiritus ohne Erwärmung vor sich geht, da sonst der im Schällack enthaltene Wachsgehalt mit in Lösung gehen und den Lack trüben würde. Zur Herstellung der Spirituslacke wird jetzt zumeist das Deplacierungsverfahren an gewendet. Dieses Verfahren beruht darauf, daß die zu lösenden Harze in einem Siebe in die obere Spiritusschicht gehängt und sich dann überlassen werden. Diejenigen Teile des Spiritus, die Harz gelöst haben, sinken dann zu Boden und der übrige Spiritus setzt die Lösung alsdann fort. Auf diese Weise werden die Harze unaufhaltsam und in verhältnismäßig kurzer Zeit gelöst, ohne daß ein Umschütteln oder Anwendung von Wärme erforderlich ist. Der für die Lackfabrikation verwendete Spiritus ist mit Terpentinöl vergällt, zur Herstellung von Polituren auch mit Methylalkohol. Unter Polituren versteht man dünne Harzlösungen, besonders von Schällack, die auf die zu polierende Fläche auf getragen und bis zum völligen Trocknen verrieben werden. Als erweichender Zusatz für Spirituslacke werden ebenfalls Elemi, Gallipot und Terpentin verwendet. Von letzterem darf aber nur der französische Terpentin an gewendet werden, da der gewöhnliche Terpentin wasserhaltig ist und den Lack trüben würde. Dasselbe gilt auch für die Anwendung von Terpentin als erweichender Zusatz von Terpentinöllacken. Zum Färben der

Spirituslacke werden meist Anilinfarben verwendet, aber auch pflanzliche Farbstoffe wie z. B. Drachenblut und Gummigutti.

Unter Mattlacken versteht man solche, denen durch gewisse 528.
Zusätze die Fähigkeit genommen worden ist, nach dem Erhärten zu glänzen. Als hierfür geeigneter Zusatz wird besonders Wachs verwendet; bei Spirituslacken auch Salmiakgeist, Äther und Kampfer.

Unter wässerigen Lacken oder Appreturen versteht man zu- 535.
meist Lösungen von Schällack in Boraxlösung, bei deren Herstellung das im Schällack enthaltene Wachs sich als Schaum ab scheidet. Sie sind zwar sehr bequem in ihrer Anwendung, aber von geringer Haltbarkeit.

Unter Kautschuklacken versteht man Lösungen von Kaut- 532.
schuk in Benzin, leichtem Kampferöl, Terpentinöl oder auch in Leinöl. Sie werden besonders zum Lackieren von Leder (Glanzleder) verwendet.
Esterlacke sind solche Lacke, bei deren Herstellung nicht die Harze 534.
an sich, sondern die sogenannten Harzsäureester verwendet werden; es sind die Verbindungen von Harzsäuren mit Alkoholradikalien. Diese Lacke sind in Alkohol unlöslich, dagegen leicht löslich in Terpentinöl, Leinöl und Benzin. Da sie völlig neutral reagieren, eignen sie sich besonders für Zusätze von Farben, auch Metalloxyden. Unter dem Mamen Zapon- oder Zelluloidlacke werden eine Art haltbarer Lacke in den Handel gebracht, die Lösungen von Zelluloid in Amylacetat und Aceton dar stellen. Zum Auftragen der Broncen verwendet man entweder das Anlegeöl, eine dem Standöl 533.
ähnliche Zubereitung, mit dem die zu broncierenden Gegenstände dann überstrichen werden, worauf man die trockene Bronce mittels Wattebausch aufträgt, oder Broncetinktur, die eine Lösung von Dammarharz in französischem Terpentinöl oder auch in Benzin darstellt. Bei beiden Präparaten ist aber darauf zu achten, daß sie völlig säurefrei sind, da sonst die Bronceanstriche sehr schnell mißfarbig werden.

26. Tinten.

Zu denjenigen Präparaten, bei deren Herstellung trotz des ge- 658.
ringen Wertes eine große Sorgfalt zu beobachten ist, gehören die Tinten. Wir können sie als flüssige Farben betrachten, die nach dem Niederschreiben sehr schnell durch Verdunsten des wässerigen Lösungsmittels ein trocknen. Die früher fast allein gebrauchte Tinte war die Gallustinte, die man durch Abkochen von gestoßenen Galläpfeln unter Zusatz von Eisenvitriol und Gummi arabicum her stellte. Sie zeichnet sich nicht nur durch tiefe Schwärze, sondern auch durch große Haltbarkeit aus. Leider ist sie für Stahlfedern nicht verwendbar, da sie dieselben stark angreift und umgekehrt sich dabei schnell

zersetzt, dagegen war sie sehr geeignet für Gänsefedern, und durch die sich immer mehr verbreitende Anwendung von Goldfedern, die ebenfalls nicht angegriffen werden, dürfte diese Tinte wiederum mehr in Aufnahme kommen. Besonders für die Niederschreibung wichtiger Dokumente und Urkunden ist die Gallustinte wegen ihrer großen Haltbarkeit sehr geeignet.

Seit der Einführung der Stahlfedern ist die Anwendung von Blauholztinten allgemein geworden, die durch eine Abkochung von Blauholzextrakt unter Zusatz von Eisenvitriol und chromsaurem Kalium erzeugt werden. Durch einen Zusatz von Gummi arabicum oder Dextrin werden sie je nach Bedarf dünner oder dickflüssiger her gestellt, wobei die sogenannten Kopiertinten einen höheren Gehalt an Klebestoffen aufweisen. Von farbigen Tinten sind besonders die blauen Tinten zu erwähnen, die man durch Auflösung von Berliner Blau in einer Oxalsäurelösung, und die roten Tinten, die man durch Auflösung von Carmin in Salmiakgeist her stellt. Seit der Einführung der Anilinfarben, die eine sehr schnelle und bequeme Herstellung von Tinten in den verschiedensten Farben möglich machen, ist man jedoch von diesen Tinten mehr und mehr ab gekommen. Die Hektographentinte stellt eine etwas starke Lösung von Anilinfarben, besonders Methylviolett in Wasser dar, dem etwas Glycerin
627. zugesetzt ist. Hektographen sind Apparate, die zur Vervielfältigung von Schriftstücken dienen; sie bestehen aus einem flachen Blechkasten, in dem sich die Hektographenmasse befindet, die aus gequelltem und gekochtem Leim oder Gelatine unter Zusatz von Glycerin her gestellt wird. Wäschezeichentinte besteht aus einer mit Ruß versetzten Höllensteinlösung; vor ihrer Anwendung ist der betreffende Stoff mit Boraxlösung zu befeuchten und aus zu plätten, damit die Schriftzüge nicht verlaufen. Als Geheimtinten oder sogenannte sympathetische Tinten werden Lösungen von Nickel oder Kobaltsalzen verwendet, die unsichtbare Schriftzeichen liefern, die erst beim Erwärmen farbig hervor treten.

27. Wäscheartikel, Fleckenreinigungs- und Bleichmittel.

Bei der Wäschereinigung kommt es zumeist darauf an, die in der schmutzigen Wäsche enthaltenen Fettstoffe zu beseitigen. Zu diesem Zwecke werden bekanntlich Seifen und alkalische Stoffe verwendet, wobei die letzteren die Fette neutralisieren, und die Seife durch die Schaumbildung die gelösten Verunreinigungen gewissermaßen hinweg trägt. Ein Überschuß von Alkali in den betreffenden Waschseifen wird daher nur vorteilhaft wirken. Das mildeste Alkali, der Salmiak-

geist, wird daher auch vielfach zur Wäschereinigung verwendet, und die Salmiak-Schmierseifen haben mehr und mehr Aufnahme gefunden. Wenn nun auch durch dieses Verfahren die verschiedenen Fettstoffe beseitigt werden, so finden sich doch häufig in der Wäsche Flecke, zu deren Beseitigung die Seife allein nicht aus reicht, so daß man zur Anwendung besonderer Hülfsmittel gezwungen ist. In sehr vielen Fällen werden bleichende Mittel aus reichen, wozu besonders Chlor- 663.
kalk und Eau de Javelle, neuerdings auch Wasserstoffsuperoxyd und gewisse Salze, die leicht Sauerstoff ab geben, wie die Perborate, benutzt werden. Bei der Anwendung von chlorhaltigen Mitteln ist aber unbedingt darauf zu achten, daß die betreffenden Stellen und Wäschestücke sorgfältig mit reichlichem Wasser nach gewaschen werden, dem man Antichlor zu gesetzt hat, um die zerstörende Wir- 662.
kung des Chlors auf zu heben. Zur Entfernung von Höllenstein- 620.
flecken verwendet man Jodkaliumlösung, von Kaliumpermanganatflecken verdünnte Säuren, von Jodflecken Salmiakgeist. In allen diesen Fällen ist natürlich sorgfältig nach zu waschen. Rost-, Rotwein- und Tintenflecke beseitigt man durch Behandlung mit Oxalsäure, Kleesalz oder, weil diese sehr giftig sind, mit einem Gemische von Weinsäure und Alaun. Die bei weitem am häufigsten vorkommenden Flecken sind die von Fett und Ölfarbe. Zu deren Beseitigung benützt man Benzin, das mit Magnesiumkarbonat zu einem Brei verrührt worden ist, den man auf die betroffenden Stellen auf trägt und nach dem Trocknen ab bürstet. Flecken von Ölfarbe und Teer werden, besonders wenn sie schon etwas älter sind, zunächst mit Fett oder Butter erweicht und dann wie Fettflecke behandelt. Auch Terpentinöl, Salmiakgeist, Äther und andere Stoffe werden vielfach zur Entfernung solcher Flecke an gewendet, und es lassen sich durch geschickte Vereinigungen derartiger Mittel sogenannte Fleckwässer zusammen stellen, die in gewissem Sinne als allgemeine Reinigungsmittel für Fett- und Ölflecken gelten können. So wenig es aber eine Universalarzenei gibt, ebensowenig ist die Herstellung eines Universalfleckentilgungsmittels möglich, da die Natur der verschiedenen Flecke eine durchaus verschiedene Behandlung erfordert, eine Binsenwahrheit, von der das Publikum vielfach leider noch nicht durchdrungen ist.

In der Drogenkunde werden wir noch Stoffe kennen lernen, die sich zur Reinigung von Wollstoffen ganz besonders eignen, weil sie dieselben nicht angreifen, wie Quillajarinde und Seifenwurzel, und wir wollen uns hierbei merken, daß tierische Wolle überhaupt gegen Alkali sehr empfindlich ist, daß Wolle sich in kochender Kalilauge klar löst, weshalb man beim Waschen wollener Stoffe überhaupt die Anwendung von Alkali sorgfältig vermeiden muß, also auch von alkalischen Seifen. Dagegen ist Wolle verhältnismäßig unempfindlich gegen Säuren. Baumwolle und auch Leinwand verhalten sich genau umgekehrt; sie sind unempfindlich gegen Alkalien, aber sehr

empfindlich gegen Säuren. Daher erklärt es sich auch, daß Handwerker, die viel mit alkalischen Stoffen wie z. B. Kalk arbeiten, also Maurer, Stuckateure und Anstreicher, während der Arbeit Anzüge aus Leinwand tragen, da dieselben von Kalk nicht an gegriffen werden. Aus dem Gesagten ergibt sich auch, was man an zu wenden hat, wenn Kleidungsstücke versehentlich mit Säuren oder Laugen bespritzt
616. worden sind: Säureflecken werden mit einer schwachen Base, nämlich Salmiakgeist, Flecken von Lauge oder Kalk dagegen mit einer schwachen Säure, nämlich Essig behandelt.

Da es bei der Wäschereinigung auf eine möglichst vollständige Lösung der Verunreinigungen ankommt, so ist dafür selbstverständlich am geeignetsten ein Wasser, das seinerseits überhaupt nichts gelöst in sich enthält, wie das Regenwasser; während umgekehrt ein sehr salzreiches Wasser, wie z. B. die Gebirgsquellwässer, sehr ungeeignet sind, da nicht nur ihre Lösungskraft schwächer ist, sondern die darin enthaltenen Salze auch zersetzend auf die angewendete Seife wirken, was man beim Händewaschen in Quellwasser jederzeit beobachten kann.

28. Schutzmittel für Holz, Leder und Metall.

Diese Artikel gehören mit zu den lohnendsten und gangbarsten einer modernen Drogenhandlung; ihre Selbstherstellung ist daher dringend zu empfehlen.

628. Um geringwertigeren Hölzern ein besseres Aussehen zu geben, werden sie mit Holzbeizen behandelt. Man verwendet dazu Auszüge von pflanzlichen Farbstoffen in geeigneten Mischungsverhältnissen, Anilinlösungen oder auch erdige Farbstoffe. Die bekanntesten sind die Nußbaum-, Eichenholz-, Mahagoni- und Ebenholzbeize. Häufig wird das gebeizte Holz noch lackiert. Metallbeizen sind Lösungen verschiedener chemischer Stoffe wie z. B. Liqu. Stibii chlorati, die auf Metallen, besonders Eisen einen künstlichen Rost zum Schutze gegen das Rosten erzeugen.

656. Zur Erhaltung des Fußbodens, vor allem des Parketts, dienen die verschiedenen Bohnermittel. Echtes Bohnerwachs gewinnt man durch Verseifung von Bienenwachs mit Pottaschelösung, während die verschiedenen Bohnermassen aus Mischungen von Ceresin und anderen Wachsarten mit Terpentinöl und Benzin bestehen. Zur Herstellung von echtem Bohnerwachs sind Ceresin und Mineralfette überhaupt nicht verwendbar, da sie sich nicht verseifen lassen. Unter Fußbodenwichse oder Saalglätte versteht man dünne Lösungen von Ceresin oder Paraffin in Terpentinöl oder Abkochungen von Wachs, Soda und Kernseife mit Wasser. All diese Mittel werden

mittels Lappen oder Bürsten auf den Parkettfußboden auf getragen; man bürstet dann nach, um eine glatte, glänzende Fläche zu erzielen. Saalglätte zum Glattmachen von Tanzsälen besteht aus Talkum und Paraffin, mitunter auch mit Ocker gefärbt. Neuerdings finden
auch die Fußbodenöle vielfache Verwendung, von denen man staub- 657.
bindende und trocknende unterscheidet. Erstere bestehen aus Ol. Rapae oder Ol. Lini, auch Mischungen beider, häufig aus Vaselinölen oder anderen Rückständen der Petroleumdestillation. Von den trocknenden Fußbodenölen kommt besonders das chinesische Holzöl oder Wood-oil in Betracht. Es wird aus den Samen von Aleuritis cordata gewonnen, einem in China heimischen Baume, und trocknet sehr schnell, einen harten Überzug bildend.

Zur Erhaltung des Leders dienen solche Stoffe, die durch 637.
ihren Fettgehalt dem Leder die Geschmeidigkeit erhalten oder wieder geben sollen. Es dienen hierzu Ricinusöl, Vaseline, Fischtran usw. sowie die verschiedenen Lederfette, die durch Zusammenschmelzen von Wachs und Wachsarten mit Ölseife und Fischtran gewonnen werden. Zur Herstellung von Stiefelwichse dienen Frankfurter- oder Elfenbeinschwarz, Dextrin, Melasse, Holzessig, Wasser und Baumöl, die gut verrührt und mit Schwefelsäure versetzt werden. Die Stiefelwichsen sind vielfach durch die Schuhkreme verdrängt worden, die aus Karnaubawachs, Bienenwachs und anderen Wachsarten entweder durch Verseifung oder durch Lösung in Terpentinöl gewonnen werden.

Zum Schutze des Eisens in Maschinen dienen die verschiedenen 638.
Maschinenöle, die Vaselinöle von verschiedenem Stoffgewichte sind. Ihr Wert und ihre Ausgiebigkeit steigen mit dem Stoffgewichte und dem Reibungsvermögen sowie ihrer Schmierfähigkeit oder Viscosität. Die schwersten gehen schließlich in die Maschinenfette über. Als Nähmaschinenöl dient Paraff. liquid. Wagenfett oder Wagenschmiere wird durch Verseifung von Harzöl oder billigen Fetten mit Kalkmilch unter Zusatz von Vaseline her gestellt. Ein sehr gutes Wagenfett liefert mit Kalkmilch verseifter Fischtran. Der häufig vorkommende Zusatz von Harz ist zu verwerfen, da durch ihn ein Heißlaufen der Achsen herbei geführt wird.

29. Ungeziefermittel.

Wenngleich nach der Giftverordnung unter Ungeziefermitteln solche gegen schädliche Tiere schlichtweg zu verstehen sind, so werden im gewöhnlichen Sprachgebrauche unter Ungeziefer nur Insekten, Parasiten und niederere Organismen verstanden, die für Menschen Tiere und Pflanzen lästig, häufig auch sehr schädlich werden.

Bis zu einem gewissen Grade ein Universalmittel gegen Ungeziefer ist das Insektenpulver, das aus den feinst gemahlenen Blüten verschiedener Pyrethrum- und Chrysanthemumarten besteht. Es bildet auch einen häufigen Bestandteil vieler Pulvermischungen gegen Ungeziefer und ist darin zumeist der wirksamste Bestandteil. Doch wollen wir lieber die einzelnen Ungezieferarten und die dagegen verwendeten Mittel besprechen.

Gegen Wanzen bildet Insektenpulver immer noch das beliebteste Mittel. Häufig wird es auch mit Pulv. cort. Quillajae, Piper. nigr. pulv. u. a. m. vermischt, doch sind derartige Zusätze durchgehends weniger wirksam. Mischungen mit Schweinfurter Grün oder anderen Arsenpräparaten unterliegen den Bestimmungen der Giftverordnung. Tapezierer verwenden mit Vorliebe eine Abkochung von Koloquinthen, die dem Kleister zu gesetzt wird, um die Zimmerwände bis zu einem gewissen Grade dauernd vor Ansiedelungen der Wanzen zu schützen. Sehr gut wirkt auch das Petroleum, das in Spalten und Dielenritzen tief eindringt und so auch die Brut vernichtet.

Zur Vertilgung der Grillen und Schaben (Schwaben) bewährt sich außer Insektenpulver besonders Borax mit Mehl vermischt, dem jedoch kein Zucker bei zu mischen ist.

Fliegen werden außer durch verstäubtes Insektenpulver (Insektenpulverspritzen) durch Fliegenleim (Fliegenruten, Fliegenband) und Fliegenpapier bekämpft. Man hat von letzterem giftfreies und arsenhaltiges; das erstere enthält hauptsächlich eine Quassiaabkochung nebst verschiedenen Zusätzen, das letztere außerdem arsenige Säure und unterliegt besonders eingehenden Vorschriften der Giftverordnung.

Gegen Motten bildet Naphthalin das bei weitem beliebteste Vertilgungsmittel. Wir wollen uns merken, daß von Motten nur tierische Stoffe (Pelze, Wolle, Seide) befallen werden, niemals aber pflanzliche (Baumwolle, Leinwand). Ein Einwickeln von Pelz- und Wollstoffen in Leinwand gewährt daher an sich schon einen gewissen Schutz gegen Motten. Sonst bildet Insektenpulver, nicht zu sparsam verwendet, ein sehr gutes Schutzmittel. Außerdem werden verwendet: Kampfer, Terpentinöl, gemahlener Pfeffer und, wenn man angenehmer riechende Stoffe verwenden will, Herb. Thymi, Serpylli, Fol. Rosmarini, Flor. Lavandulae, Lign. Sassafras, sowie die daraus gewonnenen ätherischen Öle.

Mücken werden durch verschiedene Räuchermittel ab zu halten versucht, doch ist der Erfolg meist nur mäßig. Gegen Mückenstiche, ebenso gegen Bienenstiche wie Stiche von Insekten überhaupt hilft Salmiakgeist und Tanninlösung, noch besser jedoch essigsaure Tonerdelösung. Zur Vertilgung der Brut hat man neuerdings besonders Petroleum und Kresollösungen an gewendet, die auf Tümpel usw. gegossen werden, in denen sich die Mückenbrut befindet; ebenso hat das Ausräuchern von Kellerräumen, die ebenfalls als Lagerplatz für die Mückenbrut bevorzugt sind, günstige Erfolge gehabt.

Gegen Läuse in ihren verschiedenen Arten hat sich Quecksilbersalbe bis zu 10% Quecksilber noch als das wirksamste Mittel bewiesen. Ameisen werden am besten durch starken Salmiakgeist, Petroleum oder auch Schwefelkohlenstoff vernichtet, die auch die Brut vertilgen.

Zahlreich sind die Mittel gegen Mäuse, besonders die Feldmäuse. Zur Vertilgung der Hausmäuse sind besonders geeignet: eine Pasta aus geriebener Meerzwiebel mit Mehl oder auch Zucker auf Brotstücke gestrichen, Barytpillen aus Baryumkarbonat und Mehl, eine Pulvermischung von gebr. Gips, Mehl und Zucker, Arsenik, Phosphorpillen, Phosphorlatwerge u. a. m. Phosphorlatwerge wird 630.
dargestellt, indem man gelben Phosphor unter Wasser schmelzt und mit Mehl zu einer weichen Masse verreibt. Durch einen höheren Mehlzusatz wird dann eine Pillenmasse gewonnen, die in Pillenmaschinen zu Phosphorpillen verarbeitet werden kann. Gegen Feldmäuse ist vergifteter Weizen am beliebtesten, der jedoch nach der Giftverordnung nur bis 0,5 Procent Strychnin. nitric. enthalten darf und rot gefärbt sein muß. Neuerdings werden zur Vertilgung der Mäuse und 704.
Ratten besondere Bakterienkulturen, die typhusartige Erkrankungen hervor rufen, mit großem Erfolge an gewendet. Für Feldmäuse werden der Löfflersche Mäusetyphusbacillus, für Ratten, Wühlmäuse und Hausmäuse die Ratinkulturen verwendet. Bei deren Anwendung sind jedoch die entsprechenden Vorschriften genau zu beachten.

30. Pflanzenschädlinge.

Im Anschlusse an die verschiedenen Ungeziefermittel wollen wir unsere Aufmerksamkeit all den Mitteln zu wenden, die zur Bekämpfung der pflanzlichen Krankheiten dienen. Wie wir später gelegentlich der Besprechung der Kaiserl. Ver. sehen werden, sind Mittel gegen pflanzliche Krankheiten keine Heilmittel im gesetzestechnischen Sinne, also ohne Einschränkung dem freien Verkehre überlassen.

Die pflanzlichen Krankheiten sind fast durchweg para- 695.
sitären Wesens und ähnlich wie bei Menschen und Tieren durch ungünstige Lebens- und Daseinsbedingungen, mangelhafte oder unrichtige Ernährung, ungünstige Standorte, klimatische Einflüsse bedingt; so sind Mangel an Licht, Überfluß oder Mangel an Wasser, ungenügend durchlüfteter und gelockerter Boden, Mangel an mineralischen Nährstoffen die Ursachen für die Empfänglichkeit der Pflanzen für Pilzkrankheiten. Ganz besonders ungünstig wirkt eine Über-

ernährung der Pflanzen mit stickstoffhaltigen Düngemitteln, wodurch zu zartwandige Zellgewebe entstehen, die einer Infektion nur geringen Widerstand entgegen setzen können.

696. Um die Widerstandsfähigkeit der Pflanzen gegen parasitäre Krankheiten zu erhöhen, ist es vor allem notwendig, so weit es in unserem Vermögen steht, den Pflanzen naturgemäße Lebensbedingungen zu schaffen. Dazu würde gehören, daß ihnen genügend Licht geschafft wird, was durch entsprechend weites Einpflanzen geschieht, daß man bei Topfpflanzen das Wasser nicht zu lange im Untersatze stehen läßt, daß man in der Landwirtschaft zu hohes Grundwasser durch geeignete Drainageanlagen weg besorgt und vor allem die für die einzelnen Pflanzenarten notwendigen künstlichen Dungstoffe dem Boden zu führt. Aus den bereits oben erwähnten Gründen ist dabei jedoch sorgsam ein Übermaß von Stickstoff zu vermeiden.

697. Bei den Kulturpflanzen erkennt man die Pilzkrankheiten häufig schon ohne Mikroskop an den weißen oder farbigen, oft rötlichen Flecken, Beschlägen, Pusteln und Streifen auf den Blättern, jungen Stengeln und Früchten. Zur genauen Feststellung einer Pilzkrankheit muß man sich jedoch an eine landwirtschaftliche Versuchsstation oder ein ähnliches Institut wenden, da hierzu ganz besondere Kenntnisse der Pflanzenpathologie gehören. Tierische Schädlinge verraten sich meist durch Fraßstellen an einzelnen Pflanzenteilen oder durch die Gegenwart von Eiern, Larven, Gespinsten, Puppen usw.

Wir wollen nunmehr an eine Besprechung der einzelnen Pflanzenkrankheiten und ihre Behandlungsmethoden herantreten.

698. Die echten Meltaupilze [1]) (Erysiphearten), deren Namen von den grauweißen Mycelfäden herrührt, die besonders die Blätter bedecken, unterscheiden sich von den falschen (Peronosporaarten) dadurch, daß ihr Pilzgewebe (Mycelium) oberflächlich wuchert, während die falschen Meltaupilze fadenförmig das Blattinnere durchziehen. Man findet die Meltauarten besonders auf Wein, Kartoffeln, Rosen, Kohl, Erbsen und anderen Gemüsepflanzen. Zur Bekämpfung des echten Meltaues dient an trockenen, sonnigen Tagen das Bestäuben mit Schwefelblumen, an kühlen, feuchten Tagen das Besprengen mit einer Lösung von 250 g Kal. sulfurat. und 750 g Sapo virid. in 100 Liter Wasser. Gegen den falschen Meltau wendet man das Bespritzen mit Bordelaiser Brühe an. Dieselbe stellt eine Mischung von einer Lösung von Kupfervitriol (2 : 48 Wasser) und Kalkmilch (2 : 50 Wasser) dar.

699. Der amerikanische Stachelbeermeltau ist erheblich gefährlicher als der deutsche. Während der letztere in der Regel nur die Stengel und Blätter als weißer oder grauer Beschlag befällt, ge-

[1]) Meltau hat mit Mehl nichts zu tun, da es sprachlich mit Milbe zusammen hängt; im schlesischen heißt es auch Miltau.

schieht das bei dem amerikanischen auch bei den Früchten und der Beschlag wird schließlich braun und zähe. Zur Bekämpfung desselben dienen genügende Kalkzufuhr zum Boden und Bespritzen der Sträucher mit Schwefelleber (300—400 g auf 100 Liter Wasser), was noch vor dem Ausbruch des Laubes etwa alle 14 Tage zu geschehen hat.

Die Erkennung der sogen. Brandkrankheiten auf dem Ge- 700.
treide u. a. Pflanzen ist sehr schwierig und wird am besten den berufenen landwirtschaftlichen Versuchsstationen überlassen. Die wirksamste Bekämpfung derselben besteht erfahrungsgemäß in dem Beizen des Saatgetreides mit einer Lösung von $^1/_2$ kg Kupfervitriol in 100 Liter Wasser. Das Saatgetreide wird 8—10 Stunden darin belassen und dann mit Kalkmilch (1 T. Kalk auf 100 T. Wasser) begossen und durch gearbeitet. Auch die Formaldehydbeize hat sich bewährt. 250 g Formalin (40%) werden mit 100 Liter Wasser vermischt, das Getreide 15—30 Minuten darin belassen, öfters umgerührt und bald aus gesät. Ebenso wird auch das Getreide etwa 10 Minuten in heißes Wasser von 52—56° C gebracht und dadurch gegen den Brand geschützt.

Der sogen. Schorf der Obstbäume wird durch die Pilzgattung 701.
Fusicladium (pirinum und dendriticum) hervor gerufen. Es bilden sich auf den Blättern schwärzlich umsäumte Flecke, ebenso auf den Früchten, wo sie sich verkorken und bisweilen strahlig auf platzen. Gegenmittel: Bordelaiser Brühe von 1—2% oder Schwefelleber (1 bis $1^1/_4$ kg auf 100 Liter Wasser).

An Äpfelbäumen, seltener Birn- und Kirschbäumen kommen 702.
öfter sogen. Krebsgeschwülste vor, die jedoch nicht auf die Einwirkung von Bakterien, sondern zumeist mechanische oder durch Frost hervorgerufene Verletzungen zurück zu führen sind. Man schneidet die wunden Stellen bis in das gesunde Holz aus und bringt dann heißen Steinkohlenteer darauf. Auch die Behandlung mit Obstbaum-Karbolineum (aber nach genauer Vorschrift) ist zu empfehlen, ferner Düngung mit Kalk und Thomasmehl.

Zu den gefährlichsten Feinden der Apfelbäume (seltener Birn- 703.
bäume) gehört die Blutlaus. Sie saugt sich an den zarteren Stengeln und Trieben sowie den Wurzeln an und bringt durch ihre ungeheure Vermehrung oft den ganzen Baum zum Absterben. Man erkennt die befallenen Stellen leicht an den weißen, gespinstartigen Stellen der Bäume. Zur Bekämpfung der Blutlaus dienen: Mischungen von 1 T. Fett, 1 T. Tran und 3 T. Spiritus mit etwas Kochsalz, Lösungen von 3 kg Tabakextrakt, 6 kg Schmierseife, 5 Liter vergällt. Spiritus in 150 Liter Wasser, Beschütten des freigelegten Wurzelhalses mit Tabakstaub und Aufschütten von Erde, Bepinselung der Blutlausherde mit Leinöl oder verdünntem Lysol.

Zum Festhalten zahlreicher Insektenlarven, Insekten 705.
und Raupen benutzt man Klebgürtel aus Brumata- oder Raupenleim. Derselbe wird hergestellt durch Zusammenschmelzen von

1 T. Colofonium, 1 T. dickem Terpentin, 1 T. Schweinefett und 5 T. Rüböl oder 36 T. Colofonium, 20 T. Burgunder Pech, 36 T. Rüböl, 5 T. Holzteer und 3 T. gew. Terpentin. Um den geglätteten Baum wird ein etwa 20 cm breiter Streifen von starkem Papier gebunden und mit dem Leime bestrichen.

705. Insektenfanggürtel bestehen aus Wellpappe, in deren Rillen sich die Insekten ansammeln. Sie werden mitunter auch zur Vertilgung von Flöhen und Wanzen benutzt.

706. Die Erdflöhe, kleine Käfer, fressen besonders die jungen Pflanzen von Kohl, Rüben, Senf, Raps usw. und werden am besten bekämpft: mittels geteerter Brettchen, mit denen man die Pflanzen durchstreift oder sie auch auslegt; durch Bestreuen mit zerfallenem Ätzkalk, was beides tunlichst frühmorgens zu geschehen hat; durch Bestreuen mit Schwefelblumen oder einer Mischung von Ätzkalk und Tabakstaub; durch Besprengen mit Tabakaufguß (1 : 90 T. Wasser) oder Wermuthwasser oder Petroleumseifenbrühe (100 Liter Wasser, $3^1/_2$ kg Petroleum und $^1/_4$ kg Schmierseife).

706. Der gefährlichste Feind der Weinberge ist die Reblaus (Phylloxera vastatrix); zu deren Vertilgung sich Schwefelkohlenstoff noch immer als das geeignetste Mittel gezeigt hat, wenngleich ein unbedingt zuverlässiges und die Weinpflanze nicht zugleich schädigendes Mittel leider bisher noch nicht gefunden worden ist. Auf einen Morgen Land rechnet man etwa 75 kg Schwefelkohlenstoff. Erkrankte Pflanzen müssen vernichtet werden.

707. Die überaus häufig vorkommenden Blattläuse und Schildläuse bekämpft man mit folgenden Mitteln: Tabakseifenbrühe, Quassiaseifenbrühe, Petroleumseifenbrühe, Lysollösung und Kalkschwefelblütenmilch.

708. Um die lästigen Unkräuter Hederich und Ackersenf zu vertilgen, bildet eine $20^0/_0$ige Eisenvitriollösung das geeignetste Mittel, die man auf die Getreidefelder gießt und zwar in staubfeiner Verteilung, am besten in der Mittagssonne.

709. Ein planmäßiger Vogelschutz bietet noch eines der sichersten Mittel gegen das zu starke Überhandnehmen schädlicher Insekten. Durch das Anbringen von Nistkästen und regelmäßige Fütterung im Winter kann viel zur Erhaltung der Vögel getan werden, ebenso durch die Anlage dichter Vogelschutzgehölze.

31. Feuergefährliche und Explosivstoffe.

572. Unter Explosivstoffen und explosiven Gemischen versteht man Stoffe oder Gemische von festen, flüssigen oder gasförmigen Stoffen, die die Eigentümlichkeit besitzen, daß sie bei einer Entzün-

dung nicht allmählich, sondern *in ihrem vollen Umfange plötzlich* verbrennen; die dadurch entstehenden Verbrennungsgase bzw.
gasförmigen Umsetzungsstoffe nehmen dann einen unendlich viel
größeren Raum ein als der Explosivstoff selbst und üben daher auf
ihre unmittelbare Umgebung einen so starken Druck aus, daß eine
zerstörende Wirkung die Folge ist. Explosiv sind Gemische aller 286.
brennbaren Gase mit Sauerstoff oder Luft; zu den brennbaren Gasen
gehören Wasserstoff, Schwefelwasserstoff, Leuchtgas, Acetylengas und
die Dämpfe von Äther, Benzin, Benzol, Alkohol, Schwefelkohlenstoff
und anderen leicht entzündlichen Flüssigkeiten.

Räume, in denen feuergefährliche Flüssigkeiten lagern, dürfen nur 573.
mit der *Davyschen Sicherheitslampe* betreten werden. Dieselbe
besteht aus einem metallenen runden Behälter, der den Leuchtstoff
(Petroleum oder Öl) enthält, einen darauf dicht auf sitzenden, sehr
starken Glascylinder und einen auf diesem befindlichen Drahtcylinder.
Die Wirkung beruht darauf, daß ein durch die Maschen des Drahtcylinders tretendes explosives Gasgemisch sich zwar an der im Inneren
brennenden Flamme entzündet, die Flamme selbst aber nicht nach
außen schlagen kann, weil durch das Eisen des Drahtnetzes die sich
bildende Wärme *sofort ausgestrahlt* wird, so daß die außerhalb
befindlichen explosiven Gase nicht bis zur Entzündung erhitzt werden
können. Auf derselben Grundlage beruhen die *explosionssicheren Gefäße*, bei denen das Drahtende von der Öffnung aus nach innen
gehend an gebracht ist; im Falle eines Feuers kann zwar die darin
befindliche feuergefährliche Flüssigkeit durch die Öffnung *verbrennen*, der Inhalt selbst aber nicht innerhalb des Gefäßes zur
Explosion kommen.

Bei der Abgabe feuergefährlicher Flüssigkeiten muß die größte 605.
Vorsicht beachtet werden; auf den Abgabegefäßen der Käufer muß
die Bezeichnung „feuergefährlich" angebracht sein. Zu beachten ist,
daß Sägespähne oder Putzwolle, mit denen verschüttetes Öl oder 619.
Firnis auf genommen worden ist, bald verbrannt oder sonstwie unschädlich gemacht werden müssen, da sonst leicht eine *Selbstentzündung* eintreten kann. Dasselbe kann beim Zusammentreffen von
Terpentinöl mit Chlorkalk ein treten.

Bei der Selbstbereitung von *bengalischen Flammen* ist zu 659.
beachten, daß alle Bestandteile völlig trocken vermischt werden, daß
nur *gewaschener* Schwefel verwendet werden darf und daß das
Kaliumchlorat, wenn es mit hinein kommen soll, stets zuletzt
und nicht in einem Reibmörser zu gesetzt wird. *Magnesiumflammen* stellt man dar, indem man Schällack vorsichtig schmelzt, mit
4 Teilen Strontium- oder Baryumkarbonat vermischt, die Schmelze
aus gießt, pulvert und mit 20% Magnesiumpulver vermischt.

Für den Fall, daß in einer Drogenhandlung ein kleines Feuer 666.
aus brechen sollte, z. B. beim Herstellen von Bohnermasse oder ähn-

lichen leicht brennbaren Dingen, so ist darauf zu achten, wenn die sofortige Löschung mit nassen Tüchern, Sand oder einem Feuerlöschapparat nicht gelingen sollte, daß sofort der Haupthahn der Gasleitung geschlossen und alle in zu großer Nähe befindlichen feuergefährlichen Flüssigkeiten wie Äther, Benzin usw., aber auch Stoffe wie Calciumcarbid u. a. m. an einen sicheren Ort geschafft werden. Brennendes Benzin, Petroleum, Terpentinöl u. a. m. lassen sich nicht mit Wasser löschen, da sie auf diesem schwimmen, sondern mit nassen Tüchern, Hadern und ähnlichen Dingen. Sehr gut als Feuerlöschmittel wirkt auch Natr. bicarbon. puriss. (nicht die unreinen Sorten!), wenn es händevoll mit höchster Gewalt mitten in die Flammen geschleudert (nicht bloß gestreut!) wird.

32. Die Lichtbildnerei (Photographie).

574. Die immer weiter um sich greifende Liebhaber-Lichtbildkunst hat allmählich den Handel mit lichtbildnerischen Artikeln zu einem sehr wichtigen Teile des Drogenhandels werden lassen, so daß wir ihm eine, wenn auch nur kurze Besprechung widmen wollen. Wer sich eingehender damit beschäftigen will, sei auf die zahlreichen Werke auf diesem Gebiete verwiesen. Es lassen sich hier nur gewisse allgemeine Grundregeln wieder geben, der Schwerpunkt liegt bei der Lichtbildnerei in der praktischen Übung, verbunden mit Lust und Liebe zur Sache.

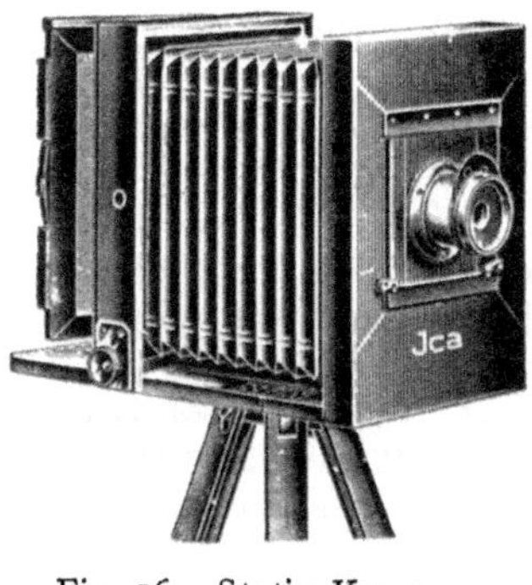

579. Fig. 16. Stativ-Kamera.

Die praktische Ausübung der Lichtbildnerei läßt sich am besten in zwei Tätigkeiten zergliedern: in die Erzeugung des Negativs und die Erzeugung des Positivs.

Zu der ersten, sehr wichtigen Hauptarbeit bedürfen wir eines Licht-bild-Apparates, einer sogen. Kamera. Man unterscheidet Atelier-, Reise-, Hand-, Klapp-, Magazin- und andere Kameras, je nach den verschiedenen Verwendungsweisen. Ein scharfer Unterschied zwischen den verschiedenen Kameraarten läßt sich nicht ziehen, im allgemeinen dient die Stativ-Kamera zur Aufnahme von Gegenständen, die sich kurze Zeit völlig bewegungslos verhalten müssen, während die Handkamera besonders für bewegte Vorgänge an gewendet wird.

Der Stativ-Apparat besteht aus der Kamera mit dem sogen. Balgen, dem Objektiv, dem Visierscheibenteil, der Kassette und dem

Stativ. Stative sind feste Gestelle, auf denen die Kameras fest geschraubt werden. Zum Zwecke der bequemen Beförderung sind sie zum Zusammenklappen oder Ineinanderschieben ein gerichtet.

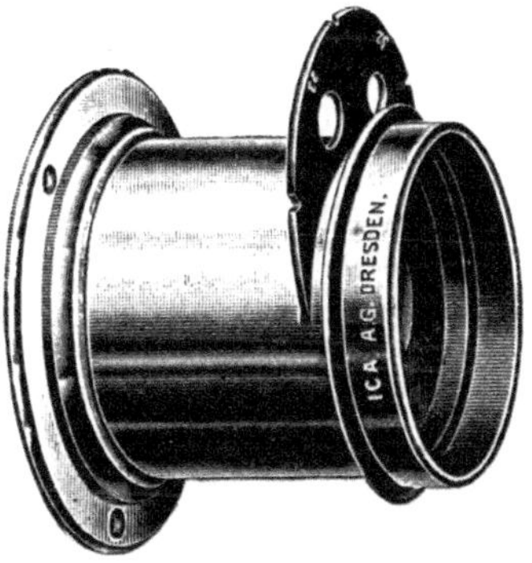

Fig. 17. Einfacher Achromat.

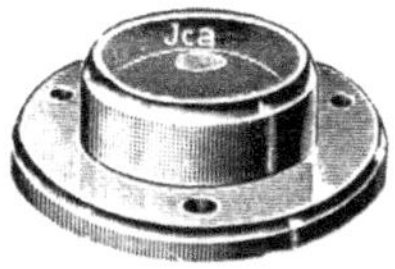

Fig. 18. Einsteller: Dosenlibelle.

Den Hauptteil des Lichtbild-Apparates bildet das an der Vorder- 576.
seite der eigentlichen Kamera angebrachte Objektiv. Es besteht aus einer Zusammenstellung von konvexen Glaslinsen. Die Er-

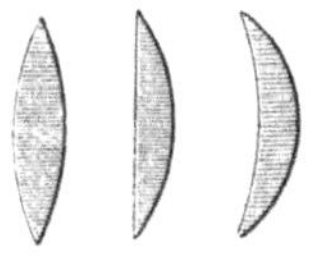

Fig. 19. Sammellinsen.
1. bikonvex
2. plankonvex
3. periskopisch-konvex

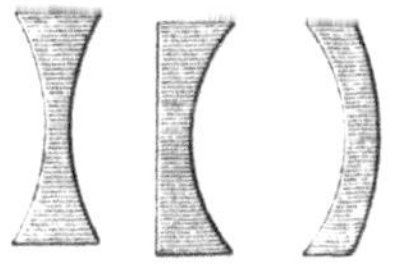

Fig. 20. Zerstreuungslinsen.
1. bikonkav
2. plankonkav
3. periskopisch-konkav.

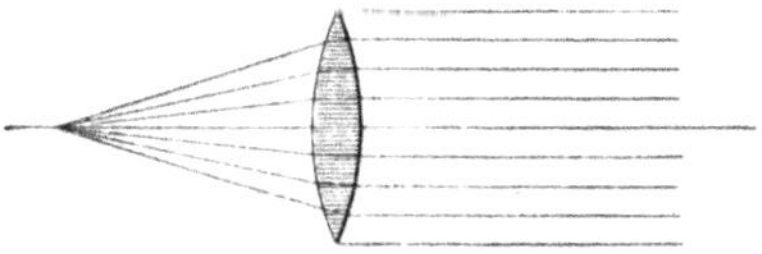

Fig. 21. Brechung der Lichtstrahlen durch eine konvexe Linse.

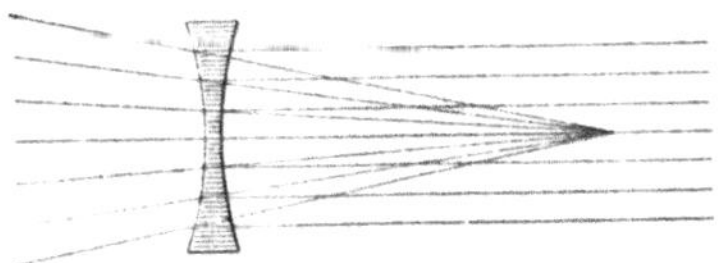

Fig. 22. Brechung der Lichtstrahlen durch eine konkave Linse.

zeugung eines Lichtbildes beruht im ganzen auf folgender physi- 574.
kalischer Erscheinung: die Lichtstrahlen, die von einem Gegenstande ausgehen, der sich vor einer Sammellinse befindet, werden auf ihrem Wege durch die Linse derart gebrochen, daß sie sich in einer bestimmten Entfernung hinter der Linse zu einem Bilde des betreffenden Gegen-

standes vereinigen. Dieses Bild ist dann ein umgekehrtes. Ob-
576. jektive kommen in großer Mannigfaltigkeit in den Handel: Portraitobjektive, die besonders lichtstark sind, Applanate, Euryskope und Anastigmate (richtig zeichnend), Weitwinkelobjektive, die für ein großes Gesichtsfeld und große Tiefe bestimmt sind, Fernobjektive und Reproduktionsobjektive.

575. Von den Linsen, die aus besonderen Glasarten in optischen Anstalten (besonders Zeiß in Jena) her gestellt werden, finden teils einfache, teils zusammengesetzte Verwendung, für bessere Apparate nur zusammengesetzte, weil einfache am Rande des Bildes häufig gekrümmte Linien wieder geben und ihre Bilder häufig auch nicht scharf begrenzt, sondern von farbigen Säumen umgeben sind. Unter der
577. Brennweite versteht man die Entfernung zwischen Objektiv und Mattscheibe bei möglichst scharfer Einstellung. Bei einem einfachen Brennglase ist das der Punkt, an dem durch die Vereinigung der Sonnenstrahlen eine Entzündung hervorgerufen wird.

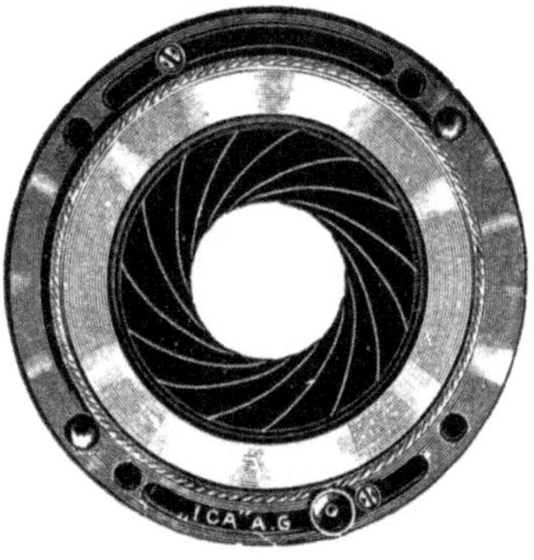

Fig. 23. Irisblende.

Um die Schärfe des Bildes zu sichern, benutzt man die sogen. Blen-
578. den. Man unterscheidet Einsteckblenden, die aus Blechscheiben mit verschieden großen Öffnungen bestehen, Revolverblenden, drehbare Scheiben mit verschieden großen Öffnungen und Irisblenden, bei denen man durch Drehung eines Hebels die Blendenöffnung beliebig vergrößern oder verkleinern kann.

580. Eine ganz besondere Art bilden die Stereoskopkameras, die durch eine Scheidewand in zwei Hälften geteilt sind und zwei Objektive von ganz genau gleicher Brennweite besitzen.

Die körperliche Wirkung der Stereoskopbilder entsteht dadurch, daß jedem Auge getrennt das Bild vorgelegt wird, das das Auge in der Wirklichkeit sehen würde, und das darum für das rechte Auge anders ist als für das linke, weil die Entfernung der Augen von einander eine Verschiedenheit des Standortes bedingt, von dem aus das Auge den Gegenstand sieht. Um dem Auge die entsprechend verschiedenen Bilder bieten zu können, muß man also den Gegenstand von zwei Standorten aus auf nehmen, die mindestens so weit von einander entfernt sind, wie ein Auge vom anderen. Bewegte Gegenstände (und solche bei Sonnenschein wegen der Veränderlichkeit des Schattens) lassen sich nicht mit zwei Aufnahmen nach einander durch einen Apparat für das Stereoskop auf nehmen; man benützt dazu die Stereoskopkamera.

Einen der wichtigsten Gegenstände des Handels mit photographischen Artikeln bilden die Trockenplatten. Es sind das 584.
Glasplatten, auf denen sich eine Gelatineschicht mit feinst verteiltem, lichtempfindlichem Bromsilber befindet, und deren Herstellung folgende ist: Gelatine wird in warmem Wasser gelöst und zuerst mit Kaliumbromid, dann mit Silbernitrat versetzt, wobei sich Silberbromid und Kaliumnitrat durch Wechselzersetzung bildet. Da Silberbromid in Wasser unlöslich ist, bleibt es in feinster Verteilung in der Gelatine, es bildet sich eine Emulsion von Bromsilbergelatine. Diese wird nach dem Abkühlen und Erstarren zerschnitten, das Kaliumnitrat mit kaltem Wasser ausgewaschen, und geschmolzen auf Glasplatten gegossen. Diese müssen mit peinlichster Sorgfalt vor Licht geschützt aufbewahrt werden.

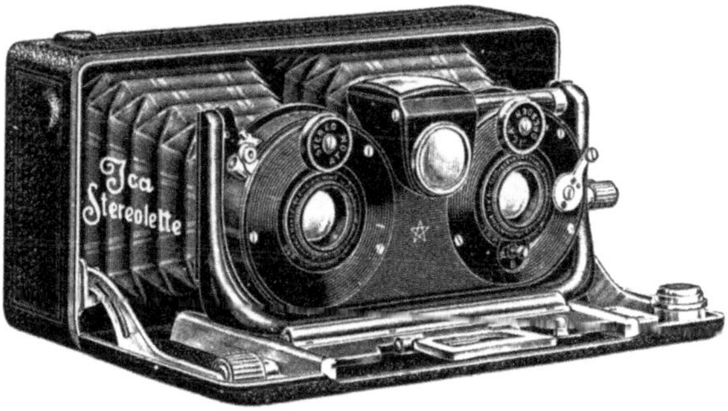

Fig. 24. Stereoskopkamera.

Von Trockenplatten unterscheidet man gewöhnliche für Zeit- 585.
und Momentaufnahmen, orthochromatische, lichthoffreie und Diapositivplatten. Orthochromatische sind farbenempfindliche Platten, die durch geeignete Zusätze von Farbstoffen nicht nur für blaues, violettes und ultraviolettes Licht, sondern auch für rotes, gelbes und grünes Licht empfindlich gemacht worden sind. Lichthoffreie Platten dienen zur Aufnahme von Gegenständen in greller Beleuchtung neben tiefen Schatten.

Zur Aufnahme und Beförderung der lichtempfindlichen Platten 581.
dienen die sogen. Kassetten, von denen man einfache, Doppel-, Wechsel-, Magazin- und Rollkassetten unterscheidet. Da die Platten gegen alles weiße Licht äußerst empfindlich sind, muß das Arbeiten mit ihnen, besonders das Einlegen in die Kassette in einem Raume erfolgen, der nur von rotem Lichte (Dunkelkammerlampe) erhellt ist. Die mit der Bromsilberemulsion überzogene Seite der Platte, die matt und nicht glänzend erscheint, muß so in die Kassette ein gelegt werden, daß sie nach dem Deckel der Kassette zu liegt.

586. Als Ersatz für die schweren Glasplatten, deren Mitnehmen besonders für die Reise sehr umständlich ist, hat man sogen. Films hergestellt. Es sind das Häute aus Zelluloïdfolie, die mit Bromsilberemulsion überzogen sind. Sie kommen teils in bestimmte Größen zerschnitten, teils in Form von Bändern in den Handel; die letzteren finden für kinematographische Aufnahmen weitest gehendVerwendung. Bei den Ferrotypplatten dient nicht Glas, sondern schwarz-

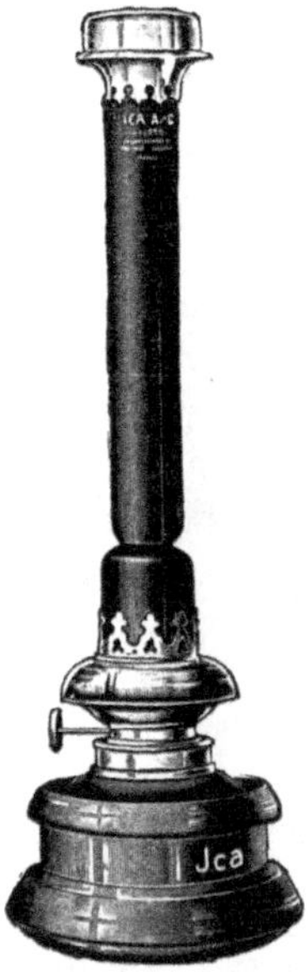

Fig. 25.

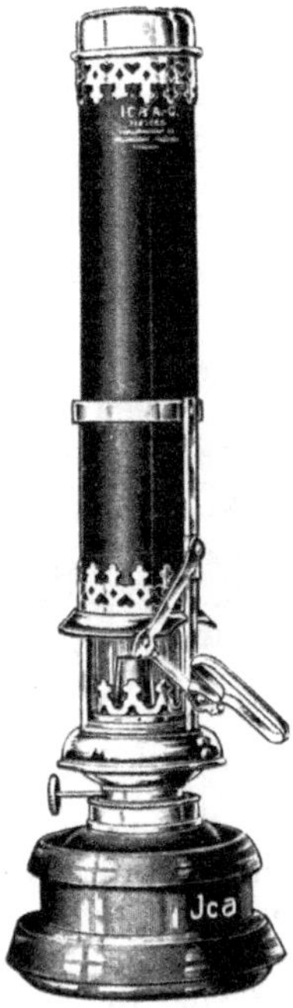

Fig. 26.

Dunkelkammerlampe
mit einfachem Cylinder. mit Doppelcylinder.

lackiertes Eisenblech als Träger der Bromsilberemulsion. Sie werden in der Schnellphotographie verwendet und liefern unmittelbar ein positives Bild.

582. Wir kommen jetzt zum heikelsten Teile der lichtbildnerischen Tätigkeit, dem Belichten der Platte. Dasselbe geschieht dadurch, daß nach dem Einsetzen der mit Platten gefüllten Kamera der Schieber auf gezogen und der Objektivverschluß geöffnet wird. Je nach der Zeitdauer, in der man die Belichtung der Platte vor sich gehen läßt, unterscheidet man Moment- (höchstens eine halbe Sekunde) und

Zeitaufnahmen. Von Momentverschlüssen unterscheidet man: 583.
Fallbrett-, rotierende, Jalousie-, Schlitz- und Sektorenverschlüsse.

Das richtige Belichten der Platte, je nach der Größe des aufzunehmenden Gegenstandes, nach der herrschenden Witterung, der Tagesstunde, der Jahreszeit usw. ist nun die Kunst, in die sich der

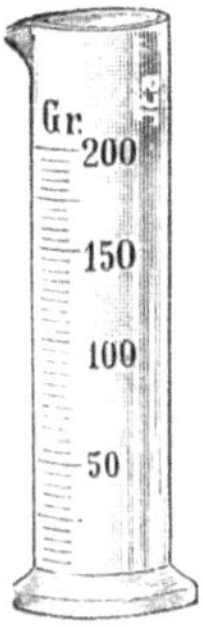

Fig. 27.
Glasmensur.

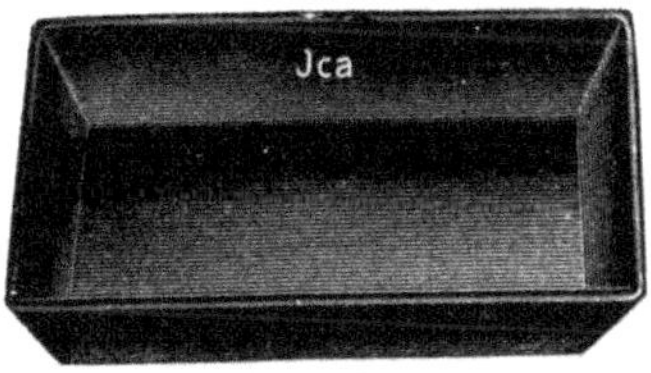

Fig. 28.
Schale aus Pappmaché.

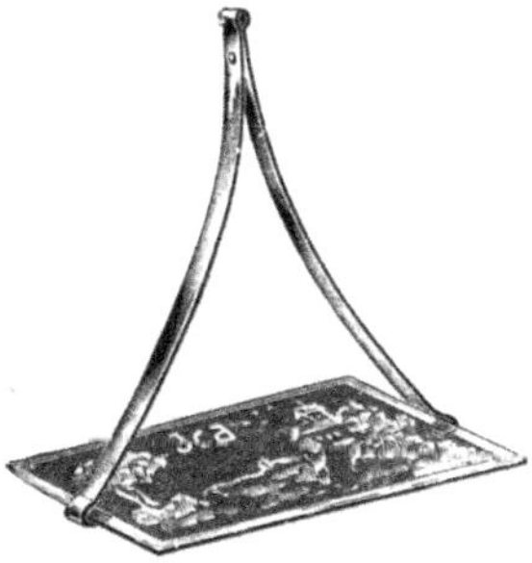

Fig. 29.
Plattenzange.

Lichtbild Liebhaber nur durch fleißige Übung hinein zu arbeiten vermag. Hier heißt es: Probieren geht über Studieren, und durch anfängliche Mißerfolge darf man sich nicht ab schrecken lassen.

Nach erfolgter Aufnahme wird die Kassette mit den belichteten 591.
Platten in die Dunkelkammer gebracht. Es ist das ein Raum, der

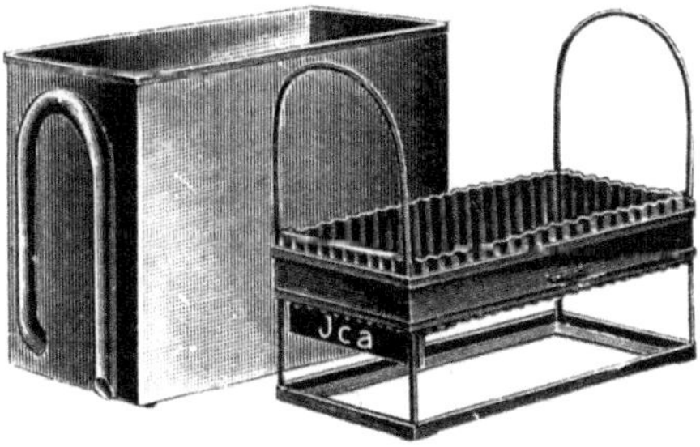

Fig. 30. Wässerungsgestell.

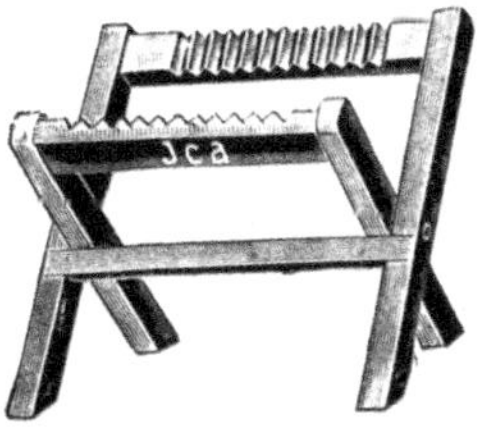

Fig. 31. Trockenständer.

mit peinlichster Sorgfalt vor dem Zutritte irgend welchen weißen Lichts geschützt sein muß und nur durch rotes Licht erleuchtet
werden darf. In diesem Raume muß sich alles für die darin vorzu- 592.
nehmenden Arbeiten notwendige Zubehör befinden wie eine Dunkelkammerlampe, Entwickelungsschalen, Meßcylinder, Tropfgläser usw. sowie eine Wässervorrichtung. Sehr wichtig sind die Dunkelkammer-

lampen, die für Petroleum-, Gas- oder elektrisches Licht eingerichtet sein können. Es empfiehlt sich, nur solche Lampen zu benützen, deren Glasscheiben oder Cylinder spektroskopisch darauf geprüft worden sind, ob sie nur rotes Licht durch lassen.

587. Die Platte selbst zeigt hier zunächst keinerlei sichtbare Veränderung. Sobald wir sie jedoch in einer Glasschale mit einem sogen. Entwickler behandeln, sehen wir allmählich eine Veränderung vor sich gehen. Durch den Einfluß der Entwicklerflüssigkeit wird das Brom der Bromsilberemulsion, das durch den Einfluß des Lichtes im Bromsilbermolekel, wie man an nimmt, nur gelockert worden ist, entzogen und das auf diese Weise reducierte, metallische Silber lagert sich an den belichteten Stellen je nach der Stärke der Belichtung, die die einzelnen Stellen getroffen hat, mit grauschwarzer Farbe ab. Das so gewonnene Bild ist ein negatives, da gerade die dunkelsten Stellen den am meisten vom Licht betroffenen entsprechen.

588. Die als Entwickler dienenden Substanzen sind fast durchgehend organische Verbindungen, die die Eigenschaft haben, in alkalischer Lösung mit großer Begier Sauerstoff auf zu nehmen; bei Gegenwart reducierender Stoffe wie z. B. Bromsilber entziehen sie dem Wasser den Wasserstoff, der sich mit dem Br des AgBr zu HBr vereinigt, während Silber ab geschieden wird. Die gebräuchlichsten Entwickler sind: Hydrochinon, Rodinal, Glycin, Metol, Amidol, Pyrogallol u. a. m. Sie sind fast alle alkalische Entwickler, d. h. ihre reducierende Wirkung tritt erst durch Zusatz von Alkali oder Alkalikarbonat genügend schnell ein. Ihre Lösungen werden durch Zusatz von Natriumsulfitlösung haltbar gemacht.

589. Es kann nun vorkommen, daß eine Platte zu lange — überbelichtet — oder zu kurze Zeit belichtet worden ist. Im ersteren Falle ist das Bild bald mit einem grauen Schleier bedeckt und meist unbrauchbar. Mitunter können solche Platten durch Zusatz von Bromkaliumlösung zum Entwickler oder Verwendung eines bereits gebrauchten Entwicklers noch einmal brauchbar gemacht werden. Sind die Platten zu kurze Zeit belichtet, so werden zum Beschleunigen der Entwickelung einige Tropfen Natriumhydroxyd zu gesetzt.

590. Nachdem die Platte entwickelt und in Wasser gebadet worden ist, folgt das Fixieren derselben. Es soll dadurch das auf der Platte befindliche noch ungelöste Bromsilber auf gelöst und entfernt werden, so daß nur das reducierte Silber zurück bleibt, das das Bild darstellt. Als Fixierbad dient hauptsächlich eine Lösung von Natriumthiosulfat, der zwecks besserer Haltbarkeit häufig Natriumbisulfitlösung zu gesetzt wird. Um die Gelatineschicht zu härten, wird etwas Chromalaun zu gesetzt. Der Fixierungsvorgang ist erst dann beendet, wenn auf der Rückseite der Platte kein weißes Bromsilber mehr zu sehen ist; zur Entfernung des Fixiernatrons muß die Platte

dann gründlich, mindestens eine halbe Stunde in fließendem Wasser (Wasserleitung) aus gewaschen werden, da sie sonst bald verdirbt.

Sollte die Platte durch Belichtungs- oder Entwickelungsfehler 593.
zu dünn geworden sein, so muß sie verstärkt werden, was aber erst geschehen kann, nachdem durch mindestens dreitägiges Baden der Platte in kaltem Wasser, das immer wieder durch frisches ersetzt werden muß, das letzte Fixiernatron aus gewaschen ist. Als Verstärker dient eine Quecksilberchloridlösung, in die die Platte so lange gelegt wird, bis sie grau oder weiß und dichter geworden ist. Nach gründlicher Waschung wird sie mit Ammoniak übergossen, wodurch das Negativ schwarzer wird, dann aus gewaschen und getrocknet. Diesem eigentlichen Verstärken kann bei besonders flauen Platten noch eine „Verstärkung durch Abschwächen" voran gehen, wodurch die hellsten Stellen des Negativs bis zur Glasklarheit ab geschwächt werden. Dieser Vorgang, auch „Klären" genannt, wird besonders bei Lichtbildern an gewendet, am Diapositive wie im Bedarfsfalle schon beim Negative. Zu diesem Abschwächen werden die Platten mit einer Lösung von Natriumthiosulfat und Ferricyankalium unter Zusatz von etwas Säure (Essig) oder auch Ammoniumpersulfat behandelt und in Natriumsulfitlösung gebadet. Dieses Verfahren erfordert große Vorsicht, da die abschwächende Flüssigkeit nicht nur nach dem Herausheben der Platte, sondern anfangs selbst noch im sofort anzuschließenden Wasserbade nach wirkt und so leicht das ganze Bild verschwinden kann. Will man Negative haltbarer und für die Retouche geeigneter machen, so werden sie lackiert. Als Negativlack dient eine Lösung von Schällack und Sandarak im Spiritus unter Zusatz von Ricinusöl, wobei jedoch die Platte etwas erwärmt werden muß, oder Zaponlack, bei dem eine Erwärmung nicht nötig ist.

Nach der Fertigstellung des Negativbildes wird das positive Bild 594.
her gestellt, oder, wie man sagt, kopiert. Zum Kopieren werden lichtempfindliche Papiere verwendet, die in einem Kopierrahmen mit dem Negative bedeckt und der Einwirkung des Tageslichtes aus gesetzt werden. Dadurch werden gerade umgekehrt die Stellen, die im Negative hell sind, auf dem Positive dunkler, weil die Lichtstrahlen mehr wirken können, und umgekehrt. Von Kopierpapieren unterscheidet man solche ohne Entwickelung, sogen. Auskopierpapiere wie z. B. Albumin-, Chlorsilberkollodium (Zelloïdin-) 595.
und Chlorsilbergelatine- (Aristo-) papier; ferner Entwickelungspapiere wie Bromsilber- und Chlorsilber-Gelatinepapier, Platinpapier

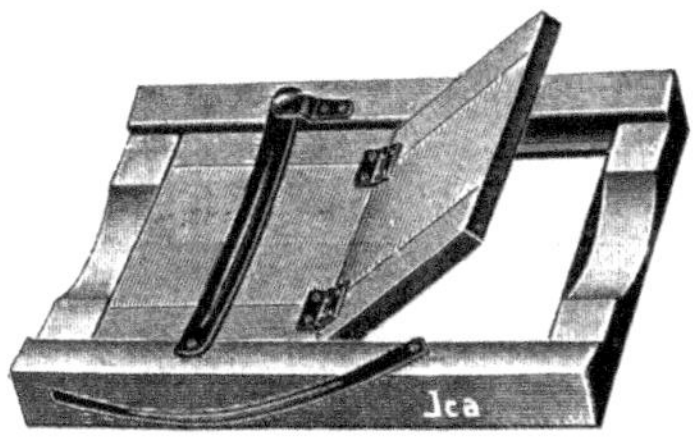

Fig. 32. Kopierrahmen.

und Pigmentpapier. Das sogen. Blaudruckverfahren beruht darauf, daß Ferrisalze (z. B. Ferr. citric. ammoniat.) durch die Einwirkung des Lichtes zu Ferrosalzen reduciert werden und dann mit Ferricyankalium Berliner Blau ergeben.

596. Da belichtete Auskopierpapiere beim Fixieren eine häßliche braungelbe Farbe annehmen, so müssen sie getont werden. Den Purpurton erhalten sie in einer Goldchloridlösung, wobei das Silber des Bildes teilweise gegen Gold aus getauscht wird. Außerdem dienen noch zu getrennten Tonbädern Rhodanammonium und Natriumacetat. Tonfixierbäder, in denen das Fixieren und Tonen der Bilder gleichzeitig vor genommen wird, enthalten außer den genannten Stoffen und Fixiernatron noch Bleiacetat und Bleinitrat. Nach dem Fixieren und Tonen muß man die Bilder sorgfältig auswaschen, um jede Spur von Fixiernatron zu entfernen.

597. Die Klebstoffe, die zum Aufziehen der Bilder auf den Karton dienen sollen, dürfen nicht sauer sein. Um fertigen Bildern einen
598. Hochglanz zu geben, werden sie entweder auf Spiegelglasscheiben gequetscht oder durch ein Walzenpaar gezogen, satiniert.

599. Das Pigmentdruckverfahren beruht darauf, daß Chromate die Gelatine bei Belichtung unlöslich machen. Die Pigmentpapiere haben einen Überzug von Gelatine, die mit einem Farbstoffe versetzt ist und werden erst durch das Baden in Kaliumdichromatlösung lichtempfindlich gemacht. Wenn sie dann unter einem Negative belichtet werden, so werden bei der weiteren Behandlung der Papiere mit dem Entwickler nur die unbelichteten Stellen weg gespült, während die belichteten Stellen stehen bleiben.

602. Die sogen. Blitzlichtaufnahmen erfolgen bei dem höchst intensiven Licht, das durch das Verbrennen von Magnesiumpulver erzeugt wird und blitzähnlich entsteht und wieder verschwindet. Ein gutes Lichtbild-Blitzpulver wird durch höchst vorsichtiges Vermischen von 15 T. Kaliumpermanganatpulver und 10 T. Magnesiumpulver her gestellt. Zum Entzünden wird Salpeterpapier benutzt. Es werden auch Blitzlichtpatronen her gestellt, die eine genaue Mengenverwendung für die einzelne Aufnahme ermöglichen. Sie bestehen zum Teil aus den Oxyden der selteneren Erdmetalle wie z. B. Cerium.

603. Schließlich wollen wir noch die Vergrößerung von Lichtbildern erwähnen. Es dienen dazu Apparate, die ähnlich wie die als Kinderspielzeug bekannte Laterna magica (Skioptikon) ein gerichtet sind. Das von der Lichtquelle im Apparat ausgehende Licht geht erst durch eine Negativplatte und dann durch ein Objektiv, so daß es auf einem in entsprechender Entfernung aufgestellten Schirm ein umgekehrtes Schattenbild hervor ruft. Wird auf dem Schirme ein entsprechend großes Stück Bromsilberpapier befestigt, so kann dasselbe nach erfolgter Belichtung wie eine exponierte Platte mit Ent-

wicklerlösung behandelt werden. Solche Vergrößerungen können natürlich nur in einem Dunkelraume vor genommen werden.

Wenngleich mit dem Gesagten natürlich noch bei weitem nicht das Wesen der Lichtbildnerei erschöpft ist, so sind dem jungen Drogisten doch gewisse Grundlagen für weitere Studien gegeben. Alle 601.
Chemikalien, die zur Lichtbildnerei gebraucht werden, müssen natürlich chemisch rein sein und bei allen lichtbildnerischen Arbeiten ist

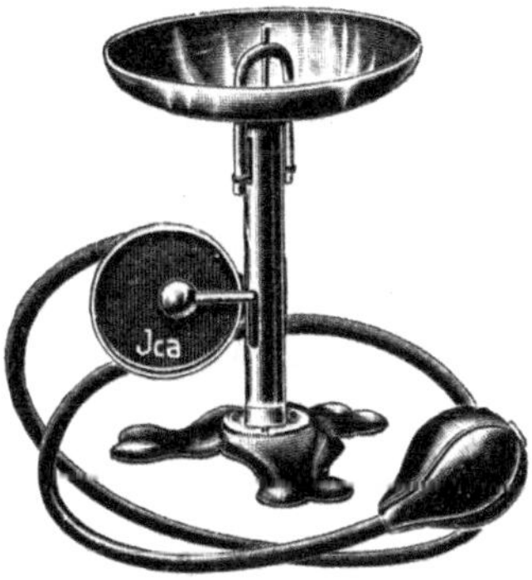

Fig. 33. Blitzlampe.

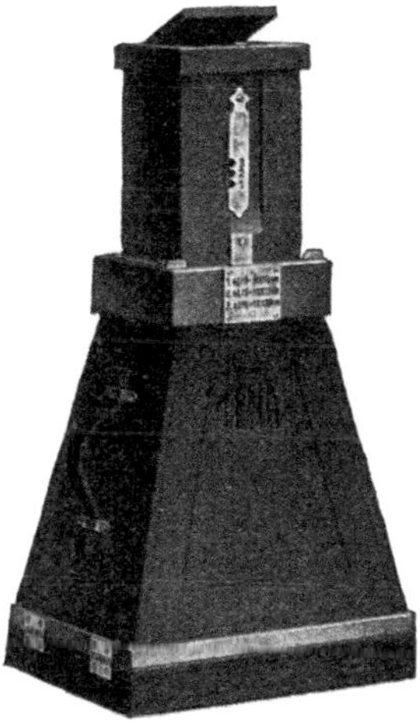

Fig. 34. Vergrößerungsapparat.

die peinlichste Sauberkeit und Sorgfalt unerläßlich für den Erfolg, der aber dann auch reichlich die aufgewendete Mühe belohnt.

Damit hätten wir das Wichtigste besprochen, was der junge Drogist von Laboratoriumsarbeiten und dahin gehörigen Vorgängen wissen muß und wenden uns nunmehr den besonderen Fachkenntnissen zu, die er beherrschen muß, zunächst der Botanik und im Anschlusse daran der hochwichtigen Drogenkunde.

33. Botanik.

Die Botanik oder Pflanzenlehre beschäftigt sich mit der Er- 1.
kennung und Einteilung der Pflanzen, dem inneren Aufbau derselben (Anatomie) und ihren Lebensvorgängen (Physiologie). Sie macht uns besonders mit denjenigen Pflanzen und Pflanzenteilen bekannt, die der Mensch in irgend einer Weise zu seinem Nutzen verwendet als Arzneimittel, Nahrungsmittel oder in der Technik.

Die Grundorgane aller Pflanzen (und aller Tiere) sind die Zellen, die von verschiedener Form und Größe sind. Die lebenden Zellen
2. bestehen aus dem Zellkerne, der das Protoplasma und den Zellsaft ein schließt und von einer Zellwand, Membran genannt, ein geschlossen ist. Die Membran besteht aus einem dünnen Häutchen, das Gase und Flüssigkeiten durch läßt; mitunter tritt aber auch eine Verdickung, Verholzung oder Verschleimung der Membran ein. Das Protoplasma ist eine schleimige, besonders aus Eiweißstoffen bestehende Masse, die den Zellkern, eine verdichtete Eiweißmasse, umgibt. In dem Protoplasma der grünen Pflanzenzellen befindet sich auch das Chlorophyll, das die Verarbeitung des auf genommenen Kohlenstoffs besorgt. Der Zellsaft enthält die Nährstoffe der Pflanze und in ihm werden auch manche Abscheidungsstoffe, wie z. B. oxalsaurer Kalk, ab gesondert. Die Zellvermehrung tritt durch Teilung ein. Durch Vereinigung vieler Zellen entstehen die Zellgewebe. Die Nährstoffe der Pflanzen, die wir später in der Düngemittellehre genauer kennen lernen werden, werden, soweit sie als wasserlösliche Salze durch die Wurzelfäserchen dem Saftstrome der Pflanzen zugeführt werden, zum Aufbaue des ganzen Pflanzengerüstes benutzt, indem dieselben im Vereine mit der Zellulose durch Ablagerung und Ausscheidung ein ganzes System von Zellengefäßen und Gängen bilden, in denen der Saftstrom auf und ab steigt und auf diese Weise ein reges Leben hervor ruft. Die in der atmosphärischen Luft enthaltene Kohlensäure wird durch feine Spaltöffnungen der Blätter auf genommen und in ihre Bestandteile Kohlenstoff und Sauerstoff zerlegt. Während der erstere den Baustoff für die verschiedenen Kohlenstoffverbindungen des pflanzlichen Körpers liefert, aus dem besonders die für den Menschen so wichtigen Kohlehydrate (Stärke, Zucker, Gummi), ferner organische Säuren, Gerbstoffe, fette und ätherische Öle usw. gebildet werden, wird der Sauerstoff zum Teile an die Luft ab gegeben. Das Pflanzenleben ergänzt also das Tierleben insofern, als die Pflanzen Kohlensäure ein und Sauerstoff aus atmen, während die Tiere (und Menschen) umgekehrt Sauerstoff ein und Kohlensäure aus atmen.

34. Aufbau der Pflanzen. Fortpflanzung.

Die Algen, Flechten und Pilze, die zu den niederen Pflanzen, den sogen. Kryptogamen gehören, zeigen die einfachste Art des Pflanzenaufbaues. Sie stellen sehr einfache Gebilde durch Aneinanderreihung von Zellen dar und sind daher auch wenig haltbar und dauerhaft. Auch ihre Ernährung weicht wesentlich von der der übrigen Pflanzen ab, da sie zumeist Verwesungsstoffe tierischer und pflanzlicher Herkunft als Nährstoffe benutzen und ihnen das Blattgrün (Chlorophyll) fehlt. Die Fortpflanzung dieser untersten Pflanzen, die man auch Lagerpflanzen nennt, da sie keine eigentlichen Wurzeln haben, geschieht entweder durch einfache Teilung oder durch Bildung einzelner Zellen zu Samenhäufchen (Sporen), mitunter auch durch fadenartige Gebilde, die, auf das schwammige Fruchtlager gebracht, dieses zu einer neuen Pflanze auswachsen lassen. Die Sporen unterscheiden sich von den Samen der höher organisierten Pflanzen dadurch, daß in ihnen nicht ein fertig vorgebildetes Pflänzchen vorhanden ist.

Die Fortpflanzung der höheren Pflanzenarten, die wir als *Phanerogamen* bezeichnen, ist wesentlich umständlicher. Diese weisen bereits deutlich gegliederte Geschlechtsorgane auf, die in den Blüten der Pflanzen systematisch geordnet sich vor finden.

Die Blüten der Phanerogamen stehen an dem Blütenstiel auf dem 11.
Blütenboden, der seinerseits die einzelnen Blütenteile: *Kelch*, *Blumenblätter*, *Staubgefäße* und *Stempel* trägt.

Der *Kelch* ist unmittelbar am Blütenboden befestigt und bildet den äußeren krautartig grünen Teil der Blüte.

Die *Blumenblätter* oder die *Blumenkrone* stehen in oder auf dem Kelche und zeichnen sich meist durch schöne Färbung aus. Auf ihrem Grunde befinden sich häufig kleine, den Honig enthaltende *Honigdrüsen* oder *Nektarien*. Häufig sind Kelch- und Blumenblätter nur in einen Kreis von Blättern angeordnet; eine solche einfache Blütenhülle nennt man ein *Perigon*.

Die *Staubgefäße* oder Staubblätter stellen die männlichen Geschlechtsorgane der Pflanzen dar; sie bestehen aus den dünnen Staubfäden, die an der Spitze die *Staubbeutel* tragen, die ihrerseits den befruchtenden *Blütenstaub* (Pollen) enthalten.

Wenn in einer Blüte sowohl Staubgefäße wie Stempel vorhanden sind, nennt man sie *Zwitterblüten*, sonst *eingeschlechtig*. Von den letzteren werden diejenigen als *einhäusig* bezeichnet, bei denen auf derselben Pflanze sowohl männliche wie weibliche Blüten vorkommen, und als *zweihäusig*, bei denen männliche und weibliche Blüten auf verschiedenen Einzelpflanzen sich vor finden.

Die Blüten stehen entweder einzeln oder zu sogen. *Blütenständen* vereinigt. Man unterscheidet von diesen *traubige*, *kolbenartige*, *doldenartige*, *trugdoldenartige* Blütenstände u. a. m.

Der *Stempel* oder *Pistill* stellt das weibliche Geschlechtsorgan der Pflanze dar. Er ist ein dem Mörserpistill ähnliches Gebilde, das in seinem unteren, bauchig erweiterten Teile den Fruchtknoten enthält, in dem die *Samenknospen* oder *Eichen* lagern; im oberen Teile endet der Stempel in einen Schlauch, *Griffel* genannt, auf dem die sogen. *Narbe* auf sitzt. Zur Zeit der Befruchtung öffnen sich die Staubbeutel und verstäuben den befruchtenden Blütenstaub entweder selbst auf die Narbe des Stempels, oder die Verteilung des Blütenstaubes auf die Narben wird durch Schmetterlinge, Käfer, Bienen und andere Insekten besorgt, die auf der Suche nach Honig in die Blüten ein tauchen und auf ihren rauhen und behaarten Körpern den Blütenstaub weiter tragen. Durch die Absonderung eines klebrigen Stoffes zur Zeit der Befruchtung hält die Narbe den auf sie gebrachten Blütenstaub fest; derselbe wächst zu einem Schlauche aus, der bis zu den im Fruchtknoten befindlichen Samenknospen reicht; dadurch werden diese befruchtet und bilden sich zu Samen aus, die von dem zur Frucht ausgewachsenen Fruchtknoten ein geschlossen sind.

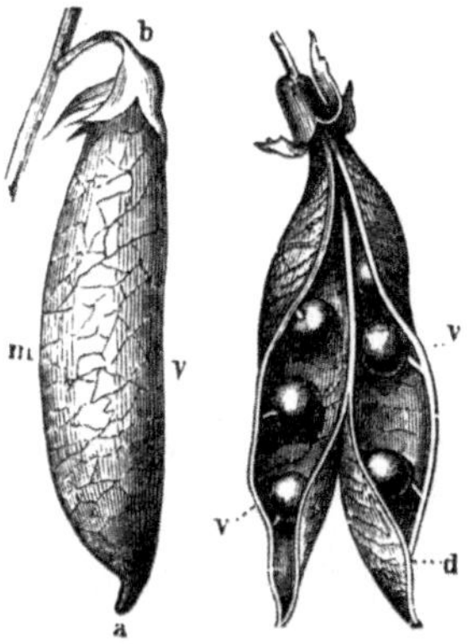

Fig. 35

Hülsenfrucht (legumen) von Pisum sativum (Erbse).

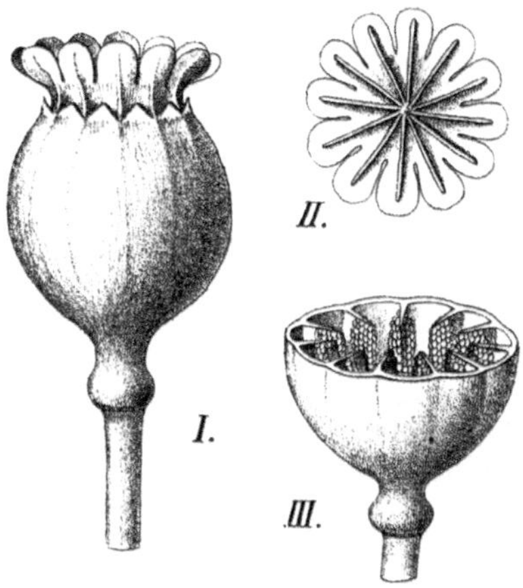

Fig. 36.

I. Kapselfrucht (Porenkapsel) von Papaver somniferum. II. Die Narbe von oben gesehen. III. Querschnitt durch die Frucht.

12. Für den Drogisten sind die verschiedenen Arten der Früchte von besonderer Bedeutung. Ist die Fruchtwand holzig verdickt, so nennt man die Früchte trockene, ist sie fleischig oder saftig, so nennt man sie saftige Früchte. Unter den trockenen Früchten unterscheidet man (meist einsamige) Schließfrüchte (Haselnuß) und mehrsamige Spaltfrüchte (Fenchel, Anis, Kümmel), die bei der Reife nicht auf springen, und solche, die bei der Reife auf springen, wie die Hülsenfrüchte (Erbse, Bohne), Schotenfrüchte (Vanille) und Kapselfrüchte (Mohn). Von den saftigen Früchten sind zu erwähnen die Steinfrüchte (Pflaume, Kirsche) und die Beerenfrüchte (Stachelbeere, Johannisbeere). Wenn mehrere Einzelfrüchte zu einem Fruchtstande sich vereinigen, spricht man von Sammelfrüchten (Ananas, Himbeere, Brombeere). Bei den Nadel-

hölzern sind die Fruchtblätter holzig verdickt, ihre Früchte heißen Zapfenfrüchte; verwachsen die Fruchtblätter mit einander, ohne holzig, sondern fleischig zu werden, so haben wir die Zapfenbeere (Wachholder).

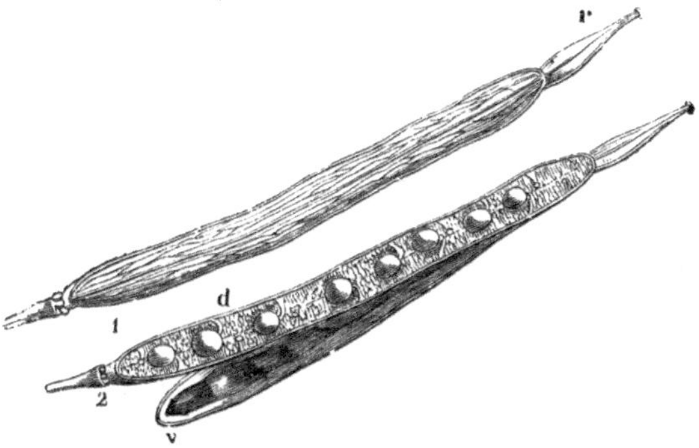

Fig. 37. Schote.

2. Dieselbe aufgesprungen und eine Klappe davon entfernt, um die Scheidewand und die darin sitzenden Samen zu zeigen.

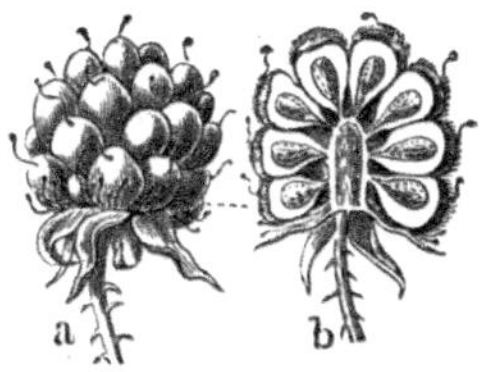

Fig. 38.

Sammelfrüchte.

a Himbeere. b Dieselbe im Vertikalschnitt.

Häufig kommt es auch vor, daß außer dem Fruchtknoten noch andere Teile der Blüte, wie z. B. der Kelch oder der Blütenboden an der Fruchtbildung teil nehmen, indem sie sich fleischig verdicken, und

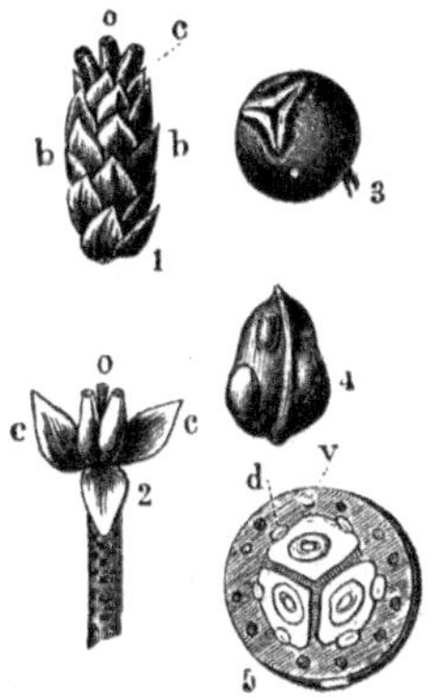

Fig. 39.

Juniperus communis. Wacholder.

1. Weibliche Blüte. 2. Dieselbe von den schuppenförmigen Hochblättern (b) befreit, mit ausgebreiteten Fruchtblättern (c). o die drei Eichen. 3. Zapfenbeere. 4. Ein mit Öldrüsen besetzter Same. 5. Querdurchschnitt der Zapfenbeere. An der Spitze der reifen Frucht (3) sind die Spitzen der verwachsenen Fruchtblätter noch erkennbar.

dann die eigentlichen Früchte ein schließen, wie z. B. bei der Feige 13.
und Hagebutte; diese Früchte nennt man Scheinfrüchte.

Wie wir bereits oben gesehen haben, geht der Samen aus der
befruchteten Samenknospe hervor; er besteht aus der Samenschale 14.
und dem Samenkerne. Mitunter ist er von einer Schleimschicht oder

einem Samenmantel (Arillus) umgeben wie z. B. die Muskatnuß, deren Samenmantel uns als Macis oder sogen. Muskatblüte bekannt

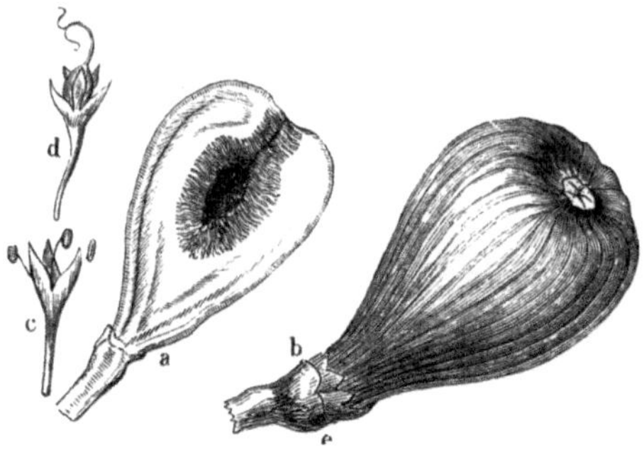

Fig. 40.

Scheinfrucht des Feigenbaumes (Ficus Carica). a Längsschnitt die darin sitzenden Blüten zeigend, b die Scheinfrucht, c männliche Blüten, d weibliche Blüten.

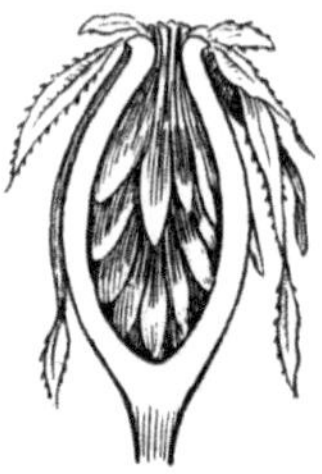

Fig. 41.

Scheinfrucht von Rosa canina (Hagebutte im Längsschnitt).

ist. Die Bezeichnungen Samen und Früchte werden im Drogenhandel oft mit einander verwechselt; wir wollen uns daher merken, daß auch die kleinsten Früchte sich von den Samen dadurch unterscheiden,

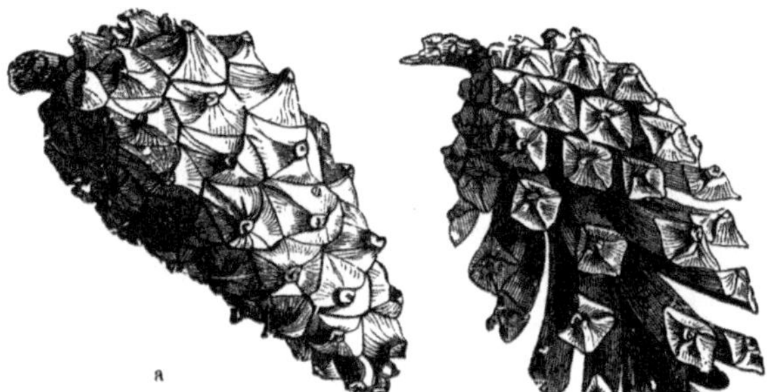

Fig. 42.

Fruchtzapfen der Kiefer (Strobuli Pini silvestris).

a fast zur Reife gelangt, mit geschlossenen Schuppen, b völlig reif die Schuppen aufspringend und die Samen ausstreuend.

daß sie Spuren der Narbe zeigen, die bei den Samen stets fehlen. Besonders deutlich sind diese Spuren der Narbe bei Äpfeln, Birnen und Mohnköpfen sichtbar.

35. Teile der Pflanzen.

Die Hauptteile der Pflanzen im botanischen Sinne sind die 2.
Wurzel, der Stengel oder Stamm, die Blätter, Blüten und Haargebilde. Für den Drogenhandel kommen in Betracht: die ganzen Pflanzen (Kräuter), Wurzeln, Knollen, Zwiebeln, Wurzelstöcke, Stengel oder 171.
Stamm (Holz), Knospen, Blätter, Blüten, Früchte, Samen, Sporen und Haare; von pflanzlichen Abscheidungsstoffen Gummi, Harze, Gummiharze, Kautschukstoffe, Balsame, sowie fette und ätherische Öle, Zucker, Stärke, organische Säuren, Alkaloide usw., die zwar in den Pflanzen fertig vor gebildet sind, aber nur durch besondere Bereitungsweisen in reinem Zustande gewonnen werden können.

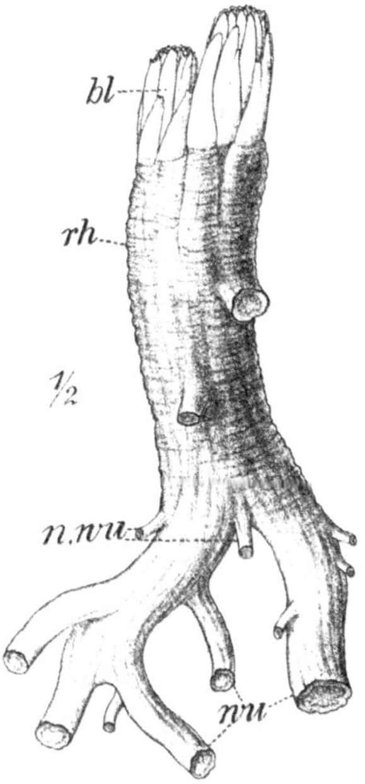

Fig. 43.
Radix Gentianae.
bl Reste des Blattschopfes, rh Rhizonteil, wu Hauptwurzel, n.wu Nebenwurzel.

Die Wurzeln bilden den unterirdischen Teil der Pflanzen, der die Aufgabe hat, den Pflanzen einen festen
Halt im Boden zu gewähren und ihnen 3.
aus dem Erdboden die feste bzw. flüssige Nahrung mittels der Wurzelfäserchen zu zu führen. Man unterscheidet Hauptwurzeln, die aus dem Würzelchen des Keimlings entstanden sind und Neben- oder Seitenwurzeln, die sich aus der Hauptwurzel ab zweigen; zu erwähnen sind noch die sogen. Saugwurzeln, die die Nährstoffe nicht unmittelbar aus dem Boden entnehmen, sondern aus dem Gewebe anderer Pflanzen heraus saugen. —

Irrtümlicherweise rechnete man früher auch verschiedene zum Teil unterirdische Teile der Pflanzen zu den Wurzeln, die ihrer Eigenart nach jedoch als Stengelorgane zu betrachten sind,
nämlich die Knollen, Zwiebeln, Knollzwiebeln und Wurzel- 5.
stöcke.

Die Knolle (Tuber, Plural Tubera) ist ein unterirdischer, fleischig 7.
verdickter Teil des Stengels, der blattlos ist, aber Blattknospen treibt. Beispiele von Knollen: Kartoffel, Salepknollen.

Die Zwiebel ist ebenfalls ein unterirdischer, verdickter Stengelteil. Sie zeigt noch sehr deutlich ihre Zugehörigkeit zum Stamme dadurch, daß sie aus fleischigen, über einander liegenden Blättern besteht, die nach außen zu immer dünner werden und schließlich ab sterben; aus ihrem Grunde entwickeln sich die Blattknospen, die zu neuen Pflanzen aus wachsen. Den unteren Teil der Zwiebel bildet der fleischige Zwiebelboden, dem die kleinen Wurzeln entspringen: Beispiele von Zwiebeln: Meerzwiebel, Speisezwiebel.

6. Der Wurzelstock (Rhizoma), der von allen unterirdischen Stengelorganen am meisten mit echten Wurzeln verwechselt worden ist, stellt eine wurzelähnliche Verdickung des unterirdischen Stengels dar. Von der echten Wurzel unterscheidet er sich vor allem durch blattartige Ansätze, bzw. deren Narben, und einer Knospe, die

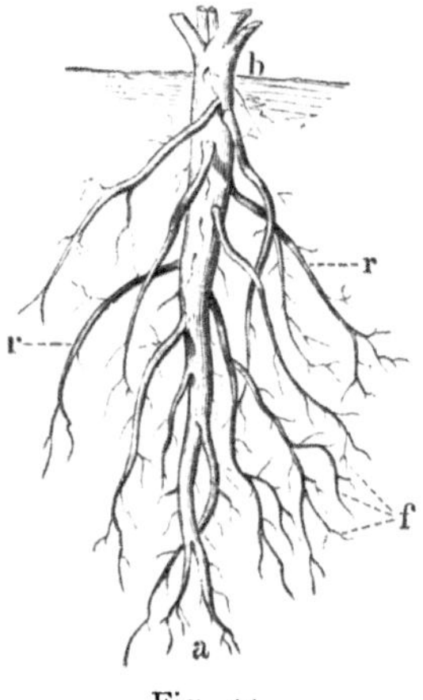

Fig. 44.
a—b Hauptwurzel.
r Seiten- oder Nebenwurzel.

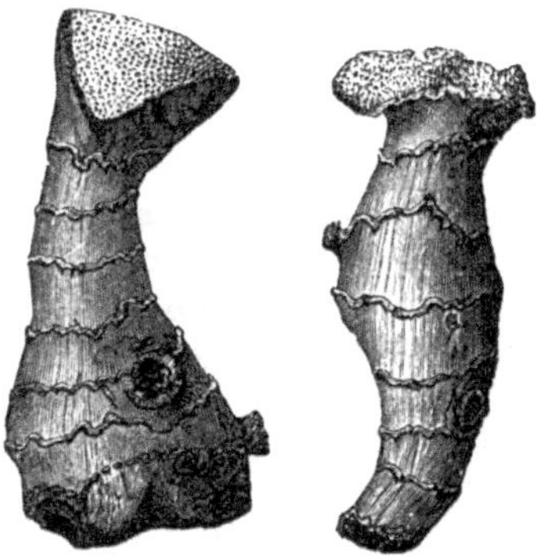

Fig. 45.
Rhiz. Galangae.

der Spitze auf sitzt; zudem fehlt dem Wurzelstocke die durch Absterben verloren gegangene Hauptwurzel, an deren Stelle nur schwache Nebenwurzeln die Ernährung der Pflanze übernehmen. Ferner enthält der Wurzelstock stets das der echten Wurzel fehlende Mark, wodurch er sich besonders als Teil des Stammes kennzeichnet. Beispiele für Wurzelstöcke sind: Rhiz. Calami, Curcumae, Galangae, Zingiberis u. a. m.

Der Stamm, bei kleineren Pflanzen auch Stengel genannt,
4. stellt den nach oben wachsenden Teil der Pflanze dar. Bei einjährigen Pflanzen nennt man ihn krautartig, bei mehrjährigen holzig. Wenn die Verzweigung des Stammes bald vom Boden aus eintritt, so daß die Hauptachse nur verkümmert ist, nennt man ihn strauchartig, tritt die Verzweigung erst in einer gewissen Entfernung

vom Boden ein, so heißt er baumartig oder Baum. Für den Drogenhandel liefert uns der Stamm das Holz (lignum) wie Lignum Quassiae, Guajaci u. a. m. und die Rinde (Cortex) wie Cortex Quercus, Quillajae, Frangulae u. a. m.

Von den Knospen (Gemmae) kommen nur sehr wenige für den
Drogenhandel in Betracht wie z. B. die Gemmae populi. Ebenso sind 15.
die Haare der Pflanzen, die aus der oberen Hautschicht hervor gehen und die Aufgabe haben, die Luftfeuchtigkeit fest zu halten, ohne besondere Bedeutung für den Drogenhandel. Manche Haare wachsen sich zu Stacheln aus, die für die Pflanze ein Schutzmittel dar stellen. Diese sind jedoch nicht mit den Dornen zu verwechseln, die nicht

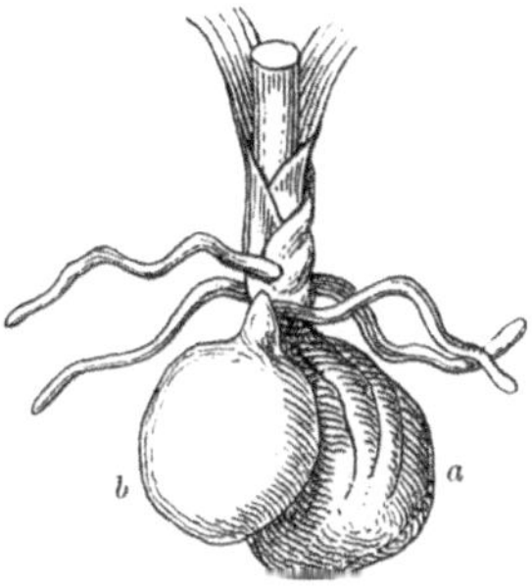

Fig. 46.

Wurzelknollen von Orchis morio.

a alte, b jüngere Wurzelknolle.

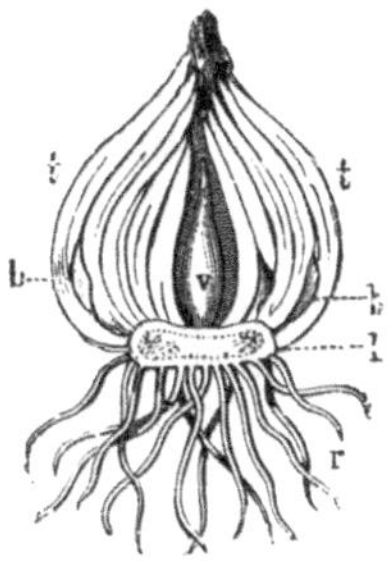

Fig. 47.

Längsschnitt einer schaligen Zwiebel.

l Zwiebelboden, v Terminalknospe, b Brustzwiebeln, t Häute, r Nebenwurzeln.

aus dem Hautgewebe entstanden sind, sondern durch Verkümmerung von Stengelgliedern.

Von den Blättern werden unterschieden Keimblätter (Sa- 8.
menblätter oder Kotyledonen), die schon im Samen der Pflanzen enthalten sind, Schuppenblätter, meist von bräunlicher oder bleicher Farbe, Laubblätter, die auch Blätter (Folia) schlichtweg genannt werden, Vor- oder Hochblätter (bracteae), die sich am Blütenstiel befinden (z. B. bei Flor. Tiliae) und endlich Blütenblätter.

Die Laubblätter bestehen aus Blattscheide, Blattstiel und 9.
Blattfläche mit den Blattnerven. Da die Blätter eine große Verschiedenheit aufweisen, muß man sie auch nach verschiedenen Gesichtspunkten unterscheiden und zwar nach ihrer Form, nach ihrer inneren Beschaffenheit, nach der Art ihrer Befestigung am Stamme und nach ihrer Stellung am Stengel oder Stamme.

Die Form des Blattes ist durch die Blatteilung bedingt, je nachdem das Blatt einfach oder zusammen gesetzt ist, durch den

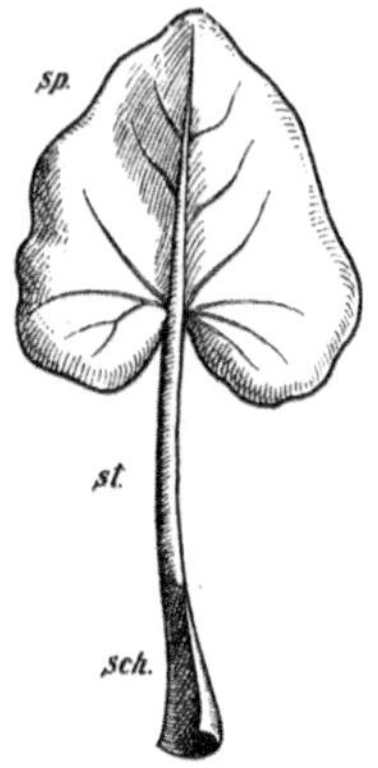

Fig. 48.
Laubblatt (Folium).
sp Blattfläche, st Blattstiel, sch Blattscheide.

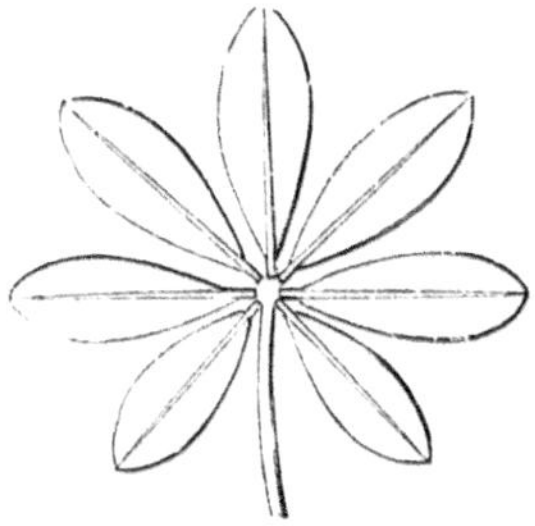

Fig. 49.
Handförmiges Blatt.

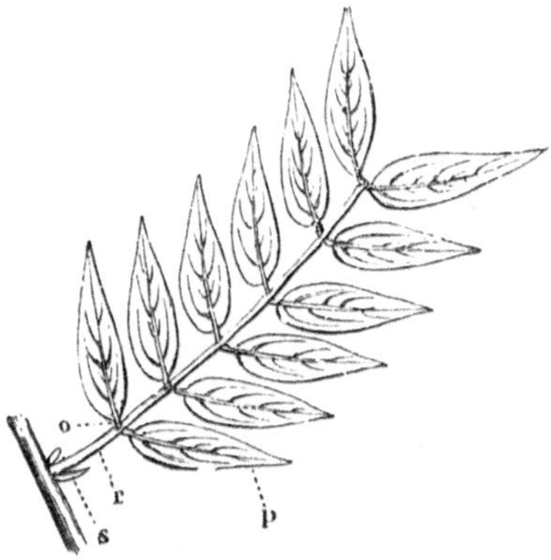

Fig. 50.
Einfach und paarig gefiedertes sechspaariges Blatt (Sennesblätter) von Cassia angustifolia.
p Fiederblättchen, r Blattspindel, s Nebenblättchen

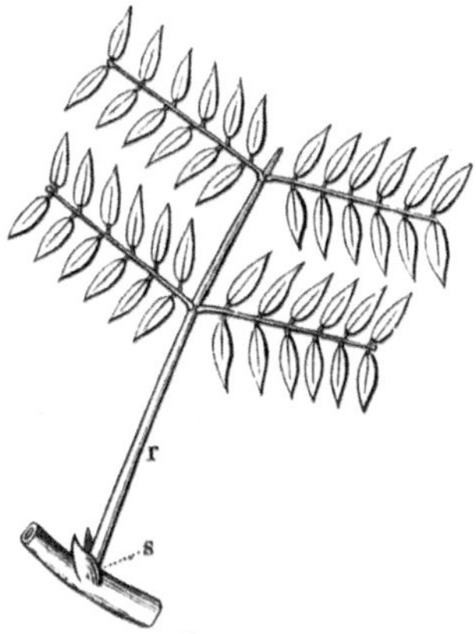

Fig. 51.
Doppeltgefiedertes Blatt.

Blattumfang, der eine runde, eiförmige oder andere Gestalt ergibt, durch den Blattgrund, der herzförmig, pfeilförmig, nierenförmig usw. sein kann, die Blattspitze, die spitz (lanzettlich) ausgerandet oder verkehrt herzförmig sein kann, durch den Blattrand, der glatt, gezähnt, gesägt, gekerbt oder buchtig sein kann, die Form der Blattnerven, die fußnervig, handförmig oder fiederförmig sein kann.

Nach ihrer inneren Beschaffenheit können die Blätter krautig, lederartig oder fleischig sein.

Nach der Art der Befestigung unterscheidet man gestielte oder nicht gestielte, stengelumfassende, durchwachsene und herablaufende Blätter.

Man nennt zusammen gesetzte Blätter, bei denen die Teilblättchen (Fiederblättchen) an der Blattstielachse zweiseitig an geheftet sind, gefiederte Blätter; stehen sich die Fiederblättchen paarweise gegenüber, paarig, sitzt am Blattstiel noch ein einzelnes Blatt, unpaarig gefiedert (Akazie). Gehen von der Hauptblattachse Nebenachsen aus, die ihrerseits erst die Fiederblättchen tragen, nennt man sie doppelt gefiederte Blätter. Wenn vom Ende der Hauptachse mehrere (3, 5 oder 7) Blätter strahlenförmig ausgehen, nennt man die Blätter handförmig (Kastanie).

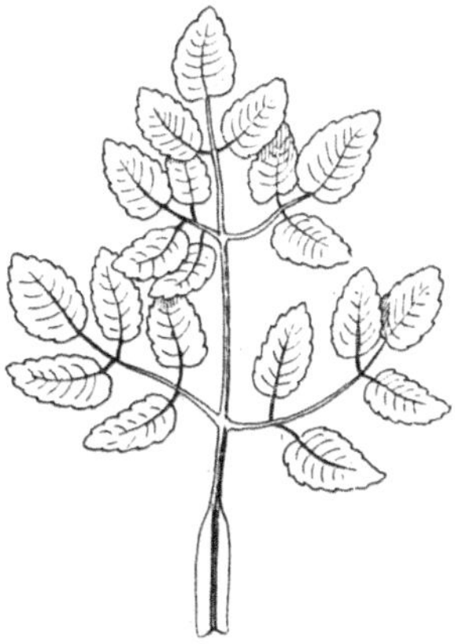

10.

Fig. 52.
Unpaarig, doppeltgefied. Blatt.

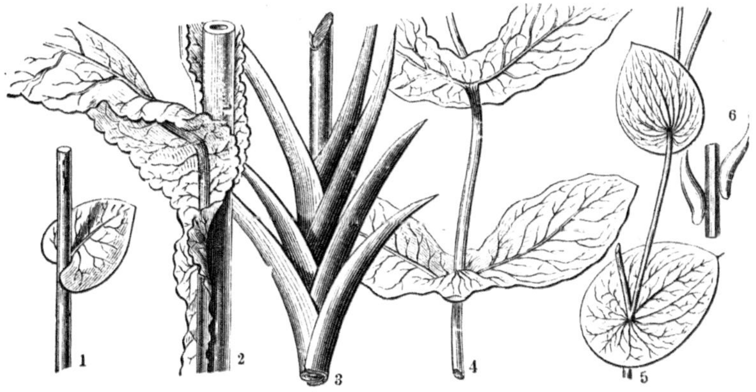

Fig. 53.
1 stengelumfassendes, 2 herablaufendes, 3 schwertförmiges Blatt, 4 zusammengewachsene Blätter, 5 durchwachsenes, 6 ringumgelöstes Blatt.

Die stengelumfassenden Blätter finden wir besonders bei unseren Gras- und Getreidearten, bei denen die Blätter in ihrem unteren Teile den Stengel völlig ein schließen. Herab laufend heißen sitzende Blätter, bei denen die Blattfläche zu beiden Seiten sich noch am Stengel entlang fort setzt.

Wenn die Blätter von einem Punkte des Stengels kreisförmig nach allen Seiten ausgehen, so nennt man sie quirlständig (Schachtel-

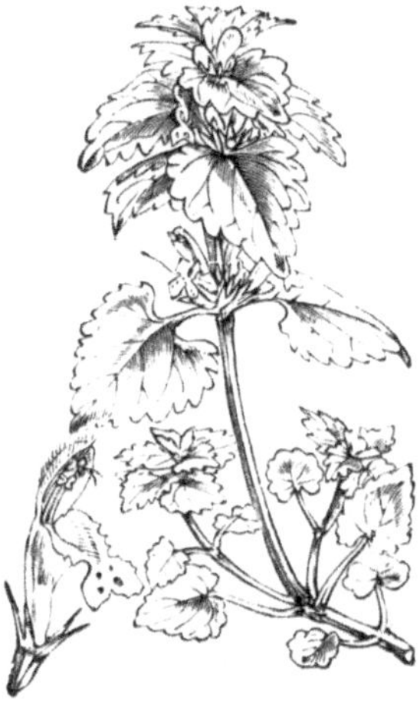

Fig. 54.

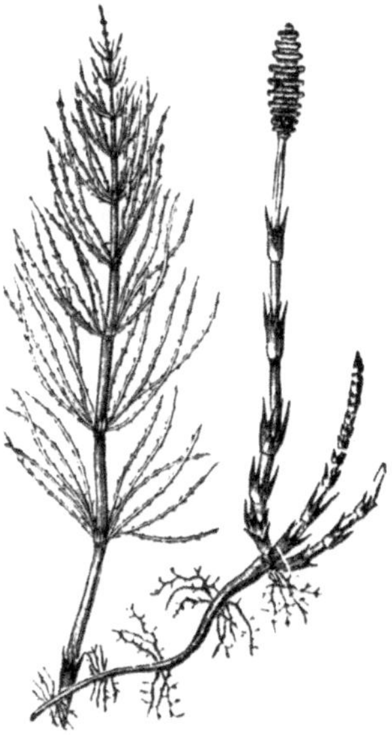

Fig. 55.

halm) Fig. 55, wechselständig, wenn sie einander paarweise am Stengel gegenüber stehen, so daß das eine Paar immer in den Lucken des vorigen steht (Lamium album). Fig. 54.

36. Einteilung der Pflanzen.

16. Der schwedische große Naturforscher Linné war der erste, der eine durchgreifende Einteilung der gesamten Pflanzenwelt versuchte und seine Einteilung ist z. T. bis zum heutigen Tage die maßgebende geblieben. Er teilte die Pflanzen in zwei große Hauptgruppen der offenblütigen (Phanerogamen) und verborgenblütige
17. (Kryptogamen). Die ersteren teilte er nach der Zahl, Größe und Anordnung der Staubgefäße in 23 Klassen, während er unter die
19. 24. Klasse, die Kryptogamen, die Algen, Flechten, Pilze, Moose und Farnkräuter rechnete. Bei den wissenschaftlichen Namen der
18. Pflanzen bedeutet das Hauptwort die Gattung, das Eigenschaftswort die Art, z. B. Arnica montana.

Dieses Linnésche System wurde daher als künstliches System der Einteilung bezeichnet, weil es einen willkürlich heraus gegriffenen Teil der Pflanzen, die Staubgefäße, zum Ausgangspunkte der Einteilung macht. Im Gegensatze dazu bezeichnete man die Einteilungssysteme späterer Naturforscher, wie Jussieu, de Candolle, Endlicher und Engler, die mehr den gesamten Aufbau der Pflanzen berücksichtigen, als natürliche Systeme.

Jussieu stellte drei Hauptgruppen von Pflanzen auf: solche ohne Samenlappen, mit einem (Monokotyledonen) und mit zwei Samenlappen (Dikotyledonen).

De Candolle teilte die Pflanzen in solche ohne und mit Gefäßbündeln.

Endlicher unterschied Pflanzen ohne Achsenorgane (Lagerpflanzen) und Achsenpflanzen, d. h. die Wurzeln, Stengel und Blätter haben.

Engler teilt die Pflanzen in 13 Abteilungen und bringt dadurch den Entwickelungsgang derselben am besten zum Ausdrucke. Im Gegensatze zu Linné umfassen seine ersten 12 Klassen die eine 24. Klasse Linnés, die Kryptogamen, dagegen seine 13. Klasse, die ersten 23 Klassen der Phanerogamen Linnés.

37. Ätherische Öle.

Die ätherischen Öle, die mit wenigen Ausnahmen in den Pflan- 201/5.
zen fertig vorgebildet sich vor finden, bilden einen sehr wichtigen Teil des Drogenhandels, da sie mit wenigen Ausnahmen — Ol. Chamomillae, Cubebar., Matico, Sabinae, Santali, Sinapis und Valerianae — dem freien Verkehre überlassen sind. Anschließend hieran wollen wir noch bemerken, daß nur Bittermandelöl (blausäurehaltig), Kirschlorbeeröl, Sadebaumöl und Senföl giftig sind und zwar zu den Giften der Abteilung II gehören; alle übrigen sind ungiftig. Von den nicht fertig vorgebildeten ätherischen Ölen kommen besonders das Bittermandelöl und das Senföl in Betracht, die sich erst auf Zusatz von Wasser zu den betreffenden Samen unter Mitwirkung besonderer darin enthaltener Fermente bilden. Die ätherischen Öle finden wir in den verschiedensten Teilen der Pflanze, die meisten naturgemäß in den Blüten, denen sie ihren Duft verleihen, z. B. Ol. Lavand., Rosae, Aurantii flor., ferner in den Blättern, z. B. Ol. Menth. pip., Menth. crisp., Salviae, im Holze, z. B. Ol. Sassafras, in den Wurzeln und Wurzelstöcken z. B. Ol. Valerianae, Calami, Iridis, in den Früchten, z. B. Ol. Foeniculi, Carvi, Anisi, in den Fruchtschalen, z. B. Ol. Citri, Bergamottae, Aurantii cort., in den Samen, z. B. Ol. Cardamomi und endlich auch in der ganzen Pflanze wie z. B. Ol. Absynthii, Camphora.

Ihrer Zusammensetzung nach bestehen die ätherischen Öle zumeist aus Gemischen verschiedener Kohlenwasserstoffe mit zusammengesetzten Äthern, Aldehyden, Alkoholen, Ketonen und organischen Säuren. Sie sind in Alkohol, Äther und fetten Ölen in jedem Verhältnisse löslich und unter einander in jedem Verhältnisse mischbar, unlöslich dagegen in Wasser, dem sie jedoch den ihnen eigentümlichen Geruch und Geschmack mit teilen. Ihr Siedepunkt und Erstarrungspunkt ist außerordentlich verschieden. Der letztere wird bedingt durch den Gehalt an sogen. Stearopten, dem sich in der Kälte abscheidenden festen Bestandteil, während man den auch in der Kälte flüssig bleibenden Anteil Elaeopten nennt. Dieses Abscheiden des Stearoptens läßt sich besonders bei Ol. Anisi beobachten, bei Ol. Rosar. ist der Stearoptengehalt so hoch, daß es bei gewöhnlicher Zimmertemperatur noch fest ist, Ol. Iridis schmilzt erst bei etwa 30° und Camphora bildet überhaupt nur festes Stearopten. Durch Ausfrieren läßt sich die Abscheidung des Stearoptens fabrikationsmäßig durch führen wie z. B. bei Ol. Menth. pip. und Ol. Thymi, deren Stearoptene dann als Menthol und Thymol in den Handel kommen. Da zumeist das Elaeopten der Träger des Geruches ist, so wird durch die Abscheidung des Stearoptens der Wohlgeruch wesentlich gesteigert. Manche ätherische Öle enthalten auch sogen. Terpene, die Kohlenwasserstoffe von der chemischen Zusammensetzung des Terpentinöls dar stellen. Durch längeres Lagern wandeln sich diese Terpene leicht in Terpentinöl um, wodurch natürlich Geruch und Geschmack sehr ungünstig beeinflußt werden. So z. B. darf man Ol. Citri niemals längere Zeit ohne einen Alkoholzusatz lagern lassen, da es sich sonst von selbst in Terpentinöl verwandelt. Von Terpenen befreite ätherische Öle werden unter dem Namen terpenfreie Öle gehandelt und zeichnen sich durch feineren Geruch aus. Terpen- und stearoptenfreie Öle nennt man daher auch koncentrierte Öle.

Betreffs der Aufbewahrung der ätherischen Öle ist zu bemerken, daß sie leicht Sauerstoff aus der Luft auf nehmen, zumal wenn das Licht dabei mit wirkt, und dann verharzen, was man an den Flaschenhälsen der Standflaschen leicht beobachten kann; daher müssen sie vor Licht, Luft und auch Wärme geschützt, Vorräte am besten in kühlen, dunklen Kellern auf bewahrt werden, die Flaschen möglichst gefüllt, gut verkorkt und aus braunem Glase sein. Es empfiehlt sich auch, nie zu große Vorräte ein zu kaufen, sondern lieber öfters frische Ware zu beziehen.

Die Darstellung geschieht zumeist durch Destillation der vegetabilischen Rohstoffe mit Wasserdampf, einige, die Schalenöle wie Ol. Citri, Bergamottae, auch mitunter Ol. Caryophyllor. werden durch Pressung gewonnen. Die Ausbeute an ätherischem Öle ist bei den verschiedenen Pflanzen außerordentlich verschieden, was natürlich eine entsprechende Preisbildung zur Folge hat; so ergeben z. B. etwa 5000 kg frische Rosen nur ein Kilogramm Rosenöl, während die Nelken über 20% ätherisches Öl enthalten. Durch nochmaliges Destillieren der fertigen Öle, zumal wenn sie bereits etwas verharzt sind, läßt sich die Qualität verbessern; man nennt sie dann rektificierte Öle.

Eine ebenso wichtige wie schwierige Frage ist die des Nachweises der Verfälschungen von ätherischen Ölen. Es kommen da hauptsächlich Verfälschungen mit fetten Ölen, Alkohol und minderwertigen ätherischen Ölen in Betracht. Den Zusatz fetter Öle kann man leicht daran erkennen, daß ein Tropfen des verfälschten Öles auf weißes Papier getropft nach dem Verdunsten einen dauernden Fettfleck hinterläßt. Alkohol bzw. Spiritus läßt sich nach weisen: 1. durch die sogen. Fuchsinprobe; man bringt einen Tropfen des fraglichen Öles auf eine Porcellanunterlage und fügt ein Körnchen Fuchsin hinzu: ist Spiritus zugegen, färbt es sich rot; 2. durch die Tanninprobe; einige Tropfen des Öles werden in einen Reagiercylinder gebracht und einige Körnchen Tannin zu gefügt; ist das Öl rein, so schwimmt das Tannin obenauf, ist Alkohol zugegen, so klebt es beim Schütteln an den Wandungen des Cylinders an. Bei ätherischen Ölen, die organische Säuren enthalten, wie z. B. Ol. Caryophyllor. und Valerianae ist die Fuchsinprobe nicht anwendbar, weil diese Öle an sich schon das Fuchsin lösen würden.

Am schwierigsten ist die Prüfung auf den Zusatz minderwertiger ätherischer Öle, da viele so ähnliche chemische Zusammensetzung auf weisen, daß ein Nachweis von Verfälschungen nur auf Grund chemischer Reaktionen vielfach sehr schwierig und auch nur dann möglich ist, wenn die Verfälschung besonders groß ist. Hier wird der Drogist gut tun, nach dem Satze zu handeln: „Probieren geht über Studieren." Entscheidend ist für die Praxis Geruch und Geschmack und für ersteren besonders ist eine feine Nase und reichliche praktische Übung notwendig. Um den Geruch zu prüfen, läßt man einige Tropfen des ätherischen Öles auf ganz reines Fließpapier fallen und schüttelt dasselbe lebhaft hin und her; liegt ein Gemisch verschiedener ätherischer Öle vor, so tritt der Geruch derselben beim Verdunsten nach einander hervor und zwar zuerst der desjenigen Öles, das den niedrigsten Siedepunkt hat; auf diese Weise kann eine geübte Nase z. B. ziemlich genau erkennen, welche ätherischen Öle in einer Eau de Cologne-Art enthalten sind. Eine Prüfung des Geruches durch Verreiben einiger Tropfen in der Handfläche ist unbedingt zu verwerfen, da die aus der Haut sich stets absondernden Fette und Fettsäuren den Geruch sofort ungünstig beeinflussen. Da der jedem ätherischen Öle besondere Geruch am deutlichsten in der Verdünnung sich zeigt, so macht man auch folgende Probe: man träufelt auf ein Stück Zucker einen Tropfen des Öles und läßt es in einem Glase lauwarmen Wassers langsam ohne Umrühren sich lösen; auf diese Weise wird das Öl zugleich mit dem Zucker auf das feinste im Wasser verteilt und es tritt der Geruch stärker hervor;

auch hier wird man bei einem Gemische ätherischer Öle die einzelnen nach einander durch den Geruch unterscheiden können. Gleichzeitig läßt sich da auch der Geschmack am besten prüfen, was für manche ätherische Öle, wie z. B. Ol. Menthae pip. sehr wichtig ist.

Verwendung finden die ätherischen Öle zumeist in der Parfümerie und Likörfabrikation; medicinisch werden sie, abgesehen von den eingangs erwähnten, die dem freien Verkehre entzogen sind, fast nur zur Verbesserung des Geschmackes oder Geruches bei der Herstellung von Arzneien verwendet.

38. Fette und fette Öle.

216/19. Die Fette finden sich sowohl im tierischen wie im pflanzlichen Körper als Abscheidungsstoffe vor. Die pflanzlichen Fette sind vor allem in den Samen, seltener im Fruchtfleische enthalten. Man gewinnt sie zumeist durch Pressung, neuerdings auch durch Ausziehen mittels Schwefelkohlenstoffs oder Petroleumäthers. Die Pressung hat den Nachteil, daß der Pflanzenschleim (Eiweißbestandteile), der in den Früchten und Samen stets reichlich vorhanden ist, mehr oder weniger mit in das Fett übergeht und es dann trübt. Auch der Geschmack und die Haltbarkeit werden dadurch ungünstig beeinflußt. Bei den sogenannten trocknenden Ölen wie z. B. Ol. Lini ist der Pflanzenschleim für die Weiterverarbeitung zu Firnis geradezu hinderlich, weshalb Leinöl erst durch monatelanges Lagern und allmähliches Absetzenlassen vom Pflanzenschleime befreit werden muß. Durch das allerdings umständlichere Ausziehen werden dagegen die fetten Öle ohne den lästigen Pflanzenschleim gewonnen, der im Rohstoffe zurück bleibt, und außerdem beträgt die Ausbeute fast 100%.

Die tierischen Fette finden sich unter der Hautoberfläche als Speck, teils um die inneren Organe gelagert, teils ist auch das Muskelfleisch damit durchsetzt; als Emulsion finden sich tierische Fette (Butter) auch in der Milch der Säugetiere und als Lebertran in den Lebern verschiedener Seefische. Man gewinnt die tierischen Fette durch Auspressen, Ausschmelzen oder durch Abscheidung aus den Rohstoffen vermöge der Einwirkung von Wasserdampf wie z. B. bei Dampftran.

Soweit Fette durch Auspressen gewonnen werden, stellen die Bestandteile, die freiwillig durch den eigenen Druck der auf einander gehäuften Rohstoffe aus fließen, Fette von feinster Güte dar, während man durch gelinden und dann stärkeren Druck geringere Arten gewinnt; durch Auskochen der Rückstände wird dann die schlechteste Art gewonnen, die jedoch meist nur zu technischen Zwecken Verwendung findet. So stellt z. B. das freiwillig ausfließende Öl der Früchte des Olivenbaumes ein fast farbloses Öl, auch Jungfernöl genannt, von feinstem Wohlgeschmacke dar, während das aus den Preßrückständen ausgekochte Öl als Baumöl nur technische Verwendung findet.

In physikalischer Beziehung stellen die Fette teils flüssige, teils feste Stoffe dar, die sich schlüpfrig (fettig) an fühlen und alle leichter wie Wasser sind. Sie bestehen aus verschiedenen Fettsäuren, die an Glycerin chemisch gebunden sind und zwar Palmitinsäure, Stearinsäure, Ölsäure, Buttersäure u. a. m. Bei den festen Fetten 296.
überwiegen die erstgenannten beiden Fettsäuren, während in den flüssigen Fetten die Ölsäure vor waltet.

Da alle Fette dazu neigen, Sauerstoff aus der Luft auf zu nehmen und besonders unter dem gleichzeitigen Einflusse von Licht und Wärme freie Fettsäuren ab zu scheiden, d. h. ranzig zu werden, so müssen sie gut verschlossen in dunklen und kühlen Räumen, am besten in Kellern auf bewahrt werden. Etwa bereits ranzig gewordene Fette lassen sich dadurch verbessern, daß man sie sorgfältig mit Soda- oder Pottaschelösung ab wäscht. Bei manchen fetten Ölen ist die Neigung, Sauerstoff aus der Luft auf zu nehmen, ganz besonders stark, wie bei Leinöl und Mohnöl; in dünnen Schichten aufgestrichen erhärten sie schließlich zu einer festen, harzartigen Masse; man nennt sie deshalb trocknende (sprachlich richtiger eintrocknende) Öle, während die übrigen nicht trocknende Öle heißen, wozu z. B. Ol. Olivar., Amygdalar, Rapae u. a. m. gehören. Zwischen beiden Gruppen hält das Sesamöl etwa die Mitte, weshalb man es auch als halb trocknendes Öl bezeichnet. So sehr geeignet die trocknenden Öle auch zur Firnisbereitung sind, so wenig dürfen sie zur Herstellung von kosmetischen Präparaten wie Haarölen und Pomaden benutzt werden; auch das Sesamöl ist für diese Zwecke nicht zu empfehlen.

Durch Kochen mit Alkalien werden die Fette unter Abscheidung von Glycerin in fettsaure Alkalien, d. h. Seifen über geführt, mit den Mettalloxyden der Schwermetalle ergeben sich unlösliche Pflaster. Abgesehen von dieser und anderen technischen Verwendungsarten dienen die meisten Fette als unentbehrliche Nahrungsmittel, wobei die Güte der einzelnen natürlich eine große Rolle spielt. Neuerdings werden auch Kunstspeisefette sehr viel verwendet, besonders die Kunstbutter, Margarine genannt und das Cocosfett. Erstere gewinnt man dadurch, daß die leichter schmelzbaren Teile des Rindertalgs mit tierischer Milch und Wasser emulgiert und dann zu Butter verarbeitet werden. Bei geringeren Arten wird auch der Rindertalg durch Ol. Arachidis, Cocos und andere Pflanzenfette ersetzt. Nach dem Margarinegesetze muß die Margarine mit 10% Ol. Sesami versetzt sein, damit sie leichter durch die Untersuchung von echter Naturbutter unterschieden werden kann. Gereinigtes Cocosöl wird zum Kochen und Backen unter verschiedenen Namen wie Palmin, Vegetalin usw. verwendet.

Was die Prüfung der Fette und fetten Öle, die oft mit minderwertigen fetten Ölen, auch Paraffin und Harzölen, verfälscht werden, anbetrifft, so sind folgende Prüfungsmethoden anwendbar: 1. Die

Schwefelsäureprobe: man läßt auf eine Porcellanunterlage einige Tropfen des Öles und dann mitten hinein einen Tropfen Schwefelsäure fallen, wodurch eigenartige Färbungen entstehen, die auf die Art des Öles schließen lassen; 2. 8—10 Tr. einer erkalteten Mischung von 2 Tr. Schwefelsäure und 1 Tr. Salpetersäure werden mit $^1/_2$ g des Öles durch geschüttelt, wobei in vielen Fällen eigenartige Färbungen entstehen; 3. gleiche Raumteile Öl und Salpetersäure werden durch geschüttelt, dann etwas Kupferdraht oder -blech hinein gefügt und bei Seite gestellt. Hierbei erstarren die nicht eintrocknenden Öle nach 2—24 Stunden zu festen Massen von verschiedener Färbung, eintrocknende Öle erstarren nicht, Sesamöl nur teilweise; diese Probe nennt man die Elaidinprobe.

Wegen des Nachweises von Verfälschungen durch Sesamöl und Baumwollsamenöl, die am häufigsten vorkommen, sei auf die Angaben des Deutschen Arzneibuches verwiesen, das wohl in den meisten Drogenhandlungen vorhanden ist.

39. Balsame, Harze, Gummi.

194. Den ätherischen Ölen stehen die Balsame nahe, die ein Gemisch von ätherischen Ölen und Harzen dar stellen. Sie fließen teils freiwillig aus den Bäumen aus, teils aus künstlichen Einschnitten in dieselben, bei einzelnen wie z. B. Perubalsam erst durch Anwendung künstlicher Wärme. Sie sind zähflüssig, von aromatischem Geruche und meist kratzendem Geschmacke. Dünn aufgestrichen erhärten sie allmählich durch Sauerstoffaufnahme aus der Luft vollständig. In Weingeist, Chloroform, fetten und ätherischen Ölen sind sie löslich, nicht aber in Wasser, einzelne, wie Peru- und Tolubalsam auch nicht in Benzin. Verwendung finden die Balsame in der Heilkunde, Kosmetik und Technik.

181. Als Harze bezeichnet man pflanzliche Abscheidungsstoffe, die als zähflüssige Massen aus der Rinde hervor quellen und dann an der Luft erhärten. Sie stellen Gemenge verschiedener Pflanzensäuren, besonders Harzsäuren dar, die wie die Balsame in Alkohol, Chloroform, fetten und ätherischen Ölen löslich sind, nicht aber in Wasser. Erhitzt schmelzen sie und verbrennen mit stark rußender Flamme. Die Harze sind als das Endergebnis der Oxydation der ätherischen Öle zu betrachten, während die Balsame eine Art Übergang zwischen beiden bilden. Unter fossilen Harzen verstehen wir solche, die durch sehr langes Lagern in der Erde als letzte Resterzeugnisse von Wäldern, die in früheren Erdepochen unter gegangen sind, sich derart verändert haben, daß sie in den gewöhnlichen Lösungsmitteln nicht mehr löslich sind; erst durch Schmelzen und starkes Erhitzen vermögen sie die Löslichkeit der anderen Harze zu gewinnen. Dafür liefern sie aber auch die besten und dauerhaftesten

Lackanstriche. Zu den fossilen Harzen gehört vor allem der Bernstein sowie gewisse Kopalarten.

Diejenigen Harze, die mit wasserlöslichem Gummi gemischt 172.
sind, nennt man Gummiharze. Sie sind zum Teile in Spiritus und Terpentinöl löslich, zum Teile in Wasser. Mit Wasser verrieben geben sie eine Emulsion. Ihre Hauptvertreter sind Myrrhe, Gummigutti, Stinkasant, Weihrauch u. a. m. Sie bilden den Übergang zu denjenigen pflanzlichen Ausscheidungsstoffen, deren Hauptmerkmal ihre Löslichkeit in Wasser, dagegen die Unlöslichkeit in Spiritus und Terpentinöl ist, den sogen. Gummiarten, deren wichtigste das bekannte Gummi arabicum bildet. In chemischer Beziehung gehört Gummi zu den Kohlehydraten. Einzelne Gummiarten wie z. B. Traganth lösen sich nicht klar in Wasser, sondern quellen nur auf, alle aber liefern Lösungen von klebriger Beschaffenheit und werden als sehr geschätzte Klebstoffe viel verwendet.

40. Stärke und Zucker.

Sowohl Stärke wie Zucker gehören zu den Kohlehydraten und 162.
die Pflanzen, die diese Stoffe ab scheiden, liefern uns die wichtigsten Nahrungsmittel. Hierher gehören die verschiedenen Getreidearten, die Kartoffel, Zuckerrübe usw. Die Stärke findet sich fertig vorgebildet in Form kleinster Körnchen teils in den Samen (Getreidearten) teils in den Wurzeln, Wurzelstöcken und Knollen (Kartoffel, Pfeilwurzel). Die Gewinnung erfolgt dadurch, daß das Zellgewebe der Samen bzw. Knollen mechanisch zerrissen, die Stärke mit kaltem Wasser aus geschlämmt und bei linder Wärme getrocknet wird. In kaltem Wasser ist Stärke unlöslich, quillt dagegen mit etwas kaltem Wasser angerührt und dann mit kochendem Wasser verrührt zu einer plastischen Masse auf, die man Kleister nennt und technisch viel verwendet.

Um Stärke in eine Form zu überführen, die sich auch in kaltem 166.
Wasser klar löst, hat man verschiedene Herstellungsweisen. Entweder wird die Stärke in eisernen Trommeln, die gedreht werden, geröstet, oder angefeuchtet unter Zusatze von etwas Salpetersäure erhitzt oder endlich bei etwa 65—70° mit Malzaufguß, Diastase behandelt. Das derart entstehende Erzeugnis, Dextrin, hat zwar dieselbe chemische Zusammensetzung wie die Stärke, ist aber in physikalischer Beziehung durch die klare Löslichkeit in kaltem Wasser von ihr verschieden. Stärke und Dextrin sind außerdem durch die 163.
sogen. Jodprobe leicht zu unterscheiden; Stärke wird durch Jodlösung blau, Dextrin dagegen weinrot gefärbt.

Der Zucker findet sich sehr weit verbreitet in der Pflanzenwelt vor. Fabrikmäßig wird er jedoch meist nur aus den Pflanzen her gestellt, die genügend große Mengen besitzen, wie das Zuckerrohr 167.

(bis 30%), die Zuckerrübe (9—14%) und der Zuckerahorn; in kleineren Mengen ist er in den meisten Früchten, vor allem im Obste enthalten. Während früher der Zucker fast ausschließlich aus dem daran sehr reichen Zuckerrohre gewonnen wurde, hat sich im letzten Jahrhunderte die Rübenzuckerindustrie zu einem der wichtigsten Zweige unserer Volkswirtschaft entwickelt. Die Darstellung des Zuckers aus den Zuckerrüben, die uns naturgemäß am meisten angeht, ist kurz zusammen gefaßt etwa folgende: Die von anhaftender Erde durch Abwaschen befreiten Rüben werden in besonderen Schnitzelmaschinen in lange Streifen oder Schnitzel zerschnitten und dann mit warmem Wasser völlig aus gelaugt. Diese dünne Zuckerlösung ist jedoch noch stark verunreinigt und der Schwerpunkt der ganzen Zuckergewinnung liegt in der Beseitigung dieser Verunreinigungen. Man wendet hierzu verschiedene Methoden an; die Zuckerlösung wird mit etwas gelöschtem Kalke versetzt, wodurch die Verunreinigungen zum Teile aus gefällt werden, und schlägt den überschüssigen Kalk durch Einleiten von Kohlensäure als Kalciumkarbonat nieder; durch Schwefeldioxyd werden besonders die färbenden Substanzen entfernt; die möglichst gereinigte Zuckerlösung wird schließlich über Knochenkohle gefiltert und im Vakuumapparate eingedampft, bis sich die Zuckerkristalle aus zu scheiden beginnen.

41. Düngemittel.

Da der Handel mit Düngemitteln in vielen Drogenhandlungen eine nicht geringe Rolle spielt und die künstlichen Düngemittel für die Landwirtschaft von größter Bedeutung sind, so wollen wir auch diesen Artikeln einige Aufmerksamkeit zu wenden.

Diese Bedeutung zuerst in ihrem vollen Umfange richtig gewürdigt zu haben, ist das Verdienst des großen deutschen Chemikers Justus von Liebig. Er untersuchte sowohl die chemische Zusammensetzung der verschiedenen Pflanzen, besonders der Kultur- und Nutzpflanzen und ihrer Organe als auch die Beschaffenheit des Bodens, auf dem sie wachsen. Auf Grund seiner Untersuchungen kam er zu dem Ergebnisse, daß eine Pflanze um so besser und kräftiger gedeihen müsse, je mehr der Boden, auf dem sie wächst, diejenigen Nährstoffe enthält, die sie besonders zu ihrem Aufbaue und Wachstume benötigt. Die Untersuchungen Liebigs bewirkten dann eine bedeutende Umwälzung in den Bebauungsmethoden der Landwirtschaft, so daß die Verwendung der künstlichen Düngemittel bzw. der Handel mit ihnen einen ungeahnten Umfang erreicht hat.

671. Unter künstlichen Düngemitteln versteht man solche von fester Form, meist als Salze, während die natürlichen, Stallmist und Jauche, flüssig oder pastenförmig sind. Bevor wir auf diese näher ein gehen, müssen wir erwähnen, daß die Pflanze außer festen und flüssigen

Nährstoffen, die ihr durch die Wurzelfasern zu geführt werden, auch gasförmige Nahrung auf nimmt, und zwar Kohlenstoff in der Form 669. von Kohlensäure durch die Blätter; die Blätter spielen im Pflanzenleben also eine ähnliche Rolle, wie die Lunge im Menschen- und Tierleben durch die Aufnahme der Luft bzw. des für das Leben notwendigen Sauerstoffs. Tier- und Pflanzenleben steht also in einer Wechselbeziehung: während das Tier Sauerstoff ein- und dafür Kohlensäure aus atmet, nimmt die Pflanze Kohlensäure auf und gibt umgekehrt — wenigstens bei Tage — Sauerstoff an die Luft ab. Blattpflanzen sind daher vorzüglich geeignet, um zumal im Winter die Zimmerluft zu verbessern. Auch für Krankenzimmer, besonders bei Lungenleidenden hat sich die Aufstellung von Blattpflanzen bestens bewährt. Die Kohlensäure wird in den Pflanzen durch die sogen. Kohlensäureassimilation in verschiedene organische Stoffe über geführt, wie Stärke, Zellulose, Fette usw.

Die wichtigsten Elemente, die für den Düngemittelhandel in 670. Frage kommen, sind Stickstoff, der als solcher analytisch fest gestellt und procentig an gegeben wird, Kalium, dessen Gehalt als Kali (Kaliumoxyd) berechnet wird und Phosphor, dessen Gehalt als Phosphorsäure (Phosphorsäureanhydrid) procentig an gegeben wird; weniger wichtig sind Kalcium (als Kalciumoxyd) und Magnesium. Zum Aufbaue der Pflanzen tragen zwar noch andere Elemente mit bei, wie Schwefel, Eisen usw., doch sind dieselben allenthalben in genügender Menge im Boden vorhanden. Die Anwendung der künstlichen Düngemittel geschieht entweder dadurch, daß man sie mit Egge, Pfluge oder Grabscheite möglichst innig mit dem Erdboden vermischt (Grunddüngung), wie es z. B. bei Thomasmehl, Guano, Knochenmehl usw. geschieht, oder einfach auf den Erdboden 694. aufstreut, was bei leicht löslichen Salzen wie z. B. Chilisalpeter vor genommen wird (Kopfdüngung). Garten- und Zimmerpflanzen werden am einfachsten dadurch gedüngt, daß man Blumendünger, ein Gemisch verschiedener Pflanzennährsalze, in Wasser löst (etwa eine Messerspitze auf ein Liter Wasser) und mittels Gießkanne dem Erd- 686. boden zu führt. Zimmerpflanzen dürfen jedoch nicht im Winter gedüngt werden.

Außer solchen Düngemitteln, die in wässeriger Lösung un- 672. mittelbar durch die Wurzelfasern auf genommen werden, haben wir noch sogenannte mittelbare (indirekte) Düngemittel. Diese bewirken eine schnellere Zersetzung der im Boden vorhandenen Nährstoffe oder machen sie leichter löslich; hierzu gehören Kalk, Gips, und Mergel (mit Sand oder Ton verunreinigter roher kohlensaurer Kalk).

Von besonderer Wichtigkeit ist die Wirkung der verschiedenen künstlichen Düngemittel auf die Pflanzen. Es bewirken: 1. die stick- 673. stoffhaltigen Düngemittel eine besonders kräftige Entwickelung des Blattwuchses, der jungen Triebe und befördern die Bildung von

Eiweißstoffen und Samen; 2. die kalihaltigen eine lebhaftere Bildung des Blattgrüns und damit auch der Kohlehydrate, besonders der Stärke, ferner die Bildung von Blüten und Früchten; 2. die phos-
685. phorsäurehaltigen eine Kräftigung der Stengel, Ausbildung der Samen und besonders die Bildung von Eiweißstoffen. Eine Düngermischung, die für alle Fälle passen soll, muß daher sowohl Stickstoff wie Kali und Phosphorsäure enthalten, was auch bei den Blumendüngern für Topfpflanzen der Fall ist.

674. Die Wirkung selbst ist natürlich eine um so schnellere, je leichter das betreffende Dungsalz im Wasser löslich ist, um so lamgsaner, je schwerer der Dungstoff löslich ist. Im letzteren Falle hält dafür aber auch die Wirkung viel länger an, was man als Nachwirkung bezeichnet. Bei manchen solcher nur sehr schwer löslichen oder sich zersetzenden rohen Düngemitteln, wie z. B. Knochenmehl, manchen Guanosorten, Phosphorit, Hornspähnen usw. kann man eine leichtere, Löslichkeit dadurch erzielen, daß man sie durch chemische Stoffe, zumeist durch Schwefelsäure in leichter lösliche Verbindungen über
675. führt, was man dann Aufschließen nennt. Ein solcher natürlicher Aufschließungsvorgang vollzieht sich im Ackerboden durch die Einwirkung von Bakterien auf natürliche Dungstoffe wie Stallmist, ferner organische Stoffe verschiedener Art und schwer lösliche Bodensalze, indem der Stickstoffgehalt der organischen Substanzen, besonders
690. die Eiweißstoffe allmählich in Salpeter umgewandelt werden. Man nennt diesen Vorgang der Salpeterbildung auch Nitrifikation.

676. Kaufmännisch wichtig ist die Frage, wonach der Wert eines künstlichen Düngemittels zu beurteilen ist. Hierfür entscheidend sind: 1. der Procentgehalt an wirksamen Stoffen (Stickstoff, Kali und Phosphorsäure); 2. die Schnelligkeit der Wirkung, d. h. die größere oder geringere Löslichkeit in Wasser; 3. die physikalische Beschaffenheit, d. h. ob es fein oder grob gemahlen ist; 4. die Haltbarkeit und 5. das Fehlen schädlicher Bestandteile. Als wertlose Zusätze bzw.
677. Verfälschungen findet man mitunter: Schwerspat, feinen Sand, Kohlenstaub, Kreide usw. Als schädliche Bestandteile sind zu
687. betrachten: Chlormagnesium, Chlorkalcium, Rhodan- und Cyanverbindungen und freie Mineralsäuren.

Wir kommen nunmehr zu der Besprechung der einzelnen künst-
678. lichen Düngemittel. Zu den wichtigsten stickstoffhaltigen Düngemitteln gehören: Chilisalpeter, Kalisalpeter, Norgesalpeter, Kalkstickstoff, gewisse Guanoarten wie Peruguano, Hornspähne und Ammoniumsalze, besonders Ammoniumsulfat, ferner Ammonium-
679. chlorid, -nitrat, -phosphat. Der Chilisalpeter findet sich in bedeutenden Lagern in Südamerika, Chile, Peru und Bolivia und wirkt wegen seiner leichten Löslichkeit sehr schnell. Das außerdem noch zumeist in Betracht kommende Ammoniumsulfat ist zwar auch leicht löslich, wirkt aber deshalb langsamer, weil die meisten Kultur-

pflanzen es erst aufnehmen, nachdem es im Boden in Salpeter über geführt ist. Guano besteht aus dem eingetrockneten Miste von See- 680.
vögeln, die in ungeheuren Scharen manche Teile des Oceans bevölkern. Der bei weitem meiste Guano kommt von den Chinchasinseln, einer kleinen, an der Westküste von Peru gelegenen Inselgruppe. Guano ist um deswillen besonders wertvoll, weil er sowohl Stickstoff, als Phosphorsäure, als endlich auch Kali enthält. Der Stickstoffgehalt beträgt etwa 7%, der Gehalt an Phosphorsäure und Kali schwankt je nach der Handelssorte und je nachdem, ob er aufgeschlossen ist oder nicht, zwischen 9,5—14, bzw. 1—3%. Manche Guanosarten enthalten auch nur Phosphorsäure, die sogen. Phosphatguanos. Unter Poudrette versteht man angesäuerten und dann getrockneten und gemahlenen Menschendung.

Da unsere atmosphärische Luft zu fast 80% aus Stickstoff besteht, so lag die Frage von jeher nahe, ob man nicht diese unerschöpfliche Quelle der Natur sich nutzbar machen könnte, um daraus stickstoffhaltige Verbindungen in größeren Mengen zu gewinnen. Nur wenige Pflanzen, wie die Leguminosen (Klee, Lupine, Wicke) sind im Stande, durch Zusammenwirkung mit gewissen pflanzlichen Mikroorganismen den Stickstoff der Luft zu assimilieren, d. h. in Stickstoffverbindungen über zu führen, die den Pflanzen zur Ernährung dienen können, ein Umstand, der für die Fruchtfolge der Felder von großer Wichtigkeit ist. In neuerer Zeit hat man jedoch Herstellungsverfahren erfunden, die es ermöglichen, den Luftstickstoff sowohl in Salpeter- als auch in Ammoniumverbindungen über zu führen, ohne diese Erzeugnisse zu sehr zu verteuern, so daß wir also auch hier in absehbarer Zeit von dem zufälligen Auffinden stickstoffhaltiger künstlicher Düngemittel unabhängig sein werden. Von diesen aus dem Luft- 692.
stickstoffe unmittelbar her gestellten Düngemitteln kommen der Norgesalpeter, ein Kalksalpeter von etwa 13% und der Stickstoffkalk, ein Kalciumcyanamid von 18—20% Stickstoff bereits in den Handel. Der letztere wirkt im Anfange giftig auf die 693.
Pflanze, nach einigen Tagen jedoch wandelt er sich in andere Verbindungsstufen um und wird schließlich ebenfalls zu Salpeter. Welche ungeheure Bedeutung die Verwertung des Luftstickstoffes hat, hat sich in dem jetzigen Weltkriege in glänzendster Weise gezeigt, in dem diese Verwertung geradezu eine Lebensfrage für unser Volk bildete.

Von Kalisalzen kommen hauptsächlich die Staßfurter Abraum- 691.
salze in Betracht. Wie Südamerika für den Chilisalpeter, so ist das Deutsche Reich das Hauptgewinnungsland für diese Salze, für die es eine Art Monopolstellung ein nimmt. Die wichtigsten Kalirohsalze sind Kainit, Carnallit und Sylvinit, wovon das erstere 12,4%, die 684.
beiden letzteren etwa 9% Kali enthalten, außerdem noch Kaliumchlorid. Durch Reinigen und Umkristallisieren stellt man aus diesen

Rohsalzen die koncentrierten oder Fabrikationssalze her, deren Kaligehalt dann 30 und 40% beträgt, neben ebenfalls Kaliumchlorid.

682. Zu den wichtigsten phosphorsäurehaltigen Düngemitteln gehören: 1. das Superphosphat mit etwa 16—18% wasserlöslichen Phosphorsäure; 2. das Ammoniaksuperphosphat, das ein Gemisch von Superphosphat mit Ammoniumsulfat in verschiedenen Mischungsverhältnissen dar stellt; 3. das Thomasphosphatmehl oder schlichtweg Thomasmehl genannt. Dasselbe wird als Nebenerzeugnis bei der Entphosphorung des Eisens gewonnen. Von Bedeutung ist jedoch nur derjenige Gehalt an Phosphorsäure, der in Citronensäure löslich ist, weshalb man hier von einem Gehalte an citratlöslicher Phosphorsäure spricht, der etwa 13—20% beträgt; 4. das Knochenmehl, das zum größten Teile aus dreibasisch phosphorsaurem Kalke besteht; 5. Alkaliphosphate, die wegen ihrer leichten Löslichkeit besonders wertvoll sind.

683. Der Kalk, der meist als Kalciumoxyd, gebrannter Kalk, weniger als Kalciumkarbonat an gewendet wird, wirkt zumeist als mittelbares Düngemittel; er bewirkt eine schnellere Zersetzung bzw. Verwesung der im Erdboden vorhandenen organischen Abfallstoffe, stumpft als Base etwa vorhandene freie Säuren, Humussäuren, ab und beschleunigt die Salpeterbildung. Die Beförderung der Verwesung organischer Substanzen bewirkt bei genügender Menge derselben
691. die Bildung des sogen. Humusbodens, der einen äußerst wertvollen Untergrund dar stellt, da die bei der Verwesung sich bildende Kohlensäure auf die im Boden vorhandenen mineralischen Nährstoffe aufschließend wirkt und den Boden lockert. In Gärtnereien werden vielfach organische Abfälle aller Art, abgefallene Blätter, ausgejähtes Unkraut usw. in mächtige Haufen geschichtet und mit gelöschtem Kalk durcharbeitet, deren Verwesungs- und Umsetzungsstoffe dann als Gartenerde besonders für Topfpflanzen geschätzt sind.

Bei der Salpeterbildung, besonders von Stallmist und Jauche, entstehen auch Ammoniak und flüchtige Ammoniumverbindungen, deren Verlust dadurch vermieden werden kann, daß man sie durch
688. geeignete Zusätze, sogen. Erhaltungs- oder Konservierungsmittel in eine nicht flüchtige Form über führt, wie z. B. durch Gips, verdünnte Schwefelsäure usw. Umgekehrt darf man aber auch ammoniakhaltige Düngesalze nicht mit solchen mischen, die ein Freiwerden, d. h. einen Verlust des Ammoniaks herbei führen würden.
689. Man darf also nicht mischen: Kalk oder Thomasmehl einerseits mit aufgeschlossenem Guano, Poudrette, Stallmist, Jauche, Ammoniumsulfat oder anderen Ammoniumsalzen andererseits. Kalk oder Thomasmehl darf man aber auch nicht mit Superphosphat oder anderen löslichen Phosphaten mischen, weil sich sonst kalkreichere und somit unlösliche Phosphate bilden würden.

42. Die wichtigsten Artikel der Drogenkunde.

Unter Berücksichtigung des

Fragebuches für die Gehilfen-Prüfung

des Deutschen Drogisten-Verbandes.

Abkürzungen:

D. A. = in das Deutsche Arzneibuch aufgenommen.
G. I, II oder III = in den Abt. I, II oder III der Gifte enthalten.
Verz. B. = Verboten für den Kleinhandel außerhalb der Apotheken, da zum Verzeichnisse B der Kais. Ver. gehörig.
med. = medicinisch.
H. S. = Handelssorten.

	Lateinische und deutsche Bezeichnungen, Synonyma	Gewinnung, Abstammung, Vaterland	Eigenschaften, Handelssorten, Verfälschungen	Bestandteile, Verwendung, gesetzl. Bestimmungen
236.	**Adeps Lanae** Wollfett	im Wollschweiße der Schafe	roh eine braune, zähe, übelriechende Masse; gereinigt ein gelbliches, zähes Fett	zur Herstellung von Lanolin (s. dieses).
229.	**Adeps suillus** Axungia Porci, Schweinefett	Fett des Hausschweins, Sus scrofa. Durch Auspressen und Auswaschen oder durch Ausschmelzen gewonnen	weißes, mildes, aber leicht ranzig werdendes Fett; nach dem D. A. kann es durch Zusatz von 2% Benzoë haltbarer gemacht werden (Adeps benzoatus)	als Nahrungsmittel, zu Salben, Pomaden. **D. A.**
23.	**Agar-Agar**	Fucus amylaceus (Algenart); gallertartige Masse, die auf heißen Metallplatten getrocknet wird	in Form von Stäbchen oder viereckigen Stangen (Tjen-Tjan)	Schleim; als Ersatz für Gelatine zu Speisezwecken, zu Hautkremen, Appreturzwecken, Stempelkissen.
242.	**Aloë**	eingedickter Saft der Blätter verschiedener Aloëarten; Südafrika und tropische Länder	feste, in der Wärme weich werdende und zähflüssige Masse von dunkelgrüner Farbe; Aloë lucida, durchscheinend, A. hepatica, leberfarbig; sonst noch A. capensis, Barbados u. a. m. In heißem Wasser löslich, ebenso in Alkohol	Bitterstoff (Aloïn)und Harz; Verw. als scharfes Abführmittel (Drasticum) und zu Holzbeizen. **D. A.**
237.	**Ambra** Ambra grisea	Abscheidungsstoff in den Eingeweiden des Pottwals, Physeter macrocephalus, auch auf dem Meere schwimmend gefunden	wachsartige, graue Stücke von schwachem, benzoëähnlichem Geruche	in der Parfümerie als Fixativmittel.
144.	**Amygdalae amarae** bittere Mandeln **Amygdalae dulces** süße Mandeln	Samen von Amygdalus communis; Südeuropa, Italien, Nordafrika	Jordan, Malaga-, Bari-, Girgentimandeln u. a. m. Echte Mandelkleie stellt die zerstoßenen Samen dar, künstlich ein Ge-	süße M.: fettes Öl (s. d.), Emulsin, Zucker, Gummi; bittere M., außerdem noch Amygdalin; dasselbe bildet mit Emulsin und

		misch von Weizenmehl, Ol. Amygdal. pingue, mit Ol. Amygdal. amar. aromatisiert. Aqua Amygdal. wird aus den Preßrückständen (Placenta Amygdal. amar.) abdestilliert	Wasser das Ol. Amygd. amar. äther. (s. d.). Verw. als Genußmittel, zur Herstellung von Mandelöl, -kleie und äther. Öl. **D. A.**
164. **Amylum Marantae** Arrow-root, Pfeilwurzelmehl	aus den Wurzelstöcken von Maranta arundinacea durch Ausschlämmen gewonnen	St. Vincent und Bermudas; krümeliges Pulver von angenehmem Geruche	beliebtes Nährmittel für kleine Kinder.
165. **Amylum Orycae** Reisstärke	aus den Reissamen durch Ausschlämmen gewonnen	in Strahlen oder Stücken; Kremestärke ist gelb gefärbte Reisstärke	zum Kaltstärken der Wäsche, zu Reispuder.
165. **Amylum Solani tuberosi** Kartoffelstärke Kartoffelmehl	aus den Knollen von Solanum tuberosum durch Ausschlämmen gewonnen	in Stücken oder Pulver	zu Kleister, zum Binden des Fleisches in der Wurstfabrikation, zur Dextrinbereitung.
165. **Amylum Tritici** Weizenstärke	aus dem Mehle des Weizens durch Ausschlämmen gewonnen	in Stücken oder als Pulver	zum Stärken der Wäsche, zu Hautpudern. **D. A.**
106. **Antophylli** Mutternelken	die reifen Früchte von Caryophyllus aromaticus (Eugenia aromatica). Molukken, Ostindien, Westindien, Afrika	von länglicher, den Eicheln ähnlicher Form und brauner Farbe	äther. Öl. Verw. wie die Nelken als Bluterregungsmittel in der Volksheilkunde.
206. **Aqua flor. Aurantii** Aqua Naphae Orangenblütwasser	bei der Darstellung des Ol. flor. Aurant. als Nebenerzeugnis gewonnen	Echtes Orangeblütwasser ist wegen der darin enthaltenen Schleimteile stets trübe, künstlich hergestelltes dagegen klar	in der Parfümerie viel verwendet.
175. **Asa foetida** Stinkasant, Teufelsdreck	Gummiharz, aus den angeritzten Wurzeln von Ferula asa foetida durch Ausfließen und Erhärten gewonnen. Kleinasien	übelriechende, mit weißen Stücken durchsetzte braune Masse, auf dem Bruche oft pfirsichrot	Harz, Gummi, äther. Öl. Verw. med. innerlich als krampfstillendes Mittel, äußerlich gegen Reißen, zu Pflastern usw. **D. A.**

	Lateinische und deutsche Bezeichnungen, Synonyma	Gewinnung, Abstammung, Vaterland	Eigenschaften, Handelssorten, Verfälschungen	Bestandteile, Verwendung, gesetzl. Bestimmungen
182.	**Asphaltum** Asphalt, Judenpech	bituminöses Harz, durch natürliche, trockene Destillation organischer Abfallstoffe im Erdinnern entstanden. Kleinasien, Amerika	leicht löslich in Terpentinöl, Benzin, teilweise löslich in Alkohol. Beste Sorten syrischer und amerikanischer A.	zu Eisenlacken.
195.	**Balsamum canadense** Kanadabalsam	durch Anritzen der Balsamfichte, Pinus balsamica, ausfließender dünner Terpentin. Kanada	außergewöhnlich glasklare, gelbe, zähflüssige Masse von aromatischem Geruche	Harz und Terpentinöl. Verw. zum Kitten optischer Linsen, Kleben mikroskopischer Präparate, in der Porcellanmalerei.
196.	**Balsamum Copaïvae** Copaïvabalsam	Harzbalsam verschiedener Copaïferaarten; das D. A. schreibt Copaïfera officinalis, guajanensis und coriacea vor; Südamerika, Westindien	in Alkohol, Äther, Benzin, fetten und äther. Ölen löslich. H. S. Para, Marakaibo und westind. Balsam	äther. Öl und Copaïvasäure. Verw. med. gegen Geschlechtskrankheiten, in der Lackfabrikation und Porcellanmalerei. **D. A.** Caps. c. bals. Copoïvae sind frei gegeben.
196.	**Balsamum gurjunicum** Gurjunbalsam	Balsam verschiedener Dipterocarpusarten; Ostindien	Woodoil, wie der Gurjunb. manchmal fälschlich bezeichnet wird, ist ein fettes Öl, chinesisches Holzöl, das zu Holzanstrichen, wasserdichten Geweben usw. verwendet wird	med. wie Copaïvabalsam, technisch zu Firnissen, Lacken, Fußbodenölen.
197.	**Balsamum peruvianum** Balsamum indicum oder nigrum, Perubalsam	von Myroxylon pereirae, einem in Mittel- und Südamerika heimischen Baume gewonnen. Die Rinde wird stellenweise gelöst und der Balsam durch Feuerbrände zum Ausfließen gebracht, mit wollenen Tüchern auf gesogen und aus gekocht	Balsam von dunkelrötlichbrauner Farbe, in Alkohol klar, in Spiritus und fetten Ölen nicht vollständig löslich. Reiner Perub. gibt nichts an Benzin ab, sonst Verfälschung mit fetten Ölen; 10 Tr. mit 20 Tr. Schwefelsäure übergossen ergeben eine	Zimtsäure, Harz, Vanillin. Verw. med. gegen Krätze und Hautkrankheiten, in der Parfümerie und Kosmetik, zu Haarwuchswuchsmitteln. **D. A.**

			zähe, mit kaltem Wasser behandelt, bröckelige Masse; mit Öl verfälschter Balsam wird schmierig	
198.	**Balsamum tolutanum** Tolubalsam	Myroxylon balsamum, genuinum und toluifera. Südamerika	sehr zähflüssig, leicht fest werdend, von feinem, aber schwächeren Geruche wie Perubalsam. In Benzin unlöslich, wodurch Verfälschungen nachweisbar	wohlriechendes Harz, Zimtsäure, Benzoësäure, Vanillin. Verw. med. innerlich gegen Tuberkulose, in der Parfümerie und als Räuchermittel. **D. A.**
183.	**Benzoë**	Harz verschiedener Styraxarten; Hinterinseln, Sundainseln	I Siam B., gelbliche oder rötliche Tränen von feinstem Geruch; II Kalkutta B., bräunliche Massen mit vielen eingesprengten weißen Mandeln; III Sumatra B., braune Massen mit weißen Mandeln; IV Penang B., braune, stark mit Holz- und Rindenteilen verunreinigte Masse	Siam- und Kalkutta-Benzoë enthalten Benzoësäure, Zucker und Vanillin; Sumatra- und Penang B. außerdem noch Zimtsäure. Nachgewiesen wird letztere durch Behandeln mit Kaliumpermanganatlösung: Geruch nach bitteren Mandeln. Das **D. A.** läßt nur zimtsäurefreie Siam Benzoë zu. Verw. zu Tinkt. Benzoës (freigegeben) als Kosmetikum, zur Herstellung von Acid. benzoic., in der Parfümerie und zu Räuchermitteln.
49.	**Bulbus Scillae** Meerzwiebel	Zwiebel von Urginea und Scilla maritima. Mittelmeerküsten	in frischem Zustande: geschnitten und getrocknet	Scillitoxin, Scillipikrin usw. Verw. als Ungeziefermittel, besonders gegen Mäuse; med. als harntreibendes und Brechmittel **G. III; D. A.**; siccatus **Verz. B**.
40.	**Cachou** s. Succ. Liquiritiae	—	—	—

	Lateinische und deutsche Bezeichnungen, Synonyma	Gewinnung, Abstammung, Vaterland	Eigenschaften, Handelssorten, Verfälschungen	Bestandteile, Verwendung, gesetzl. Bestimmungen
214.	**Camphora** Kampfer	Stearopten des äther. Öles von Laurus oder Cinnamomum camphora. Japan, China, Insel Formosa. Ist in allen Teilen des Baumes vorhanden. Der rohe Kampfer, der in den Ursprungsländern als krümelige, graugrüne Masse aus dem zerkleinerten Holze abdestilliert wird, wird in Europa durch Sublimation mit Sand und Ätzkalk raffiniert und bildet dann weiße Brote von etwa $2^1/_2$ kg Gewicht	leicht löslich in Alkohol, Äther, fetten und ätherischen Ölen. Bei der Reinigung wird Elacopten als Nebenerzeugnis gewonnen, das leichte Kampferöl, das als Ersatzmittel für Terpentinöl Verwendung findet. Neuerdings kommt auch ein künstlicher, synthetischerKampfer in den Handel, der aus Terpentinöl hergestellt wird	med. äußerlich zu Einreibungen usw.; zur Darstellung des Kampferpulvers wird derselbe vorher etwas mit Spiritus angefeuchtet; in der Celluloïdfabrikation und als Mottenmittel. Spirit. camphorat. frei gegeben. **D. A.**
126.	**Caricae** Feigen	Scheinfrüchte von Ficus carica, Südeuropa, Afrika, Kleinasien	I Smyrnafeigen in Kistchen; II Caricae in coronis, Kranzfeigen aus Griechenland; luftig auf zu bewahren	Frucht- und Traubenzucker. Verw. als Nahrungs- und Genußmittel, zur Herstellung von Feigenkaffee, früher auch als Zusatz zu Brusttee; äußerlich zum Erweichen von Zahngeschwüren.
469.	**Carminum** Karmin	Farbstoff der Cochenille, durch Auskochen und Ausfällen mittels Tonerde oder durch Auskochen mit Sodalösung und Ausfällen mit Schwefelsäure gewonnen	prachtvoll roter, sehr ausgiebiger Farbstoff, in Salmiakgeist völlig löslich; sonst verfälscht. Karminlösungen werden durch Auflösen in 2 T. Salmiakgeist, Versetzen mit etwas Glycerin und nachheriges Verjagen des Ammoniaks durch vorsichtiges Erwärmen her gestellt	zum Färben von Genußmitteln, Pudern, Schminken, zu Karmintinte und Karminfarblacken.

24.	**Carrageen** Lichen Carrageen, Fucus crispus Irländ. Moos	Chondrus crispus (Algenart). Küsten der Nordsee und des atlantischen Oceans, auch Ostamerika	kommt roh und gebleicht in Preßballen bis 150 kg in den Handel	Hauptbestandteil Chondrin, Schleim, etwas Chlorsalze, Spuren von Jod und Brom. Verw. med. als Hustenmittel, in der Technik als Appreturmittel und Schlichte, zu Wasserfarben usw. **D. A.**
106.	**Caryophylli** Nelken	die unentwickelten Blütenknospen von Jambosa caryophyllus und Eugenia aromatica. Molukken, Ostindien, Westindien, Südamerika u. a. m.	die Nelken müssen voll und schwer sein, beim Drücken mit dem Fingernagel muß äther. Öl austreten. I Amboïna II Zanzibarnelken	Hauptbestandteil äther. Öl (s. d.) etwa 25%. Verw. als Gewürz, med. als bluterregendes Mittel. **D. A.** Tinct. Caryophyll. frei gegeben.
129.	**Cassia fistula** Röhren-Cassia, Mannabrot	Früchte von Cassia fistula. Südamerika, Westindien, Ägypten	bis 60 cm lange, 2—4 cm dicke, röhrenartige Früchte	Zucker und Gerbstoff; braunes Fruchtmus von süßem, etwas zusammenziehendem Geschmacke. Verw. als Genußmittel, zum Füllen der Pfannkuchen, med. schwaches Abführmittel.
241.	**Catechu** Terra japonica	die eingedickte Abkochung des Holzes von Acacia, Mimosa und Areca catechu. Ostindien, Sundainseln, Ostasien	I Mimosen- oder Pegu C., schwarze, braunglänzende Tafeln; II Gambir C., kleine braune Würfel, III Palm C., schwarze Tafeln oder Kuchen	Katechusäure und Katechugerbsäure. Verw. in der Färberei und Gerberei, med. als adstringierendes Mittel. **D. A.**
179.	**Cautschuk** Resina elastica Gummi elasticum	durch Reinigung des geronnenen Milchsaftes zahlreicher Pflanzen gewonnen. Nach dem D. A. Heveaarten (Südamerika); sonst noch Ficusarten (Ostindien) Euphorbiaceen u. a. m. Ost- und Westindien, Madagaskar, Afrika, Tropen	braune bis schwarze, dehnbare Massen, löslich in Chloroform, Schwefelkohlenstoff, Benzol, unlöslich in Wasser, Alkohol und Fetten. Mit Schwefel zusammen geschmolzen entsteht der vulkanisierte C. von grauer Farbe, nicht mehr klebend. Beste Marke Paragummi	Kohlenwasserstoffverbindungen, die sich nicht ohne Zersetzung verflüchtigen lassen. Verw. zu zahlreichen Apparaten und Instrumenten, zu Pflastern, Klebstoffen, Kitten usw. Aufbewahrung vor Licht und Luft geschützt bei gleichmäßiger Temperatur. **D. A.**

	Lateinische und deutsche Bezeichnungen, Synonyma	Gewinnung, Abstammung, Vaterland	Eigenschaften, Handelssorten, Verfälschungen	Bestandteile, Verwendung, gesetzl. Bestimmungen
230.	**Cera alba** weißes Wachs **Cera flava** gelbes Wachs	Abscheidungsstoff der Honigbiene Apis mellifica. Deutschland, Mitteleuropa, Amerika	gelbe bis bräunliche Masse von honigartigem Geruche, bei 60 bis 63⁰ schmelzend, von körnigem Bruche. Durch Bleichen mit Chlor oder Sonnenlicht wird das Wachs entfärbt und weiß. Durch die Handwärme wird es knetbar. Mit Pottaschelösung verseifbar. In Äther, Benzin, Terpentinöl löslich	verschiedene Fettsäuren wie Zerotinsäure, Melissylsäure, Myricin und Kohlenwasserstoffe usw. aber kein Glycerin. Verw. in der Kerzenfabrikation, zu Pomaden, Salben, Pflastern Bohnerwachs usw. **D. A.**
231.	**Cera Carnauba** Cera ceara Carnaubawachs Cearawachs	Corypha cerifera, Wachspalme. Südamerika. Pflanzenfett, das sich aus den Blättern ab scheidet	gelbliche bis grünliche, sehr harte Stücke, bei 80 bis 90⁰ schmelzend, leicht zerreiblich, schwer verseifbar	Verwendung wegen seiner großen Härte und Haltbarkeit zu guten Bohnermitteln, Möbelpolituren, Lederkreme usw.
231.	**Cera japonica** Japanwachs	Pflanzenfett aus den Früchten einer japanischen Sumachart, Rhus succedanea	viereckige Tafeln von blaßgelber Farbe, meist weiß beschlagen. Wie Wachs knetbar. Schmelzpunkt 45—50⁰	Glyceride verschiedener Fettsäuren (Palmitinsäure); billiger Ersatz für Bienenwachs, zu Salben, Pomaden usw.
232.	**Cetaceum** Sperma ceti Walrat	aus der Schädelhöhle des Pottwals, Physeter macrocephalus, gewonnen. Man läßt das Fett in der Kälte sich ab scheiden als blättrig-kristallinische Masse, wobei das flüssige Spermöl zurück bleibt	weiße, auf dem Bruche glänzende Masse von schwachem Geruche und Geschmacke. Schmelzpunkt 45—50⁰. Leicht löslich in Äther, Chloroform, Schwefelkohlenstoff. Hinterläßt auf Papier keinen Fettfleck	Palmitinsäure und Cetylalkohol. Verw. zu Pomaden, Salben (Coldcream), Kerzen, Stärkeglanz. **D. A.**
517.	**Chlorophyll** Blattgrün	in allen grünen Teilen der Pflanzen vorkommend	als Extrakt oder in Stangen. Nicht lichtecht	zum Färben von Genußmitteln, Likören, Pomaden usw.

246. 623.	***Coccionella*** Koschenille	die getrockneten Weibchen der Nopalschildlaus, Coccus cacti, die auf verschiedenen Cactusarten gezüchtet werden. Mittelamerika, Afrika	I Honduras, II Vera Crux, III Teneriffa mit Chloroform geschüttelt muß Coccionella obenauf schwimmen; untersinkende Teile sind mineralische Verfälschungen	Karmin, sehr ausgiebiger, prachtvoller roter Farbstoff. Verw. zum Färben von Genußmitteln, Pudern, Schminken, usw.; trockene Koschenillefarbe für Bäcker bildet ein Gemisch von Koschenillepulver, Alaun, Pottasche und Kremortartari. Koschenilletinktur wird durch Ausziehen von K.-Pulver mit Wasser und Pottasche und Versetzen mit Alaun und Kremortartari her gestellt.
248.	**Colla Piscium** Ichthyocolla Hausenblase, Fischleim	gereinigte und getrocknete Schwimmblase verschiedener Hausen- und Störarten. Rußland	in heißem Wasser fast völlig löslich; die Blätter sind opalisierend. Ia Saliansky, II Colla Piscium i. fragm.	tierischer Leim von höchster Klebkraft. Verw. zu Porcellankitt, Syndetikon, zum Klären von Spirituosen, zu englisch Heftpflaster.
190.	**Colophonium** Harz	wasserfreies Harz verschiedener Pinusarten. Mitteleuropa, Amerika	durchsichtige, gelbliche bis bräunliche Massen, in Terpentinöl, fetten Ölen und Spiritus leicht löslich	Verw. zu zahlreichen technischen Präparaten, Raupenleim, Wagenfett, in der Seifenfabrikation, zu Pflastern, Pomaden. als Geigenharz usw. **D. A.**
250.	**Conchae praeparatae** präparierte Austernschalen	die gereinigten, geglühten und gemahlenen Schalen der Auster, Ostrea edulis	weißliches Pulver	kohlensaurer und etwas kieselsaurer Kalk. Verw. zu scharfen Zahnpulvern, aber hierfür nicht zu empfehlen, da es den Zahnschmelz zu stark angreift.
184	**Copal** Kopal	I fossile Harze verschiedener Caesalpinuen, durch Ausgraben gewonnen; Afrika II nicht fossile Kopale; Afrika, Neuseeland, Ostindien	I nur nach Erhitzen auf 300 bis 350° löslich in Terpentinöl, Firnis; Zansibar, II Madagaskar, Sierra, Leone, Kongo Kopale, III unechte Kauri- (Cowri) und Manila-Kopale, z. T. auch in Spiritus löslich	die fossilen Kopale zu besten Fußboden- und Schleiflacken; die weichen Manilakopale auch zu Spirituslacken.

	Lateinische und deutsche Bezeichnungen, Synonyma	Gewinnung, Abstammung, Vaterland	Eigenschaften, Handelssorten, Verfälschungen	Bestandteile, Verwendung, gesetzl. Bestimmungen
249.	**Cornu Cervi** Hirschhorn	Abfälle bei der Horndrechslerei	Drehspähne, kommen als raspatum und tornatum in den Handel	sehr stickstoffreich. Verw. als langsam wirkendes Düngemittel für Topfpflanzen; med. als Zusatz zu Kindertee.
59.	**Cortex Aurantii** Pomeranzenschale	Fruchtschale von Citrus aurantium. Südeuropa. Die vom inneren wertlosen Mark befreite Schale heißt Flavedo Aurantii oder Cort. Aurantii expulpata	Verfälschungen mit Apfelsinenschalen leicht an der rauhen Oberfläche zu erkennen; Apfelsinenschale ist glatt, außerdem hell, C. Aurantii dunkel. Confectio Aurantii durch Einkochen mit Zucker gewonnen	ätherisches Öl, aber nur in der äußeren Fruchtschale. Verw. als Gewürz, in der Likörfabrikation, med. als appetitanregendes Mittel, in Tinct. Aurantii, amara, Rhei vinosa. **D. A.**
65.	**Cortex Cascarae sagradae** Cortex Rhamni Purshianae, Sagradarinde	Rinde von Rhamnus Purstriana. Nordamerika	grau bis graubraune, röhrenförmige Stücke, von bitterem Geschmacke	Emodin, Chrysophansäure. Abführmittel als Extr.Cascar. segr. und Sagradawein. **D. A.**
60.	**Cortex Cascarillae** Kaskarillrinde	Rinde von Croton eluteria. Westindien, Südamerika	graubraune Röhren, moschusartiger Geruch, besonders beim Glimmen	Gerbsäure und Harz. Verw. zu Räuchermitteln, Tabaksaucen, med. als Adstringens. **D. A.**
62.	**Cortex Chinae** Chinarinde	Rinde verschiedener Cinchonaarten aus der Familie der Rubiaceen. Ursprüngliches Vaterland Südamerika, jetzt in Ost- und Westindien, Java, Ceylon, Afrika angebaut	I C. Chinae succirubrac, Sorte des D. A. II frühere Sorten C. Chinae regiae und C. Chinae fuscus. Die häufigsten Chininsalze sind Chinin. hydrochloric. und sulfuric.	Chinin, Chinicin, Cinchonin und andere Alkaloïde. Im Großhandel ist nur der Chiningehalt maßgeblich. Verw. als kräftiges Fiebermittel, zu Bitterschnäpsen, zu Haarwässern (Eau de Quinine). **D. A. Verz. B.**
61.	**Cortex Cinnamomi** Zimtrinde, Kassiarinde	I hellere, dünnere Bastrinde von Cinnamomum ceylanicum. Ceylon, Ostindien, Tropen; II dunk-	I echter Ceylonzimt, Kanehl, in Fardehlen von etwa 40 kg Gewicht und ein Meter Länge;	ätherisches Öl, bei Kanehl hell, bei Kassia dunkel, nur durch den Geruch und Geschmack zu

		lere, stärkere Rinde von Cinnamomum Cassia. Ostindien, Afrika, tropische Länder	II Kassia, in Bündeln von etwa $^1/_2$ kg in Würfelkisten von etwa 25—30 kg	unterscheiden; sonst noch Zucker und Harz. Verw. als Gewürz, in der Parfümerie, med. als blutanregendes Mittel. **D. A.**
63.	**Cortex Citri** Zitronenschale	Fruchtschale von Citrus limonum und medica Linné. Südeuropa, Italien, Mittelmeerländer	spiralig gedreht, bräunlichgelbe Farbe. Confectio Citri aus den Schalen von Citrus medica Risso durch Einkochen mit Zucker gewonnen	äther. Öl (s. d.). Verw. als Gewürz, in der Likörfabrikation, med. als appetitanregendes Mittel. **D. A.**
64.	**Cortex Condurango** Kondurangorinde	Rinde von Marsdenia condurango. Südamerika	bis 10 m lange Röhren von grauer Farbe, innen weißlich; Ia Mataperro	Kondurangin, Bitterstoff, Gerbsäure. Verw. med. gegen Magenleiden. **D. A. Verz. B.**
65.	**Cortex Frangulae** Faulbaumrinde	Rinde von Rhamnus frangula. Europa, Mittelasien	die Rinde darf nur nach längerem, zweijährigem Lagern verwendet werden, wobei die frisch gelbgrünliche Innenfärbung in rotbraun übergeht; sonst verursacht sie Leibschneiden und Erbrechen	äther. Öl und purgierende Säure, Farbstoff. Verw. als Abführmittel. **D. A.**
66.	**Cortex Granati fructus** Granatschale	Fruchtschale von Punica granatum. Südeuropa, Nordafrika	gelbrot bis braun	Gerbsäure und Gummi. Verw. gegen Durchfall, zum Gerben feinen Leders.
66.	**Cortex Granati radicis** Granatwurzelrinde	Wurzelrinde von Punica granatum	die Innenseite muß glatt und gleichmäßig gelblich sein; braune Rinde ist unbrauchbar	Gallusgerbsäure und Pelletierin. Verw. als Bandwurmmittel. **D. A. Verz. B.**
67.	**Cortex nucis Juglandis** Nußschale	Fruchtschale von Juglans regia, Walnußbaum. Europa	schwarzbraun, eingeschrumpft	Gerbsäure. Verw. zum Braunfärben von Haaren, zu echter Nußbaumbeize.
68.	**Cortex Quercus** Eichenrinde	Rinde von Quercus robur. Europa	braunrote Rinde von zusammenziehendem Geschmacke	Gerbsäure. Verw. in der Gerberei und als zusammenziehendes Mittel. **D. A.**

	Lateinische und deutsche Bezeichnungen, Synonyma	Gewinnung, Abstammung, Vaterland	Eigenschaften, Handelssorten, Verfälschungen	Bestandteile, Verwendung, gesetzl. Bestimmungen
476.	**Cortex Quercus tinctoriae** Quercitron	Rinde der Färbereiche, Quercus tinctoria. Nordamerika	meist gemahlen	Quercitrin, durch Auskochen der Rinde mit verdünnter Schwefelsäure in Quercetin übergehend. Verw. zum Gelbfärben und Mischfarben.
69.	**Cortex Quillajae** Quillaja-, Panama-Seifenrinde	Quillaja saponaria. Chile, Südamerika	Staub stark Niesen erregend	Saponin, Quillajasäure. Verw. zum Waschen wollener Stoffe, zu schaumbildenden Kopfwaschwässern, Brauselimonaden usw. **D. A.**
104.	**Crocus** Safran	rotbraune Stempel von Crocus sativus. Südfrankreich, Spanien	I Gatinais (Landschaft in Südfrankreich), nur aus den Stempeln bestehend. II hispanicus, vielfach mit den gelben Staubfäden durchsetzt. Verfälschungen: mit Öl, Glycerin oder Honig verfälschter Safran backt beim Drücken zusammen und hinterläßt auf Papier einen Fleck; mit Curcuma verf. Safran färbt Petroleumäther gelb; mineralische Verfälschungen sinken beim Schütteln mit Wasser zu Boden; Verfälschungen mit fremden Blütenteilen erkennt man durch die Lupe	sehr reich (bis 70%) an Crocin, ausgiebigem gelbem Farbstoff. Verw. zum Färben von Genußmitteln, Essenzen, med. als Anregungsmittel. In kühlen Kellern auf zu bewahren. **D. A**
133.	**Cubebae** Kubeben	unreife Früchte von Piper cubeba. Ostindien	mit einer stilartigen Verlängerung versehen, daher auch der Name Schwanzpfeffer	Kubebensäure, äther. Öl, Kubebin. Verw. gegen Geschlechtskrankheiten, technisch zu Tabaksaucen. **D. A. Verz. B.**

185.	**Dammarum** Dammarharz	Harz von Shorea Wiesneri, der Dammarfichte und anderen Bäumen der Familie der Dipterokarpaceen. Ostindien, Australien	rundliche, meist weiß bestäubte, glänzende, blaßgelbliche Stücke, bei 100^0 zu einer dünnen Flüssigkeit schmelzend, die stark schäumt. H. S. Singapore und Java	Verw. zu Dammarlack, als Zusatz zu Pflastern und Wachsmischungen. **D. A.**
166.	**Dextrinum** Dextrin, Röstgummi Gommeline, Leiogomme, Wiener Pappmehl	Umwandelungserzeugnis der Stärke; s. d.	in kaltem Wasser völlig löslich	beliebtes Klebmittel.
187.	**Elemi** Resina Elemi	Harze verschiedener Burseraceen. Ost- und Westindien	weiches, terpentinartiges, und hartes Elemi	ätherisches Öl, Elemisäure. Verw. als erweichender Zusatz zu Lacken, zum Steifen der Hüte und zu Pflastern und Salben.
244.	**Extractum Malti** Malzextrakt	eingedickter oder zur Trockne eingedampfter Auszug aus gequetschtem Malz, inspissatum und siccum	fader, süßlicher Geschmack. Nach der Kais. Ver. ist es freigegeben, auch mit Eisen, Lebertran oder Kalk	diätetisches Nähr- und Heilmittel, gegen Husten (Malzbonbons).
158.	**Fabae Tonco** oder Tonca Tonkabohnen	Samen von Dipterix odorata. Südamerika	3—4 cm lange, schwarzglänzende Bohnen, oft mit Cumarinkristallen bedeckt. Ia holländische, IIa kleinere englische T.	Cumarin. Verw. in der Parfümerie und Schnupftabakfabrikation.
255.	**Fel Tauri** Ochsengalle	Abscheidungsstoff der Galle des Rindes	kommt als inspissat. und sicc. in den Handel	wegen seiner fettlösenden Kraft als Gallseife; inspissatus med. verwendet.
105.	**Flores Arnicae** Arnikablüten, Wohlverleihblüten	Arnica montana. Mitteleuropa in bergigen Gegenden	Flor. Arnicae c. calicibus; Flor. Arnicae s. calicibus. Das D. A. verlangt letztere	äther. Öl, Arnicin, Gerbsäure. Verw. med. als Tinktur zur Behandlung von Quetschungen, kleineren Wunden, freigegeben. **D. A.**
107.	**Flores Cassiae** Zimtblüten	von versch. Cinnamomumarten. Ostindien, Molukken	—	äther. Öl. Verw. als Gewürz.

	Lateinische und deutsche Bezeichnungen, Synonyma	Gewinnung, Abstammung, Vaterland	Eigenschaften, Handelssorten, Verfälschungen	Bestandteile, Verwendung, gesetzl. Bestimmungen
108.	**Flores Chamomillae romanae** römische Kamillen	Anthemis nobilis. Südeuropa, Deutschland, Belgien, England	Ia sächsische, klein, aber stärker riechend, IIa belgische, groß, aber weniger kräftig riechend	äther. Öl. Verwendung wie die gewöhnliche Kamille, auch zu Kräuterbädern, Riechkissen.
109.	**Flores Chamomillae vulgaris** Kamillenblüten	Matricaria chamomilla. Deutschland, Mitteleuropa	echte Kamillen haben einen hohlen Blütenboden, die Hundskamillen nicht. Ia deutsch; IIa ungarisch	äther. Öl, s. d. Verw. als beliebtes Volksmittel zum Schwitzen, zu Bädern, Kopfwaschungen usw. **D. A.**
115.	**Flores Chrysanthemi** Insektenpulverblüten	verschiedene Chrysanthemum- und Pyrethrumarten. Dalmatien, Persien, Montenegro, Kaukasus	Ia Dalmatiner Insektenpulver aus geschlossenen Blüten; IIa persisches I. Je feiner gemahlen, um so kräftiger die Wirkung. Probe: man bringt einige Insekten (Fliegen) unter eine Glasglocke oder zwischen Doppelfenster und stäubt das Pulver hinein; je schneller es tödlich (nicht nur betäubend!) wirkt, um so kräftiger	harzige Bestandteile; worauf die Wirkung eigentlich beruht, ist noch nicht ganz einwandsfrei fest gestellt; gegen Insekten mit hartem Panzer, z. B. Wanzen weniger wirksam wie gegen solche mit weichem Körper (Fliegen, Mücken, Motten). Gut verschlossen auf zu bewahren.
110.	**Flores Cinae** Zitwerblüten (irrtüml. Zitwersamen genannt)	Blüten von Artemisia cina. Mittelasien. Turkestan	mit Zucker überzogen als confectio cinae	Santonin (G. II, Verz. B.). Mittel gegen Spulwürmer, auch als Trochisci santonini. **D. A., Verz. B.**
66.	**Flores Granati** Granatblüten	Blüten von Punica granatum. Mittelmeerländer	schön rote Blüten, auch als Zierpflanze gezogen	veraltet.
111.	**Flores Lavandulae** Lavendelblüten	Lavandula officinalis. Mittelmeerländer, Frankreich, England	Das D. A. verlangt die Blüten von Lavandula spica Linné	Ol. Lavandulae (s. d.). Verw. zu Bädern, Kräuterkissen, Mottentee, in der Parfümerie. **D. A.**

112.	**Flores Lupuli** Hopfenblüten	Humulus lupulus. Deutschland, Österreich, Donauländer	zapfenförmige Blütenstände von bräunlicher Farbe	Lupulin, äth. Öl, Bitterstoff. Verw. in der Brauerei, med. zu Bädern.
113.	**Flores Malvae arboreae** Stockrosen, schwarze Malven	Althaea rosea. Deutschland, Südeuropa	werden mit und ohne Kelch gesammelt	Schleim, Gerbstoff, Farbstoff. Verw. med. gegen Husten, sonst zum Färben von Essig, Wein, Likören.
114.	**Flores Malvae vulgaris** Malvenblüten	Malva silvestris. Im Hochsommer zu sammeln. Deutschland	blaue Blüten mit Kelch.	Schleim. Als Hustenmittel und zu Gurgelwässern. **D. A.**
80.	**Flores Millefolii** Schafgarbenblüten	Achillea millefolium. Deutschland	weiße, in Trugdolden stehende Blüten	Bitterstoff, Harz, äth. Öl., veraltet, auch als Ersatz für chines. Tee in den unteren Volkskreisen.
116.	**Flores Papaveris** Flores Rhocados, Mohnblüten	Papaver rhoeas. Mitteleuropa, Deutschland	scharlachrote Blüten von schleimigem Geschmacke	Spuren von Opiumalkaloïden. Verw. zu Räuchertee, gegen Husten.
117.	**Flores Sambuci** Hollunderblüten, fälschlich auch Fliederblüten genannt	Sambucus nigra. Mitteleuropa, Deutschland	in Trauben und gerebelt; dürfen nicht nach Regenwetter gesammelt werden, da die Blüten sonst braun werden	äther. Öl, Schleim, Gerbstoff. Verw. als schweißtreibendes Mittel. **D. A.**
118.	**Flores Tiliae** Lindenblüten	Blüten verschiedener Tiliaarten, cordata, platyphyllos u. a. m. Europa	Blüten mit Vorblatt, cum bracteïs und ohne Vorblatt, sine bracteïs	äther. Öl, Schleim, Gerbstoff. Verw. als schweißtreibendes Mittel, auch als billiger Ersatz für russ. Tee. **D. A.**
119.	**Flores Verbasci** Wollblumen, Königskerzblüten	Verbascum phlomoïdes und thapsiforme. Deutschland, Ungarn	Aufbewahrung in sehr dicht schließenden Blechbüchsen; Einsammlung nie nach Regen, sondern nur in der Sonne	sehr hygroskopisch und dann braun werdend. Best. Schleim, Zucker. Verw. als Hustenmittel, zu Brusttee. **D. A.**
72.	**Folia Althaeae** Eibischblätter	Althaea officinalis. Mitteldeutschland	graufilzige Blätter von schleimigem Geschmack	Schleim. Verw. als hustenlösender Tee. **D. A.**

	Lateinische und deutsche Bezeichnungen, Synonyma	Gewinnung, Abstammung, Vaterland	Eigenschaften, Handelssorten, Verfälschungen	Bestandteile, Verwendung, gesetzl. Bestimmungen
73.	**Folia Belladonnae** Tollkirschenblätter	Atropa belladonna. Deutschland	Geruch schwach narkotisch, Geschmack scharf bitter	Atropin (G. I) Alkaloïd. Verw, nur med. als Infus., extract. als schmerzstillendes Mittel. **D. A., G. II, Verz. B.**
74.	**Folia Coca** Kokablätter	Erythroxylum Coca. Südamerika, Ostindien	gut verschlossen auf zu bewahren	Cocaïn (G. II) Alkaloïd, Gerbsäure. Die Fol. Coca wirken nervenanregend; das Cocaïn dient als örtliches Nervenbetäubungsmittel in der Zahnheilkunde usw. **D. A. Verz. B.**
75.	**Folia Digitalis** Fingerhutblätter	Digitalis purpurea. Deutschland, Mitteleuropa	eiförmige, runzlige Blätter von schwach narkotischem Geruche	Digitalin, Digitoxin (G. I) Alkaloïde. Verw. med. gegen Herzleiden. **D. A., G. II, Verz. B.**
76.	**Folia Farfarae** Huflattigblätter	Tussilago farfara. Deutschland, Mitteleuropa	Blätter an der Unterseite filzig behaart; von Tussilago petasites größer, weniger filzig	Schleim, Bitterstoff usw. Beliebtes Hustenmittel, zu Brusttee. **D. A.**
77.	**Folia Hyosciami** Bilsenkrautblätter	Hyosciamus niger. Deutschland, Mitteleuropa	Geruch widerlich betäubend	Hyosciamin, Hyoscin (Alkaloïde. G. I). Verw. med. als Beruhigungsmittel äußerlich als Ol. Hyoscianin zu Einreibungen. **D. A., G. II, Verz. B.**
78.	**Folia Juglandis** Nußblätter	Juglans regia. Europa, Deutschland	eiförmige Blätter von bitterlich herbem Geschmacke	Gerbsäure, äther. Öl. Verw. als blutreinigender Tee. **D. A.**
79.	**Folia Melissae** Melissenblätter	Melissa officinalis. Deutschland	langgestielte Blätter von angenehm zitronenartigem Geruche	äther. Öl, Gerbstoff, Harz. Verw als magenstärkendes Mittel, zur Herstellung von Karmelitergeist (freigegeben). **D. A.**

96.	***Folia Menthae crispae*** Krauseminzblätter	Mentha crispa, aus der Mentha aquatica durch Kultur hervorgegangen. Deutschland	die Blätter sind rundlich, kurz gestielt, auf beiden Seiten behaart, stark gekräuselt. Geschmack scharf brennend	äther. Öl. Verw. in der Likörfabrikation und als magenstärkendes Mittel.
97.	**Folia Menthae piperitae** Pfefferminzblätter	Mentha piperita. Deutschland, Mitteleuropa, England, Nordamerika	die Blätter sind gestielt, nur auf der Unterseite spärlich behaart; Geschmack kräftig aromatisch, kühlend	äther. Öl (s. d.). Verw. in der Likörfabrikation, med. als magenstärkendes Mittel. **D. A.**
81.	**Folia Rosmarini** Folia Anthos, Rosmarinblätter	Rosmarinus officinalis. Mittelmeerländer	Geruch und Geschmack aromatisch, kampferartig	äther. Öl, Harz, Gerbsäure. Verw. zu Kräuterbädern und -kissen, zu Mottentee.
82.	**Folia Salviae** Salbeiblätter	Salvia officinalis. Süd- und Mitteleuropa, in Deutschland angebaut	Ia deutsche, schlesische; IIa italienische	äther. Öl, Harz und Gerbsäure Verw. zum Gurgeln und Mundspülen. **D. A.**
83.	**Folia Sennae** Sennesblätter	Cassia augustifolia und acutifolia. Küstenländer des roten Meeres, Ostindien, Ägypten	Ia Alexandriner, klein, meist zerbrochen; IIa Tinnelvelly, größer, lanzettlich. S. dürfen wegen des Harzgehaltes nur gebrüht, nicht gekocht werden, da sie sonst Leibschneiden verursachen. Von Harz durch Spiritus befreite S. heißen deresinata	Chrysophansäure, Kathartinsäure, Harz usw. Verw. als lindes Abführmittel in Form von Brustpulver, Senneslatwerge usw. **D. A.**
84.	**Folia Stramonii** Stechapfelblätter	Datura stramonium. Asien, in Deutschland wild wachsend	widerlich narkotischer Geruch	Hyosciamin (andere Bezeichnung Daturin) **G. I.**, Alkaloïd. Verw. med. zu Asthmazigarren und -zigaretten. **D. A., G. II, Verz. B.**
103.	**Folia Theae** Teeblätter	Thea chinensis. China, auch Japan, Südamerika	schwarzerTee; Pecco, Souchong, Kongo; die Blätter werden einer Gärung unterworfen und dann	Theïn, (mit dem Coffeïn identisch), äther. Öl, Gerbstoff. Beliebtes Genußmittel. Gut ver-

	Lateinische und deutsche Bezeichnungen, Synonyma	Gewinnung, Abstammung, Vaterland	Eigenschaften, Handelssorten, Verfälschungen	Bestandteile, Verwendung, gesetzl. Bestimmungen
			erst getrocknet; grüner Tee Gunpowder und Imperial; die Blätter werden schwach geröstet, wobei sie sich kugelförmig zusammenrollen	schlossen auf zu bewahren. Teeextrakt freigegeben.
85.	**Folia Trifolii fibrini** Bitterklee	Menyanthes trifoliata. Deutschland	dreiteilige Blätter von schwachem Geruche	Menyanthin, ein Bitterstoff. Verw. zu Bitterschnäpsen und als magenstärkender Tee. **D. A.**
86.	**Folia uvae ursi** Bärentraubenblätter	Arctostaphylos oder Arbutus uva ursi. Norddeutschland, Alpen	Verwechselungen mit den Blättern der Preiselbeere sind leicht daran zu erkennen, daß diese nicht netzadrig sind und der Rand fein gesägt ist	Arbutin, Gerbstoff, Bitterstoff. Verw. gegen Blasenleiden. **D. A.**
83.	**Folliculi Sennae** Muttersennesblätter	die Hülsenfrüchte des Sennesstrauches	flach gedrückte Hülsen von dunkler Farbe	Bestandteile wie bei Fol Sennae. Abführmittel.
120.	**Fructus Amomi** Piment, Nelkenpfeffer, englisches Gewürz	Pimenta officinalis oder Amomum pimentum. Südamerika, Westindien	I Jamaika Piment; II mexikanischer P.	äther. Öl, nelkenähnlich, Harz, Gerbstoff. Verw. als Gewürz.
121.	**Fructus Anisi stellati** Sternanis, Badian	Illicium anisatum. China, Cochinchina, Japan	die verwandten, aber giftigen Skimifrüchte von Illicium religiosum haben einen mehr gebogenen Schnabel	äther. Öl (s. d.). Verw. als Gewürz und in der Likörfabrikation.
122.	**Fructus Anisi vulgaris** Anis	Pimpinella anisum. Orient, Rußland	Teilfrüchte von graugrüner Farbe und süßlich aromatischem Geruche	äther. Öl (s. d.) und Zucker. Verw. med. als hustenlinderndes Mittel, in der Likörfabrikation, als Gewürz und zu Mundwässern. **D. A.**

59.	**Fructus Aurantii immaturi** Unreife Pomeränzel	unreife Früchte von Citrus vulgaris. Südeuropa	kugelige Früchte, schwer, von grünlichbrauner Farbe	äther. Öl, Bitterstoff. Verw. als Gewürz, in der Likörfabrikation und als appetitanregendes Mittel (z. B. in Tinct. amara). **D. A.**
123.	**Fructus Capsici** Piper hispanicus, spanischer Pfeffer, Paprika	Capsicum annuum. Südamerika, Europa (Ungarn)	Geschmack brennend scharf; beim Pulvern muß Mund und Nase durch ein nasses Tuch geschützt werden	Capsicin, scharfes Harz, roter Farbstoff. Verw. als Gewürz und med. als Hautreizmittel (Tinct. und Empl. Capsici). **D. A.**
124.	**Fructus Capsici cayennensis** Piper cayennense. Cayennepfeffer	Verschiedene Capsicumarten. Südamerika	kleinere Schoten	Bestandteile und Verwendung wie vorher.
125.	**Fructus Cardamomi** Kardamomen	Elettaria cardamomum. Ostindien, Ceylon, China, Madagaskar	Ia Malabar K., klein, weißlich; IIa Ceylon K., länglich, graubraun; das D. A. verlangt die erstere Sorte	äther. Öl (s. d.), Stärke usw. Verw. als Gewürz, in der Likörfabrikation; med. zu Tinct. aromat., als anregendes Mittel. **D. A.**
127.	**Fructus Carvi** Kümmel	Teilfrüchte von Carum carvi. Deutschland (Prov. Sachsen), Holland	Ia holländischer Kümmel; II schlesischer Kümmel. Kümmelspreu sind die Rückstände beim Absieben	äther. Öl (s. d.), Stärke, Zucker, fettes Öl. Verw. als Gewürz, in der Likörfabrikation, med. als magenstärkendes und blähungtreibendes Mittel. **D. A.**
128.	**Fructus Ceratoniae** Siliqua dulcis Johannesbrot, Carobbe	Ceratonia siliqua. Mittelmeerländer, Italien	glänzend braune Früchte von schleimig-süßem Geschmack	Gerb- und Buttersäure, Zucker. Verw. als Genußmittel, zu Kaffeesurrogaten, Tabaksaucen, med. als Brusttee.
130.	**Fructus Citri** Zitronen	Citrus limonum. Südeuropa, Nordafrika, Italien, Spanien	Succus Citri ist trübe, schleimig, nur durch Zusätze (Alkohol, Benzoësäure, Ameisensäure usw.) haltbar. Diese müssen deklariert werden	sie liefern uns: Cort. citri, Ol. citri, Succus citri, Acid. citric. (s. d.). Genußmittel; med. zu Zitronenkuren bei Gicht und Rheumatismus.

	Lateinische und deutsche Bezeichnungen, Synonyma	Gewinnung, Abstammung, Vaterland	Eigenschaften, Handelssorten, Verfälschungen	Bestandteile, Verwendung, gesetzl. Bestimmungen
131.	**Fructus Colocynthidis** Koloquinten	Citrullus colocynthis. Ägypten, orientalische Länder	die apfelgroße, leichte Frucht kommt nur geschält in den Handel. Geschmack höchst bitter	Colocynthin (Alkaloïd), Harz. Verw. als Zusatz zu Kleister und Essenzen gegen Wanzen; med. scharf abführend. **D. A., G. III.**
132.	**Fructus Coriandri** Koriander	Coriandrum sativum. Orient, in Südeuropa kultiviert	aromatischer Geruch und Geschmack	äther. Öl und fettes Öl. Verw. als Gewürz.
134.	**Fructus Foeniculi** Fenchel	Teilfrucht von Foeniculum vulgare. Deutschland, besonders Thüringen und Sachsen	Ia Kammfenchel; IIa Strohfenchel	äther. Öl, auch fettes Öl. Verw. als Gewürz, med. als Aqua foeniculi zu Augenwasser, als Hustenmittel. Mel foeniculi ist frei gegeben. **D. A.**
135.	**Fructus Juniperi** Wachholderbeeren	Zapfenbeere von Juniperus communis. Europa	dunkelviolette Beeren. Oleum ligni Juniperi wird meist durch Destillation des Holzes, der Zweige und Blätter mit Terpentinöl gewonnen, manchmal ist es auch nur ein Gemisch von Ol. Juniperi baccar. mit Ol. Terebinth	äther. und fettes Öl, Harz, Traubenzucker. Verw. in der Branntweinfabrikation, zu Räuchermitteln, med. als harntreibendes und der Saft der Beeren als blutreinigendes Mittel, in der Tierarzneipraxis. **D. A.**
136.	**Fructus Lauri** Buccae Lauri Lorbeeren	Laurus nobilis. Mittelmeerländer	gut verschlossen auf zu bewahren	äther. und fettes Öl (s. d.). Verw. zu Räuchermitteln, med. zu Krätzsalben. **D. A.**
137.	**Fructus Myrtilli** Blaubeeren, Bickbeeren, Heidelbeeren	Vaccinium myrtillus. Mitteleuropa	nicht zu abgeschlossen auf zu bewahren, da sie sonst leicht schimmeln	Gerbsäure, Zucker, Äpfelsäure, Farbstoff. Verw. gegen Durchfall, der frische Saft zu Heidelbeerwein und zum Färben von Essig, Wein, Likören usw.

138.	**Fructus Papaveris immaturi** Mohnköpfe	getrocknete, halbreife Früchte von Papaver somniferum. Orient, bei uns angebaut	widerlich bitterer Geschmack	Opiumalkaloïde. Verw. als Schlafmittel (Sirup. Papaveris), aber dafür sehr bedenklich. **Verz. B.**
141.	**Fructus Rhamni catharticae** Baccae spinae cervinae Kreuzdornbeeren	Rhamnus cathartica. Europa	schwärzliche, runzlige Steinfrüchte	Rhamno-emodin, Zucker, Farbstoff. Verw. als Abführmittel (Sirup. rhamni cath.), die unreifen Beeren zu Saftgrün.
155.	**Fructus Sabadillae** Sabadillfrüchte	Schoenocaulon officinale. In Mittelamerika, teils wild wachsend, teils angebaut	länglichlanzettliche, 5—9 mm lange, glänzend schwarzbraune Früchte	Veratrin (Alkaloïd **D. A., G. I, Verz. B.**). Sabadillin (ebenfalls giftig). Verw. als drastisches Abführmittel, als Acetum Sabadillae gegen Kopfläuse. **G. II.**
117.	**Fructus Sambuci** Hollunderbeeren	Sambucus nigra. Europa	Früchte von violetter Farbe	Verw. zur Herstellung von Succus Sambuci; in der Volksheilkunde.
142.	**Fructus Tamarindorum** Tamarinden	Tamarindus indica. Ost- und Westindien, Afrika	mit heißem Wasser angerührt, durch ein Sieb gerieben und mit Zucker versetzt entsteht die Pulpa Tamarind. depur. des D. A.	Zucker, Zitronensäure. Verw. als gelindes Abführmittel, zu Tabaksaucen, die Pulpa Tamar. dep. auch als Füllung von Pfannkuchen. **D. A.**
143.	**Fructus Vanillae** Vanille	Vanilla planifolia und andere Arten. Mexiko, Central- und Südamerika, Bourbon, Afrika	die Schoten werden einer Gärung unterzogen, wodurch sie sich schwärzen und das Vanillin sich in nadelförmigen Kristallen ab scheidet. Ia Bourbon V.; IIa Tahiti; IIIa Pompona V. und Vanillon, von wild wachsenden Sträuchern	Vanillin, Fett, Zucker, äther. Öl. Verw. als Gewürz und in der Parfümerie; med. als anregendes Mittel. Tinct. Vanillae ist frei gegeben.
20.	**Fungus igniarius** Boletus igniarius Feuerschwamm	Polyporus fomentarius, an Buchen und Eichen wachsender Löcherpilz; er wird getrocknet und mit Holzhämmern weich geklopft	Ia Fungus chirurgor. Wundschwamm, ohne Salpeterzusatz; IIa F. igniarius, mit Salpeter versetzt	Ia zum Blutstillen, veraltet. IIa als Feuerschwamm.

	Lateinische und deutsche Bezeichnungen, Synonyma	Gewinnung, Abstammung, Vaterland	Eigenschaften, Handelssorten, Verfälschungen	Bestandteile, Verwendung, gesetzl. Bestimmungen
21.	**Fungus Laricis** Boletus Laricis, Agaricus Albus Lärchenschwamm	Polyporus officinalis, an Lärchentannen wachsend. Rußland und Sibirien	soll weiß, leicht und frei von holzigen Stücken sein	Agaricin **(G. II)** und Harz. Verw. als Abführmittel (veraltet) und zu Bitterschnäpsen. **Verz. B.**
161.	**Gallae** Gallapfel	I chinesische Gallen, durch den Stich einer Blattlaus auf den Blättern von Sumacharten entstanden; II türkische Gallen, (Aleppo) durch den Stich der Blattwespe, Cynips tinctoria, auf den Blättern der Galleiche, Quercus infectoria, entstanden	III Knoppern, durch den Stich der Gallwespe angeschwollene Fruchtbecher verschiedener einheimischer Eichenarten; IV Valonen, die Fruchtbecher von Quercus valonia und anderer Arten. — Galläpfel dürfen kein Schlupfloch zeigen	I 60—70% Gerbsäure; II 50 bis 60% Gerbsäure; III u. IV 20 bis 45% Gerbsäure. Verw. zur Herstellung des Tannins, in der Gerberei und Färberei, Tintenfabrikation, med. als zusammenziehendes Mittel. Das **D. A.** verlangt türkische Gallen (II).
190.	**Gallipot**	Eingedickter Terpentin. Frankreich	gelbliche, weiche bis erhärtete Masse	Terpentinöl, Harz, Wasser. Verw. zur Gewinnung des Res. Pini burg. und Ol. Terebinth., zu technischen Präparaten.
71.	**Gemmae Populi** Pappelknospen	unentwickelte Knospen von Populus nigra und anderen Arten. Europa	die frischen Knospen werden mit Fett bei gelinder Wärme ausgezogen	äther. Öl, Gerbstoff, Harz, Farbstoff. Verw. zu Pappelsalbe (frei gegeben).
173.	**Gummi arabicum** Gummi Mimosae arabischer Gummi	Gummi verschiedener Akaciaarten. Sudanländer, Oberägypten, Nubien, Mittelafrika	weiße bis gelbliche, nicht hygroskopische, völlig in Wasser lösliche, in Spiritus unlösliche Stücke. Kordofan-, Gedda-, Suakingummi u. a. m.	Arabinsäure, Zucker usw. Bewährtes Klebemittel. **D. A.**
173.	**Gummi Cerasi** Hirschgummi	Gummi von Prunus cerasus. Europa	gelbliche bis rötliche und dunkelbraune Stücke, nur teilweise in Wasser löslich	billiger Ersatz für Gummi arabicum, als Appreturmittel.

173.	**Gummi Senegal** Senegalgummi	Gummi von Acacia vera u. a. m. Senegambien	gelbliche, hygroskopische, in Wasser nicht völlig lösliche Stücke. Zum Pulverisieren nicht geeignet, weil Wasser anziehend	Ersatz für echten Gummi arabicum.
180.	**Gutta-Percha**	der eingetrocknete Milchsaft von Bäumen aus der Familie der Sapotaceen. Ostindien und Sundainseln. Gutta Percha depurata wird dargestellt durch Lösen in Benzol und Ausscheiden durch Alkohol; die sich abscheidende weiße Masse wird geknetet und in Stängelchen gerollt; unter Wasser auf zu bewahren	graubraune bis rötlichgelbe, blättrige Massen, in Chloroform, Schwefelkohlenstoff und Terpentinöl löslich, unlöslich in Wasser, widerstandsfähig gegen Säuren und Laugen, außer koncentr. Schwefel- und Salpetersäure. Guttaperchapapier, Percha lamellata muß vor Luft geschützt werden, weil es sonst durch Oxydation brüchig wird	Verw. zu unterseeischen Kabeln, physikal. Apparaten, zur Isolierung elektr. Leitungen, die Gutta Percha dep. als Zahnkitt, das G. papier zu wasserdichten Verbänden zur Aufbewahrung von Acid. hydrofluoric. (Guttaperchaflaschen) usw. **D. A.**
176.	**Gutti** Gummi-resina Gutti Gummigutt	eingetrockneter Baumsaft ververschiedener Garciniaarten. Siam, Hinterindien, Ceylon	I röhrenförmige Stücke, durch Erhärten des Saftes in Bambusröhren gewonnen; II Schollen-Gummigutt in flachen Stücken. Farbe dunkelorangegelb	Harz, Gambogiasäure und Gummi. Verw. in der Malerei als Tuschfarbe, in der Tierheilkunde als starkes Abführmittel. **D. A., G. II.**
87.	**Herba Absynthii** Wermuthkraut	Artemisia absynthium. Deutschland, Mitteleuropa	von trockenen Standorten in der Blütezeit zu sammeln. Graufilzige Blätter	Absynthiin (Bitterstoff) und äther. Öl (s. d.). Verwendung zu Bitterschnäpsen und als magenstärkendes Mittel. **D. A.**
88.	**Herba Artemisiae** Beifußkraut	Artemisia vulgaris. Deutschland	wenig filzig behaarte, nicht bitter schmeckende Blätter	Verw. als Gewürz, besonders für Gänsebraten.
89.	**Herba Cardui benedicti** Kardobenediktenkraut	Cnicus benedictus, Mittelmeerländer, Deutschland	dornig gezähnte Blätter	Cnicin (Bitterstoff), Harz, äther. Öl. Verw. zu Bitterschnäpsen und als magenstärkendes Mittel. **D. A.**
90.	**Herba Centaùrii** Tausendguldenkraut	Erythraea centaurium. Deutschland, auf Gebirgswiesen	mit den trichterförmigen, rosenroten Blüten zu sammeln	Bitterstoff. Verw. in der Likörfabrikation, med. als appetitanregendes Mittel (z. B. in Tinct. amara). **D. A.**

	Lateinische und deutsche Bezeichnungen, Synonyma	Gewinnung, Abstammung, Vaterland	Eigenschaften, Handelssorten, Verfälschungen	Bestandteile, Verwendung, gesetzl. Bestimmungen
91.	**Herba Cochleariae** Löffelkraut	Cochlearia officinalis. Deutschland (Seeküsten und an salzigen Seen), Ost- und Westküste Grönlands	die Wurzelblätter sind rundlich, langgestielt und von Löffelform	äther. Öl. Verw. findet der frisch gepreßte Saft als Mittel gegen Skorbut. Spir. Cochlear. zu Mund- und Gurgelwässern, auch zu Einreibungen.
92.	**Herba Conii** Schierlingskraut	Conium maculatum. Deutschland	Geruch betäubend, widerlich, der dem Petersilienkraut fehlt, mit dem es manchmal verwechselt wird	Coniin und Konhydrin (sehr giftige Alkaloïde). Verw. med. gegen Keuchhusten, Asthma. **G. II, Verz B.**
93.	**Herba Equiseti** Schachtelhalm, Zinnkraut	Equisetum arvense und hiemale. Deutschland (Sumpfgegenden)	Herb. Equiseti majoris, langer Schachtelhalm; Herb. Equiseti arvensis, kurzer Schachtelhalm	Verw. wegen des großen Gehaltes an Kieselsäure zum Schleifen von Holzarbeiten; das Kraut früher deshalb auch zum Scheuern zinnerner Gefäße (daher Zinnkraut), med. als harntreibendes Mittel.
94.	**Herba Majoranae** Majoran, Mairan	Origanum majorana. Deutschland	meist gerebelte Blätter	äther. Öl (s. d.), Gerbstoff. Verw. als Wurst- und Küchengewürz, zu Bädern, Schnupftabak, med. äußerlich als Ungt. Majoranae.
95.	**Horba Meliloti** Steinklee	Melilotus officinalis und altissimus. Europa, Asien	mit den Blüten zu sammeln	Cumarin, angenehmer Riechstoff. Verw. zu Tabaksaucen, in der Parfümerie, zu Riechkissen usw. **D. A.**
80.	**Herba Millefolii** Schafgarbe	Achillea millefolium. Europa	fiederspaltige, graugrüne Blätter	äther. Öl, Bitterstoff, Gerbstoff. Verw. als Volksmittel bei inneren Leiden.

98.	**Herba Origani cretici** Spanischer Hopfen, Dosten	Origanum creticum und smyrnaïcum. Mittelmeerländer	mit den Blüten zu sammeln	äther. Öl (s. d.). Verw. als Speisegewürz. besonders bei Anchovis.
100.	**Herba Serpylli** Feldkümmelkraut Quendel	Thymus serpyllum. Deutschland	mit den Blüten zu sammeln	äther. Öl (s. d.), Thymol. Verw. zu Bädern, Kräuterkissen, Mottentee, der Spiritus Serpylli als Einreibung. **D. A.**
101.	**Herba Thymi** Thymian	Thymus vulgaris. Deutschland	als Gewürzpflanze angebaut	äther. Öl (s. d.), Thymol. Verw. zu Bädern, Kräuterkissen, Mottenpulver, Gewürz (besonders Wurst); med. gegen Keuchhusten. **D. A.**
102.	**Herba Viola tricoloris** Herba Jaceae, Stiefmütterchenkraut	Viola tricolor. Deutschland	in der Blütezeit zu sammeln	Salicylsäureverbindungen. Verw. als Blutreinigungstee, Abführtee, besonders gegen Skrofeln kleiner Kinder. **D. A.**
472.	**Indigo**	verschiedene Indigoferaarten. Ost- und Westindien, Centralamerika, Ägypten u. a. m. Die zerschnittenen Zweige der Pflanzen werden mit Wasser 12 Std. ziehen gelassen. Es löst sich ein gelber Farbstoff; die Lösung wird in Bassins gepeitscht und mit der Luft in Berührung gebracht, wodurch der Farbstoff oxydiert, erst grün und schließlich blau wird. Letzterer setzt sich als unlöslicher Schlamm ab, wird durchgeseiht und getrocknet	flache, dunkelblaue, tafelförmige Stücke, mit dem Fingernagel geritzt kupferfarbigen Glanz zeigend. Löslich in Chloroform, Nitrobenzol. In rauchender Schwefelsäure löst sich I. zu Indigschwefelsäure, Indigosolution, aus der durch Natriumkarbonat und Kochsalz Indigokarmin aus gefällt wird, das entweder in Teigform (en pâte) oder als Pulver in den Handel kommt	Indigoblau (Indigotin), sehr schwankend, 10—60%, durch Titration mit Chlorkalklösung oder praktische Versuche bestimmbar. Neuerdings wird Indigo auch synthetisch her gestellt, aus Anthranilsäure mit Glycerin und Kalilauge, das fast 100% enthält und das natürliche Indigo mehr und mehr verdrängt. — Verw. in der Färberei.

	Lateinische und deutsche Bezeichnungen, Synonyma	Gewinnung, Abstammung, Vaterland	Eigenschaften, Handelssorten, Verfälschungen	Bestandteile, Verwendung, gesetzl. Bestimmungen
256.	**Kefirkörner**	bestehen aus Hefe- und Spaltpilzen	die Kefirkörner können öfters verwendet werden und behalten ihre Wirkung etwa 2 Jahre	zur Bereitung des Kefirs, eines Getränks, das durch die alkoholische Gärung von Milch, bewirkt durch die Kefirkörner, gewonnen wird. Diätetisches Genußmittel.
188.	**Lacca in tabulis** Schällack [1])	Harzmasse, durch die Lackschildlaus, Coccus lacca, auf den Zweigen verschiedener Bäume wie Croton lacicfera u. a. m. in Ostindien usw. hervor gerufen. Das Weibchen schwillt nach der Befruchtung an und umgibt sich mit einer Harzmasse, in die es die Eier ablegt und sich schließlich unter Rotfärbung der Masse auflöst. Stock- oder Körnerlack, die rohe, durch Abklopfen der Zweige gewonnene Masse. Rubinschällack, durch Schmelzen des Stocklacks und Ausgießen in Tafeln gewonnen	Lemon- u. Orangeschällack, durch Behandeln des Rubinlacks mit schwacher Natronlauge, wodurch der Farbstoff größtenteils zerstört wird, und Ausgießen in dünne Tafeln gewonnen Weißer Schällack, Lacca alba; der Schällack wird geschmolzen, durch Alkalilösung entfärbt, mit Eau de Javelle behandelt, und dann durch Säuren zersetzt, wobei sich das Wachs ab scheidet, und die Masse zopfartig geflochten; muß unter Wasser aufbewahrt werden	Harz, ca. 6% Pflanzenwachs. Deshalb ist nur weißer Sch. in Spiritus völlig löslich; beim Lösen von Orange-Sch. muß Wärme vermieden werden, damit das Wachs nicht mit in Lösung geht und sie trübt. Verw. zu Spirituslacken, Polituren, Fixativ für Kreidezeichnungen, Lederappretur, Harzkitten, Magnesiumflammen. Reiner Schällack löst sich nicht in Benzin. mit Colofonium verfälschter gibt das Colof. an das Benzin ab.
474.	**Lacca musica** Lackmus	blauer Farbstoff, aus der Rorella tinctoria und anderen Flechten durch Behandeln mit Pottasche, Ammoniak und Kalkmilch gewonnen	wird durch Säuren rot gefärbt; der rote durch Alkalien wieder blau. Kleine blaue Täfelchen	Verw. als Lackmustinktur und -papier als wichtiges Reagens; als Farbe zu Kalkanstrichen sehr geeignet, weil gegen Kalk unempfindlich.

236.	**Lanolinum** Lanolin	15 T. Adeps Lanae werden mit 3 T. Paraffin liquid. und 5 T. Aqua in der Wärme vermischt	weiche Salbe, nur sehr schwer ranzig werdend, mit Wasser leicht vermischbar und von der Haut sehr gut auf genommen	vorzügliche Salbengrundlage, zu Lanolinkrem, Pomaden, Seifen. **D. A.**
251.	**Lapides cancrorum** Krebssteine, Krebsaugen	Absonderungen zu beiden Seiten des Magens des Flußkrebses, Astacus fluviatilis	kreisrunde, mit einer Vertiefung versehene Kalkgebilde bis zur Größe eines Zehnpfennigstücks	kohlensaurer Kalk. Verw. zur Entfernung von Fremdkörpern aus dem Auge durch Reiben des Augenlids. Völlig veraltet.
22.	**Lichen islandicus** Isländisches Moos	Cetraria islandica, Flechtenart. An den Bäumen vieler Gebirgsgegenden. Mitteleuropa	der Bitterstoff ist durch Abkochen mit Wasser zu entfernen, Lichen island. ab amaritie liberatus	Lichenin (Flechtenstärke), Cetrarsäure und Bitterstoff. Verw. als Hustenmittel. **D. A.**
468.	**Lignum campechianum** Blauholz	Hämatoxylon campechianum. Mittelamerika. Die geraspelten Spähne werden angefeuchtet einer Gärung unterzogen, wobei sich Hämatoxylin in gelbgrünlichen Blättchen bildet	H. S. Yukatan, Jamaika, Domingo. Die beste Sorte von Extractum ligni campechiani ist Sandford. Aufbewahrung feucht und kühl	Hämatoxylin, durch Sauerstoffaufnahme in Hämateïn übergehend. Verw. zum Schwarzfärben und zahlreichen anderen Mischfarben, zur Tintenfabrikation.
471.	**Lignum citrinum** Gelbholz, Fustikholz, Visetholz	Morus tinctoria, Färbermaulbeerbaum. Südamerika	geraspelt	in der Färberei.
470.	**Lignum Fernambuci** Fernambukholz, Rotholz, Brasilienholz,	Holz verschiedener Caesalpineen. Zentralamerika, Tropen	I Fernambukholz, II San Martaholz, III Nikaraguaholz u. a. m. Färbt den Speichel beim Kauen rot, Sandelholz nicht	in der Färberei. Der Farbstoff wird durch Alaun oder Zinnsalz festgebeizt.
55.	**Lignum Guajaci** Lignum sanctum, Guajakholz, Pockholz, Franzosenholz	Guajacum officinale. Westindien	sehr schweres, braunes bis dunkelgrünes, hartes Holz. Für den arzneilichen Gebrauch ist der weiße Splint vor dem Raspeln zu entfernen	Harz (etwa 20—25%), Resina Guajaci, von dunkelgrüner Farbe, äther. Öl, Farbstoff. Verw. med. zu Blutreinigungs- und Holztee, das Harz als Ab-

[1]) Der Name hängt mit Schale zusammen (von den Zweigen ab geschält), ist also Schällack zu schreiben.

	Lateinische und deutsche Bezeichnungen, Synonyma	Gewinnung, Abstammung, Vaterland	Eigenschaften, Handelssorten, Verfälschungen	Bestandteile, Verwendung, gesetzl. Bestimmungen
				führmittel, technisch zur Herstellung von Kegeln und Kegelkugeln, festen Maschinenlagern usw. **D. A.**
56.	**Lignum Quassiae** Quassiaholz, Fliegenspähne	Quassia amara und Picrasma excelsa. Westindien, Brasilien	I Surinam in langen Stangen, II Jamaika in dicken Scheiten. Ist gerbstofffrei, sonst verfälscht	Quassiin (Bitterstoff). Verw. als Mittel gegen Fliegen (Fliegenpapier), med. als magenstärkendes Mittel. **D. A.**
477.	**Lignum santalinum** Sandelholz, rot	Pterocarpus santalinus. Ostindien	Kaliaturholz sind die schweren und dunklen Stücke. Meist als Pulver	saures Harz, sich in Spiritus mit roter, in Alkalien mit violetter Farbe lösend. In der Färberei, zu roten Räucherkerzchen, zum Färben von Lacken, Polituren.
57.	**Lignum Sassafras** Sassafrasholz	Sassafras officinale. Nordamerika	meist geraspelt	äther. Öl (s. d.). Verw. zu Blutreinigungstee, auch zu Mottentee. **D. A.**
58.	**Lignum suberis** Korkholz	Quercus suber. Spanien, Portugal, Nordafrika	Platten von 5—15 cm Dicke. Suberes medicinales, Medicinkorke	Verw. zu Flaschenkorken, Korksohlen, Schwimmgürteln usw.
245.	**Luffa** Luffaschwämme	Fruchtskelett von Momordica Luffa (Gurkenart). Ägypten, Japan	aufgeschnitten und nicht aufgeschnitten, röhrenförmig	Verw. zu Abreibapparaten, -tüchern, -binden u. a. m.
160.	**Lycopodium** Bärlappsamen, Blitzpulver, Hexenmehl	Sporen von Lycopodium clavatum. Mitteleuropa, Rußland	leicht bewegliches, gelbes Pulver. Mit Chloroform geschüttelt muß L. oben schwimmen, mineralische Verfälschungen sinken zu Boden	Verw. als Einstreupulver für wunde Haut bei kleinen Kindern, in der Feuerwerkerei. **D. A.**

152.	**Macis** Arilli Macidis Muskatblüte	Samenmantel von Myristica moschata, fragrans u. a. Arten. Molukken, tropische Länder	Bombay-Macis ist wertlos, sie enthält einen dunkelgelben Farbstoff, der durch Alkalien rot gefärbt wird, während echte Macis unverändert bleibt	äther. Öl (s. d.) und fettes Öl. Verw. als Gewürz.
169.	**Manna**	an der Luft getrockneter Saft der Mannaesche, Fraxinus ornus. Südeuropa	Ia Manna canellata, Röhrenmanna; IIa Manna calabrina, klebrige Stücke	Mannit, Glykose und Schleim. Verw. als gelindes Abführmittel (Sirup. Mannae). **D. A., Verz. B.**
189.	**Mastix** Resina Mastia	tropfenförmiges Harz von Pistacia lentiscus. Inseln des griechischen Archipels, Chios. Bildet beim Kauen eine zähe Masse, Sandarak aber zerfällt zu Pulver	blaßgelbe Tränen. Balsamischer Geruch und Geschmack. Löslich in Äther, fetten Ölen, Terpentinöl; in Alkohol nicht vollständig	Harz, Mastixsäure, äther. Öl. Verw. finden die feinsten Sorten zum Kauen, um den Atem balsamisch zu machen, im Orient, sonst in der Lackfabrikation.
170.	**Mel** Honig	Abscheidungsstoff der Honigbiene, Apis mellifica. Europa, Amerika	Ia Mel hortense, deutscher Gartenhonig, IIa Mel americanum in verschiedenen Marken. Mel depuratum wird dargestellt, indem 40 T. Honig mit 60 T. Wasser und 3 T. Bolus alba auf dem Wasserbade erwärmt, heiß gefiltert und durch Eindampfen auf ein Stoff-Gew. von 1,340 gebracht werden	Fruchtzucker, Glykose, aromatische Stoffe, Ameisensäure, Wachs usw. Verw. als Genußmittel, med. als Hustenmittel und Geschmacksverbesserungsmittel. **D. A.** Mel rosat., auch mit Borax und Foeniculi sind laut Kais. Ver. frei gegeben.
97.	**Mentholum** Menthol	Stearopten des Pfefferminzöls	kleine, farblose, nadelförmige Kristalle	billiger Ersatz für Ol. Menth. piper., zu Migränestiften. **D. A.**
253.	**Moschus**	das Abscheidungserzeugnis einer am Unterleib des männlichen Moschustieres befindlichen, runden oder länglichrunden Drüse. Das Moschustier, Moschus moschiferus, kommt in Mittel-	Ia Moschus tonquinensis aus Tibet, Tonkin; Beutel fast kreisrund. IIa Moschus sibiricus oder cabardinus. Beutel mehr länglich. M. in vesicis, im Beutel, M. ex vesicis, aus dem Beutel	Verw. in der Parfümerie als Fixativ, med. wenig als Erregungsmittel in sehr schweren Krankheitsfällen. Künstlicher Moschus heißt Tonquinol (s. d.). Bei schwach riechendem M.

	Lateinische und deutsche Bezeichnungen, Synonyma	Gewinnung, Abstammung, Vaterland	Eigenschaften, Handelssorten, Verfälschungen	Bestandteile, Verwendung, gesetzl. Bestimmungen
		asien, Tibet, Sibirien vor. Der chinesische oder M. tonquinensis kommt in Kästchen von 25 Beuteln, der M. carbard. in Blechdosen von 2—6 kg in den Handel	entfernt. M. bildet braune, krümelige Stückchen, grobkörnigem Schnupftabake ähnlich	wird der Geruch durch Zusatz von Ammoniak verstärkt.
177.	**Myrrha** Gummi-resina Myrrhae Myrrhe	Gummiharz verschiedener Commiphoraarten. Südarabien, Abessinien, Küsten des roten Meeres	gelbliche, rötliche bis braune Stücke oder Klumpen	Harz (20—30%), Gummi (etwa 60%). Verw. zu Tinct. Myrrhae (frei gegeben) als Adstringens, zu Mundwässern, Räuchermitteln usw. **D. A.**
144.	**Nitrobenzol** Mirbanöl	$C_5H_6(NO_2)$. Dargestellt durch Eintragen von Benzol in rauchende Salpetersäure	stark nach bitteren Mandeln riechende, schwachgelbliche Flüssigkeit, in Wasser völlig unlöslich	Verw. zum Parfümieren billiger Seifen und technischer Präparate. **G. II.**
144.	**Oleum Amygdalarum pingue** Oleum A. dulcium Süßmandelöl	fettes Öl der süßen und bitteren Mandeln (s. d.), durch kalte Pressung gewonnen	blaßgelbes, dünnflüssiges Öl. Bei — 10^0 darf es noch keine festen Bestandteile ab scheiden. Mit Pfirsichkernöl, sogen. Ol. Amygdal. gallic., verfälschtes Mandelöl zeigt, wenn 1 ccm Acid. nitric. fum., 1 ccm Aqua und 2 ccm Öl kräftig durchgeschüttelt werden, eine rote oder braune Färbung, echtes Öl eine weißliche	Verw. findet Mandelöl med. zu Emulsionen, Salben, in der Kosmetik zu feinen Haarölen und Pomaden. **D A.**
144.	**Oleum Amygdalarum amararum aetherum** Bittermandelöl	durch Destillation der Placent. Amygdal. amar. mit Wasser hergestellt. Das Emulsin und	ist blausäurehaltig **(G. II)**, wovon es durch Behandeln mit Kalkmilch mit Eisenvitriol be-	blausäurehaltiges Bittermandelöl gibt mit oxydierter Eisenvitriollösung geschüttelt nach

		Amygdalin der bitteren Mandeln zersetzen sich erst durch den Einfluß des Wassers zu äther. Öl, Blausäure und Zucker. Auch künstlich durch Einwirkung von Natriumamalgan auf Benzoësäure oder aus Toluol her gestellt	frei werden kann. In Spiritus klar löslich, mit Nitrobenzol verfälscht löst es sich trübe. Gut verschlossen in kleinen Flaschen ab gefüllt auf zu bewahren. Bei Luftzutritt bildet sich durch Sauerstoffnahme Benzoïsäure als fester kristallinischer Bodensatz	Zusatz von Kaliumhydroxyd einen tiefblauen Niederschlag (Berliner Blau). Verw. in der Parfümerie, das blausäurefreie als Kuchengewürz.
193.	**Oleum animale foetidum** Stinkendes Tieröl	Durch Destillation tierischer Knochen gewonnen	sehr übel riechendes, dunkelbraunes bis schwarzes Öl	Pyridinbasen. Verw. in der Landwirtschaft zum Abwehren der Stechfliegen vom Vieh.
220.	**Oleum Arachidis** Erdnußöl	aus den Samen der Arachis hypogaea. Nordafrika	hellgelb, geruchlos, von mildem Geschmacke	Ersatz für Olivenöl, med. zu Salben u. Pflastern. **D. A.**
206.	**Oleum Aurantii corticis** Pomeranzenschalenöl	bitteres P. von Citrus aurantium amara; süßes P. von Citrus aurantium sinensis	Ol. Aurant. cortic. amar. und Ol. Aurant. cortic. dulc., blaßgelbliches Öl	in der Likörfabrikation und Parfümerie.
206.	**Oleum Aurantii florum** Oleum Neroli Orangenblütenöl, Neroliöl	äther. Öl der Blüten von Citrus aurantium. Südfrankreich. Neuerdings auch synthetisch dargestellt, Neroli der Firma Schimmel u. Co., Leipzig	Ia Ol. Neroli petale aus den vom Kelch befreiten Blüten; IIa Ol. Neroli bigarade, aus den Blüten der Apfelsine; IIIa Ol. Petits grains, aus den Blättern und unreifen Blüten	in der Parfümerie; wichtigster Bestandteil der Eau de Cologne. Aqua florum Aurantii oder Naphae wird ebenfalls in der Parfümerie verwendet.
207.	**Oleum Bergamottae** Bergamottöl	Citrus bergamia. Italien, Sizilien	grünes Öl. Mit Apfelsinen- oder Pomeranzenöl verfälscht löst es sich, mit der Hälfte Alkohol vermischt, nicht klar	in der Parfümerie, zu Eau de Cologne.
145.	**Oleum Cacao** Kakaobutter	aus den gerösteten Samen von Theobroma Cacao durch heiße Walzen ausgepreßtes Fett	festes, blaßgelbliches, nach Kakao riechendes, milde schmeckendes Fett. Schmelzpunkt 30—34°. Muß in 2 T. Äther klar löslich sein. Wird nur schwer ranzig	Verw. zu Salben, Stuhlzäpfchen Pomaden, Schminken, Hautkremen. **D. A.**

	Lateinische und deutsche Bezeichnungen, Synonyma	Gewinnung, Abstammung, Vaterland	Eigenschaften, Handelssorten, Verfälschungen	Bestandteile, Verwendung, gesetzl. Bestimmungen
135.	**Oleum cadinum** Wachholderteer, Kaddigöl	durch trockene Destillation des Holzes von Juniperus oxycedrus gewonnen	schwarzbraunes, dickes Öl von brenzlichem Geruche	Verw. äußerlich gegen Hautausschläge.
127.	**Oleum Carvi** Kümmelöl	äther. Öl von Carum carvi	besteht aus Carvon (Carvol), dem wertvollern und Carven, dem minderwertigen Teil; Kümmelspreuöl zum Parfümieren billiger Seifen	in der Likörfabrikation, zu Gewürzessenzen, med. gegen Blähungen und als appetitanregendes Mittel. **D. A.**
106.	**Oleum Caryophyllorum** Nelkenöl	aus den Nelken (s. d.) durch Pressung oder Destillation gewonnen	frisch blaßgelbliches, durch Luftzutritt bräunlich werdendes äther. Öl. Wegen des Säuregehaltes ist die Fuchsinprobe nicht anwendbar. Stoff-Gew. 1,044 bis 1,070	Eugenol (Nelkensäure), Verw. zu Mundwässern, Gewürzessenzen, gegen Zahnschmerzen. **D. A.**
208.	**Oleum Chamomillae** Kamillenöl	äther. Öl der Kamille (s. d.)	dickflüssiges, dunkelblaues Öl. Mit Ol. Citri gemischt bildet es das Ol. chamomillae citratum	in der Likörfabrikation und Parfümerie, selten med. **Verz. B.**
211.	**Oleum Citronellae** Oleum Melissae ostindicum Zitronellöl, Indisches Melissenöl	durch Destillation aus dem Zitronengras, Andropogon nardus in Ostindien und Ceylon gewonnen	gelblich, melissenartig riechendes Öl. Billig und ausgiebig	Verw. zum Parfümieren billiger Haaröle, Pomaden, Seifen und auch technischer Präparate.
234.	**Oleum Cocos** Kokosfett, -butter	durch Auspressen oder Auskochen der Samen der Cocospalme, Cocos nucifera, gewonnenes Pflanzenfett. Tropen	weißes, festes Fett, frisch gepreßt flüssig und nicht allmählich, sondern plötzlich erstarrend. Wird leicht ranzig, daher gut verschlossen auf zu bewahren	Palmitin-, Kapron- und andere Fettsäuren. Verw. in der Seifenfabrikation und zu Kunstfetten und -butter.

209.	**Oleum Eucalypti** Eukalyptusöl	äther. Öl der Blätter von Eucalyptus gilobulus, einem in Australien heimischen und in Mittelmeerländern angebauten Baume	farbloses Öl von aromatischem, etwas kampferähnl. Geruche	Hauptbestandteil Eucalyptol, Verw. zu Mundwässern, als Mittel gegen Fliegen, med. gegen Erkrankungen der Atmungsorgane.
210.	**Oleum Geranii** Oleum Palmae Rosae Geraniumöl	ätherische Öle verschiedener Geranium- u. Pelargoniumarten	Ia Ol. Geranii gallic. IIa „ „ afrikan. IIIa „ „ hispanic. IV „ „ Réunion. V „ „ turcic. oder Palmae Rosae VI „ Geranii indicum.	in der Parfümerie.
221.	**Oleum Gossypii** Baumwollsamenöl, Kottonöl	fettes Öl der Samen der Baumwollstauden verschiedener Gossypiumarten. Amerika, Nordafrika	gelbes, angenehm riechendes u. schmeckendes Öl, leicht ranzig werdend	billiger Ersatz für Olivenöl.
222.	**Oleum Jecoris asselli** Lebertran	aus den Lebern verschiedener Schellfisch- und Dorscharten durch Auspressen oder Behandeln mit Wasserdampf gewonnen. Das D. A. verlangt einen durch starke Abkühlung und Filtrieren von dem sich abscheidenden Stearopten befreiten Lebertran. Norwegen	Ia Ol. Jecor. asselli alb. vapore paratum, Dampftran, farblos bis blaßgelblich; IIa Ol. Jecoris asselli flav. oder fusc. Medicinaltran, durch Pressen gewonnen, meist durch den Dampftran verdrängt; IIIa Ol. Piscium, Fischtran, aus den Rückständen durch Auskochen gewonnen. Marken: Drei Kronen-, Schotten-, -Löwentran u. a. m. Auch von anderen Seetieren, Walfischen, Seehunden usw. gewonnen	als wirksame Bestandteile gelten gewisse freie, höher organisierte Fettsäuren, während man früher geringen Spuren von Jod- und Bromverbindungen die eigentliche Wirkung zuschrieb. Verw. als äußerst wirksames Nähr- und Kräftigungsmittel bei schwächlichen und skrofulösen Kindern, weil sehr leicht verdaulich, neuerdings als Lebertranemulsion. Mit Zusatz von ätherischen Ölen frei gegeben. **D. A.**
136.	**Oleum Lauri** Lorbeeröl	durch Auspressen der Früchte von Laurus nobilis (s. d.) gewonnenes fettes Öl, welches Ol. Lauri äther. enthält	grünes, salbenförmiges, körniges Fett von kräftigem Geruche, in Äther und Benzol klar löslich	Verw. med. zu Salben, in der Hutfabrikation zum Glätten des Seidenfilzes, als Abwehrmittel gegen Stechfliegen. **D. A.**

	Lateinische und deutsche Bezeichnungen, Synonyma	Gewinnung, Abstammung, Vaterland	Eigenschaften, Handelssorten, Verfälschungen	Bestandteile, Verwendung, gesetzl. Bestimmungen
111.	**Oleum Lavandulae** Lavendelöl	äther. Öl der Blüten verschiedener Lavandulaarten (s. d.). Von Lavandula spica wird das Spiköl, eine geringere Sorte gewonnen	farbloses bis blaßgelbliches, kräftig riechendes Öl, in 3 T. Spiritus dil. klar löslich; mit Ol. Terebinth. verfälschtes Öl löst sich nur trübe. Ia Montblanc, IIa Mitcham	in der Parfümerie, geringere Sorten in der Lackfabrikation und Porcellanmalerei. **D. A.**
151.	**Oleum Lini** Leinöl	durch kaltes Auspressen der Leinsamen (s. d.) gewonnenes fettes Öl	klares, gelbes, eigenartig riechendes Öl, bei — 16° noch flüssig, in dünner Schicht aufgestrichen völlig erhärtend. Bestes trocknendes Öl	Verw. frisch gepreßt als Speiseöl, gelagert zur Firnisfabrikation. **D. A.**
97.	**Oleum Menthae piperitae** Pfefferminzöl	aus den Fol. menthae piperitae (s. d.) durch Destillation gewonnenes ätherisches Öl	farbloses, stark riechendes Öl von brennendem, kampferartigem, dann anhaltend kühlendem, nicht bitterem Geschmacke. Pf. muß sich in 5 T. Spir. dilut. klar lösen. Ia Mitcham, IIa gallic., IIIa amerikan.	Menthol (s. d.). Verw. in der Likörfabrikation, Parfümerie, zu Mund- und Zahnwässern und -pulvern, Zahnseifen, med. magenstärkend, appetitanregend. **D. A.**
144.	**Oleum Mirbani** Nitrobenzol	durch Behandlung von Benzol mit Acid. nitric. fum. gewonnen	gelbliche, stark bittermandelähnlich riechende Flüssigkeit, in Wasser unlöslich, in Spiritus z. T. löslich	zum Parfümieren billiger Seifen und technischer Präparate. **G. II.**
152.	**Oleum Nucistae** Muskatbutter	aus den Sem. Myristicae (s. d.) durch Auspressen gewonnen	braunrote, salbenförmige, stark aromatisch riechende Masse, bei 45—51° schmelzend	äther. Öl. Verw. zu Salben und Einreibungen (Balsam. Nucistae). **D. A.**

223.	**Oleum Olivarum** Olivenöl	aus den Früchten von Olea europaea gepreßtes fettes Öl. Südeuropa, Afrika; die besten Sorten liefert Südfrankreich (Nizza). Neuerdings auch in sehr guter Qualität durch Ausziehen mittels Petroleumäthers gewonnen	gelbes, schwach riechendes und schmeckendes Öl. Bei + 10° beginnt es sich zu trüben und erstarrt bei stärkerer Abkühlung. Ia Jungfernöl, durch den eigenen Druck der aufgehäuften Früchte ausfließendes, fast wasserhelles Öl; II Ol Olivar. provinciale; III Ol. Olivar. commune, aus den Preßrückständen ausgekocht. Ol. Olivar. alb. ist durch Sonnenlicht in flachen Kästen gebleichtes Öl	Verw. als bestes Sepiseöl, med. zu Einreibungen, Salben, Pflastern, in der Kosmetik zu Haarölen, Pomaden, die billigsten Sorten in der Seifenfabrikation (Sapo oleaceus). **D. A.** Verfälschungen mit Ol. Sesami und anderen billigen fetten Ölen kommen häufig vor.
233.	**Oleum Palmae** Palmbutter, Palmfett	durch Auspressen der Früchte der Ölpalme gewonnenes Fett. Afrika, Brasilien	gelbes, salbenartiges Fett	Palmitin und Oleïn, weniger Stearin. Verw. in der Seifenfabrikation.
224.	**Oleum Papaveris** Mohnöl	aus den Mohnsamen durch Pressung gewonnenes fettes Öl	schwachgelbliches Öl, sehr leicht ranzig werdend; gehört zu den trocknenden Ölen	in der Kunstmalerei, zu Mohnölfirnis, frisch gepreßt auch als Speiseöl.
228.	**Oleum pedum Tauri** Klauenfett, -öl	durch Auskochen der Klauen der Rinder mit Wasser gewonnenes fettes Öl	blaßgelbliches, zähflüssiges, schwer ranzig werdendes Fett	als ausgiebiges Schmiermittel für feinere Maschinenteile, Uhren, Gewehrschlösser usw., auch zu Pomaden.
215.	**Oleum Petrae** Steinöl	Rohpetroleum, auch durch Alkannin gefärbtes rectif. Petroleum. Italien, Ungarn	gelbliche bis rötliche Flüssigkeit	beliebtes Einreibungsmittel in der Volksheilkunde.
213.	**Oleum Pini silvestris** Fichtennadelöl	aus den Nadeln der Fichte und Kiefer gewonnenes äther. Öl	farbloses Öl von kräftigem Fichtengeruche	Verw. zu Einreibungen und zu Zimmerparfüm (Waldesduft).
213.	**Oleum Pini pumilionis** Latschenkieferöl	aus den Nadeln von Pinus pumilio gewonnenes äther. Öl. Tirol, Oberbayern, Alpen	farbloses, kräftig balsamisch riechendes Öl	Verw. zu Zimmerparfüm (Waldesduft).

	Lateinische und deutsche Bezeichnungen, Synonyma	Gewinnung, Abstammung, Vaterland	Eigenschaften, Handelssorten, Verfälschungen	Bestandteile, Verwendung, gesetzl. Bestimmungen
225.	**Oleum Rapae** Rüböl	Brassica rapa und napus. Mitteleuropa. Durch Pressung hergestellt	dunkelgelbes Öl. Wird durch Behandlung mit Schwefelsäure und etwas Kaliumdichromat und nachheriges Waschen mit Sodalösung raffiniert	Verw. als Brennöl, zu Schmierzwecken, technischen Präparaten.
226.	**Oleum Ricini** Ricinusöl, Kastoröl	aus den geschälten Samen von Ricinus communis gepreßtes u. mit Wasser ausgekochtes fettes Öl. Italien, Südeuropa, Ost- und Westindien	klar, dickflüssig, fast farblos, in 3 T. Spiritus löslich	Verw. als Abführmittel (Caps. c. oleo Ricini sind frei gegeben), technisch als Lederschmiermittel, in der Seifenfabrikation. **D. A.**
212.	**Oleum Rosarum** Rosenöl	äther. Öl der Blütenblätter von Rosa damascena, moschata, centifolia. Balkanländer, Mittelmeerländer, Persien, Deutschland (Schimmel u. Co., Leipzig). Haupterzeugungsländer sind die Balkangebiete, besonders Kezanlik: Durch Destillation, im Orient auch über offenem Feuer gewonnen. 5000 kg Blüten ergeben 1 kg Öl	blaßgelbliches, bei 18—20° festes äther. Öl. Verfälschungen mit Ol. Geranii: einige T. Ol. Rosar. mit Acid. sulfuric. vermischt zeigen einen veränderten, strengen Geruch, reines Öl nicht; mit Cetaceum: beim Erstarren scheiden sich die Walratkristalle in der ganzen Masse ab, nicht nur an der Oberfläche	in der Parfümerie. Als Aqua Rosar. (nach dem D. A. 4 Tr. auf ein Liter Wasser) auch als Geschmacks- und Geruchsverbesserungsmittel in der Heilkunde. **D. A.**
193.	**Oleum Rusci** Pix betulina Birkenteer	in Rußland aus dem Holz der Birke, Betulaarten, gewonnen	dickflüssiger, rötlichbrauner Teer von brenzlichem Geruche	Verw. äußerlich als Einreibung bei Hautkrankheiten und Gliederreißen, technisch bei der Herstellung des echten Juchtenleders.
477.	**Oleum Santali** Sandelholzöl	äther. Öl von Santalum album. Ostindien, Afrika	gelblichweißes, dickflüssiges Öl	Verw. in der Parfümerie und med. gegen Geschlechtskrankheiten. **D. A., Verz. B.**

227.	**Oleum Sesami** Sesamöl	aus den Samen von Sesamum indicum und S. orientale gepreßtes fettes Öl. In tropischen Ländern weit verbreitet	hellgelb, fast geruchlos, mild schmeckend. Wird leichter ranzig als Olivenöl, zählt zu den halbtrocknenden Ölen	Verw. med. äußerlich zu Einreibungen, Salben, die feineren Sorten als Ersatz für Olivenöl, die billigeren zur Seifenbereitung. **D. A.**
156.	**Oleum Sinapis aetherum** Ätherisches Senföl	ist im Sem. Sinapis nigr. (s. d.) nicht fertig vorgebildet, sondern entsteht erst nach Zusatze von Wasser aus dem im Senfsamen vorhandenen Myrosin und myronsaurem Kalium. Auch künstlich durch Behandlung von Allyljodid mit Rhodankalium hergestellt	gelbliches, stark lichtbrechendes Öl von sehr scharfem, zu Tränen reizendem Geruche. Stoff-Gew. 1,022 bis 1,025. Das Ol. Sinapis arteficiale besitzt dieselben Eigenschaften wie das echte und ist auch nach dem D. A. zulässig	Verw. äußerlich als hautreizendes Mittel in der Form von Spir. Sinapis (2%), Senfpapier (frei gegeben) usw. **D. A., G. II, Verz. B.**
156.	**Oleum Sinapis pingue** Fettes Senföl	aus den Senfsamen durch Pressung gewonnenes fettes Öl	gelbes, dünnflüssiges Öl	Ersatz für Speiseöl.
190.	**Oleum Terebinthinae** Terpentinöl	das ätherische Öl der Terpentine verschiedener Pinusarten. Amerika, Mitteleuropa, Rußland. Dicköl ist ein stark verharztes Terpentinöl, in der Glas- und Porcellanmalerei verwendet. Ol. Terebinth. rectif. wird durch Destillation von 1 T. Ol. Terebinth. mit 6 T. Aqua Calcariae gewonnen	Ia Ol. Terebinth. american. und gallic., farblos, dünnflüssig von starkem Terpentingeruche, darf zwischen den Fingern nicht kleben. IIa Ol. Terebinth. germanic., polnisches T., blaßgelblich, unangenehm riechend. Durch Verfälschung von T. mit Benzolabkömmlingen wird der Entflammungspunkt und das Stoff-Gew. herab gedrückt, auch der Geruch verändert	Verw. in der Lackfabrikation, als Bleichmittel, besonders in der Wäsche, in der Malerei, med. äußerlich zu Einreibungen, innerlich als Caps. c. Oleo Tereb.; bestes Gegenmittel gegen Phosphorvergiftungen. **D. A.**
178.	**Olibanum** Weihrauch	Gummiharz von Boswellia serrata. Abessinien, Arabien, Küstenländer des roten Meeres	gelbliche, außen bestäubte rundliche Stücke; Ia Oliban. i. lacrim. IIa Oliban. i. granis.	Best. äther. Öl, Harz, Bowelliasäure. Verw. als Räuchermittel für rituelle Zwecke, zu Räuchermitteln, seltener als Zusatz zu Pflastern.

	Lateinische und deutsche Bezeichnungen, Synonyma	Gewinnung, Abstammung, Vaterland	Eigenschaften, Handelssorten, Verfälschungen	Bestandteile, Verwendung, gesetzl. Bestimmungen
243.	**Opium**	der durch Anritzen der unreifen Früchte von Papaver somniferum gewonnene und dann eingetrocknete Milchsaft. Türkei, Ägypten, China, Ostindien. Handtellergroße flache Kuchen von brauner Farbe	Ia Türkisches Opium (Levantiner, Smyrnaer); IIa Persisches Opium; IIIa Indisches Opium; IVa Chinesisches Opium	Morphin (nach dem D. A. soll bei 60^0 getrocknetes O. mindestens 12$^0/_0$ enthalten), ferner Narceïn, Narkotin, Codeïn und andere Alkaloïde. Verw. med. als wertvollstes Betäubungsmittel, im Orient auch als höchst bedenkliches Berauschungsmittel (Opiumrauchen), da es das Nervensystem zerrüttet. **D. A., G. II, Verz. B.**
475.	**Orleana** Orlean	gelbroter Farbstoff, aus dem Fruchtfleisch von Bixa orellana durch Gärung gewonnen. Südamerika, Sandwichinseln, Zanzibar	fester Teig von Kittkonsistenz von gelblicher Farbe	wasserlösliches Bixin und einen harzartigen Farbstoff Orellin, nur in Weingeist, Äther und Fetten löslich. Verw. zum Färben von Butter und Käse, Backwaren, in der Kattundruckerei, Tapetenfabrikation.
252.	**Ossa Sepiae** Sepiaschalen	die das Knochengerüst vertretenden Rückenschalen des Tintenfisches, Sepia officinalis, einer Molluske. Mittelmeer	länglich ovale Schalen verschiedener Größe. Hart u. fest. Bruchstücke werden den Stubenvögeln in die Käfige gesteckt, damit sie besser Eier legen	Kalciumkarbonat. Verw. für Goldarbeiter zum Gießen von Ringen, zum Schleifen von Holz, das Pulver zu Zahnpulvern (hierzu schlecht geeignet, weil es den Schmelz der Zähne angreift).
247.	**Ova Formicarum** Ameiseneier	sind nicht die Eier, sondern die Puppen der Ameisen, Formicaarten. Rußland, Deutschland	—	Verw. als Fischfutter.

239.	**Parafinum liquidum** Flüssiges Paraffin	aus den Rückständen der Petroleumdestillation gewonnen	farblose, geruch- u. geschmacklose, ölige Flüssigkeit vom Stoff-Gew. 0,885	Verw. med. zu Paraffinsalbe, als feineres Maschinenöl usw. **D. A.**
239.	**Paraffinum solidum** Festes Paraffin, Ceresin	ist zwar chemisch identisch mit dem vorigen, hat aber einen viel höheren Schmelzpunkt. Dargestellt aus natürlich vorkommendem Ozokerit, Erdwachs, in Galizien, Nordamerika und Rußland vorkommend. Durch Destillation wird daraus Paraffinöl gewonnen, aus dem das feste Paraffin durch Ausfrieren ausgeschieden wird	feste, weiße, mikrokristallinische, geruchlose Masse mit einem Schmelzpunkt von 68—72°. Das Ceresin des Handels stellt mehr oder weniger gelbliche Massen von niedrigerem Schmelzpunkte dar	Verw. med. zu Paraffinsalbe. **D. A.**
238.	**Paraffinum** Paraffin	feste Kohlenwasserstoffe, die aus den Destillationserzeugnissen von Torf und Braunkohlen gewonnen werden, auch im Petroleum- und Steinkohlenteer enthalten	weiße, sich schlüpfrig anfühlende, durchscheinende Massen, bei 40—60° schmelzend. Der Schmelzpunkt ist für den Wert entscheidend. In Wasser und Alkohol unlöslich, dagegen leicht in Benzin, Schwefelkohlenstoff und fetten Ölen, wird von Säuren nicht angegriffen	Verw. zur Kerzenbereitung, Salben, Pomaden und technischen Präparaten, besonders als Blumenwachs.
139.	**Piper album** Weißer Pfeffer **Piper nigrum** Schwarzer Pfeffer	Album die reifen, nigrum die unreifen Früchte des Pfefferstrauches, Piper nigrum. Ostasien, in vielen tropischen Ländern kultiviert	Ia Singapore; IIa Penang. Gemahlener Pfeffer wird häufig verfälscht; Verfälschungen durch das Mikroskop nachweisbar	Piperin, äther. Öl, Weichharz. Verw. als Gewürz, auch gegen Motten.
140.	**Piper longum** Langer Pfeffer	Fruchtstände von Chavica officinarum. Molukken	3—4 cm lange Früchte von schwarzgrauer Farbe	Abkochungen gegen Fliegen und Motten.
193.	**Pix liquida** Holzteer	durch trockene Destillation des Holzes verschiedener Pinaceen, Pinus silvestris und Larix sibirica gewonnener Teer	dickflüssig, braunschwarz, eigentümlich riechend. Neuerdings geruchlos gemacht als Pyttilen (Pulver)	Kreosot (s. d.), Brenzprodukte. Verw. äußerlich zu Salben und Seifen. **D. A.**

	Lateinische und deutsche Bezeichnungen, Synonyma	Gewinnung, Abstammung, Vaterland	Eigenschaften, Handelssorten, Verfälschungen	Bestandteile, Verwendung, gesetzl. Bestimmungen
193.	**Pix lithantracis** Steinkohlenteer	Nebenerzeugnis bei der Leuchtgasgewinnung, aber sehr wichtig als Ausgangspunkt zahlreicher darin enthaltener Stoffe	dicke, schwarze, klebrige Masse von starkem Geruch	Steinkohlenbenzin, Benzol, Toluol, Xylol, Karbolsäure, Naphthalin, Anthracen usw. Verw. zur Gewinnung dieser Bestandteile, zur Herstellung von Dachpappe.
193.	**Pix navalis** Schiffspech, Schusterpech	aus den Rückständen bei der Destillation des Holzteers gewonnen	feste, braune bis schwarze Masse, schon bei Handwärme klebrig, von brenzlichem Geruch	Verw. med. zu Pechpflaster (frei gegeben), technisch zum Dichten der Schiffe, Auspichen von Holzgefäßen, zu Pechfackeln.
26.	**Radix Alcannae** Alkannawurzel	Anchusa tinctoria. Mittelmeerländer	die Wurzel muß von der braunroten Rinde bedeckt sein, da nur diese den Farbstoff enthält	Alkannin, roter Farbstoff, in fetten und äther. Ölen, Alkohol, Äther und Benzin löslich. Verw. zum Rotfärben von Haarölen und Pomaden, zu Holzbeizen.
27.	**Radix Althaeae** Altheewurzel, Eibischwurzel	Althaea officinalis. In Oberfranken (Schweinfurt) angebaut	gelblichweiße, bis 30 cm lange Wurzel mit zahlreichen bräunlichen Narben von Wurzelfasern versehen. Gekalkte Wurzel erkennt man daran, daß man sie mit Wasser und etwas Salzsäure behandelt und neutralisiert u. den Kalk mit Ammoniumoxalat ausfällt: Kalciumoxalat	sehr viel Schleim, Asparagin und Stärke. Verw. med. als Hustenmittel zu Brusttee usw. **D. A.**
28.	**Radix Angelicae** Angelihawurzel, Engelwurz	Archangelica officinalis. In Thüringen und im sächsischen Erzgebirge angebaut	graubraune, oft in Zöpfe geflochtene Wurzel von kräftig aromatischem Geruche. Die	äther. Öl, Gerbsäure, Harz, Angelikasäure. Verw. in der Likörfabrikation, med. als

			Wurzel von Angelica silvestris ist kleiner, widerlich riechend, Rad. Levistici heller und dickere Wurzelfasern zeigend, von mehr dumpfem Geruche.	appetitanregendes Mittel. Vor Wurmfraß zu schützen. **D. A.**
29.	**Radix Bardanae** Klettenwurzel	Lappa tomentosa, foficinalis u. a. Arten. Deutschland	muß, gegen Wurmfraß geschützt, gut verschlossen aufbewahrt werden; die etwas ähnliche, aber giftige Rad. Belladonnae enthält Zellen mit Oxalatsand, die der Rad. Bardanae fehlen	Inulin, Gerbstoff, äther. Öl. Verw. nur noch selten als Blutreinigungstee, kosmetisch zu Haarölen.
35.	**Radix Gentianae** Enzian	Gentiana lutea u. a. Arten. Gebirgsgegenden Mittel- und Südeuropas	gelbe bis dunkelbraune, fleischige, nicht holzige Wurzel; vor Wurmfraß zu schützen	Bitterstoff, Zucker, fettes Öl. Verw. in der Likörfabrikation und als magenstärkendes Mittel (zu Tinct. amara). **D. A.**
32.	**Radix Helenii** Radix Enulae oder Inulae Alantwurzel	Inula helenium. Mitteleuropa	graubraune, harte, hornartige Wurzel	äther. Öl, Helenin oder Alantkampfer. Verw. in der Likörfabrikation, med. gegen Husten und Lungenleiden.
37.	**Radix Ipecacuanhae** Brechwurzel	Uragoga ipecacuanha. Brasilien, Südamerika	muß die Wurzelrinde enthalten, sonst wertlos	Kephaelin, Emetin, Ipecacuanhasäure. Verw. med. als Brechmittel. **D. A., G. II, Verz. B.**
39.	**Radix Levistici** Liebstöckelwurzel	Levisticum officinale. Deutschland, Südeuropa	gelbbräunliche oder graue, saftige Wurzel von eigenartig dumpfem Geruche; vor Wurmfraß zu schützen	äther. Öl, Harz, Zucker, Stärke. Verw. in der Likorfabrikation und als harntreibendes Mittel. **D. A.**
40.	**Radix Liquiritiae** Süßholzwurzel	Glycyrrhiza glabra (D. A.) und echinata. Spanien, Süddeutschland, Ungarn, Rußland, China	Ia Rad. L. russica die geschälten Hauptwurzeln bildend; IIa Rad L. hispanica die ungeschälten, dünneren Nebenwurzeln darstellend	Glycyrrhicin, Asparagin, Stärke, Zucker, auch Harz, letzteres den kratzenden Geschmack erzeugend. Verw. als Hustenmittel, zu Brusttee zur Gewinnung von Succus Liquiritae. **D. A.**

	Lateinische und deutsche Bezeichnungen, Synonyma	Gewinnung, Abstammung, Vaterland	Eigenschaften, Handelssorten, Verfälschungen	Bestandteile, Verwendung, gesetzl. Bestimmungen
41.	**Radix Ononidis** Hauhechelwurzel	Ononis spinosa. Deutschland	graubraune, zähe, holzige Wurzel	Ononin, Harz, Stärke. Verw. als harntreibendes Mittel und zu Blutreinigungstee. **D. A.**
42.	**Radix Pimpinellae** Bibernellwurzel	Pimpinella saxifraga und magna. Deutschland	gelblichgrau, feingeringelte derbe Wurzelstöcke mit den Wurzeln	äther. Öl, Harz, Stärke, Zucker. Verw. in der Likörfabrikation, auch Tinct. P. gegen Heiserkeit und als Zusatz zu Zahnwässern und -tropfen. **D. A.**
43.	**Radix Ratanhiae** Ratanhiawurzel	Krameria triandra. Südamerika	dunkelbraunrote, bis 30 cm lange, holzige Wurzeln. Die Wurzelrinde ist der wichtigste Teil	Ratanhiagerbsäure und roter Farbstoff. Verw. als adstringierendes Mittel, zu Zahn- und Mundwässern, in der Gerberei. **D. A.**
473.	**Radix Rubiae tinctorum** Krappwurzel, Färberröte	Rubia tinctorum. Orient, Frankreich. Nur noch wenig angebaut	braunrote, dünne, lange Wurzeln. Krapplack ist eine durch Tonerde oder Ammoniakalaun ausgefällte Farbe	Alizarin und Purpurin. Verw. in der Färberei (Türkisch Rot). Alizarin wird auch künstlich aus Anthracen her gestellt.
46.	**Radix Saponariae** Seifenwurzel	I Saponaria officinalis II Gypsophila Struthium	I rote Seifenwurzel; 20—30 cm lange, dünne, rotbraune Wurzeln; II weiße Seifenwurzel; 6—10 cm dicke, 30—40 cm lange graugelbe Wurzeln	Saponin und Struthiin. Verw. zum Waschen wollener Stoffe.
47.	**Radix Sarsaparillae** Sarsaparillwurzel	Smilaxarten. Mittel- und Südamerika	Ia Honduras (D. A.) federkieldick, graubräunlich, in lange Bündeln geschnürt; IIa Veracrux, dunkler, in Ballen von 75—150 kg	Smilacin, Parillin, Sarsasaponin usw. Verw. med. als Blutreinigungstee, besonders gegen Lues. **D. A. Verz. B.**

48.	**Radix Taraxaci** Löwenzahnwurzel	Taraxacum officinale. Deutschland	ist nach dem D. A. in der Blütezeit mit dem Kraut zu sammeln	Verw. med. selten als Tonicum. **D. A.**
51.	**Radix Valerianae** Baldrianwurzel	Valeriana officinalis. Im Harz, Thüringen angebaut; im Herbste am besten von trockenen Standorten zu sammeln	kaffeebraune Wurzel mit dünnen Nebenwurzeln von eigenartigem, sehr kräftigem Geruche	äther. Öl, das Baldriansäure enthält, Weichharz, Gerbsäure usw. Verw. als Volksmittel, als Tee und Tinktur (frei gegeben) gegen Krämpfe, als Beruhigungsmittel. **D. A.**
52.	**Radix Vetiverae** Radix Ivarancusae Vetiverwurzel	Andropogon muricatus. Ostindien	gelbliche, dünne Wurzeln von aromatischem Geruche	äther. Öl. In der Parfümerie und als Mottenmittel.
186.	**Resina Draconis** Sanguis Draconis Drachenblut	I Daemonorops draco II Dracaena draco III Pterocarpus draco. Ostindien, Tropen	I echtes D., braunrote Masse, in Blätter eingehüllte Stangen; II kanarisches D., braunrote Massen; III amerikanisches D. In Spiritus und fetten Ölen leicht löslich	Harz und roter Farbstoff. Verw. zum Färben von Spirituslacken, zu Pflastern.
190.	**Resina Pini burgundica** Fichtenharz, Burgunderharz	aus dem Terpentin verschiedener Koniferen durch Eintrocknen gewonnen. Mitteleuropa, Nordamerika	undurchsichtige, gelbliche Massen, noch Terpentinöl und Wasser enthaltend. Löslich in Spiritus (nur trübe) Äther, fetten und ätherischen Ölen	Verw. zu Pflastern und Salben, zu Lacken, Siegellack, Harzseifen.
30.	**Rhizoma Calami** Calmuswurzel	Acorus calamus. In sumpfigen Gegenden Deutschlands	roh, ungeschält, Rhiz. C. cruda und geschält, Rhiz. C. mundata (D. A.). Zu Bädern läßt das D. A. auch cruda zu. Confectio Calami durch Einkochen der Wurzel mit Zucker gewonnen	äther. Öl, Harz, Acorin. Verw. in der Likörfabrikation und als magenstärkendes Mittel. **D. A.**

	Lateinische und deutsche Bezeichnungen, Synonyma	Gewinnung, Abstammung, Vaterland	Eigenschaften, Handelssorten, Verfälschungen	Bestandteile, Verwendung, gesetzl. Bestimmungen
31.	**Rhizoma Curcumae** Kurkuma- oder Gelbwurzel	Curcuma longa u. a. Arten. Ostindien, China, Japan	Rhiz. Curcumae rotunda, Hauptwurzelstöcke; Rhiz. Curcuma longa, Nebenwurzelstöcke. Curcumin ist in Weingeist und ätherischen Ölen löslich	Curcumin, äther. Öl, Stärke, harzartiger Farbstoff. Verw. zum Gelbfärben von Salben, Pomaden und Genußmitteln. Curcumapapier als Reagens auf Borsäure und Alkalien: Braunfärbung.
33.	**Rhizoma Filicis** Farnwurzel	Aspidium filix mas. Europa, in feuchten Laubwäldern	ungeschälter Wurzelstock. Der Bruch muß grasgrün sein, sonst unbrauchbar. Alljährlich im Herbste frisch zu sammeln	Filixsäure, Filixgerbsäure, fettes, grünes Öl, Zucker. Verw. als Extractum filicis aether. (in Kapseln) gegen Bandwurm. **D. A., Verz. B.** nach dem D. A. giftig.
34.	**Rhizoma Galangae** Galgantwurzel	Alpinia officinarum. China, Siam	darf nicht wurmstichig sein. Rotbraun, das Pulver zum Niesen reizend	äther. Öl, scharfes Weichharz. Verw. in der Likörfabrikation und als appetitanregendes Mittel (Tinct. aromatica). **D. A.**
36.	**Rhizoma Hellebori nigri** Schwarze Nieswurzel	Helleborus niger. Europa	schwarzer Wurzelstock	Helleborin. Verwendung nur noch wenig wie Rhiz. Veratri (s. d.). **G. II.**
36.	**Rhizoma Hellebori viridis** Grüne Nieswurzel	Helleborus viridis. Europa	mit den grundständigen Blättern gesammelt	
38.	**Rizoma Iridis** Veilchenwurzel	Iris germanica und florentina. Italien, Südeuropa, Nordafrika	Ia Florentiner, IIa Veroneser. Rhiz. Iridis pro infantibus sind die besten, abgerundeten und gedrechselten Stücke	äther. Öl (bei gew. Temperatur fest), Gerbstoff, Weichharz, Stärke und Iridin. Verw. als Pulver zu Zahnpulvern, in der Parfümerie, med. zu Brusttee, auch zu Räuchertee. **D. A.**

44.	**Rhizoma Rhapontici** Mährischer Rhabarber	Rheum rhaponticum. Österreich, Mähren	auf dem Bruch nicht marmoriert, schwacher Geruch. Wirkung schwächer wie bei echtem Rhabarber	enthält keine oxalsauren Salze. In der Tierheilkunde.
44.	**Rhizoma Rhei** Fälschlich Radix Rhei Rhabarber	Rheum palmatum u. officinale. Mittelasien u. China. Die Wurzelstöcke von 6—8jährigen Pflanzen werden geschält, auf Schnüre gereiht und getrocknet	runde und halbrunde, gelbliche, schwere, feste Stücke, auf dem Bruche rosa marmoriert. Gut verschlossen auf zu bewahren. In kleinen Gaben stopfend, in größeren abführend	Emodin, Rheumgerbsäure, Chrysophansäure, oxalsaure Salze. Verw. med. als Abführmittel, zum Gelbfärben der Gardinen, zu Bitterschnäpsen. **D. A., Verz. B.**
36.	**Rhizoma Veratri albi** Weiße Nieswurzel Krätzwurzel	Veratrum album. Deutschland	stark Niesen reizend; beim Pulvern sind Nase und Mund durch nasse Tücher zu schützen, die Augen durch Schutzbrille	Veratrin und Jervin **(G. I)** Jervasäure. Verw. med. zu Krätzsalben, in der Tierarzneipraxis als Brechmittel, zu Niesepulvern wie Schneeberger Schnupftabak (bis 3% Zusatz frei gegeben). **D. A., G. II, Verz. B.**
50.	**Rhizoma Tormentillae** Tormentillwurzel, Blutwurzel, Heideckerwurzel	Tormentilla silvestris. Deutschland	rotbraun, sehr harte Wurzelstöcke	Gerbsäure, Chinovasäure, Tormentillrot. Verw. gegen Durchfall, auch zu Zahntinkturen.
53.	**Rhizoma Zedoariae** Zwitterwurzel	Curcuma zedoaria. Ostindien, Ceylon	kommt in Scheiben geschnitten zu uns	äther. Öl, scharfes Weichharz, Stärke. Verw. in der Likörfabrikation, med. als magenstärkendes Mittel (Tinct. amara) **D. A.**
54.	**Rhizoma Zingiberis** Ingber	Zingiber officinale. Ost- und Westindien, Tropen	Ia geschälter, weißer I., Cochin und Jamaika, oft gekalkt; IIa ungeschälter, gelbbrauner I., Bengal u. a. m. Confectio Zingiberis (in Töpfen) wird her-	äther. Öl, Weichharz, Stärke. Verw. in der Likörfabrikation, als Gewürz, med. appetitanregend (Tinct. aromat., Zingiberis). **D. A.**

	Lateinische und deutsche Bezeichnungen, Synonyma	Gewinnung, Abstammung, Vaterland	Eigenschaften, Handelssorten, Verfälschungen	Bestandteile, Verwendung, gesetzl. Bestimmungen
			gestellt, indem frischer Ingber in Seewasser eingeweicht und dann mit Zucker ein gekocht wird	
167.	**Saccharum** Zucker	weit verbreitet im Pflanzenreiche, in vielen Früchten, Wurzeln und anderen Pflanzenteilen. Die Gewinnung des Zuckers s. S. 110	kommt in verschiedenen Formen in den Handel: als Raffinade in Zuckerhüten, Farin, in kleinen Kristallen, als Kandis in großen Kristallen. Die Melasse, aus der kein Zucker ab zu scheiden geht, wird zu technischen Präparaten, Wichse, zu Viehfutter, Melassespiritus usw. verwendet	Zuckerkouleur stellt man durch Schmelzen und Erhitzen des Zuckers bis 200° dar, wobei er sich unter Bildung von Karamel braun färbt. Verw. als Genuß- und Nahrungsmittel, als Sirup. simpl. (frei gegeben) gegen Husten und zu zahlreichen pharm. Präparaten. **D. A.**
168.	**Saccharum lactis** Milchzucker	gewonnen durch Reinigung und Aufkochen süßer Molken und Eindampfen im Vakuumapparate, wobei der Milchzucker in Krusten oder an Bindfaden in langen walzenförmigen Massen aus kristallisiert	ist erst in 7 T. Wasser löslich, schwach süß schmeckend. Darf nicht sauer reagieren	Verw. wegen seiner leichten Verdaulichkeit als Kindernährmittel, zu Arzneipulvermischungen. **D. A.**
191.	**Sandaraca** Sandarak	Harz verschiedener Callitrisarten. Nordafrika	gelbliche, längliche Stücke, leicht bestäubt, beim Kauen zu Pulver zerfallend (Gegensatz zu Mastix). In Spiritus völlig, in äther. Ölen teilweise löslich	Harzsäuren, äther. Öl, Bitterstoff. Verw. zu farblosen Spirituslacken.
478.	**Schmack** Sumachblätter	grob gemahlene Blätter und Stengel von Rhus coriaria. Südeuropa	Ia Sicilianer Sch., IIa französischer Sch., IIIa spanischer Sch., IV Tiroler Sch. Grobes	Verw. in der Färberei, besonders zu Mischfaben, und in der Gerberei, Tiroler nur in letzterer.

			Pulver von graugrüner Farbe und kräftigem Geruche	
235.	**Sebum ovile** Hammeltalg	ausgeschmolzenes und gereinigtes Fett der Schafe (auch der Rinder)	weiße, feste, leicht ranzig werdende Masse, die bei 45 bis 50° schmilzt	Stearin, Palmitin und Oleïn. Verw. zu Salben und Pomaden, in der Kerzen- und Seifenfabrikation. Seb. salicylat. frei gegeben. **D. A.**
25.	**Secale cornutum** Mutterkorn	Dauerlager (Sklerotium) von Claviceps purpurea auf Roggenkörnern. Deutschland	blauschwarze, häufig gekrümmte Körner von eigenartigem Geruche. Ist alljährlich frisch zu sammeln, sonst unbrauchbar. Mutterkornhaltiges Mehl ist daran zu erkennen, daß es, mit Kalilauge übergossen, einen starken Geruch nach Heringslake entwickelt	Ergotinin, Ergotin (Alkaloïde), G. II. Verw. nur med. zur Beförderung der Geburtswehen. **D. A., G III, Verz. B.**
145.	**Semen Cacao** Fabae Cacao Cacaobohnen	Theobroma Cacao. Mittel- und Südamerika, Tropen. Die Samen werden an der Sonne getrocknet, ungerotteter K. oder in Haufen mit Erde bedeckt und einer Selbsterhitzung überlassen, gerotteter Kakao; letztere Sorten sind leicht an den noch anhaftenden Erdteilchen zu erkennen	gerotteter Kakao: Ia Karakas, IIa Guajaquil, IIIa Surinam. Ungerotteter Kakao: Ia Bahia, IIa Trinidad, IIIa Brasilian. K. Die gerösteten und durch heiße Walzen gemahlenen Bohnen erstarren zu Kakaomasse, die fettes Öl enthält. Durch Zusatz von Zucker und Gewürzen (besonders Vanille) gewinnt man die Chokoladen	Theobromin, Stärke, fettes Öl. Verw. als Genuß- und Nahrungsmittel. Wird der Kakaomasse durch Pressen mittels heißer Walzen das Fett (s. Ol. Cacao) entzogen, so gewinnt man das Kakaopulver, das zwecks leichterer Löslichkeit mitunter mit etwas Pottasche verarbeitet, auf geschlossen wird. Besonders die holländ. Marken sind meist auf geschlossen.
146.	**Semen Coffeae** Kaffee	Coffea arabica. Arabien, Sundainseln, Zentral- und Südamerika, Brasilien, Ceylon, Ost- und Westindien	durch das Rösten, wobei der Kaffee etwa 20% an Gewicht verliert, entwickeln sich gewisse aromatische Stoffe, die ihm den Wohlgeschmack verleihen. Bei der sogen. Bonner Methode wird	Coffeïn, Alkaloïd **(D. A., G. II, Verz B.).** Fett, Zucker, Gerbsäure. Verw. als Genußmittel, der Aufguß auch med. gegen Herzleiden, Alkohol- und Chloroformvergiftung

	Lateinische und deutsche Bezeichnungen, Synonyma	Gewinnung, Abstammung, Vaterland	Eigenschaften, Handelssorten, Verfälschungen	Bestandteile, Verwendung, gesetzl. Bestimmungen
			dem Kaffee vor dem Rösten etwas Zucker zugesetzt, um ihm Glanz zu verleihen. Handelssorten sind: Java, Mokka, Rio, Santos, Kampinas usw.	
147.	**Semen Cola** Kolanüsse, Kurunüsse	Samen des Kolabaumes, Sterculia acuminata. Westindien, Südamerika, Westafrika	hellbraune, 3—5 cm lange, 3 cm breite Samen	Coffeïn, Theobromin, Gerbstoff. Verw. als nervenanregendes Mittel in Form von Pastillen, Likör, Schokoladen usw.
148.	**Semen Colchici** Herbstzeitlosensamen	Colchicum autumnale. Deutschland	dunkelbraun, von bitterem, ekelerregendem Geschmack und Geruch	Colchicin, Alkaloïd **(G. I, Verz. B.)**. Verw. med. als Liqueur de Laville gegen Gicht. **D. A., G. II, Verz. B.**
149.	**Semen Erucae** Gelber oder weißer Senf	Sinapis alba. Süd- und Mitteleuropa	gelbe, geruchlose Körner. Weil ohne Myronsäure, läßt sich Sem. Erucae nicht allein, sondern nur mit Sem. Sinapis zusammen zu Mostrich verarbeiten	fettes Öl, Myrosin. Verw. als Gewürz zum Einlegen der Gurken, in der Mostrichfabrikation.
150.	**Semen Foenugraeci** Bockshornsamen	Trigonella foenum graecum. Kleinasien, Südeuropa, Deutschland	sehr harte, gelblichgraue Samen; 3—5 mm lang, 2—3 mm breit	äther. und fettes Öl, Trigonellin, Schleim. Verwendung med. zu erweichenden Umschlägen, zu Viehpulver usw. **D. A.**
151.	**Semen Lini** Leinsamen	Linum usitatissimum. Alte Kulturpflanze, fast überall angebaut, in Europa, Nordafrika, Ostindien, Australien, Nordamerika, Brasilien usw.	braune, glänzende, flache Samen Ia holländische und deutsche Samen	fettes Öl (s. d.), Schleim. Verw. zur Gewinnung von Ol. Lini, die Preßkuchen, Placenta Lini, als Viehfutter und zu Breiumschlägen, der Samen zu hustenlindernden Tees. **D. A.**

	en yris icae Muskatnüsse	*Myristica fragrans (D. A.)*, moschata u. a. m. Molukken, Ostindien, Tropen	Ia runde Muskatnüsse, IIa lange, von wilden Pflanzen stammend, weniger aromatisch. Englische naturbraune, holländische gekalkt	äther. und fettes Öl (s. Ol. Nucistae), Stärke, Gummi. Verw. als Gewürz, med. als appetitanregendes Mittel. **D. A.**
153.	**Semen Nigellae** Kreuzkümmel schwarzer Kümmel	Nigella sativa. Mittelmeerländer, Deutschland, Orient	schwarze, kantige, 2—3 mm lange Samen	Nigellin, fettes Öl, Harz. Verw. als Gewürz und in der Volksheilkunde.
154.	**Semen Psyllii** Flohsamen	Plantago psyllium. Süd- und Mitteleuropa	kleine, glänzende, schwarzbraune Samen	Schleim und Gummi. Verw. zum Appretieren von Seide und Leder, zum Steifen der Hüte und Wäsche.
159.	**Semen Quercus** Glandes Quercus Eicheln	Samen verschiedener Quercusarten. Mitteleuropa	der Samen wird geröstet, wodurch sein Stärkegehalt in Dextrin übergeht	Stärke, Gerbstoff, fettes Öl. Verw. findet Semen Quercus tost. pulv., Eichelkaffee als billiger Ersatz für Kaffee.
156.	**Semen Sinapis nigrum** Schwarzer Senfsamen	Brassica nigra. Mitteleuropa, Deutschland, Holland	Ia holländischer S. Das Senfmehl zu Senfbädern muß kalt mit Wasser angerührt und dann erst dem Bade zu gesetzt werden.	fettes Öl (s. d.), Myrosin und myronsaures Kalium. Verw. zur Herstellung von Ol. Sinapis (s. d.), zur Senffabrikation, med. zu Senfbädern, -umschlägen, Senfpapier (frei gegeben) usw. **D. A.**
157.	**Semen Strychni** Strychnosamen, Krähenaugensamen	Strychnos nux vomica. Ostindien, Südafrika	scheibenförmige, glatte, gelbgraue Samen von etwa 2 bis $2^1/_2$ cm Durchmesser	Strychnin **(D. A., G. I, Verz. B.)** und Brucin **(G. I, Verz. B.)** Alkaloïde. Verw. med. gegen Nervenleiden, Tinct. Strychni gegen Brechreiz. **D. A., G. II, Verz. B.**

	Lateinische und deutsche Bezeichnungen, Synonyma	Gewinnung, Abstammung, Vaterland	Eigenschaften, Handelssorten, Verfälschungen	Bestandteile, Verwendung, gesetzl. Bestimmungen
245.	**Spongiae marinae** Meerschwämme	Skelett schleimiger Pflanzentiere, am Meeresboden wachsend. Gewinnung durch Taucher oder Schleppnetze. Das Bleichen geschieht durch H_2O_2 oder Kaliumpermanganatlösung, dann Eintauchen in verdünnte Salzsäure und schnelles Nachwaschen mit Antichlorlösung	Ia Zimocca und Levantiner (Mittelmeerschwämme), feinporig. IIa Pferdeschwämme, großporig. IIIa Amerikan. Schwämme, Bahama, Velvet usw.	Verw. zum Waschen des Körpers, größere zum Waschen von Wagen usw.
199.	**Styrax liquidus** Styrax oder Storax	Balsam von Liquidambar orientalia. Kleinasien, Syrien. Styrax depur. wird dargestellt, indem Styrax crudus auf dem Wasserbade vom anhängenden Wasser befreit, in 1 T. Weingeist gelöst, gefiltert und ein gedampft wird	graue, klebrige, zähe Masse (dem Fensterkitte ähnlich). Styrax calamitus wird durch Vermischen von Sägemehl mit Styrax hergestellt	Harz, Styracin, Styrol, Zimtsäure, Vanillin usw. Verw. med. gegen Hautkrankheiten (Krätze) als Zusatz zu Räuchermitteln, in der Parfümerie. **D. A.**
192.	**Succinum** Bernstein	fossiles Harz untergegangener Koniferenarten. In Ostpreußen teils durch Taucher vom Meeresgrunde, teils bergmännisch gewonnen	zur Lackfabrikation werden nur die Abfälle bei der Bernsteindrechslerei, das Succinum rupatum verwendet	Harz, äther. Öl, Bernsteinsäure **(Verz. B.)** und Schwefel. Verw. in der Lackfabrikation zu fetten und Terpentinöllacken.
40.	**Succus Liquiritiae** Lakritzen (richtiger Extractum Liquiritiae)	eingedickter wässeriger Auszug der Süßholzwurzel (s. d.). Die Wurzeln werden mit Wasser ausgekocht, der Auszug eingedampft und in Stangenform gegossen; die Stangen werden einzeln mit der Fabrikmarke ver-	Succ. Liquir. depur.: der rohe Lakritzen wird in Lagen wechselweise mit Stroh in Fässer geschichtet und mit Wasser ausgezogen, wobei Verunreinigungen durch das Stroh zurückgehalten werden. In den Handel kommt	Verw. als beliebtestes Hustenmittel, zu Pillenmassen, mit Ammon. chlorat. als Salmiakpastillen (frei gegeben), als Cachoubonbons usw. **D. A.**

		sehen. *Succ. Liquir. crud.* in dicken, 10—12 cm langen Stangen, auf dem Bruch muschelig und glänzend; Handelsmarken Baracco, Duca di Atri, Bayonner u. a. m.	er als Succ. Liquir. dep. inspiss. oder in bacillis oder in dünnen Stängelchen zerbrochen als Cachou, auch als Pulver	
99.	**Summitates Sabinae** Sadebaumspitzen	die Zweigspitzen von Juniperus sabina, Sabina officinalis. Südeuropa, bei uns als Zierpflanze	von stark balsamischem Geruche (Warnung: auf Anwendung von Abortivmitteln steht Zuchthausstrafe!)	äther. Öl **(G. II, Verz. B.)**, Harz, Gerbsäure. Verw. als Abortivmittel. **G. II, Verz. B.**
200.	**Terebinthina** Terpentin	zähflüssiger Balsam verschiedener Coniferen und Pinusarten. Frankreich, Deutschland, Italien	Terebinth. communis, gemeiner T., trübe körnige Masse, in Terpentinöl und Spiritus nur trübe löslich, weil wasserhaltig, daher zur Lackfabrikation nicht verwendbar;	Harz, Terpentinöl, Wasser: Verw. zu Klebstoffen, Tapetenkleister, Kleben von Linoleum usw.
			Terebinth. veneta und laricina, venetianischer und Lärchenterpentin, honiggelber klarer Balsam	wasserfrei. Verw. zu Pflastern, Salben, in der Lackfabrikation usw. **D. A.**
101.	**Thymol**	Stearopten des Thymianöls, durch Ausfrieren gewonnen	farblose, ansehnliche Kristalle von Thymiangeruch	Verw. als Antisepticum zu Mundwässern, Zahnpulvern, Thymolseife, -spiritus usw. **D. A.**
174.	**Tragacantha** Traganth	erhärteter Gummischleim verschiedener Astragalusarten, durch Anritzen der Rinde hervor tretend. Kleinasien, Griechenland	I T. in foliis, weiße, bandförmige Stücke; II T. in granis, bräunliche oder gelbliche Körner. In Wasser nur aufquellend	Bassorin (etwa 60%), Gummi (10%), Stärke und Zucker. Traganthschleim wird dargestellt durch Befeuchten des Pulvers mit Spiritus und nachheriges Schütteln mit Wasser. Verw. als Klebmittel (besonders bei Zigaretten) und arzneilich zu Pillenmassen, der Schleim zum Appretieren der Wäsche. **D. A.**

	Lateinische und deutsche Bezeichnungen, Synonyma	Gewinnung, Abstammung, Vaterland	Eigenschaften, Handelssorten, Verfälschungen	Bestandteile, Verwendung, gesetzl. Bestimmungen
45.	**Tubera Salep** Salepknollen	Knollen versch. Orchidaceen, Orchisarten. Die im Herbst gesammelten Knollen werden mit heißem Wasser gebrüht, auf Schnüre gereiht und getrocknet. Orient. Deutschland	kugelige oder eiförmige, harte und schwere Knollen. Salepschleim wird dargestellt, indem das Pulver mit 9 T. Wasser angerührt und dann 90 T. heißes Wasser zu gefügt werden	Schleim, Stärkemehl, Zucker. Verw. gegen Durchfall von Kindern, als Magenmittel. **D. A.**
240.	**Vaselinum** Vaseline, Mineralfett	durch Reinigung der Rückstände bei der Petroleumraffinerie als salbenartige Masse gewonnen, die aus Kohlenwasserstoffen besteht	gelbe oder weiße, salbenartige Masse, die nicht ranzig wird	Verw. med. als Salbe, technisch zum Einfetten feiner Maschinenteile. **D. A.**
70.	**Viscum Quercus** Eichemistel	Schmarotzerpflanze aus der Familie der Loranthaceen, auf verschiedenen Bäumen wuchernd	aus Japan wird ein kautschukhaltiger Mistelleim importiert	Verw. zu vorzüglichem Vogelleim und Fliegenleim.
254.	**Zibethum** Zibeth	Abscheidungsstoff einer Drüse der Zibethkatze, Viverra Zibetha	gelblichbraune, salbenartige Masse, intensiv riechend	in der Parfümerie ähnlich wie Moschus als Fixativ für Gerüche.

43. Einführung in die Chemie.

Die *Botanik*, auf der fußend wir uns mit der sehr wichtigen Drogenkunde bekannt gemacht haben, gehört zu den *besonderen* Teilen der Naturwissenschaften, die sich nur mit einem bestimmten Naturreiche bzw. einem Teile desselben beschäftigen. Die *Chemie* dagegen und die *Physik* bezeichnet man als *allgemeine* Naturwissenschaften, da ihre Tätigkeit in alle Naturreiche über greift.

Wir wollen uns daher zunächst einmal über den Unterschied und die Beziehungen zwischen diesen beiden Wissenschaften klar werden, was für uns Drogisten schon um deswillen sehr wichtig ist, weil bei den *Zubereitungen* des *Verzeichnisses* A der Kaiserl. Ver. lediglich *physikalische* Veränderungen, bei den *Stoffen* des *Verzeichnisses* B dagegen (abgesehen von den Drogen und Destillaten) nur *chemische* Veränderungen und Vorgänge für die Herstellung der betreffenden Stoffe in Frage kommen.

Mit den Ausdrücken *Stoff* oder *Substanz* bezeichnet man alle Dinge, die wägbar sind, ohne Rücksicht auf deren äußere Form und Größe; unter *Körpern* versteht man dagegen alles das, was eine bestimmte Gestalt und Größe hat. So sind z. B. Eisen, Gold, Glas, Marmor verschiedene *Stoffe*; ein Schlüssel, ein Zwanzigmarkstück, ein Trinkglas, eine Marmorfigur dagegen sind *Körper*. Bei der Erörterung des *Stoff-Gewichtes* (specifischen Gewichtes) haben wir bereits kennen gelernt, daß dieses eine Eigenschaft der Stoffe, das *Körper-Gewicht* (absolute Gewicht) dagegen eine der *Körper* ist.
Während sich nun die *Chemie* lediglich mit den *Stoffen* und deren 257.
Beziehungen und Veränderungen beschäftigt, behandelt die *Physik* die verschiedenen *Körper* und deren Beziehungen und äußerliche Veränderungen, so daß wir auch kurz sagen können: die *Chemie ist die Wissenschaft von den verschiedenen Stoffen, deren Eigenschaften und Veränderungen*, die *Physik* dagegen die *Wissenschaft von den Veränderungen des Zustandes der verschiedenen Körper*; alle *Erscheinungen*, bei denen keine *Veränderung des Stoffes* stattfindet, gehören in den Bereich der *Physik*, wo aber eine solche vor sich geht, in das Gebiet der *Chemie*.

Diese klare Unterscheidung, die uns heute bereits geläufig geworden ist, hat sich nur langsam im Laufe der Zeiten Bahn gebrochen. Man vermutete wohl schon im Altertume, daß es eine Reihe verschiedener Stoffe gäbe, war sich aber über deren Natur ziemlich unklar, vor allem spukte bis in das achtzehnte Jahrhundert hinein die Vorstellung, daß es möglich sein müßte, einen Stoff in einen anderen zu verwandeln. Eine Unsumme von Zeit, Mühe und geistiger Arbeit wurde seitens der Alchimisten des Mittelalters auf die Lösung des Problemes verwendet, unedle Metalle wie z. B. Blei in Gold zu verwandeln, natürlich vergeblich. Wohl wurden bei diesen Versuchen zum Teil sehr wichtige Entdeckungen gemacht, so z. B. die Herstellung des Porcellans erfunden, wohl waren eine ganze Reihe chemischer Stoffe, wie Mineralsäuren, manche Salze usw. bekannt, eine durchgreifende Änderung trat jedoch erst mit dem Auftreten des französischen Chemikers Lavoisier ein, der in der zweiten Hälfte des achtzehnten Jahrhunderts lebte. Er war der erste, der darauf verfiel, einmal die Gewichtsmengen fest zu stellen, in denen die einzelnen Stoffe zu Verbindungen zusammen treten, und machte dabei die hochwichtige Entdeckung, daß diese Gewichtsmengen durchaus keine willkürlichen sind, sondern auf ganz bestimmten Naturgesetzen beruhen, d. h. daß diese Gewichtsmengen sich stets gleich bleiben. Damit war die ganze chemische Wissenschaft auf eine völlig neue Grundlage gestellt und nun ging die Entwickelung derselben mit Riesenschritten vorwärts. Ja wir können geradezu sagen, daß die Chemie zu einer wirklichen Wissenschaft eigentlich erst durch die Entdeckungen Lavoisiers geworden ist.

Wir wollen nunmehr versuchen, uns den Unterschied zwischen Chemie und Physik an einem der bekanntesten Stoffe klar zu machen, den wir auf der Erde kennen, dem Wasser. Schon früher haben wir gesehen, daß das Wasser seine äußere Form durch Temperatureinflüsse verändert, daß es bei 0^0 Celsius fest wird, sich in Eis verwandelt, während es andererseits bei 100^0 Celsius in die Gas- oder Dampfform über geht. Diese Veränderungen sind physikalische Erscheinungen, denn dadurch wird zwar die äußere Form des Wassers verändert, im übrigen bleibt es aber derselbe Stoff, der es war.

Ein ganz anderes Bild zeigt sich uns aber, wenn wir durch das Wasser einen elektrischen Strom gehen lassen. Dazu benützen wir eine galvanische Batterie oder Säule (Fig. 56), die eine Verbindung galvanischer Platten dar stellt, indem man Plattenpaare von Kupfer und Zink über einander schichtet und zwischen jede Kupfer- und Zinkplatte ein mit angesäuertem Wasser getränktes Stück Tuch oder Pappe ein schiebt. Die beiden Endplatten bezeichnet man als Pole und zwar den Kupferpol als negativen, den Zinkpol als positiven Pol. Die Endplatten der Pole werden durch Platindrähte mit einander verbunden, wodurch ein beständiger Strom von Elektrizität hervor gerufen wird. Wenn wir nachher die beiden Poldrähte in ein Gefäß mit Wasser derartig bringen, daß ihre Enden in geringer Entfernung von einander stehen, so beobachten wir, daß an beiden Polenden Gasbläschen auf steigen, die in je einer umgestülpten, mit Wasser gefüllten Glasröhre auf steigen und das darin befindliche Wasser allmählich verdrängen (Fig. 57). Um das Aufsteigen der Gasbläschen recht deutlich zu beobachten, empfiehlt es sich, das Wasser etwas zu färben.

Hierbei beobachten wir zunächst, daß die Gasentwickelung an den beiden Polenden durchaus nicht gleichmäßig ist und bei ganz genauer Nachprüfung stellen wir fest, daß sich an dem negativen Kupferpole stets eine doppelt so große Raummenge von Gas entwickelt wie an dem positiven Zinkpole. So oft und in welchem Umfange wir auch diesen Versuch wiederholen, das Ergebnis ist stets dasselbe. Wenn wir nun weiter diese beiden Gase untersuchen, so finden wir, daß sie völlig von einander abweichende Eigenschaften haben. Zunächst wiegt das am positiven Zinkpol sich abscheidende Gas 16mal so viel wie das am negativen Kupferpol sich bildende Gas. Können wir schon aus dieser physikalischen Eigenschaft schließen, daß es sich wahrscheinlich um zwei durchaus verschiedene

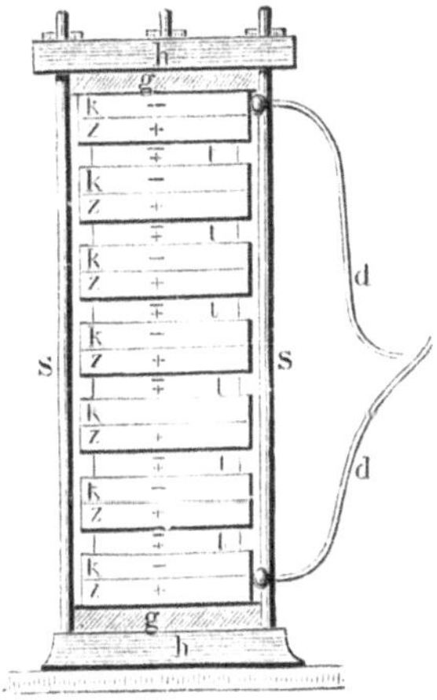

Fig. 56.

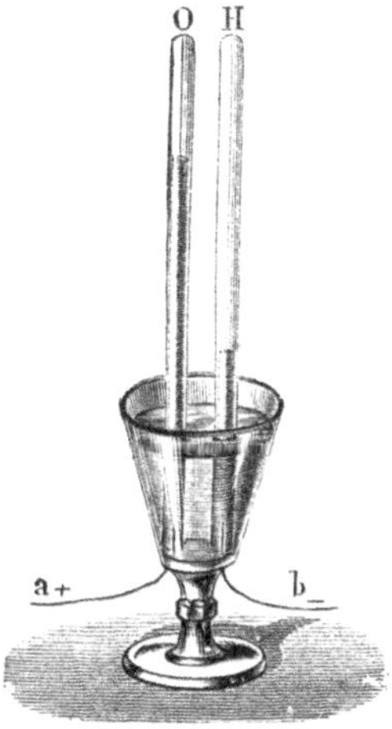

Fig. 57.

Gasarten handeln wird, so sehen wir diesen Schluß bestätigt, wenn wir beide Gase einer weiteren Prüfung unterziehen. Wir finden dabei, daß das leichtere Gas entzündet mit einer schwach leuchtenden Flamme verbrennt, während das andere jede Verbrennung äußerst lebhaft steigert. Bringen wir in das letztere ein glimmendes Streichholz, so entzündet es sich sofort zur hellen Flamme, ein glühendes Stück Eisendraht verbrennt in ihm ebenfalls unter lebhaftem Funkensprühen, kurz wir erkennen, daß dieses Gas die Eigenschaft unserer Luft, eine Verbrennung zu unterhalten, in stark erhöhtem Maße besitzt, also wohl auch einen Bestandteil unserer Luft bilden wird. Das ist auch tatsächlich der Fall, dieses Gas erweist sich als der zu etwa 21% in der Luft enthaltene Sauerstoff (Oxygenium), während das in doppelter Raummenge entwickelte andere Gas, das sich aus dem Wasser gebildet hat, als Hauptbestandteil des Wassers den Namen Wasserstoff (Hydrogenium) erhalten hat.

44. Atom und Molekel (Molekül). Analyse und Synthese.

258. Wir haben bereits früher (Abschnitt 10) gesehen, daß die kleinsten Teilchen eines Stoffes durch den verschiedenen Grad ihres Zusammenhanges die verschiedenen Aggregatzustände bedingen und daß diese kleinsten Teilchen, die in freiem Zustande noch denkbar sind, als Molekel bezeichnet werden. Das vorbeschriebene Experiment belehrt uns, daß diese kleinsten Teilchen, die Molekel, aus noch kleineren Teilen bestehen müssen, die aber in freiem Zustande nicht vorkommen; diese kleinsten, nicht frei vorkommenden Teile nennt man Atome. Jede Molekel besteht also aus Atomen und zwar mindestens zwei; sie kann aber auch viel mehr Atome enthalten. Wenn wir einen Stoff untersuchen und finden, daß seine Molekel aus verschiedenartigen Atomen bestehen, so haben wir eine chemische Verbindung vor uns, wie wir es beim Wasser gesehen haben, sind die Atome dagegen gleichartig, so haben wir einen Grundstoff oder Element. Diese Tätigkeit selbst, nämlich einen Stoff in seine Bestandteile zu zerlegen, nennt man Analyse. Ähnlich wie beim Wasser gelingt es uns bei einer sehr großen Anzahl von Stoffen, dieselben in weitere Bestandteile zu zerlegen, die unter sich völlig verschieden sind. Bei diesen Versuchen kommen wir aber an eine Grenze, über die wir nicht hinaus können, wenigstens nicht mit den uns bis jetzt zur Verfügung stehenden technischen und physikalischen Hülfsmitteln. Wenn wir z. B. versuchen wollten, die vorerwähnten beiden Bestandteile des Wassers, den Sauerstoff und den Wasserstoff in noch weitere Bestandteile zu zerlegen, so würden wir bald einsehen, daß das einfach nicht geht.

Wir haben oben gesehen, daß das Wasserstoffgas, das wir als Bestandteil des Wassers erhielten, die Eigenschaft hat, zu verbrennen. Wenn wir über die Wasserstoffflamme ein kaltes Glasgefäß halten, beobachten wir, daß sich an den kalten Glaswänden ein feiner Hauch nieder schlägt, der sich bei stärkerer Verdichtung als reines Wasser erweist. Dasselbe ist durch das Verbrennen des Wasserstoffs entstanden, d. h. der Wasserstoff, den wir aus dem Wasser durch Zersetzung desselben erhielten, hat sich mit dem Sauerstoffe der Luft wieder zu dem Stoffe vereinigt, den er schon vorher mit dem Sauerstoffe bildete, nämlich zu Wasser. Diesen Vorgang, eine chemische Verbindung aus ihren Grundstoffen oder Elementen her zu stellen, nennt der Chemiker Synthese. Einen Stoff analysieren heißt dagegen, ihn in seine Einzelbestandteile, seine Grundstoffe oder Elemente zerlegen oder die Art dieser Bestandteile fest stellen. Diese Tätigkeit ist eine der wichtigsten des Chemikers und wir wollen uns später, nachdem wir uns erst mit den verschiedenen Elementen, ihren Eigenschaften und Beziehungen zu einander etwas mehr vertraut gemacht haben, damit eingehender beschäftigen.

45. Die Elemente.

Die Zahl der Grundstoffe oder Elemente, die wir mit den uns 260.
bekannten und zu Gebote stehenden Hülfsmitteln nicht mehr in weitere Bestandteile zerlegen können, beträgt heute etwa 78. Wahrscheinlich sind aber noch eine weitere Anzahl, besonders im Erdinneren, auf unserer Erde vorhanden, deren Entdeckung einer späteren Zeit vorbehalten bleiben muß. Von diesen 78 Elementen hat für uns aber nur etwa die Hälfte praktische Bedeutung, während die zweite Hälfte rein wissenschaftlichen Charakter trägt. Wir wollen uns daher aus rein praktischen Gründen auf eine Besprechung dieser Elemente der ersten Hälfte beschränken. Wie in der Botanik und Zoologie wird auch hier die lateinische Sprache zur Namengebung verwendet. In 259.
den chemischen Formeln bezeichnet man die Elemente mit ihren Symbolen, dem Anfangsbuchstaben ihres lateinischen Namens; nur wenn der Anfangsbuchstabe bei zweien der selbe ist, wird zur Unterscheidung noch ein zweiter Buchstabe hinzu gefügt. Die Kenntnis dieser Symbole ist für den Chemiker unerläßlich, sie bilden in gewissem Sinne das Alphabet der Chemie. Wir lassen nun das Verzeichnis der Elemente in der alphabetischen Reihenfolge ihrer lateinischen Namen folgen, um uns die verschiedenen Abweichungen der Symbole leichter merken zu können. Die sogen. Wertigkeit der Elemente, auf die wir erst später (Abschnitt 33) zu sprechen kommen, ist in der Aufstellung bald mit an geführt.

(Siehe Tabelle auf folgender Seite.)

Die anderen Elemente, die nur ein wissenschaftliches Interesse haben, sind: Argon, Beryllium, Caesium, Cerium, Erbium, Gadolinium, Gallium, Germanium, Helium, Indium, Iridium, Kryphonium, Lanthanium, Molybdaenium, Neodymium, Neonium, Niobium, Osmium, Palladium, Praseodymium, Radium, Rhodium, Rubidium, Ruthenium, Samarium, Scandium, Selenium, Tantaliun, Tellurium Thallium, Thorium, Thulium, Titanium, Vanadinium, Wolfram, Xenonium, Ytterbium, Yttrium, Zirconium.

Namen der Elemente	Symbol	Wertigkeit	Atomgewicht	Stoffgewicht	Namen der Elemente	Symbol	Wertigkeit	Atomgewicht	Stoffgewicht
Aluminium . .	Al	III	27,0	2,600	Jodum . . .	J	I	127,0	4,900
Argentum (Silber)	Ag	I	108,0	10,500	Kalium . . .	K	I	39,0	0,860
Arsenium. . .	As	III	75,0	5,700	Lithium . . .	Li	I	7,0	0,590
Aurum (Gold) .	Au	III	197,0	19,300	Magnesium . .	Mg	II	25,5	1,750
Baryum . . .	Ba	II	137,5	3,700	Manganum . .	Mn	II	55,0	7,500
Bismuthum (Wismuth) .	Bi	III	208,5	9,800	Natrium . . .	Na	I	23,0	0,970
Borium . . .	B	III	11,0	2,450	Niccolum . . .	Ni	II	58,5	8,800
Bromum . . .	Br	I	80,0	3,180	Nitrogenium (Stickstoff) .	N	III	14,0	—
Cadmium. . .	Cd	II	112,5	8,600	Oxygenium (Sauerstoff) .	O	II	16,0	—
Calcium . . .	Ca	II	40,0	1,580	Phosphorus . .	P	III	31,0	1,830
Carboneum (Kohlenstoff).	C	IV	12,0	3,500[1]	Platinum . . .	Pt	IV	195,0	21,400
Chlorum . . .	Cl	I	35,5	—	Plumbum . .	Pb	II	207,0	11,400
Chromum . .	Cr	II	52,0	6,800	Silicium (Kieselstoff) . . .	Si	IV	28,5	2,500
Cobaltum. . .	Co	II	59,0	8,900	Stannum (Zinn)	Sn	IV	118,5	7,300
Cuprum (Kupfer)	Cu	II	63,5	8,900	Stibium (Antimon) . . .	Sb	III	120,0	6,700
Ferrum (Eisen).	Fe	II	56,0	7,800	Strontium . .	Sr	II	87,5	2,500
Fluor	F	I	19,0	—	Sulfur (Schwefel)	S	II	32,0	2,070
Hydrargyrum (Quecksilber)	Hg	II	200,0	13,500	Uranium . . .	U	IV	239,5	18,700
Hydrogenium (Wasserstoff).	H	I	1,0	—	Zincum . . .	Zn	II	65,5	7,100

46. Einteilung der Elemente.

263. Nach der üblichen Weise werden die Elemente in zwei Gruppen ein geteilt, Metalle und Metalloide. Die Metalle sind — mit einziger Ausnahme des flüssigen Quecksilbers — feste Stoffe von starkem Glanze (Metallglanz, gute Leiter für Wärme und Elektricität und bilden mit O und H die sogen. Basen. Die Metalloide oder Nichtmetalle sind teils gasförmig (H, O, N, F u. Cl), teils feste Stoffe, ebenfalls ein einziges ist flüssig, das Brom; sie haben keinen Metallglanz, sind schlechte Leiter für Wärme und Elektricität und bilden mit Wasserstoff und Sauerstoff, einige auch mit Wasserstoff allein die sogen. Säuren. In Bezug auf das chemische Verhalten ist indessen das Gesagte nicht für alle Stoffe zutreffend, die wir nach ihnen sonstigen Eigenschaften zu den Metallen rechnen, da einige sowohl Basen als auch Säuren bildend auftreten; zu diesen Metallen,

[1]) Dieses Stoffgewicht gilt nur für den Kohlenstoff in chemisch reiner Form, nämlich als Diamant.

die also eine Art Zwitterstellung ein nehmen, gehören Arsen, Antimon, Blei, Chrom, Mangan, Wismut und Zinn, auch vom Eisen sind Säuren bekannt.

Hier müssen wir einschalten, daß das Element N eine eigenartige Stellung insofern einnimmt, als es zwar als Metalloid ebenfalls mit H und O Säuren bildet, aber außerdem mit den Elementen C und H zwei Atomgruppen bildet, von denen die mit C, das CN, wie ein einwertiges Halogen, die andere NH_4 wie ein einwertiges Metall in Verbindungen auf tritt. Diese beiden Atomgruppen, die allerdings frei nicht vorkommen und uns nur in ihren Verbindungen bekannt sind, werden deshalb auch mitunter mit einem Symbole gleich den Elementen bezeichnet und zwar CN mit Cy (Cyan) und NH_4 mit Am (Ammonium).

Was das Vorkommen der Elemente in der Natur betrifft, so ist 260.
das bei den einzelnen unendlich verschieden. Während der Sauerstoff etwa die Hälfte des Gesamtgewichtes unseres Erdballes ausmacht, gibt es andrerseits Elemente, die so selten sind, daß sich ihre bis jetzt gewonnene Menge schon nach Grammen berechnen läßt (z. B. Radium), Die am häufigsten vorkommenden Elemente sind O, H, N, C, Ca, Al, Si, S, Cl usw. Eine ganze Anzahl kommen in der Natur nicht in freiem Zustande vor wie H, Cl, Br, F, Ca, Mg, Al, Si u. a. m.

In betreff ihres Aggregatzustandes sind H, N, O, F und Cl gasförmig, Br und Hg flüssig, alle übrigen fest. Farbig ist das Chlorgas, nämlich grün, ebenso sind die Dämpfe von Jod, Brom und Stickstoffdioxyd rotbraun. 285.

47. Weiteres über die Elemente.

Von den Metallen bezeichnet man diejenigen als Leichtmetalle, 263.
deren Stoff-Gewicht unter 5 liegt, die übrigen als Schwermetalle. Unter Edelmetallen versteht man solche, die vom Sauerstoffe der Luft nicht an gegriffen werden, nämlich Ag, Au und Pt; das Hg gilt als Halbedelmetall. Die Leichtmetalle teilt man weiter ein in Alkalimetalle (K, Na, Li, denen sich die Atomgruppe NH_4 an schließen würde), alkalische Erdmetalle (Ba, Ca und Sr) und Erdmetalle (Mg und Al). Von den Metalloiden bilden die sogen. Halogene oder Salzbildner eine besondere Gruppe (Cl, Br, J und F, denen sich die Atomgruppe CN angliedert). Wir wollen nunmehr die einzelnen Elemente in ihren besonderen Eigenschaften etwas näher kennen lernen.

A. Metalloide oder Nicht-Metalle.

1. Einwertige:

Hydrogenium, Wasserstoff. H, Atomgewicht 1. Farbloses, geruchloses und leichtestes aller Gase. Es entsteht durch Einwirkung von Metallen (Zn oder Fe) auf verdünnte Säuren (Schwefelsäure oder Salzsäure). Es findet Verwendung zum Füllen von Luftballonen, zum Reducieren von Sauerstoffverbindungen, zum Knallgasgebläse. In der Natur kommt es an O gebunden als Wasser, H_2O und in den meisten organischen Verbindungen vor. Es verbrennt mit O zu Wasser.

Halogene.

310. **Brom,** Br, Atomgewicht 80.

Dunkel- oder rotbraune, sehr giftige Dämpfe ausstoßende Flüssigkeit vom Stoff-Gewichte 3,180. Es findet sich in kleinen Mengen im Seesalz, Staßfurter Salz u. a. m. an Mg, Na und K gebunden, woraus es durch Destillation mit Schwefelsäure und Braunstein, oder durch Einleiten von Chlor unter Erhitzen oder durch Elektrolyse gewonnen wird.

Erkennung: Bromsalze, aus denen durch Chlorwasser das Br frei gemacht wird, färben zugesetztes Chloroform braunrot.

307. **Chlor,** Cl, Atomgewicht 35,5.

Schweres, grünliches, erstickendes Gas, durch Destillation von Braunstein mit Salzsäure hergestellt. In Wasser geleitet bildet es das Chlorwasser, Aqua chlorata (nicht mit Eau de Javelle zu verwechseln!). Es kommt nicht frei, sondern nur in der Form von Chlorverbindungen vor, besonders als NaCl, $MgCl_2$, KCl usw.

Erkennung: Silbernitratlösung fällt aus Chloriden weißes, käsiges Silberchlorid, das sich in einem Überschusse von Ammoniak löst.

Mit H bildet es HCl, Chlorwasserstoffsäure, ein farbloses Gas, das leicht von Wasser auf genommen wird und dann als Salzsäure in den Handel kommt. Mit H und O bildet Cl verschiedene Sauerstoffsäuren (s. Säuren).

311. **Fluor,** F, Atomgewicht 19.

Schwer darstellbares grünlichgelbes Gas, äußerst giftig und die Schleimhäute reizend. Es kommt nicht frei, sondern zumeist als Flußspat, Calciumflorid, $Ca F_2$ vor, in kleinen Mengen auch in den Zähnen und Knochen.

Erkennung: Fluoride entwickeln mit Schwefelsäure erhitzt Fluorwasserstoffsäure, HF, die Glas ätzt.

HF, die nur in Guttaperchaflaschen aufbewahrt werden kann, dient ebenso wie andere Fluoride, z. B. Ammoniumfluorid zum Glasätzen.

309. **Jod,** J, Atomgewicht 127.

Kommt nur gebunden an K, Na, Ca und Mg in verschiedenen Mineralquellen, im Meereswasser und im Chilesalpeter vor. Aus der Asche der Meeresalgen (Kelp oder Varce genannt) wird es durch Behandlung mit Braunstein und Schwefelsäure oder Einleiten von Chlorgas erhalten, aus Chilesalpeter durch Behandeln mit Schwefeldioxyd.

Silberglänzende graue Blättchen vom Stoff-Gewichte 4,9 und eigenartigem Geruche, im Wasser unlöslich, leicht löslich in Äther und Alkohol (Tinkt. Jodi) sowie in Jodkaliumlösung. In Chloroform und Schwefelkohlenstoff löst es sich mit violetter Farbe. Aus seinen Verbindungen wird es durch Brom und Chlor ab geschieden.

Erkennung: Mit Stärkekleister gibt Jod bei Gegenwart von Jodiden eine tiefblaue, beim Erwärmen sich entfärbende Verbindung, frei gemacht färbt es Chloroform violett.

2. Zweiwertige:

Oxygenium, Sauerstoff, O, Atomgewicht 16.

Farb- und geruchloses Gas, dargestellt durch Erhitzen von Kaliumchlorat und Mangansuperoxyd (Braunstein). Findet sich frei in der atmosphärischen Luft (etwa 21%), im Wasser (etwa 89%) und in zahllosen Verbindungen, so daß er etwa die Hälfte des Gesamtgewichts unserer Erde ausmacht.

Sauerstoff unterhält die Verbrennung, die also nur einen chemischen Vorgang, eine Oxydation, darstellt und geht mit allen anderen Elementen (mit einziger Ausnahme des Fluor) Verbindungen ein.

Sulfur, Schwefel, S, Atomgewicht 32.

Kommt sowohl frei als auch gebunden in der Natur vor, frei 312/14.
besonders in vulkanischen Gegenden in großen Lagern, gebunden als Schwefelmetalle und schwefelsaure Salze, ferner in vielen organischen Verbindungen (Eiweißstoffen).

Zitronengelber, kristallinischer Stoff, in Wasser unlöslich, in Schwefelkohlenstoff, Benzol und Terpentinöl löslich, ziemlich löslich in fetten und ätherischen Ölen.

Mit H bildet er H_2S, ein stark nach faulen Eiern riechendes Gas, das in Wasser gelöst das Schwefelwasserstoffwasser darstellt; es ist ein wichtiges Reagens für den Nachweis von Metallen, da es Metalle aus ihren Salzen als Sulfide aus fällt, die verschieden gefärbt sind. Mit O bildet er verschiedene Oxydationsstufen, die mit je einer Molekel H_2O verbunden die verschiedenen Sauerstoffsäuren des Schwefels bilden:

H_2S = Schwefelwasserstoff (säure).
$H_2S_2O_3$ = Unterschweflige Säure, Thioschwefelsäure.
H_2SO_3 = Schweflige Säure.
H_2SO_4 = Schwefelsäure.
SO_3 = Schwefeltrioxyd, Schwefelsäureanhydrid.

Erkennung: Sulfide (einfache Schwefelmetalle) entwickeln mit Säuren HS_2, das durch seinen durchdringenden Geruch nach faulen Eiern und das Schwärzen von Bleipapier erkannt wird; die Salze der unterschwefligen Säure (Hyposulfite oder Thiosulfate) entwickeln mit Salzsäure SO_2 unter Abscheidung von Schwefel (Schwefelmilch);

die Salze der schwefligen Säure (Sulfite) entwickeln auf Säurezusatz nur SO_2, an dem erstickenden Geruche erkennbar; die Salze der Schwefelsäure (Sulfate) geben mit Baryumchlorid einen unlöslichen weißen Niederschlag von Baryumsulfat.

3. Dreiwertige:

Bor, B, Atomgewicht 11.

Kommt nur gebunden als Borsäure (H_3BO_3) und in Form von Boraten in der Natur vor. Dargestellt durch Glühen von Bortrioxyd mit Magnesiummetall als amorphes braunes Pulver vom Stoff-Gewichte 2,45.

Von Interesse ist für uns nur die Borsäure oder Orthoborsäure, H_3BO_3.

Erkennung: Die alkoholische Lösung der Borsäure verbrennt mit grüner Flamme, die wässerige Lösung färbt blaues Lakmuspapier schwachrot, Kurkumapapier nach dem Trocknen rotbraun.

Nitrogenium, Stickstoff, N, Atomgewicht 14.

Farb- und geruchloses Gas, das etwa 79% der atmosphärischen Luft aus macht und mit Wasserstoff als Ammoniak (NH_3) sowie als Salpetersäure (HNO_3) in der Form von Salzen und zahlreichen organischen Verbindungen vorkommt.

325. **Phosphorus,** Phosphor, P, Atomgewicht 31.

Blaßgelbliche, durchscheinende Stangen von Wachshärte, die sich an der Luft entzünden und daher unter Wasser aufbewahrt werden müssen.

Darstellung: aus Knochen.

Amorpher Phosphor ist ein rotbraunes Pulver, das durch Erhitzen des gelben Phosphors unter Kohlensäure oder Stickstoff dargestellt wird.

Von Sauerstoffverbindungen kennen wir mehrere Säurestufen des Phosphors, von denen die Orthophosphorsäure (H_3PO_4) und die Pyrophosphorsäure ($H_2P_2O_7$) die bekanntesten sind.

Erkennung: Phosphor leuchtet im Finstern; die Phosphate geben in Wasser gelöst mit Silbernitrat einen gelben Niederschlag, der in Salpetersäure und Ammoniak löslich ist.

4. Vierwertige:

Carboneum, Kohlenstoff, C, Atomgewicht 12.

Wir kennen vom Kohlenstoffe drei verschiedene Formen: Kohle, Graphit und Diamant. Er bildet die Grundlage aller organischen Verbindungen, mit O bildet er CO_2, Kohlendioxyd und CO, Kohlenoxyd.

Silicium, Kieselstoff, Si, Atomgewicht 28.

Als Kieselsäureanhydrid, auch schlichtweg Kieselsäure genannt, SiO_2, findet er sich im Quarz, Sand und zahlreichen Mineralien.

B. Metalle.

1. Leichtmetalle (Stoff-Gewicht unter 5).

a) Alkalimetalle.

(Ihre Salze bezeichnet man als Alkalien, die wässerigen Lösungen ihrer Hydroxyde als Laugen.)

Kalium, Kalium, K^{I}, Atomgewicht 39. 338.

Wachsweiches, silbergraues Metall, leichter als Wasser; oxydiert sofort an der Luft und muß daher unter einem O-freien Stoffe (Petroleum) aufbewahrt werden. Darstellung durch Glühen von Kaliumkarbonat mit Kohle.

Erkennung: Kaliumsalze färben die Spiritusflamme violett und 291. geben mit Weinsäure einen kristallinischen Niederschlag von Kaliumbitartrat.

Natrium, Natrium, Na^{I}, Atomgewicht 23. 354.

Eigenschaften wie bei Kalium. Darstellung durch Glühen von Natriumkarbonat mit Kohle.

Erkennung: Natriumsalze färben die Weingeistflamme gelb. 291.

Lithium, Lithium, Li^{I}, Atomgewicht 7.

Zwar sehr verbreitet, aber stets nur in kleinsten Mengen vorkommendes Element (in manchen Mineralwässern). Darstellung durch Elektrolyse des Lithiumchlorids als silberweißes Metall. Stoff-Gewicht 0,590, daher das leichteste aller Metalle. Sonstige Eigenschaften wie bei Kalium. Lithiumsalze färben die Flamme karminrot.

[**Ammonium,** Ammonium, NH_4^{I} tritt als Atomgruppe wie ein einwertiges Alkalimetall auf, denen es in seinem chemischen Verhalten sehr ähnelt.

Erkennung: Die Ammoniumsalze entwickeln mit Kali- oder Natronlauge erhitzt starken Geruch nach Ammoniak (Salmiakgeist).]

b) Alkalische Erdmetalle.

Calcium, Kalcium, Ca^{II}, Atomgewicht 40.

Silberweißes, weiches Metall, aber härter als Blei vom Stoff-Gewichte 1,580. Darstellung durch Elektrolyse aus geschmolzenem Kalciumchlorid.

Erkennung: Flammenfärbung der Kalciumsalze gelbrot; mit Ammoniumoxalat geben sie einen weißen Niederschlag von Kalciumoxalat, aus koncentrierten Lösungen fällt Schwefelsäure weißes Kalciumsulfat aus.

Baryum, Baryum, Ba^{II}, Atomgewicht 137.

Hellgelbes Metall vom Stoff-Gewichte 3,700. Darstellung durch Elektrolyse von geschmolzenem Baryumchlorid.

291. Erkennung: Flammenfärbung der Baryumsalze gelblichgrün. Schwefelsäure fällt aus verdünnten Lösungen weißes Baryumsulfat, Kaliumchromat fällt gelbes Baryumchromat aus; Baryumsulfat ist unlöslich in Säuren, Baryumchromat in Essigsäure.

382. **Strontium,** Strontium, Sr^{II}, Atomgewicht 87,5.

Gelbes Metall vom Stoff-Gewichte 2,500. Darstellung durch Elektrolyse von geschmolzenem Strontiumchlorid.

291. Erkennung: Flammenfärbung der Strontiumsalze karminrot. Schwefelsäure fällt aus verdünnten Lösungen weißes, feinkristallinisches Strontiumsulfat.

c) Erdmetalle.

383. **Magnesium,** Magnesium, Mg^{II}, Atomgewicht 24.

Silberglänzendes, an trockener Luft sich nicht oxydierendes Metall vom Stoff-Gewichte 1,750; es kommt in Band-, Draht- oder Pulverform in den Handel. Verbrennt mit blendend weißem Lichte. Darstellung durch Elektrolyse von geschmolzenem Magnesiumchlorid oder Karnallit.

Erkennung: Magnesiumsalze werden durch Ammoniak aus gefällt; bei Gegenwart einer genügenden Menge eines Ammoniumsalzes können sie jedoch weder durch Karbonate noch Alkalihydroxyde noch durch Ammoniak ausgefällt werden.

Aluminium, Aluminium, Al^{III}, Atomgewicht 27.

Silberweißes, dehnbares Metall vom Stoff-Gewichte 2,600. Darstellung durch Elektrolyse von geschmolzener Tonerde und Kryolith. Verwendung zur Herstellung vieler Gerätschaften.

Erkennung: Aus Aluminiumverbindungen wird durch Ammoniak oder Ammoniumsulfid Aluminiumhydroxyd ausgefällt, das im Überschusse des Lösungsmittels unlöslich ist; Kalilauge fällt ebenfalls Aluminiumhydroxyd, das aber im Überschusse des Fällungsmittels leicht löslich ist.

2. Schwermetalle. (Spez. Gew. über 5.)

a) Unedle Metalle.

Ferrum, Eisen, Fe^{II}, Atomgewicht 56.

Silberweiße, kristallinische Masse vom Stoff-Gewichte 7,800. Darstellung: chemisch reines durch Erhitzen von Ferrioxyd in einem Strome von H-gas als graues Pulver (Ferr. reduct.); rohes durch Reduktion von Eisenerzen mittels Kohle. Eisenarten: Roheisen, 2,5—5% C enthaltend, ist hart und spröde; Schmiedeeisen, 0,1—1,6% C enthaltend, dessen beste Sorte der Stahl bildet. Eisen tritt sowohl zweiwertig auf und bildet dann die Ferro-Verbindungen als auch dreiwertig in den sogen. Ferri-Verbindungen. (Sechswertig bildet es die Eisensäure, die jedoch nur wissenschaftliche Bedeutung hat.)

Erkennung: Ammoniumsulfid fällt aus allen Eisensalzlösungen schwarzes FeS; Ferrocyankalium erzeugt in Ferrisalzen, Ferricyankalium in Ferrosalzen einen tiefblauen Niederschlag (Berliner Blau).

Manganum, Mangan, Mn^{II}, Atomgewicht 55.

Grauweißes, sprödes Metall vom Stoffgewichte 7,500. Darstellung durch Glühen der Manganoxyde mit Kohle. Mangan bildet zweiwertig die Mangano-, dreiwertig die Manganiverbindungen, sechswertig die Mangansäure-, siebenwertig die Übermangansäureverbindungen. Vorkommen hauptsächlich als Braunstein, MnO_2.

Erkennung: Mit Soda und Salpeter erhitzt ergeben Mangansalze blaugrüne Schmelzen von Natriummanganat; mit Borax und Phosphorsalz in der äußeren Lötrohrflamme geschmolzen geben sie amethystrote Perlen.

Cobaltum, Kobalt, Co^{II}, Atomgewicht 59.

Rötlichweißes Metall vom Stoff-Gewichte 8,9, gediegen im Meteoreisen, sonst in verschiedenen Kobalterzen vorkommend. Zweiwertig bildet es die Kobalto-, dreiwertig die Kobaltiverbindungen.

Erkennung: Kalilauge fällt aus Kobaltverbindungen blaue, basische Kobaltosalze; mit Borax und Phosphorsalz geschmolzen geben sie blaugefärbte, glasige Massen.

Niccolum, Nickel, Ni^{II}, Atomgewicht 59.

Silberweißes Metall vom Stoff-Gewichte 8,8. Darstellung aus dem Nickelerz Garnierit im Hochofenprocesse. Es bildet ebenfalls zweiwertig die Niccolo- und dreiwertig die Niccoliverbindungen.

Erkennung: Grüne Nickelsalzlösungen werden durch Erwärmen rot gefärbt.

Chromum, Chrom, Cr^{II}, Atomgewicht 52.

Silberglänzendes, hartes Metall vom Stoff-Gewichte 6,8. Es bildet zweiwertig die Chromo-, dreiwertig die Chromiverbindungen, außerdem sechswertig das Chromtrioxyd und die Chromate.

Erkennung: Bleisalze fällen aus den neutralen Lösungen der Chromate gelbes Bleichromat (Chromgelb), Baryumsalze gelbes Baryumchromat, Silbersalze rotes Silberchromat.

Zincum, Zink, Zn^{II}, Atomgewicht 65.

Bläulichweißes Metall vom Stoff-Gewichte 7,1. Darstellung: 390.
Zinkerze werden durch Rösten in Zinkoxyd und dieses durch Reduktion mittels Kohle in Zink über geführt. Legierungen von Zink und Kupfer bilden Messing und Bronzen.

Erkennung: Zinksalze geben mit Kali- oder Natronlauge einen reichlichen Niederschlag, der sich im Überschusse des Fällungsmittels löst. Ammoniumsulfid fällt weißes ZnS.

Cadmium, Kadmium, Cd^{II}, Atomgewicht 112.

Weißes, zähes Metall vom Stoff-Gewichte 8,6.

Erkennung: Schwefelwasserstoff fällt aus Kadmiumsalzen einen schön gelben Niederschlag von CdS (Kadmiumgelb).

335. **Stannum,** Zinn, Sn^{IV}, Atomgewicht 118.

Weißes, dehnbares Metall vom Stoff-Gewichte 7,3. Darstellung durch Reduktion von Zinnstein, SnO_2 mittels Kohle. Zinn bildet zweiwertig die Stanno-, vierwertig die Stanniverbindungen.

Erkennung: Metallisches Zink fällt aus Zinnsalzlösungen bei Gegenwart freier Salzsäure metallisches Zinn als graues Pulver oder schwammige Masse aus.

Plumbum, Blei, Pb^{II}, Atomgewicht 207.

Silbergraues, sehr weiches Metall vom Stoff-Gewichte 11,4. Darstellung aus Bleiglanz, PbS, durch Rösten. Blei bildet zweiwertig die Plumbo-, vierwertig die Plumbiverbindungen.

Erkennung: Schwefelwasserstoff fällt aus Bleisalzlösungen schwarzes Schwefelblei, das in Alkalisulfiden und verdünnten Säuren unlöslich ist.

Bismuthum, Wismut, Bi^{III}, Atomgewicht 208,5.

Rötlichweißes, sprödes Metall vom Stoff-Gewichte 9,8, das sich zumeist gediegen findet. Die Legierungen des Bi zeichnen sich durch leichte Schmelzbarkeit aus.

Erkennung: Schwefelwasserstoff fällt braunschwarzes Wismutsulfid aus.

Arsenium, Arsen, As^{III}, Atomgewicht 75.

Weißgraue, glänzende metallähnliche Masse vom Stoff-Gewichte 5,7. Darstellung durch Erhitzen von Arsenkies, FeSAs. Von den Arsenverbindungen gehen uns an die arsenige Säure H_3AsO_3, deren Anhydrid As_2O_3 meist schlichtweg unter diesem Namen in den Handel kommt, die Arsensäure, H_3AsO_4, Acidum arsenicicum, und As_2S_3, eine gelbe, Auripigment oder Operment genannte Farbe.

Erkennung: Arsenverbindungen geben auf Kohle mit Soda verbrannt einen intensiven, knoblauchartigen Geruch; mit Zink und verdünnten Säuren entwickeln sie Arsenwasserstoffgas, das entzündet auf einer in die Flamme gehaltenen Porcellanplatte schwarze Flecken von metallischem Arsen erzeugt (Arsenspiegel).

328. **Stibium,** Antimon, Sb^{III}, Atomgewicht 120.

Bläulichweißes, sprödes Metall vom Stoff-Gewichte 6,7. Darstellung aus Grauspießglanz durch Erhitzen mit Eisen. Antimon tritt sowohl drei- als auch fünfwertig auf, z. B. Sb_2S_3 Antimontrisulfid, Stib. sulfurat. nigr. und Sb_2S_5, Antimonpentasulfid, Stib.

sulfurat. aurantiac. Mit Sauerstoff bildet es verschiedene Säurestufen.

Erkennung: Antimonsalzlösungen geben mit H_2S einen orangeroten Niederschlag (Goldschwefel).

Cuprum, Kupfer, Cu^{II}, Atomgewicht 63.

Rotes, dehnbares, zähes Metall vom Stoff-Gewichte 8,9. Vorkommen gediegen und in verschiedenen Erzen. Darstellung aus seinen Oxyden durch Reduktion mit Kohle, aus den Sulfiden durch umständliche Röstverfahren. Verwendung als Scheidemünze, zu vielen Legierungen und technischen Präparaten. Kupfer bildet einwertig die Kupro-, zweiwertig die Kupriverbindungen.

Erkennung: H_2S fällt aus Kupfersalzlösungen braunschwarzes Kuprisulfid, CuS; Ammoniak färbt sie blau.

b) Edelmetalle.

Hydrargyrum, Quecksilber, Hg^{II}, Atomgewicht 200. 413.

Silberglänzendes, flüssiges, bei -39^0 erstarrendes Metall vom Stoff-Gewichte 13,5. Vorkommen meist als Schwefelquecksilber (Zinnober), seltener gediegen. Darstellung aus Zinnober durch Glühen mit Eisen und Kalk. Legierungen von Hg mit anderen Metallen nennt man Amalgame, die besonders als Spiegelbelag dienen. Quecksilber bildet einwertig die Merkuro-, zweiwertig die Merkuriverbindungen.

Erkennung: Kupfermetall schlägt aus Quecksilbersalzlösungen metallisches Hg als grauen Überzug nieder; H_2S fällt schwarzes Quecksilbersulfid aus, das in heißer Salpetersäure unlöslich ist; Kalilauge fällt Merkurosalze schwarz, Merkurisalze gelb; Ammoniak fällt erstere Salze schwarz, letztere weiß.

Argentum, Silber, Ag^I, Atomgewicht 108. 417.

Weißes, glänzendes, ziemlich weiches Metall vom Stoff-Gewichte 10,5. Vorkommen gediegen und in verschiedenen Silbererzen. Zur Herstellung von Münzen und Schmucksachen wird es mit Cu legiert. Silbersalze werden durch das Licht zersetzt.

Erkennung: Silbersalze geben mit Salzsäure und Chloriden einen weißen, käsigen Niederschlag von Silberchlorid, der sich in überschüssigem Ammoniak löst.

Aurum, Gold, Au^{III}, Atomgewicht 196. 418.

Gelbes, glänzendes, ziemlich weiches Metall vom Stoff-Gewichte 19,3. Vorkommen nur gediegen im Sande mancher Flüsse und in Gesteine eingesprengt. Verwendung zu Münzen und Schmucksachen, jedoch nur mit Silber und Kupfer legiert.

Erkennung: Goldsalze mit Soda auf Kohle geglüht liefern gelbglänzende Goldkörnchen; Zink, Eisen, Kupfer, Silber und andere

Metalle fällen aus Goldsalzlösungen metallisches Gold als braunes Pulver aus, das durch Reiben gelbglänzend wird; Zinnsalzlösungen färben Goldsalzlösungen purpurrot.

419. **Platinum,** Platin, Pt^{IV}, Atomgewicht 195.

Weißes, weiches, äußerst schwer schmelzendes Metall vom Stoff-Gewichte 21,4. Vorkommen nur gediegen im Ural im Verein mit anderen Platinmetallen. Platin bildet zweiwertig die Platino-, vierwertig die Platiniverbindungen.

Erkennung: Mit Soda auf Kohle geglüht liefern die Platinsalze graues, poröses Platin (Platinschwamm).

48. Atomgewicht. Äquivalentgewicht.

262. Bei der Zersetzung des Wassers haben wir gesehen, daß sich zwei neue, gasförmige Stoffe, nämlich H und O bildeten. Wenn wir irgend einen Raumteil, etwa 1 Liter mit H gefüllt wiegen und das gefundene Gewicht mit dem eines Liters O vergleichen, finden wir, daß ein Liter O 16mal so viel wiegt wie ein Liter H. Wie groß wir auch die Zahl der Molekeln in einem Liter H annehmen wollen, auf alle Fälle wird diese Zahl dieselbe sein wie die Zahl der Molekeln in einem Liter O, d. h. auch jede Molekel O wird 16mal so viel wiegen wie eine Molekel H. Da nun jede Molekel eines Elementes zwei Atome enthält, so muß auch jedes Atom O 16mal so viel wiegen wie ein Atom H. Auf dieselbe Weise können wir das Gewichtsverhältnis anderer gasförmiger Elemente zu Wasserstoff fest stellen. Ähnlich, wie man bei dem Stoff-Gewichte aller Körper das Wasser als Grundlage genommen hat und das Stoff-Gewicht also eine Zahl ist, die uns angibt, um wievielmal irgend ein Raumteil eines Stoffes schwerer ist als der gleiche Raumteil Wasser, so hat man auch in der Chemie den Wasserstoff zum Ausgangspunkte für die Berechnung der sogen. Atomgewichte der verschiedenen Elemente genommen, da Wasserstoff der leichteste aller uns bekannten Stoffe ist. Das Atomgewicht ist also eine Zahl, die angibt, um wievielmal schwerer ein Atom irgend eines Elementes ist als ein Atom Wasserstoff. So weit die Elemente selbst gleich dem Wasserstoffe gasförmig sind, wie O, N und Cl, bietet die Feststellung ihrer Atomgewichte keine weiteren Schwierigkeiten, da wir ja nur gleiche Raummengen der betreffenden Gase zu wägen und mit dem Gewichte der gleichen Raummenge H zu vergleichen brauchen. Etwas umständlicher wird aber diese Feststellung der Atomgewichte bei solchen Elementen, die — und das sind die meisten — feste Stoffe darstellen. Hier können wir nur auf Umwegen zur Feststellung der Atomgewichte gelangen, indem wir aus den Gewichtsmengen, in denen andere Elemente Verbindungen mit

solchen ein gehen, deren Atomgewicht wir schon kennen, vor allem mit O, einen Rückschluß auf das Atomgewicht der betreffenden Elemente ziehen. So z. B. kennen wir eine Verbindung des Ca sowohl mit O als mit Cl und können fest stellen, daß in der Verbindung des Ca mit O stets 40 Gewichtsteile Ca auf 16 Gewichtsteile O entfallen, bei der Verbindung Ca mit Cl dagegen auf 40 Gewichtsteile Ca 71 Gewichtsteile Cl entfallen. Da wir nun bereits wissen, daß das Atomgewicht des O = 16 und des Cl = 35,5 ist, so können wir daraus erstens schließen, daß in der Verbindung des Ca mit Cl nicht ein, sondern zwei Atome Cl vorhanden sind, d. h. daß das Ca sich dem Cl gegenüber genau so verhält, wie der uns schon bekannte O dem H gegenüber oder daß das Ca ein zweiwertiges Element darstellt, und zweitens, daß sein Atomgewicht gleich 40 ist. In ähnlicher Weise ist es gelungen, die Atomgewichte und Wertigkeiten aller Elemente zu ermitteln.

Im vorigen Abschnitte haben wir gesehen, daß die verschiedene Wertigkeit der einzelnen Elemente ein ganz einfaches Zahlenverhältnis zu der als Grundlage angenommenen Wertigkeit des Wasserstoffs als eins bedeutet. Wollen wir nun auch die Atomgewichte in ein derartig einfaches Verhältnis zu einander bringen, so kommen wir zu folgender Betrachtung: im H_2O sind stets 2×1 Gewichtsteile H und 1×1 Gewichtsteile O enthalten, oder einem Gewichtsteile H entspricht die Hälfte der vorhandenen Gewichtsteile O, d. h. $\frac{16}{2} = 8$. Diese Zahlen, die wir dadurch erhalten, daß wir das Atomgewicht eines Elementes durch seine Wertigkeit teilen, nennt man deren Äquivalentgewicht, d. h. diese Äquivalentgewichte vermögen immer je ein Atom H in irgend einer Verbindung zu ersetzen, sind dem Gewichte eines Atoms H gleichwertig.

49. Molekulargewicht. Stöchiometrie.

Die chemische Formel, die sich ja auf der Wertigkeit der Elemente auf baut, gibt uns aber noch einen weiteren wichtigen Anhaltspunkt. Wenn wir nämlich die Atomgewichte der in einer Verbindung enthaltenen Elemente zusammen zählen, erhalten wir das sogen. Molekulargewicht; in der Formel $ZnCl_2$ z. B. würde das Molekulargewicht 65,5 (Atomgewicht des Zn) $+ 2 \times 35{,}5$ (Atomgewicht des Cl) $= 136{,}5$ sein; da nun die Zusammensetzung einer Molekel dieselbe ist, wie die jeder beliebig großen Menge der betreffenden Verbindung, so ergibt sich daraus auch ohne weiteres die procentige Zusammensetzung derselben, d. h. in 136,5 Gewichtsteilen $ZnCl_2$ sind 65,5 Gewichtsteile Zn und 71 Gewichtsteile Cl enthalten, 262.

in 100 Teilen $ZnCl_2$ also $\frac{65,5 \cdot 100}{136,6} = 48$ (abgerundet) Teile Zn und $\frac{71 \cdot 100}{136,5} = 52$ (abgerundet) Teile Cl. Die chemische Formel setzt uns also in die Lage, auf Grund unserer Kenntnis der Atomgewichte uns jederzeit den Procentgehalt an den betreffenden Elementen zu berechnen, die in einer Verbindung enthalten sind, wofür sich folgendes Schema ergeben würde: man erhält den Procentgehalt eines Elementes in einer Verbindung, indem man mit dem Molekulargewichte in das Hundertfache des betreffenden Atomgewichtes dividiert.

257. Aus der selben Betrachtung heraus kann die Neubildung einer chemischen Verbindung niemals in beliebigen Mengenverhältnissen der daran beteiligten Elemente vor sich gehen, sondern wir können uns genau berechnen, wie viel z. B. Fe und S notwendig sind, um zusammen FeS zu bilden, wenn wir für die betr. Atome deren Atomgewichte ein setzen, also:

$$\begin{matrix} Fe + S \\ 56 + 32 \end{matrix} = \underbrace{FeS}_{88}$$

d. h. 56 Gewichtsteile Fe ergeben mit 32 Gewichtsteilen S zusammen geschmolzen 88 Gewichtsteile FeS — vorausgesetzt, daß beide Stoffe in chemisch reinem Zustande zur Verwendung kamen.

Diese Art der Berechnung nennt man die stöchiometrische und die Anwendung der selben, um zu ermitteln, in welchen Gewichtsverhältnissen sich chemische Verbindungen wechselseitig zersetzen oder umsetzen oder chemische Stoffe zu neuen Verbindungen zusammen treten, nennt man Stöchiometrie.

Welche große Bedeutung diese Kenntnis vom rein kaufmännischen Standpunkte des Drogisten aus hat, wollen wir uns an folgenden Beispielen klar machen. Wir führen in unseren Geschäften drei Bromsalze, die einander sehr ähnlich und auch in ihrer arzneilichen Wirkung gleich sind, nämlich Kalium, Natrium und Ammonium bromatum. Deren Formeln sind KBr, NaBr und NH_4Br. Da Br der wirksame und auch teuerste Bestandteil ist, ist es wesentlich, diesen Bestandteil procentig zu berechnen. Wir erhalten bei KBr als Molekulargewicht $39 + 80 = 119$, bei NaBr $23 + 80 = 103$, bei NH_4Br $14 + 4 + 80 = 98$; der Bromgehalt berechnet sich sonach (abgerundet) bei KBr auf $\frac{80 \cdot 100}{119} = 67\%$, bei NaBr auf $\frac{80 \cdot 100}{103} = 77\%$ und bei NH_4Br auf $\frac{80 \cdot 100}{98} = 81\%$. Dieses Ergebnis läßt uns darauf schließen, erstens, daß von den drei Bromsalzen Kal. bromat. das billigste, Ammonium bromatum das teuerste sein muß (was uns ein Blick in eine Grossopreisliste bestätigt) und zweitens, daß die arzneiliche (krampfstillende, nervenberuhigende) Wirkung bei Kal. bromat. am schwächsten, bei Ammon. bromat. aber am stärksten sein muß. Selbstverständlich können wir auf Grund unserer Kenntnis der Formel nicht bloß den Procentgehalt eines einzelnen Elementes ermitteln, sondern auch von Elementgruppen, wenn nur diese für uns von Bedeutung sind. Für diesen Zweck wollen wir einmal etwas vorgreifen und eine Verbindung heran ziehen, die wir erst in einem späteren Abschnitte kennen lernen werden. Der uns allen wohlbekannte Artikel Soda oder Natriumkarbonat gehört zu den Stoffen, die beim Auskristallisieren sehr viel Kristallwasser chemisch binden, nämlich nicht weniger wie 10 Molekeln Kristallwasser auf eine Molekel Natriumkarbonat. Da für die praktische Verwendung der Soda dieses Kristallwasser ein ganz unnötiger Ballast ist, ist es für uns wichtig, einmal den Procentgehalt an Kristallwasser zu berechnen. Die chemische Formel der Kristallsoda ist:

$$Na_2CO_3 + 10\,H_2O$$

$$\frac{2 \times 23 + 12 + 3 \times 16}{106} = \frac{10(2 \times 1 + 16)}{180} = 286$$

d. h. in 286 Teilen Kristallsoda sind nur 106 Teile reine Soda enthalten oder $\frac{106 \,.\, 100}{286}$ = (abgerundet) 37%, d. h. die Kristallsoda enthält einen völlig überflüssigen Ballast von rund 63% Kristallwasser, was nicht nur für den Verbraucher durchaus unwirtschaftlich ist, sondern auch für den praktischen Geschäftsmann eine wichtige Rolle spielt, insofern er bei Bahnsendungen für 63% des Gewichtes der bezogenen Ware ganz unnötig Fracht bezahlen muß. Wir sehen also, wie uns auf Grund dieser Betrachtungen die toten chemischen Formeln plötzlich lebendig werden und auch vom rein kaufmännischen Standpunkte sehr greifbare und wertvolle Anhaltspunkte für die Beurteilung des Wertes unserer chemischen Präparate liefern.

50. Chemische Verbindung. Oxydation.

Nachdem wir bis jetzt den Begriff des Elementes, die Zahl und Eigenart der verschiedenen Elemente kennen gelernt haben, wollen wir nunmehr auf dieser Grundlage das Wichtigste der ganzen chemischen Wissenschaft auf bauen, nämlich die Einwirkung der verschiedenen Elemente auf einander.

Wenn wir zwei Elemente rein mechanisch mit einander vermischen und sich selbst überlassen, so tritt unter gewöhnlichen Um-

ständen keine Veränderung derselben ein, wir können ein solches mechanisches Gemisch auch durch rein mechanische Mittel wieder
257. von einander trennen. Mischen wir z. B. Eisenpulver und Schwefelpulver, so können wir auch bei der sorgfältigsten Mischung zu einem graugrünlichen Pulver die einzelnen Teilchen mit der Lupe unterscheiden und durch ein mechanisches Mittel wie einen Magneten wieder von einander trennen. Sobald wir aber das Gemisch erhitzen, beobachten wir eine wesentliche Veränderung. Auch mit der schärfsten Lupe können wir weder Schwefel noch Eisenteilchen mehr unterscheiden und der Magnet versagt vollständig. Es hat sich eine grauschwarze Masse gebildet, die völlig neue physikalische und chemische Eigenschaften zeigt, es ist ein ganz andersartiger Stoff entstanden und diesen Vorgang nennt man chemische Verbindung. Allerdings haben wir, um diesen Vorgang bewirken zu können, ein künstliches Hülfsmittel, nämlich die Wärme, anwenden müssen und wir wollen uns hiebei die Regel merken, daß die verschiedenen Elemente nur dann zu chemischen Verbindungen zusammen treten, wenn sie sich in flüssiger oder Gasform befinden; nur im flüssigen oder gasförmigen Aggregatzustande kann ein wechselseitiger Austausch der Atome der Molekeln der verschiedenen Elemente vor sich gehen. Die sonstigen Ursachen chemischer Vorgänge werden wir später (Abschnitt 56) kennen lernen.

Um uns diese chemischen Vorgänge erklären zu können, nehmen wir an, daß die verschiedenen Elemente auf einander eine gewisse
261. Anziehungskraft ausüben, die wir mit dem Namen chemische Verwandtschaft bezeichnen. Dieser Ausdruck ist zwar nicht ganz zutreffend, da man sonst unter Verwandtschaft in der Natur Körper (z. B. Tiere oder Pflanzen) versteht, die in ihren wesentlichen Eigenschaften einander sehr nahe kommen, während die Elemente, die wir als chemisch verwandt bezeichnen, einander oft sehr unähnlich sind, doch wollen wir diesen einmal eingeführten Ausdruck bei behalten. Diese Anziehungskraft oder chemische Verwandtschaft ist nun bei den verschiedenen Elementen außerordentlich verschieden. Während manche mit der größten Leichtigkeit zu Verbindungen vereinigt werden können, hält das bei anderen sehr schwer, zwischen vielen lassen sich Verbindungen gar nicht unmittelbar, sondern nur auf Umwegen bewerkstelligen, zwischen manchen läßt sich überhaupt keine Verbindung her stellen.

264. Das wichtigste aller Elemente ist der Sauerstoff, Oxygenium, der etwa 21% unserer atmosphärischen Luft und 89% des sämtlichen Wassers, in allen seinen zahlreichen Verbindungen aber zusammen etwa die Hälfte des Gewichtes des Erdballes aus macht. Daher sind auch seine Verbindungen mit anderen Elementen die bei weitem zahlreichsten; mit vielleicht einziger Ausnahme des Fluors sind uns von allen Elementen Verbindungen mit O bekannt. Abge-

sehen von den Edelmetallen verbinden sich die Metalle mehr oder minder leicht mit O, desgleichen die Metalloide; die Sauerstoffverbindungen bezeichnet man mit Oxyd und den Vorgang der Oxydbildung selbst mit Oxydation. Sehr viele Elemente begnügen sich jedoch nicht mit einer Sauerstoffverbindung, sondern bilden zwei oder mehr Verbindungsstufen, der Stickstoff z. B. fünf. Zur Unterscheidung werden daher verschiedene Bezeichnugen angewendet, und zwar nennt man die normalen Verbindungen Oxyde, die an Sauerstoff ärmeren Suboxyde oder Oxydule und die an Sauerstoff reicheren Superoxyde oder Sesquioxyde. So kennen wir eine Verbindung PbO = Bleioxyd, die uns als Lithargyrum bekannt ist und PbO_2 = Bleisuperoxyd, außerdem aber noch eine Art Zusammenschließung beider, die wir uns durch Hinzutritt von 2 Molekeln PbO und einer Molekel PbO_2 entstanden denken können, nämlich $2\,PbO + PbO_2 = Pb_3O_4$, unser bekanntes Minium. Die normale Verbindung zwischen C (vierwertig) und O (zweiwertig) muß CO_2 heißen; wir kennen aber auch eine ungesättigte Verbindung beider Elemente, nämlich CO; letztere nennen wir Kohlenoxyd, erstere Kohlendioxyd. Beides sind farb- und geruchlose gasförmige Gase, das CO entwickelt sich bei unvollständiger Verbrennung von Kohle in schlecht ziehenden oder gar durch eine Ofenklappe verschlossenen Öfen als ein sehr giftiges Gas, Kohlenoxydgas genannt und CO_2 ist das bekannte Gas, das wir schlichtweg Kohlensäure zu nennen pflegen und das das Aufbrausen des Selterwassers hervor ruft.

Bei dieser Gelegenheit wollen wir uns schon jetzt merken, daß man, wenn ein Element mit einem anderen mehrere Verbindungsstufen bildet, dieselben durch Voransetzung der Silben mono-, di-, tri-, tetra-, penta- und hexa- unterscheidet, je nachdem das betreffende Element mit ein, zwei, drei, vier, fünf oder sechs Atomen an der Verbindung beteiligt ist. So z. B. nennen wir SO = Schwefeloxyd (man läßt mono- auch häufig fort)

SO_2 = Schwefeldioxyd.
SO_3 = Schwefeltrioxyd,

ferner z. B. CCl_4 = Tetrachlorkohlenstoff.

51. Wertigkeit der Elemente. Vertritt (Substitution).

Schon bei der Zersetzung des Wassers hatten wir gesehen, daß sich die beiden Elemente H und O, aus denen das Wasser besteht, stets in einem ganz bestimmten Verhältnisse entwickelten, so daß stets auf einen Raumteil O zwei Raumteile H sich bildeten. Wir schließen daraus, daß der O, der hier immer zwei Atome H an sich zu fesseln vermag, vermöge dieser Kraft in einem gewissen Wertverhältnisse zum H stehen muß, oder, wenn wir die atombindende Kraft des H gleich eins setzen, so würde diese Kraft beim O doppelt so groß sein, d. h. setzen wir die Wertigkeit des H = 1, so ist diejenige des O = 2. Wenn wir nun die Wertigkeit auch der übrigen Elemente unter diesem Gesichtspunkte betrachten, so ergibt sich, daß alle Elemente sowohl zu H als auch unter einander in einem ganz bestimmten derartigen Wertigkeitsverhältnisse stehen, und zwar entweder dem H gleichwertig sind, oder daß sie im Verhältnisse zu diesem eine vielfache, durch ein einfaches Zahlenverhältnis ausdrückbare Wertigkeit besitzen. Die Feststellung der Gesetzmäßigkeit dieser Wertigkeit der Elemente ist natürlich für die Erklärung der zahlreichen chemischen Vorgänge von ungeheurer Wichtigkeit, weil sie uns das Verständnis für diese Vorgänge selbst ungemein erleichtert. Man bezeichnet die Wertigkeit der Elemente mit römischen Zahlen.

Darnach unterscheiden wir ein-, zwei-, drei- und vierwertige Elemente; bei einigen selteneren Elementen steigt die Wertigkeit sogar bis auf das achtfache, doch wollen wir diese, um uns die Sache nicht unnötig zu verwickeln, vorläufig aus dem Bereich unserer Betrachtungen lassen. Wollen wir uns die Wertigkeit der einzelnen Elemente recht deutlich versinnbildlichen, so geschieht das am besten, wenn wir uns die Symbole der einzelnen Elemente in der entsprechenden Größe auf zeichnen, etwa in der Form von Vierecken in folgender Weise:

I. Einwertige Elemente:

Ag	Br	Cl	F	H	J	K	Li	Na

Den Vorgang der Verbindung zweier solcher Elemente müssen wir uns in folgender Weise vor stellen: da die Symbole der Elemente nur ein Atom bedeuten, das, wie wir gesehen haben, in freiem Zustande nicht bestehen kann, so müssen, um eine Verbindung bilden zu können, je eine Molekel der betreffenden Elemente zusammen treten, die ja je zwei Atome enthalten, d. h. es tritt eine Spaltung der Molekeln in ihre Atome ein, also z. B.:

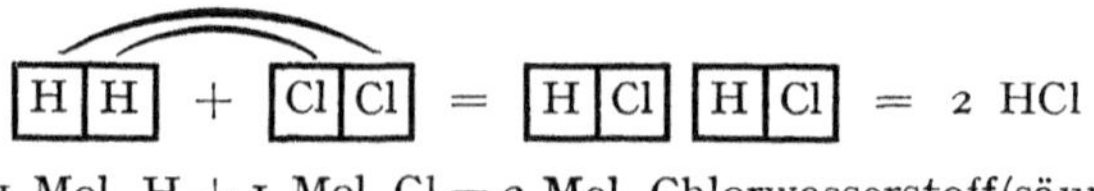

1 Mol. H + 1 Mol. Cl = 2 Mol. Chlorwasserstoff(säure).

In genau derselben Weise erhalten wir folgende bekannte Verbindungen:

Ag	Cl	= AgCl = Silberchlorid;	K	Br	= KBr = Kaliumbromid,
Na	J	= NaJ = Natriumjodid;	H	F	= HF = Fluorwasserstoff-(säure).

II. Zweiwertige Elemente:

Ba	Ca	Cd	Cr	Co	Cu	Fe	Hg	Mg	Mn	Ni	O	Pb	S	Sr	Zn

Auch hier verfahren wir, um Verbindungen von nur zweiwertigen Elementen unter einander zu erzielen, in der selben Weise und erhalten z. B.:

Ca	O	= CaO = Calciumoxyd (Calcaria usta)	Mg	O	= MgO = Magnesiumoxyd (Magnesia usta).
Hg	S	= HgS = Quecksilbersulfid (Zinnober)	Fe	S	= FeS = Eisensulfid (Fur. sulfurat.)

Wir können aber auch zweiwertige Elemente mit einwertigen verbinden, nur müssen wir dann von letzterem zwei Molekeln heran ziehen, um eine normale Verbindung zu erhalten, also z. B.:

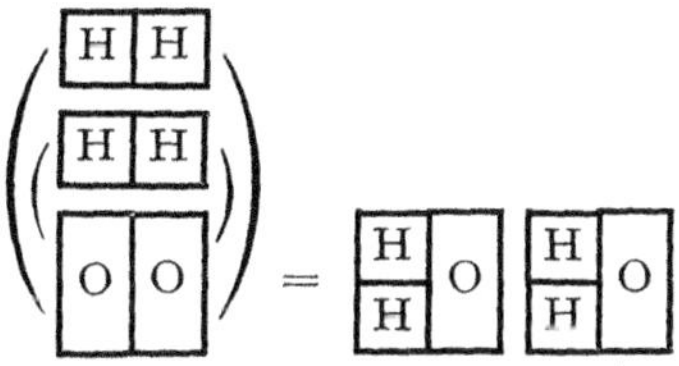

2 Mol. H + 1 Mol. O = 2 Molekeln H_2O, Wasser.

Damit erweitert sich natürlich die Möglichkeit, weitere chemische Verbindungen aus ein- und zweiwertigen Elementen aufzubauen und wir erhalten von bekannteren Verbindungen z. B.:

Ba	Cl / Cl	= $BaCl_2$ = Baryumchlorid (Bar. chlorat.)	Hg	J / J	= HgJ_2 = Quecksilberjodid (Hydrarg. bijodat.)
Ca	F / F	= CaF_2 = Calciumfluorid (Flußspat.)	Hg	Br / Br	= $HgBr_2$ = Quecksilberbromid (Hydrarg. bibromat.)

Wir können aber noch einen Schritt weiter gehen und auch je ein Atom zweier verschiedener einwertiger Elemente mit einem zweiwertigen Elemente verbinden wie z. B.:

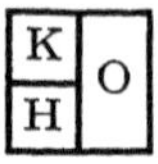

= KHO = Kaliumhydroxyd (Kali caustic., Ätzkali)

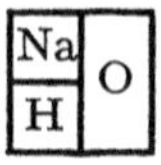

= NaHO = Natriumhydroxyd (Natrium caustic., Ätznatron).

Diese Verbindungen, die der Chemiker mit **Hydroxyden** bezeichnet, kann man sich auch entstanden denken dadurch, daß in der Verbindung H_2O das eine Atom H durch das gleichwertige Atom K bzw. Na ersetzt worden ist und damit kommen wir zu einem weiteren wichtigen chemischen Begriffe, des **Vertrittes** (der **Substitution**).
271. Man versteht darunter **den Austausch eines Elementes in einer Verbindung durch eines oder mehrere Elemente von zusammen derselben Wertigkeit.** Nachdem wir so unsere chemischen Kenntnisse um einen weiteren sehr wichtigen Begriff erweitert haben, von dem wir bald auch eine praktische Nutzanwendung machen werden, kommen wir zu der dritten Gruppe der Elemente:

III. Dreiwertige Elemente:

Al	As	Au	B	Bi	N	P	Sb

Entsprechend der Wertigkeit dieser Elemente müssen wir, um normale Verbindungen mit einwertigen Elementen zu erhalten, von letzteren drei Molekeln zur Bildung einer Verbindung heran ziehen, also z. B.:

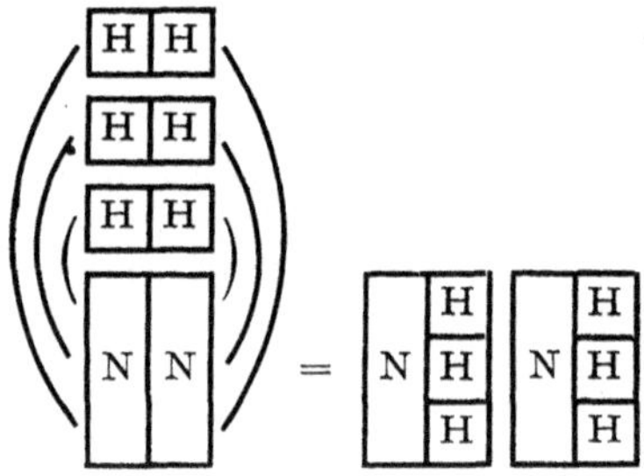

3 Mol. H + 1 Mol. N = 2 Mol. NH_3 = Ammoniak.

Wenn wir ein dreiwertiges Element mit einem einwertigen verbinden wollen, so geht das, wie wir sehen, ganz leicht, eine gewisse Schwierigkeit bietet sich aber, wenn wir ein dreiwertiges mit einem zweiwertigen vereinigen wollen, da wir hier die Wertigkeiten nicht auf so einfache Weise auf rechnen können. Doch können wir uns dadurch helfen, daß wir nicht ein, sondern **zwei** Molekeln des dreiwertigen

Elementes heran ziehen; da diese zusammen sechs Wertigkeiten dar stellen, müssen wir nun auch eine entsprechende Anzahl von Molekeln des betreffenden zweiwertigen Elementes heran ziehen, d. h. drei. So erhalten wir z. B.:

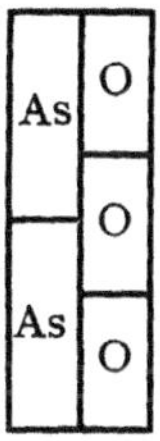

= As_2O_3 Arsentrioxyd, Arsenige Säure Acid. arsenicos.

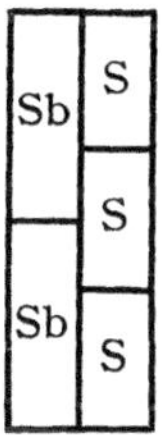

= Sb_2S_3 Antimontrisulfid, Schwefelantimon, Stibium sulfuratum.

Es bleibt nun noch übrig die letzte Gruppe:

IV. Vierwertige Elemente:

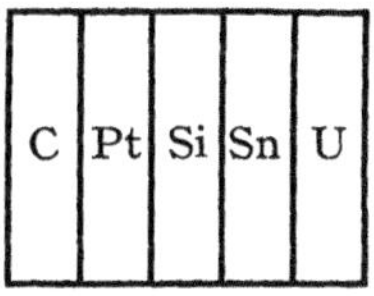

bei deren Verbindung mit einwertigen Elementen natürlich von letzteren vier Molekeln nötig sind, um eine normale Verbindung zu bilden, wie z. B.:

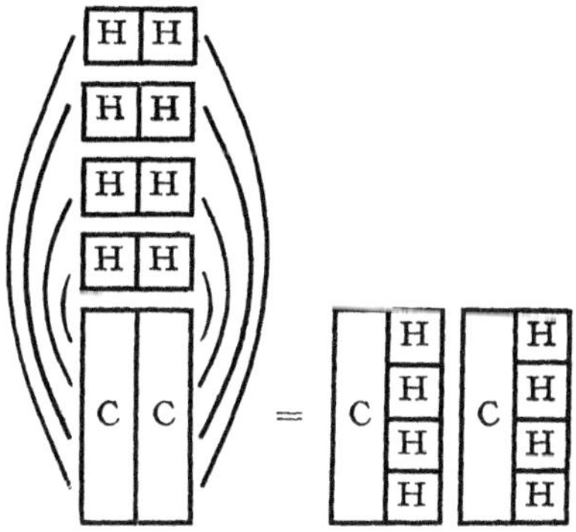

4 Mol. H + 1 Mol. C = 2 Mol. CH_4, Methan oder Sumpfgas.

Ähnlich wie bei einem Kartenspiele mit der zunehmenden Zahl der Karten die Möglichkeit der verschiedenen denkbaren Spiele in entsprechender Weise wächst, so erweitern sich natürlich mit der zunehmenden Zahl und der verschiedenen Wertigkeit der Elemente die Möglichkeiten der Bildung neuer Verbindungen, zumal wir ja jetzt auch von der Errungenschaft des Vertrittes Gebrauch machen können. Von bekannteren Verbindungen wollen wir daher nur einige der wichtigsten an führen:

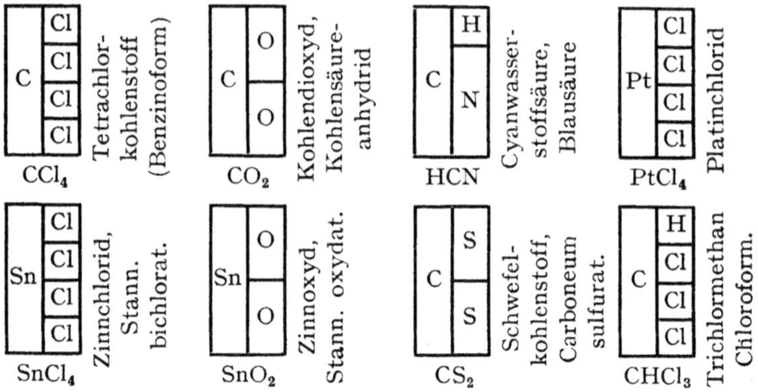

Aus den angeführten Beispielen ersehen wir, daß wir durch Vertritt ein zweiwertiges Element durch zwei einwertige, ein dreiwertiges durch drei einwertige oder ein einwertiges und ein zweiwertiges, ein vierwertiges durch vier einwertige, oder zwei zweiwertige oder ein einwertiges und ein dreiwertiges Element austauschen können.

Wenn zwei — oder mehrere — Elemente durch einfaches Zusammentreten eine neue chemische Verbindung bilden, so nennen wir die Verbindung durch Hinzutritt (Addition) entstanden, z. B.:

$Fe + S = FeS$, Schwefeleisen, Ferrum sulfuratum,
$Hg + S = HgS$, Schwefelquecksilber, Hydrargyrum sulfuratum,
$H + Cl = HCl$, Chlorwasserstoff(säure).

Treten zwei Elemente im genauen Verhältnis ihrer Wertigkeit mit einander in Verbindung, so nennt man das gesättigte Verbindungen, treten weniger Atome zusammen, als der Wertigkeit entspricht, so nennt man das ungesättigte Verbindungen.

52. Abweichungen der Wertigkeit.

Da bekanntlich keine Regel ohne Ausnahme ist, so dürfen wir uns auch nicht wundern, wenn verschiedene Elemente so zu sagen Seitensprünge machen und in ihren chemischen Verbindungen zum Teile recht erheblich von ihrer eigentlichen Wertigkeit ab weichen. So z. B. ist die normale Verbindung zwischen H und O unser H_2O; zwischen diesen beiden Elementen kennen wir aber noch eine zweite Verbindungsstufe, nämlich H_2O_2, d. h. es ist darin ein Atom O mehr enthalten, als der Wertigkeit des O entspricht. Trotzdem können wir uns die Entstehung dieser Verbindung erklären, wenn wir an nehmen, daß die beiden O-Atome mit je einer Wertigkeit unter sich gebunden sind, so daß sie zusammen nur noch zwei Wertigkeiten übrig haben. Bildlich würden wir uns dieses Verhältnis also etwa so vorstellen können:

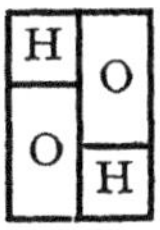

= H_2O_2 = Wasserstoffsuperoxyd, Hydrogenium peroxydatum, ein als Bleichmittel allbekanntes chemisches Präparat.

Überhaupt zeigt der O vielen Elementen gegenüber das Bestreben, sich nicht mit einer seiner Wertigkeit entsprechenden Verbindung zu begnügen, sondern zwei, drei, ja sogar bis fünf verschiedene Verbindungsstufen zu bilden. Auf diese Verbindungen des O werden wir gleich bei den Säuren zu sprechen kommen. Aber auch der Schwefel und viele Metalle zeigen häufig ein abweichendes Verhalten von ihrer Wertigkeit, weshalb man von den letzteren auch geradezu angibt, daß sie — je nach dem — sowohl zwei-, wie drei-, wie vierwertig auf treten. Eisen z. B. tritt sowohl zwei- als dreiwertig auf, die erstere Verbindungsreihe bildet die sogen. Ferro-, die zweite die Ferriverbindungen; so gibt es eine Verbindung $FeCl_2$ und $FeCl_3$, ein Ferro- und Ferrichlorid. Auch Quecksilber tritt in seinen Verbindungen sowohl ein- wie zweiwertig auf; so kennen wir ein HgCl und $HgCl_2$, ein HgJ und HgJ_2 usw.; die Bildung selbst werden wir uns ähnlich wie bei dem H_2O_2 vorstellen müssen, d. h. daß mehrwertige Elemente unter Umständen mit einem Teile ihrer Wertigkeit unter einander gebunden sind. Bei der Besprechung der Säuren werden wir hierauf noch zurück kommen.

53. Basen und Säuren.

Im vorigen Abschnitte haben wir gesehen, daß der Sauerstoff 265/7.
sowohl mit Metallen wie Metalloiden Verbindungen ein geht. Wenn wir dieselben jedoch in bezug auf ihre Eigenschaften mit einander vergleichen, so finden wir einen grundsätzlichen und tief greifenden Unterschied. Die Oxyde der Metalloide zeigen für sich, soweit sie gasförmig oder wasserlöslich sind, oder auch mit einer Molekel Wasser zu einem neuen Stoffe vereinigt, die gemeinsame Eigenheit, daß sie blaues Lackmuspapier röten und einen scharfen, sauren Geschmack haben; die Oxyde der Metalle dagegen vereinigen sich mit einer Molekel Wasser zu Stoffen, die umgekehrt rotes Lackmuspapier wieder blau färben, also der ersten Gruppe genau entgegen gesetzt wirken;

ihr Geschmack ist laugenhaft. Man nennt die Verbindungen der Metalloide mit O und H_2O Säuren, die der Metalle aber Basen. Mit dieser Erkenntnis sind wir einen großen Schritt weiter gekommen, haben wir doch gefunden, daß die beiden Gruppen der Elemente in ihren Verbindungen mit Sauerstoff und Wasser nicht nur abweichende, sondern genau entgegen gesetzte Eigenschaften haben. Wir erwähnten allerdings bereits, daß verschiedene Metalle in ihrem chemischen Verhalten hier eine abweichende Stellung ein nehmen, insofern sie sowohl Säuren wie Basen bilden können. Sehen wir aber einmal vorläufig von diesen Ausnahmen ab, so können wir uns die Bildung der Basen und Säuren etwa folgendermaßen vor stellen; zunächst die

Basen.

$$Na_2O + H_2O = Na_2H_2O_2 \text{ oder } 2\,(NaHO),$$
Natriumoxyd + Wasser = Natriumhydroxyd,
$$CaO + H_2O = CaO_2H_2 \text{ oder } Ca(OH)_2,$$
Kalciumoxyd + Wasser = Kalciumhydroxyd.

In den neu entstandenen Stoffen finden wir OH (oder HO) und zwar je nach der Wertigkeit des betreffenden Metalles einmal bzw. zweimal. Man nennt diese Atomgruppe OH, die für sich ja einwertig ist, Hydroxyl und die damit gebildeten Verbindungen Hydroxyde. Basen sind also Metallhydroxyde. Die in Wasser löslichen Hydroxyde der sogen. Alkalimetalle nennt man Laugen. Wie wir bereits früher gesehen haben, tritt die — frei nicht vorkommende — Atomgruppe NH_4 genau so wie die einwertigen Alkalimetalle K, Na und Li auf, so daß wir uns davon die Verbindung herstellen können:

$$(NH_4)\,.\,HO = \text{Ammoniumhydroxyd.}$$

Diese Verbindung ist uns in wässeriger Lösung wohlbekannt als Salmiakgeist. Wenn wir jedoch versuchen, das NH_4 für sich zu gewinnen, spaltet es sich sofort: $NH_4\,.\,HO = NH_3 + H_2O$, d. h. es entwickelt sich das stechend riechende Gas NH_3, das wir als Ammoniak kennen, und Wasser.

Sehen wir uns nunmehr die Metalloide an, die die Grundlagen der

Säuren

bilden. Wir haben bereits in den früheren Abschnitten die Verbindung HCl kennen gelernt, die als Chlorwasserstoffsäure bezeichnet wird. Diese Bezeichnung trifft auch zu, denn HCl rötet blaues Lackmuspapier und zeigt alle Eigenschaften auch der Säuren, die außer H auch noch O enthalten. Gleich dem Cl bilden auch die einwertigen Metalloide Br, J, F und die sich ihnen anschließende Atomgruppe CN (Cyan) nur mit Wasserstoff allein Säuren, die man deshalb auch als Wasserstoffsäuren bezeichnet. Wir ersehen hieraus, daß es für die Eigenart einer Säure durchaus nicht erforderlich ist, daß auch Sauerstoff selbst an ihrer Bildung teil nimmt, obwohl der Name Säure ja von Sauerstoff ab geleitet ist; das entscheidende ist vielmehr das Vorhandensein von Wasserstoff neben dem Metalloide. Da die genannten Elemente (Cl, Br, J, F und CN) außer diesem abweichenden Verhalten von den anderen Metalloiden, Wasserstoffsäuren zu bilden auch noch die Eigenheit haben, mit Metallen unmittelbar Salze zu bilden, nennt man sie Halogene oder Salzbildner. Alle Wasserstoffsäuren der Halogene sind gasförmig und werden leicht von Wasser auf genommen. Der Schwefelwasserstoff, H_2S, verhält sich wie die Wasserstoffsäuren der Halogene. Er entwickelt sich, wenn Schwefeleisen mit Salz- oder Schwefelsäure zusammen gebracht wird, als ein stark nach faulen Eiern riechendes Gas, das leicht von Wasser auf genommen wird. Mit gewissen Metallsalzlösungen zusammen gebracht, fällt er die Metalle als Sulfide aus, die sich durch verschiedene Färbung unterscheiden. Er ist deshalb ein wichtiges Reagens.

Die Halogene bilden jedoch nicht nur mit H allein Säuren, sondern ebenso wie die anderen Metalloide auch mit H und O.

Wir wollen uns daher zunächst die Bildung dieser Säuren, die man auch im Gegensatze zu den Wasserstoffsäuren als Sauerstoffsäuren bezeichnet, klar machen. Da wir wissen, daß der O sich bei vielen Elementen nicht mit einer Oxydverbindung begnügt, wie sie seiner Wertigkeit und der des betreffenden Elementes entsprechen würde, sondern häufig eine ganze Reihe von Verbindungsstufen bildet, so erscheint es selbstverständlich, daß wir von manchen Metalloiden auch eine entsprechende Reihe von Säuren erhalten müssen, die in bezug auf ihren Sauerstoffgehalt ab weichen und somit auch eine verschiedene chemische Eigenart zeigen müssen. Vom Schwefel z. B. kennen wir folgende Sauerstoffverbindungen, die dann durch Hinzutritt von je einer Molekel Wasser die entsprechenden Säuren bilden. Hierbei wollen wir uns merken, daß die einfachste Sauerstoffverbindung des Schwefels, SO nicht mit einer, sondern zwei Molekeln an der Säurebildung teil nimmt. Wir erhalten also:

2 (SO) Schwefeloxyd + H_2O = $H_2S_2O_3$ Unterschweflige Säure Acid. subsulfurosum oder Acid. thiosulfuricum,

SO_2 Schwefeldioxyd + H_2O = H_2SO_3 Schweflige Säure Acid. sulfurosum,

SO_3 Schwefeltrioxyd + H_2O = H_2SO_4 Schwefelsäure Acid. sulfuricum.

Außerdem gibt es noch eine H_2SO_5 Überschwefelsäure, Acid. persulfuricum, die aber weniger Bedeutung hat.

Aus der vorstehenden Darstellung ersehen wir, daß die verschiedenen wissenschaftlichen Bezeichnungen der einzelnen Säuren auf einer durchaus verschiedenen chemischen Zusammensetzung beruhen und daß der junge Drogist allen Anlaß hat, diese Bezeichnungen sich genau klar zu machen, um unliebsame Verwechslungen zu vermeiden.

Ein zweites sehr wichtiges säurebildendes Metalloid ist der Stickstoff. Wir erwähnten bereits, daß er mit O nicht weniger wie fünf verschiedene Verbindungsstufen eingeht, doch sind für uns nur folgende drei von Bedeutung:

$N_2O + H_2O = H_2N_2O_2$ oder 2 HNO Untersalpetrige Säure, Acid. subnitrosum,

$N_2O_3 + H_2O = H_2N_2O_4$ oder 2 HNO_2 Salpetrige Säure, Acid. nitrosum,

$N_2O_5 + H_2O = H_2N_2O_4$ oder 2 HNO_3 Salpetersäure, Acid. nitricum.

Zu erwähnen hätten wir hierbei noch das Stickstoffdioxyd NO_2, das rotbraune, erstickende Dämpfe bildet und in Salpetersäure gelöst uns als Acid. nitricum fumans bekannt ist.

Die Halogene bildeten, wie oben erwähnt, nicht nur mit H allein, sondern auch mit O ebenso wie die anderen Metalloide Sauerstoffsäuren:

$HClO$ Unterchlorige Säure, Acid. hypochlorosum,
$HClO_2$ Chlorige Säure, Acid. chlorosum,
$HClO_3$ Chlorsäure, Acid. chloricum,
$HClO_4$ Überchlorsäure, Acid. perchloricum.

Von den übrigen Metalloiden hätten wir noch folgende Säurebildungen zu erwähnen:

Kohlenstoff bildet zwar CO_2, ein Gas, das leicht von Wasser auf genommen wird (Selterwasser); wir könnten also unser Selterwasser als eine Art Lösung von Kohlensäure ($CO_2 + H_2O = H_2CO_3$) in Wasser betrachten; die Verbindung CO_2 spaltet sich jedoch so leicht ab, daß wir H_2CO_3, also die wirkliche Kohlensäure, nur als hypothetisch bezeichnen können. CO_2 ist also, wie wir sehen, keine Kohlensäure im chemischen Sinne, obwohl dieser Ausdruck gang und gäbe ist, sondern ein Kohlendioxyd oder Kohlensäureanhydrid, welchen Ausdruck wir weiter unten kennen lernen werden.

Das Element Bor bildet zwar mehrere Säurestufen, von denen aber nur eine für uns von Bedeutung ist:

$B_2O_3 + 3\ H_2O = 2\ .\ (HB_3O_3)$ Orthoborsäure, Acid. boricum.

Ebenfalls mehrere Säurestufen bildet der Phosphor, von denen uns zwar nur zwei näher an gehen, die wir aber hier sämtlich wieder geben wollen, um die große Mannigfaltigkeit der chemischen Verbindungen zu zeigen:

$P_2O + 3\ H_2O = 2\ (H_3PO_2)$, Unterphosphorige Säure,
$P_2O_3 + 3\ H_2O = 2\ (H_3PO_3)$, Phosphorige Säure,
$P_2O_5 + 3\ H_2O = 2\ (H_3PO_4)$, Orthophosphorsäure,
$P_2O_5 + H_2O = 2\ (HPO_3)$, Metaphosphorsäure,
$P_2O_5 + 2\ H_2O = H_2P_2O_5$, Pyrophosphorsäure,
$P_2O_4 + 2\ H_2O = H_4P_2O_6$, Unterphosphorsäure.

Wie aus all diesen Darstellungen ersichtlich ist, hat sich die Säurebildung stets so vollzogen, daß ein Metalloidoxyd mit einen, auch zwei oder drei, Molekeln Wasser zusammen trat; man nennt diese Stoffe daher auch Säurehydrat; wird umgekehrt einem solchen Säurehydrat das Wasser entzogen, so bleibt das sogen. Säureanhydrid zurück. Es ist also SO_3 Schwefelsäureanhydrid, dagegen H_2SO_4 Schwefelsäurehydrat. Der Zusatz „hydrat" wird bei den Bezeichnungen der Säuren allerdings meist weg gelassen.

Betreffs der allgemeinen Eigenschaften der Säuren wollen wir 279.
uns noch merken, daß folgende Säuren als Oxydationsmittel dienen: die Salpetersäure, Chromsäure und die Salze der Chlorsäure und Übermangansäure. Durch Schwefelsäure können 280.
alle schwächeren Säuren aus ihren Salzen vertrieben werden, wobei sich die entsprechenden Sulfate bilden; darauf beruht die Darstellung der meisten bekannten Säuren wie Salpetersäure, Salzsäure, Phosphorsäure usw. in der chemischen Großindustrie. Läßt man Schwefelsäure auf Metalle wirken, so bilden sich die entsprechenden Sulfate. Wird kalte, verdünnte Schwefelsäure an gewendet, 283.
so entwickelt sich hierbei H, bei heißer, starker Schwefelsäure dagegen SO_2, z. B.:

$$Zn + H_2SO_4 = ZnSO_4 + 2\ H$$
Zink + Schwefelsäure = Zinksulfat + Wasserstoff

$$Hg + 2\ H_2SO_4 = HgSO_4 + SO_2 + 2\ H_2O$$
Quecksilber + Schwefelsäure = Quecksilbersulfat + Schwefeldioxyd + Wasser.

Durch Salpetersäure werden Metalle unter der Bildung von Nitraten gelöst unter Entwickelung von Stickstoffdioxyd:

$$Ag + 2\,.\,HNO_3 = AgNO_3 + NO_2 + HO_2$$
Silber + Salpetersäure = Silbernitrat + Stickstoffdioxyd + Wasser.

Durch Königswasser (Gemisch von Salpetersäure und Salzsäure) werden die Metalle in die entsprechenden Chloride über geführt.

Wenn wir die verschiedenen Säuren (Säurehydrate), die wir soeben kennen gelernt haben, genauer ansehen, so finden wir, daß manche ein, manche zwei, manche auch drei Atome H enthalten und je nach diesem Wasserstoffgehalte teilt man alle Säuren in ein-, zwei- und *dreibasische* Säuren ein. Welche Rolle der Wasserstoffgehalt der Säuren spielt, wollen wir uns im nächsten Abschnitte klar machen.

54. Salze.

268. Wie wir gesehen haben, zeigen die Sauerstoffverbindungen, die wir teils als Basen, teils als Säuren kennen gelernt haben, eine Fülle von verschiedenen Abstufungen; da sich die beiden Gruppen in ihrem chemischen Verhalten schroff gegenüber stehen, so liegt der Gedanke nahe, wie sich Base und Säure verhalten, wenn man sie, gewissermaßen als zwei feindliche Brüder, zusammen bringt. Da jede chemische Einwirkung nur dann erfolgen kann, wenn sich die betreffenden Stoffe in gasförmigem bzw. flüssigem Zustande befinden, können wir natürlich auch nur in Wasser gelöste Basen und Säuren hierzu verwenden. Wenn wir das tun, so beobachten wir eine merkwürdige Erscheinung: das Gemisch aus einer Base (für sich rotes Lackmuspapier bläuend) und einer Säure (für sich blaues Lackmus rötend) ist sowohl gegen blaues wie rotes Lackmuspapier unempfindlich, der Geschmack der Mischung ist weder sauer noch ätzend oder laugenhaft und wenn wir die Mischung eindampfen, scheidet sich ein ganz neuer Stoff ab, der weder der Base noch der Säure entspricht, und
270. diesen nennen wir ein *Salz*. Dieses Versetzen einer Säure mit einer Base bezeichnen wir als *Abstumpfen*; am geeignetsten hierzu sind die Karbonate der Alkalien. Da durch die Verbindung einer Säure mit einer Base die Eigenart beider auf gehoben wird, bezeichnet man den neu geschaffenen Zustand als *neutral*; *neutralisieren* heißt also eine Säure so lange mit einer Base (oder auch umgekehrt) versetzen, bis weder rotes Lackmuspapier mehr gebläut noch blaues
269. Lackmuspapier gerötet wird.

Wollen wir uns den chemischen Vorgang hierbei klar machen, so können wir das auf Grund folgender Erwägungen. Der neu gebildete Stoff zeigt bei der Analyse, daß er keinen Wasserstoff mehr enthält, daß aber auch der Sauerstoff der Base verschwunden ist, während der Sauerstoff der Säure (soweit eine Sauerstoffsäure in Frage kommt) unverändert erhalten ist. Wir müssen daher annehmen, daß der *Wasserstoff der Säure durch das Metall der Base verdrängt*, aus getauscht worden ist und sich mit der Hydroxylgruppe der Base, die dann noch übrig bleibt, zu H_2O vereinigt hat, also z. B.:

$$NaHO + HNO_3 = NaNO_3 + H_2O$$

Natriumhydroxyd + Salpetersäure = Natriumnitrat + Wasser.

$$Ca(HO)_2 + H_2SO_4 = CaSO_4 + 2 . (H_2O)$$

Kalciumhydroxyd + Schwefelsäure = Kalciumsulfat + Wasser.

$$KHO + HCl = KCl + H_2O$$

Kaliumhydroxyd + Salzsäure = Kaliumchlorid + Wasser.

Gleichviel ob wir also eine Wasserstoff- oder eine Sauerstoffsäure benutzen, das Endergebnis bleibt das selbe, es bildet sich ein Salz und in jedem Falle als Nebenerzeugnis Wasser. Es wird uns daher auch verständlich, daß nur der Wasserstoffgehalt der Säuren für ihre Eigenart als Säuren maßgeblich ist, nicht aber ihr Sauerstoffgehalt. Wie wir aus den obigen Beispielen ersehen, ist die Ersetzung des H der Säure durch das Metall der Base glatt vor sich gegangen, da die Wertigkeiten beider sich aus gleichen. Man nennt solche Salze *normale* Salze und diese reagieren weder auf rotes Lackmuspapier, also nicht basisch oder alkalisch, noch auf blaues Lackmuspapier, also nicht sauer, man nennt sie daher *neutrale* Salze. Wir müssen 269.
uns aber auch hier wieder einige Ausnahmen merken, da manche Salze zwar in ihrem chemischen Aufbaue *normal* sind, gleichwohl aber *nicht neutral* reagieren; so reagieren, trotzdem sie normal sind, die *Borate, Karbonate* und *Phosphate der Alkalien alkalisch*, die Salze der *Schwermetalle* und die sogen. *Alaune sauer*.

Die Salzbildung braucht aber nicht immer so glatt zu verlaufen, wie in den obigen Beispielen; es kann auch der Fall eintreten, daß *nicht aller* H der Säure durch das Metall der Base ersetzt wird und wir würden dann ein Salz erhalten, in dem die Eigenart der Säure noch überwiegt. Diese Salze würden dann *nicht neutral*, sondern *sauer* reagieren müssen, man nennt sie deshalb *saure Salze*. So 272.
kennen wir z. B.:

Na_2SO_3 = Natriumsulfit, Natrium sulfurosum,
und $NaHSO_3$ = Natriumbisulfit, Natrium bisulfurosum.

Man bezeichnet die sauren Salze durch Vorsetzung der Silbe bi; man kann sie sich auch entstanden denken durch Hinzutritt einer Molekel des normalen Salzes zu dem betreffenden Säurehydrate, wie z. B.:

$$Na_2CO_3 + H_2CO_3 = Na_2H_2C_2O_2 = 2\ NaHCO_3.$$

Es gibt aber auch saure Salze, die nicht durch Hinzutritt einer Molekel des normalen Salzes zu einer Molekel Säurehydrat, sondern zu einer Molekel des betreffenden Säureanhydrids entstanden zu denken sind, wie z. B.:

$K_2CrO_4 + CrO_2 = K_2Cr_2O_7$
Kaliumchromat + Chromsäureanhydrid = Kaliumdichromat.

Um diese Salze von den anderen sauren Salzen zu unterscheiden, bezeichnet man sie durch Vorsetzung der Silbe di statt bi. Diese Unterschiede werden allerdings nicht immer ganz scharf gehandhabt, sind aber z. B. im Deutschen Arzneibuche durch geführt.

Im vorigen Abschnitte nannten wir die Säuren, je nachdem sie 1, 2 oder 3 Molekel H enthielten, ein-, zwei- und dreibasische Säuren; wir sehen jetzt, daß diese Bezeichnung der Eigenart der ihnen gegenüber stehenden Basen angepaßt ist, je nachdem die Metalle der Basen ein-, zwei- oder dreiwertig sind. Wollen wir also z. B. eine zweiwertige Base mit einer einbasischen Säure zu einem normalen Salze vereinigen, so müssen wir von letzterer zwei Molekeln anwenden:

$Ba(OH)_2 + 2\ HNO_3 = Ba(NO_3)_2 + 2\ H_3O$
Baryum hydroxyd + Salpetersäure = Baryumnitrat + Wasser.

272. Ebenso wie bei der Salzbildung die Säure im Überschusse teil nehmen kann, ist es auch möglich, daß umgekehrt die Base im Überschusse an der Salzbildung teil nimmt; solche Salze nennt man dann basische Salze, z. B.:

$[2\ PbCO_3 + Pb(OH)_2]$ = Plumbum subcarbonic. (Bleiweiß),
$[Bi(OH_2)NO_3 + BiO(NO_3)]$ = Bismuthum subnitric.

Bei der lateinischen Bezeichnung wird hier die Silbe sub voran gesetzt.

Außerdem kennen wir noch Salze, die dadurch entstanden sind, daß zwei Salze derselben Säure gleichzeitig aus kristallisiert sind, so daß die sich bildenden Kristalle die Molekeln beider enthalten; diese nennt man Doppelsalze, z. B.:

$AuCl_3 + NaCl = Au_3NaCl_4$
Goldchlorid + Natriumchlorid = Natriumgoldchlorid (Goldsalz).

Am bekanntesten sind jedoch hierfür die sogen. Alaune, die aus Aluminiumsulfat und Kalium-, Natrium- oder Ammoniumsulfat bestehen:

$AlK(SO_4)_2$ = Kalialaun, $AlNa(SO_4)_2$ = Natronalaun.

Man bezeichnet aber auch andere Doppelsalze der Schwefelsäure als Alaune, die kein Aluminium enthalten, wie z. B.:

$CrK(SO_4)_2$ = Chromkaliumsulfat, Chromalaun.

Was die Löslichkeit der Salze in Wasser anbetrifft, so wollen wir uns folgende Regeln merken: *Karbonate* sind in Wasser *unlös- 282*
lich mit Ausnahme der Alkalikarbonate; *Nitrate* sind in Wasser *löslich* mit Ausnahme von Bismuth. subnitric.; *Chloride* sind in Wasser *löslich* mit Ausnahme von Silberchlorid und Quecksilberchlorür, schwer löslich ist Bleichlorid. Betreffs der Karbonate ist 281.
noch zu bemerken, daß sie alle sich beim Erhitzen zersetzen unter Entwickelung von CO_2, wobei das entsprechende Metalloxyd zurück bleibt, mit Ausnahme der Alkalikarbonate, wie z. B.:

$$CaCo_3 = CaO + CO_2$$

Kalciumkarbonat = Kalciumoxyd + Kohlendioxyd.

Bei vielen Salzen, die wir durch Auskristallisieren ihrer wässerigen Lösung erhalten, nehmen an der Bildung der Kristalle auch gewisse Wassermengen teil, die wir als Kristallwasser bezeichnen. Diese Kristallwassermengen sind jedoch nicht willkürlich groß, sondern auch hier herrscht eine strenge Gesetzmäßigkeit; die Wassermengen in den Kristallen entsprechen stets genau dem mehrfachen einer Molekel Wasser, ausdrückbar durch ein einfaches Zahlenverhältnis; wir kennen Salze mit 2, 3, 4, 5, 6, 10 ja sogar 12 Molekeln Kristallwasser. Selbstverständlich kristallisiert jedes Salz nur mit der Zahl Molekeln Kristallwasser, die ihm eigentümlich ist; einzelne zeigen allerdings auch hier Abweichungen, so z. B. kennen wir Borax mit 5 H_2O und 10 H_2O, doch zeigen sich hier auch abweichende Kristallsysteme, während sonst jedes Salz nur in dem ihm eigentümlichen Kristallsysteme aus kristallisiert. Es enthalten aber nicht alle Salze Kristallwasser, so z. B. fehlt es den meisten Salzen der Halogene.

Wir haben oben bereits einige verschiedene Weisen kennen 268.
gelernt, wie sich ein Salz bildet; solcher Darstellungsweisen gibt es aber eine ganze Reihe, die wir uns durch folgende Beispiele klar machen wollen:

1. Ein Metall tritt unmittelbar mit einem Metalloid zusammen:

$$Hg + J = HgJ$$

Quecksilber + Jod = *Quecksilberjodür* (Merkurojodid).

2. Wirkung eines Metalles auf eine Säure:

$$Zn + H_2SO_4 = ZnSO_4 + 2\ H$$

Zink + Schwefelsäure = *Zinksulfat* + Wasserstoff.

3. Wirkung eines Metalloxyds auf eine Säure:

$$MgO + H_2SO_4 = MgSO_4 + H_2O$$

Magnesiumoxyd + Schwefelsäure = *Magnesiumsulfat* + Wasser.

4. Wirkung eines Metallhydroxyds auf eine Säure:

$$NaHO + HCl = NaCl + H_2O$$

Natriumhydroxyd + Salzsäure = *Natriumchlorid* + Wasser.

5. Wirkung einer starken Base auf ein Salz mit einer schwachen Base:

$$KHO + NH_4 . NO_3 = KNO_3 + NH_3 + H_2O$$

Kaliumhydroxyd + Ammoniumnitrat = Kaliumnitrat + Ammoniak + Wasser.

6. Wirkung einer starken Säure auf ein Salz einer schwächeren Säure:

$$H_2SO_4 + 2\ NaCl = Na_2SO_4 + 2\ HCl$$

Schwefelsäure + Natriumchlorid = Natriumsulfat + Salzsäure.

7. Chemische Wechselzersetzung (Umsetzung) zweier Salzlösungen, wobei sich ein neues unlösliches Salz bildet (Niederschlag):

$$CaCl_2 + Na_2CO_3 = CaCO_3 + 2\ NaCl$$

Kalciumchlorid + Natriumkarbonat = Kalciumkarbonat + Natriumchlorid.

272. 8. Vereinigung zweier Salze zu einem Doppelsalze:

$$K_2SO_4 + Al_2(SO_4)_3 = 2 . AlK(SO_4)_2$$

Kaliumsulfat + Aluminiumsulfat = Kalium-Aluminiumsulfat.

55. Bezeichnung der Salze.

273/6. Nicht nur für den Chemiker, sondern fast noch mehr für den Drogisten, der mit chemischen Präparaten handelt, ist die genaueste Kenntnis der richtigen Bezeichnungen der verschiedenen Salze von höchster Wichtigkeit. Wie leicht können bei ähnlich klingenden Namen unrichtige Präparate ab gegeben werden, was dann nicht nur Ärger und Verdruß, sondern auch recht erhebliche Schadenansprüche zur Folge haben kann! Daher muß der Drogist, auch falls nicht vorrätige und selten geforderte Chemikalien verlangt werden, sich auf Grund seiner chemischen Kenntnisse stets sofort darüber klar sein, was der Kunde verlangt oder sich durch genaues Befragen über den beabsichtigten Verwendungszweck Klarheit zu verschaffen suchen. Besonders bei ähnlich klingenden Bezeichnungen ist die allergrößte Aufmerksamkeit unbedingt notwendig.

Man bezeichnet die einfachen Verbindungen der Halogene, des Cyans und Schwefels mit Metallen durch Anhängung der Silbe -id an den Namen des betr. Halogens unter Voraussetzung des Namens des Metalls, im lateinischen durch Anhängung der Silbe -atum, z. B.:

$NaCl$ Natriumchlor-id = Natrium chlor-atum,
KJ Kaliumjod-id = Kalium jod-atum,
NH_4Br Ammoniumbrom-id = Ammonium brom-atum (Bromammonium),

CaF_2 Kalciumfluor-id = Calcium fluor-atum (Fluorkalcium),
ZnS Zinksulf-id = Zincum sulfur-atum (Schwefelzink).

Manche Metalle treten jedoch in verschiedenen Wertigkeiten auf und bilden dann zwei Reihen von Verbindungen nicht nur mit den Halogenen und Schwefel, sondern auch mit den verschiedenen Säuren: Zur Unterscheidung dieser Verbindungsreihen bezeichnet man diejenigen Verbindungen, in denen die betreffenden Metalle mit der geringeren Wertigkeit auftreten, durch Anhängung des Vokals o an den Stamm des lateinischen Namens, wobei wir uns merken wollen, daß man für Quecksilber nicht den Namen Hydrargyrum, sondern die ältere Bezeichnung Merkurius gewählt hat. Man bezeichnet also die Verbindungen, in denen:

Cu	einwertig	auftritt als	Cupro-salze,
Cu	zweiwertig	,, ,,	Cupri-salze,
Hg	einwertig	,, ,,	Mercuro-salze,
Hg	zweiwertig	,, ,,	Mercuri-salze,
Fe	zweiwertig	,, ,,	Ferro-salze,
Fe	dreiwertig	,, ,,	Ferri-salze,
Pb	zweiwertig	,, ,,	Plumbo-salze,
Pb	vierwertig	,, ,,	Plumbi-salze,
Sn	zweiwertig	,, ,,	Stanno-salze,
Sn	vierwertig	,, ,,	Stanni-salze.

Nach einer anderen Methode werden die Unterschiede auch dadurch bewirkt, daß man bei den einfachen Halogen- und Schwefelverbindungen der betreffenden Metalle die Verbindung der geringeren Wertigkeit des Metalls durch Beibehaltung des deutschen Namens und Anhängung der Silbe -ür an den Stamm des betreffenden Halogens bezeichnet, also z. B.:

$HgCl$	= Quecksilberchlorür	oder	Mercurochlorid,
$HgCl_2$	= Quecksilberchlorid	,,	Mercurichlorid,
HgJ	= Quecksilberjodür	,,	Mercurojodid,
HgJ_2	= Quecksilberjodid	,,	Mercurijodid,
$SnCl_2$	= Zinnchlorür	,,	Stannochlorid,
$SnCl_4$	= Zinnchlorid	,,	Stannichlorid,
$FeCl_2$	= Eisenchlorür	,,	Ferrochlorid,
$FeCl_3$	= Eisenchlorid	,,	Ferrichlorid.

In den lateinischen Bezeichnungen drückt man den Unterschied durch Vorsetzung der Silbe bi- vor die halogenreicheren Verbindungen aus, also:

Hydrargyrum	chloratum	und	bichloratum,
,,	jodatum	,,	bijodatum,
Stannum	chloratum	,,	bichloratum,

bei Eisen setzt man die Silbe sesqui- voran, die soviel wie anderthalbfach bedeutet:

Ferrum chloratum und sesquichloratum.

In den Verbindungen der betreffenden Metalle mit Sauerstoffsäuren bezeichnet man nach diesen (älteren) Methoden die Salze der geringeren Wertigkeit als Oxydule, die der normalen als Oxyde, wie z. B.:

$FeSO_4$	= schwefelsaures	Eisenoxydul	= Ferrosulfat,
$Fe_2(SO_4)_3$ =	,,	Eisenoxyd	= Ferrisulfat,
$HgNO_3$	= salpetersaures	Quecksilberoxydul	= Mercuronitrat
$Hg(NO_3)_2$ =	,,	Quecksilberoxyd	= Mercurinitrat.

Die lateinischen Bezeichnungen sind dem entsprechend:

Ferrum sulfuricum oxydulatum und Ferrum sulfuricum oxydatum, Hydrargyrum nitricum oxydulatum und Hydrargyrum nitricum oxydatum.

Beim Schwefel gibt es in manchen Fällen nicht nur normale und schwefelärmere Verbindungen (sulfide und sulfüre), sondern auch schwefelreichere Verbindungen, die man Polysulfide nennt.

Ganz besondere Aufmerksamkeit erfordert die Unterscheidung der verschiedenen Salze der Sauerstoffsäuren, da manche Metalloide mit O mehrere Verbindungsstufen bilden und dem entsprechend auch verschiedene Säuren bilden. Man hat nun diejenigen Sauerstoffsäuren, die die wichtigste Verbindungsstufe bilden, einfach durch Anhängung des Wortes -säure an den deutschen Namen des betreffenden Metalloides, im lateinischen durch Anhängung der Silbe -icum an den lateinischen Namen des betreffenden Metalloids bezeichnet, die entsprechenden Salze dagegen durch Anhängung der Silbe -at, also z. B. Schwefelsäure, Acidum sulfur-icum, sulf-at. Phosphorsäure, Acidum phosphor-icum, phosph-at. Die schwächere Säurestufe bezeichnet man als -ige Säure, lateinisch durch -osum und die betr. Salze durch -it, z. B. schweflige Säure, Acidum sulfur-osum, sulf-it; bei der noch schwächeren Stufe wird die Silbe unter, im lateinischen sub und bei den betr. Salzen hypo vorangesetzt, z. B. unter-schweflige Säure, Acidum sub-sulfurosum, hypo-sulfit. Bei stärkeren Säurestufen wird die Silbe per vorangesetzt, z. B. per-manganicum, permanganat.

56. Die Ursachen chemischer Vorgänge.

Nachdem wir bisher versucht haben, uns über das Wesen der chemischen Grundstoffe, ihre Beziehungen zu einander, ihre Wertigkeit, die Möglichkeiten ihrer verschiedenen Verbindungen, die Bildung der Oxyde, Säuren, Basen und Salze, die wissenschaftlichen Bezeichnungen derselben usw. ein möglichst klares Bild zu schaffen, tritt nunmehr die Frage an uns heran, wodurch die verschiedenen chemischen Vorgänge hervor gerufen und beeinflußt werden.

Eine der Hauptursachen der chemischen Vereinigung der auf einander einwirkenden Stoffe, die sogenannte chemische Verwandtschaft oder Affinität haben wir bereits erwähnt. Diese als Anziehungskraft wirkende Kraft ist bei den einzelnen Elementen außerordentlich verschieden groß, wie wir z. T. bereits gesehen haben. Sie wirkt im Gegensatze zu anderen anziehenden Kräften (Schwerkraft, Magnetismus) nicht auf die Entfernung, weshalb Stoffe, die in eine chemische Verbindung gebracht werden sollen, unter allen Umständen in eine möglichst innige Berührung zu bringen sind; eine solche erreichen wir am leichtesten bei gasförmigen und flüssigen Stoffen; feste Stoffe müssen auf das feinste pulverisiert werden.

Unterstützt wird die Verbindung chemischer Stoffe, die zueinander Affinität besitzen, des weiteren durch die Anwendung von Wärme, Elektricität, Licht und auch eine mechanische Erschütterung; häufig wirken mehrere dieser Kräfte gleichzeitig, besonders die Wärme ist fast immer bei chemischen Vorgängen beteiligt.

Die Wärme steigert in der Regel die Verbindungsfähigkeit der Stoffe, aber nur bis zu einem gewissen Temperaturgrade. So z. B. vereinigt sich Quecksilber mit Sauerstoff beim Erhitzen zu Quecksilberoxyd; wird dieses aber bis zum Glühen erhitzt, so zerfällt es wieder in seine Bestandteile, d. h. Sauerstoff wird wieder frei. Ebenso wird Wasser bei sehr hohen Temperaturen in seine Bestandteile H und O zersetzt, was besonders bei Hochfeuern zu beachten ist; ist die Flammenglut zu stark, so wird das zum Löschen hinein gespritzte Wasser zersetzt, so daß der sich entwickelnde Wasserstoff zum Verbrennen kommt und dadurch die Glut nur noch stärker macht, ein Vorgang, der schon häufig beobachtet worden ist. Andererseits setzt eine sehr niedrige Temperatur die Verbindungsfähigkeit stark herab, so daß bei sehr tiefen, künstlich erzeugten Kältegraden manche Stoffe träge liegen bleiben und sich nicht vereinigen, die sich sonst schon bei gewöhnlicher Zimmertemperatur verbinden.

Das Licht kann sowohl verbindend als auch zersetzend 289.
wirken; so z. B. vereinigen sich H und Cl vermischt unter dem Einflusse des Tageslichtes zu HCl, während andererseits zahlreiche chemische Präparate durch das Licht zersetzt werden, wovon bekanntlich in der Lichtbildnerei der umfangreichste Gebrauch gemacht wird.

Die Elektricität wirkt ebenfalls teils vereinigend, teils 290.
zersetzend. So z. B. werden Kaliumchlorat, Kalciumkarbid, Kaliumhydroxyd u. a. m. mit Hilfe des elektrischen Stromes durch Vereinigung erzeugt. Viel häufiger ist die zersetzende Wirkung der

Elektricität; eine solche Zersetzung durch den elektrischen Strom nennt man Elektrolyse. Durch elektrolytische Zersetzung werden viele Metalle aus ihren Verbindungen aus geschieden und dadurch fabrikationsmäßig gewonnen wie z. B. Aluminium, Magnesium, Kupfer u. a. m. Ebenso wird davon in der Galvanoplastik viel Gebrauch gemacht.

Von weiteren Ursachen chemischer Vorgänge wären noch zu erwähnen die Mengenverhältnisse, in denen die einzelnen Stoffe zusammen gebracht werden, der Grad der Löslichkeit und Flüchtigkeit der neu entstehenden Stoffe, ferner der Zustand des Entstehens (status nascendi) einer Verbindung, der in vielen Fällen die chemische Wirkung der frei werdenden Stoffe erhöht und die sogenannten Katalysatoren, d. h. die Wirkung gewisser Stoffe, auch wenn sie nur in kleinsten Mengen zugegen sind, eine Vereinigung oder auch Zersetzung anderer Stoffe herbei zu führen, bei denen ohne diese Anwesenheit ein entsprechender chemischer Vorgang nicht ein treten würde. So z. B. bleiben Phosphor und Sauerstoff vermischt, wenn beide Stoffe völlig trocken, d. h. wasserfrei sind, unverändert; tritt aber nur eine Spur Wasser hinzu, so verbrennt der Phosphor sofort zu Phosphorsäureanhydrid, ohne daß das Wasser selbst irgend welche Veränderung erfährt.

Die Metalle lassen sich in eine bestimmte Reihe ordnen derart, daß das stärkere das schwächere aus seinen Salzen verdrängt und
278. sich an dessen Stelle setzt. So z. B. wird durch Kupfer aus Silbernitratlösung metallisches Silber, durch Eisen aus Kupfersulfatlösung metallisches Kupfer und durch Zink aus einer Bleisalzlösung
277. metallisches Blei ab geschieden. Unter Reduktion versteht man die Zurückführung einer Verbindung auf ein darin enthaltenes Element, besonders der natürlich vorkommenden Metallverbindungen auf das Metall. Als Reduktionsmittel für Metallsulfide wird vielfach das Eisen (z. B. bei Antimon- und Quecksilbersulfid), bei Metalloxyden die Kohle verwendet.

Nachdem wir uns wenigstens über die wichtigsten chemisch-physikalischen Grundlagen der verschiedenen chemischen Vorgänge unterrichtet haben, wollen wir nunmehr auf die Haupttätigkeit des Chemikers, die chemische Analyse über gehen.

57. Die Analyse.

Wenn wir schon früher gesehen haben, daß der allgemeine Begriff der Analysen als der Zerlegung eines Stoffes in seine Bestandteile oder Grundstoffe im Gegensatze steht zur Synthese als dem Aufbaue eines Stoffes aus seinen einzelnen Bestandteilen, so wollen wir uns jetzt mit der Analyse im engeren Sinne beschäftigen. Während uns die Drogenkunde durch ihre Angaben über die äußere Form, die Farbe, den Geruch, den Geschmack usw. der einzelnen Drogen meist genügend Anhaltspunkte bietet, um eine solche erkennen zu können, lassen uns bei den Chemikalien solche rein äußerliche physikalische Eigenschaften zumeist im Stiche, wenn wir sagen wollen, ob es sich um dieses oder jenes Präparat handelt. Wohl kennen wir eine ganze Reihe von chemischen Präparaten von so eigenartigen äußeren Eigenschaften, daß wir sie lediglich darauf hin mit Sicherheit bestimmen können, bei der großen Mehrzahl jedoch müssen wir zu bestimmten Hülfsmitteln greifen, um die Identität derselben mit Sicherheit nach zu weisen.

Dem Chemiker dienen zu diesem Zwecke die sogen. Reagentien. 292.
Man versteht darunter chemische Stoffe bzw. deren Lösungen, deren chemische Eigenschaften genau bekannt sind, bzw. von denen man weiß, daß sie mit bestimmten anderen chemischen Stoffen zusammen gebracht, ganz bestimmte, sinnlich wahrnehmbare Erscheinungen zeigen wie z. B. das Eintreten von eigenartigen Niederschlägen (Präcipitaten), die Entwickelung gewisser Gasarten, Farbenveränderungen; die Bildung eigenartiger Gerüche usw.; dadurch ist die Möglichkeit gegeben, auf die Zusammensetzung unbekannter chemischer Stoffe einen ganz bestimmten und sicheren Rückschluß zu ziehen. So z. B. ist es uns bekannt, daß alle löslichen Chloride mit Silbernitratlösung einen weißen, käsigen Niederschlag von Silberchlorid bilden, der in überschüssigem Ammoniak löslich ist. Wenn wir also ein vorläufig noch unbekanntes Salz vor uns haben und sehen, daß eine Lösung desselben auf Zusatz von Silbernitratlösung einen käsigen Niederschlag bildet, der sich in Ammoniak löst, so können wir daraus mit Sicherheit schließen, daß in dem unbekannten Salze Chlor enthalten sein muß. Ferner wissen wir, daß Schwefelsäure und alle Sulfate in Lösung auf Zusatz von Baryumchloridlösung einen weißen, völlig unlöslichen Niederschlag von Baryumsulfat ergeben; tritt also ein solcher Niederschlag auf Zusatz von Baryumchloridlösung ein, so ergibt sich, daß das unbekannte Präparat ein Sulfat sein muß.

Soweit es sich für uns lediglich darum handelt, fest zu stellen, aus welchen Grundstoffen oder Bestandteilen ein unbekanntes chemisches Präparat zusammen gesetzt ist, bezeichnen wir diese Feststellung als qualitative Analyse. Dieselbe erstreckt sich natürlich auch darauf, ob und welche Verunreinigungen oder Verfälschungen in einem chemischen Präparate enthalten sind, und ist diejenige analytische Tätigkeit, die für uns Drogisten fast ausschließlich in Frage kommt.

Es kann aber auch der Fall eintreten, daß ein Interesse vorliegt, ganz genau zu wissen, wieviel von den qualitativ festgestellten Bestandteilen in einem Rohstoffe enthalten sind. Diese Tätigkeit bezeichnet der Chemiker als quantitative Analyse. Wenn uns z. B. ein Eisenerz vorliegt, von dem wir zwar qualitativ festgestellt haben, daß es Eisen enthält, so ist es für die hüttenmäßige Verarbeitung von größter Wichtigkeit fest zu stellen, nicht nur wieviel Procent es Eisen enthält, sondern auch in welchem Procentsatz die übrigen Bestandteile vorhanden sind, um danach den ganzen Verhüttungsproceß vor nehmen zu können. Um den Procentgehalt an Eisen fest zu stellen, wird eine genau gewogene Menge Roheisenerz zunächst gelöst, gleichviel welche Hülfsmittel wie Säuren usw. wir dazu in Anspruch nehmen; darauf wird durch Einleiten von H_2S das gesamte in der Lösung enthaltene Eisen als Schwefeleisen aus gefällt, aus gewaschen, im Austrockner (Exsiccator) getrocknet und gewogen. Aus der gewonnenen Menge Schwefeleisen können wir dann leicht mit Hülfe der Stöchiometrie berechnen, wie viel Eisen das Erz enthalten hat.

Diese Methode, die immerhin ziemlich umständlich und zeitraubend ist, hat nun wenigstens für gewisse chemische Präparate eine Abänderung erfahren, die wir als äußerst sinnreich bezeichnen müssen, da sie ebenso sicher, aber ganz bedeutend schneller die quantitative
294. Zusammensetzung der betr. Präparate ergibt. Man ist auf diese Methode, die Maßanalyse genannt wird, auf Grund folgender Erwägungen gekommen.

Die Stöchiometrie hat uns gelehrt, daß bei der chemischen Umsetzung bzw. Wechselzersetzung die Gewichtsmengen, mit denen zwei chemische Stoffe an einer solchen Umsetzung teil nehmen, stets ganz genau bestimmte sind, wie sie die stöchiometrische Berechnung der Umsetzungsformel ergibt. Wir wissen weiter, daß z. B. Säuren und Basen zusammen gebracht neutrale Stoffe, die Salze ergeben. Wenn wir also z. B. Salzsäure durch Kalilauge neutralisieren wollen, so ergibt sich die genaue Neutralisation auf Grund folgender Berechnung:

$$\underset{\underbrace{1 + 35{,}5}_{36{,}5}}{\mathrm{HCl}} + \underset{\underbrace{39 + 1 + 16}_{56}}{\mathrm{KHO}} = \underset{\underbrace{39 + 35{,}5}_{74{,}5}}{\mathrm{KCl}} + \underset{\underbrace{2 \times 1 + 16}_{18}}{\mathrm{H_2O}}$$

d. h. 36,5 Gewichtsteile HCl werden durch 56 Gewichtsteile KHO neutralisiert und bilden 74,5 Gewichtsteile KCl und 18 Gewichtsteile Wasser. Wenn wir nun 36,5 g HCl in einen Literkolben bringen und bis an die im Halse angebrachte Marke mit Wasser verdünnen, so erhalten wir einen Liter einer verdünnten Salzsäure, die HCl genau in der Gewichtsmenge enthält, die ihrem Molekulargewichte entspricht. Machen wir dasselbe mit KHO, so erhalten wir ebenfalls einen Liter einer verdünnten Kalilauge, deren KHO-gehalt genau dem Molekulargewichte entspricht. Diese Lösungen heißen Normallösungen. Wenn wir nun einen beliebigen Raumteil dieser Normalsalzsäure mit dem gleichen Raumteil der Normalkalilauge zusammen bringen, so muß selbstverständlich der neutrale Zustand ein treten, denn was von dem ganzen Liter gilt, das gilt natürlich auch von jedem beliebigen Teile des Liters. Daß der neutrale Zustand tatsächlich ein getreten ist, erkennen wir daran, daß nach einer sorgfältigen Vermischung der beiden Flüssigkeiten weder eine saure noch eine alkalische Reaktion eintritt, d. h. daß weder rotes Lackmuspapier gebläut, noch blaues gerötet wird.

Damit haben wir ein sehr einfaches und dabei schnell und sicher arbeitendes Mittel gewonnen, um mit Hülfe der Normalsalzsäure den unbekannten Gehalt von Laugen und durch die Normalkalilauge den unbekannten Gehalt von Säuren zu bestimmen. Nehmen wir z. B. an, daß wir den Procentgehalt eines Ballons Natronlauge fest stellen wollen. Wir wiegen dann genau 100 g der unbekannten Natronlauge ab, verdünnen sie im Meßkolben auf ein Liter und bringen mit Hülfe einer Pipette 20 ccm in ein Becherglas; um die Reaktion genau beobachten zu können, fügen wir einen Tropfen blaue Lackmustinktur hinzu. Dann füllen wir ein unten spitz auslaufendes und durch einen Glas- oder Quetschhahn (mit Gummischlauch) abschließbares Glasrohr, das eine Einteilung in ccm und $^1/_{10}$ ccm trägt und Bürette genannt wird, bis an den oben befindlichen Nullpunkt mit der Normalsalzsäure. Wenn wir nun langsam und vorsichtig diese Normalsalzsäure in das darunter gestellte Becherglas fließen lassen, so wird eine allmähliche Neutralisation ein treten müssen; den genauen Zeitpunkt hierfür erkennen wir daran, daß die blaue Färbung der verdünnten Lauge im Becherglase, die sich nur vorübergehend in eine rote um gewandelt hatte, bei nur einem Tröpfchen überschüssiger Säure in dauernd rote über geht. Nehmen wir nunmehr an, daß wir von der Bürette ab lesen, daß zur Neutralisation der 20 ccm verdünnter Natronlauge im Becherglase 18,6 ccm Normalsalzsäure verbraucht worden sind, dann ergibt sich folgende Berechnung: da das Molekulargewicht des NaHO $(23 + 1 + 16) = 40$ ist und ein ccm Normalsalzsäure also immer 0,040 g NaHO entspricht, so entsprechen 18,6 ccm Normalsalzsäure $18{,}6 \cdot 0{,}040 = 0{,}744$ g NaHO; in 20 ccm der verdünnten Natronlauge sind also 0,744 g NaHO, in einem Liter also 50 mal so viel, d. h. 37,2 g NaOH enthalten; da wir aber in dem ganzen Liter nur 100 g der unbekannten Natronlauge gelöst hatten, so sind in dieser 37,2% NaHO als vorhanden fest gestellt.

Genau so können wir umgekehrt mit Hülfe der Normalkalilauge den unbekannten Procentgehalt von Säuren fest stellen und berechnen. Flüssigkeiten, die uns hierbei als Anzeiger dienen — statt Lackmustinktur verwendet man besser die empfindlichere Phenolphthaleinlösung —, nennt man Indikatoren und die Tätigkeit bei dieser Art der Analyse Titration; die Normallösungen heißen auch Maß- oder Titerflüssigkeiten und die darin aufgelösten Substanzen Titersubstanzen. Die Methode, unter die das angeführte Beispiel fällt, nennt man alkali- und acidimetrische Methode, außer der es noch Oxydationsmethoden, jodometrische und Fällungsmethoden gibt, auf die wir jedoch hier nicht näher eingehen können, da sie für die drogistische Praxis weniger in Frage kommen.

58. Die qualitative Prüfung chemischer Präparate.

Wie wir bereits im vorigen Abschnitte gesehen haben, kann die Untersuchung von Chemikalien sowohl eine qualitative und darauf fußend auch eine quantitative sein. Von der letzteren wollen wir indessen von vornherein Abstand nehmen, da für die drogistische Praxis der Nachweis der qualitativen Zusammensetzung eines chemischen Präparates, der Identitätsnachweis, in den bei weitem meisten Fällen vollkommen genügt. Soweit es sich um den Nachweis von Verfälschungen und Verunreinigungen von Drogen und chemischen Präparaten handelt, verweisen wir auf die bei den einzelnen Waren gemachten Angaben sowie auf das Deutsche Arzneibuch, das erschöpfende Angaben in dieser Richtung bringt und wohl in jeder Drogenhandlung, die fachmännisch geleitet wird, an zu treffen ist.

Bei der Vornahme jeder analytischen Untersuchung ist es eine ganz selbstverständliche Voraussetzung, daß alle dazu benötigten Gerätschaften, wie Reagiercylinder, Glaskolben, Porcellanschalen usw. peinlichst sauber gehalten werden müssen, ebenso daß die als Reagentien benutzten chemischen Stoffe durchaus chemisch rein sind; zum Lösen von Chemikalien darf nur destilliertes Wasser verwendet werden.

Die Hauptrolle bei der Feststellung der Identität der chemischen Präparate spielen die Reagentien. Im Deutschen Arzneibuche sind zwar über 150 verschiedene Reagentien auf geführt, doch können wir uns für unsere Zwecke mit einer erheblich kleineren Anzahl begnügen. In dem nachstehenden Verzeichnisse ist das Lösungsverhältnis bei den einzelnen Stoffen, in dem sie mit destilliertem Wasser her zu stellen sind, durch das einfache Zahlenverhältnis an gegeben; die fertigen Lösungen müssen selbstverständlich gefiltert werden.

Verzeichnis der wichtigsten Reagentien.

Ammoniak (Stoff-Gew. 0,960).
Ammoniumkarbonat, 1 T. auf 4 T. Wasser und 1 T. Ammoniak.
Ammoniumchlorid, 1 + 9 Wasser.
Ammoniumoxalat, 1 + 24 Wasser.
Baryumnitrat, 1 + 19 Wasser.
Bleiessig.
Borax.
Kalciumchlorid, 1 + 9 Wasser.

Kalciumsulfat, gesättigte wässerige Lösung.
Chloroform.
Eisenchloridlösung.
Ferrosulfat, bei Bedarf ist 1 T. mit 1 T. Wasser und 1 T. verd. Schwefelsäure zu lösen.
Gerbsäure, bei Bedarf 1 + 19 Wasser (auch 5 + 17 Wasser + 3 Spiritus).
Jodlösung, 1 T. Jod + 2 T. Kal. jodat. + 100 T. Wasser.
Kaliumdichromat, 1 + 19 Wasser.
Kaliumferricyanid, 1 + 19 Wasser.
Kaliumferrocyanid, 1 + 19 Wasser.
Kaliumjodid, 1 + 9 Wasser (nur bei Bedarf).
Kaliumpermanganat, 1 + 1000 Wasser.
Kaliumsulfocyanid, 1 + 19 Wasser.
Kalkwasser, gesättigte Lösung.
Kalilauge, Stoff-Gew. 1,140.
Kaliumchromat, 1 + 19 Wasser.
Kurkumapapier.
Lackmuspapier, blau und rot.
Magnesiumsulfat, 1 + 9 Wasser.
Natriumacetat, 1 + 4 Wasser.
Natriumkarbonat, 1 + 2 Wasser.
Natriumchlorid, 1 + 9 Wasser.
Natriumphosphat, 1 + 9 Wasser.
Natronlauge, Stoff-Gew. 1,170.
Phenolphthaleïnlösung, 1 + 99 Spir. dilut.
Quecksilberchlorid, 1 + 19 Wasser.
Salpetersäure.
Salpetersäure, rauchend.
Salzsäure.
Salzsäure, verdünnt, 1 + 1 Wasser.
Schwefelsäure, Stoff-Gew. 1,840.
Schwefelsäure, verdünnt, 1 + 5 Wasser.
Silbernitrat, 1 + 19 Wasser.
Weinsäure, bei Bedarf 1 + 4 Wasser (auch 5 + 17 Wasser + 3 Spiritus).

Reaktionen der wichtigsten Metalle.

Ammoniumverbindungen: Kalilauge entwickelt beim Erwärmen Ammoniakgas, am stechenden Geruche und der alkalischen Reaktion des Gases erkennbar. Erhitzt sind alle Ammoniumverbindungen ohne Rückstand flüchtig.

Aluminiumverbindungen: Natronlauge fällt weißes, gallertartiges Aluminiumhydroxyd, welches im Überschusse des Fällungsmittels löslich ist. Durch Zusatz von Ammoniumchlorid tritt die Fällung wieder ein. Natriumphosphat fällt weißes Aluminiumphosphat, in Kalilauge löslich, nicht in Ammoniak.

Antimonverbindungen: Ammoniumsulfid fällt orangerotes Antimonsulfid, Kalilauge, Ammoniak oder Ammoniumkarbonat fällen weiße Antimonsäure, in überschüssiger Kalilauge sowie in Salzsäure und Schwefelsäure löslich, unlöslich in Ammoniak und

Salpetersäure. Antimonverbindungen geben, wenn wie vorher die Arsenverbindungen mit nascierendem Wasserstoff behandelt, einen schwarzen, matten Antimonspiegel, der sich aber in Natriumhypochloritlösung nicht löst.

Arsenverbindungen: Auf Kohle mit etwas Soda in der Reduktionsflamme erhitzt entwickeln sie einen eigenartigen knoblauchartigen Geruch. Wird eine Arsenverbindung mit granuliertem Zink und Schwefelsäure oder Salzsäure erhitzt, so enthält das sich entwickelnde Wasserstoffgas auch Arsenwasserstoffgas (ein äußerst giftiges Gas!!); wird der H dann (etwa nach einer Minute, um eine Explosion zu vermeiden) entzündet, so scheidet sich auf einem Porcellandeckel, den man in die Flamme hält, metallisches Arsen als braunschwarzer, glänzender Belag ab (Arsenspiegel); derselbe ist in Natriumhypochloritlösung löslich (der Antimonspiegel nicht).

Baryumverbindungen: Verdünnte Schwefelsäure und Sulfatlösungen fällen weißes Baryumsulfat, in allen Säuren unlöslich. Baryumsalze färben die Flamme gelbgrün.

Bleiverbindungen: Schwefelsäure fällt weißes Bleisulfat, löslich in heißer Salzsäure und in Natronlauge. Salzsäure fällt aus starken Lösungen weißes Bleichlorid, in viel Wasser beim Erwärmen löslich, ebenso in Salpetersäure, nicht in Ammoniak. Kaliumchromat fällt gelbes Bleichromat (Chromgelb), beim Erwärmen mit etwas Kalilauge rotes, basisches Bleichromat (Chrom rot), Kaliumjodid fällt gelbes Bleijodid, in viel kochendem Wasser löslich.

Ferroverbindungen: Kalium-Ferricyanid fällt blaues Ferriferrocyanid (Berliner Blau). Ammoniak und Natronlauge fällen schmutziggrünes Ferrioxyd, welches bald in braunes Ferrihydroxyd übergeht.

Ferriverbindungen: Kaliumferrocyanid fällt tiefblaues Ferriferrocyanid (Berliner Blau). Kaliumsulfocyanid erzeugt blutrote Färbung von Ferrisulfocyanat.

Goldverbindungen: Kalilauge fällt rotgelbes Aurihydroxyd, im Überschusse des Fällungsmittels löslich. Metallisches Kupfer, Zink oder Eisen fällen Gold als braunes Pulver, das beim Reiben Metallglanz an nimmt. Stannochlorid färbt auch sehr verdünnte Lösungen purpurrot.

Kalciumverbindungen: Ammoniumoxalat fällt weißes Kalciumoxalat, unlöslich in Essigsäure, löslich in Salpeter- oder Salzsäure.

Kaliumverbindungen: Natriumbitartrat und Weinsäure fällen im Überschusse zugesetzt weißes kristallinisches Kaliumbitartrat (Weinstein). Die Flamme wird durch Kaliumsalze blauviolett gefärbt.

Kupriverbindungen: Ammoniak und Ammoniumkarbonat fällen grünlichblaues, basisches Kuprisalz, im Überschuß des Fällungsmittels mit tiefblauer Farbe löslich. Kaliumferrocyanid fällt rotbraunes Kupriferrocyanid, in verdünnten Säuren unlöslich. Eisen oder Zink überziehen sich in Kupfersalzlösungen mit metallischem Kupfer.

Magnesiumverbindungen: Ammoniak fällt aus neutralen Lösungen weißes, schwammiges Magnesiumhydroxyd, das in Ammoniumchloridlösung löslich ist. Natriumphosphat fällt weißes Magnesiumphosphat.

Merkuroverbindungen: Kalilauge fällt braunschwarzes Merkurooxyd. Mit Königswasser erhitzt gehen sie in Merkuriverbindungen über, deren Reaktionen dann eintreten.

Merkuriverbindungen: Ammoniak oder Ammoniumkarbonat fällen weiße Merkuriammoniumsalze, Natronlauge, gelbes Merkurioxyd, Kaliumjodid fällt zinnoberrotes Merkurijodid.

Natriumverbindungen: Die Flamme wird durch Natriumsalze gelb gefärbt.

Platinverbindungen: Stannochlorid färbt Platinverbindungen braunrot, Zink oder Eisen scheiden feinverteiltes, schwarzes Platin ab.

Silberverbindungen: Salzsäure oder Chloride fällen weißes, flockiges Silberchlorid, in Ammoniak löslich. Natriumphosphat erzeugt einen gelben Niederschlag von Silberphosphat. Kaliumjodid fällt gelbes Silberjodid, Kaliumdichromat rotes Silberchromat aus.

Stannoverbindungen: Merkurichlorid scheidet aus salzsäurehaltigen Stannoverbindungen weißes Merkurochlorid ab. Ammoniumsulfid fällt braunschwarzes Stannosulfid.

Stanniverbindungen: Ammoniumsulfid fällt gelbes Stannisulfid, Zink fällt aus salzsäurehaltigen Lösungen metallisches Zinn als schwammige Masse.

Strontiumverbindungen: Kaliumchromat (nicht aber Kaliumdichromat) fällt gelbes Strontiumchromat. Strontiumsalze färben die Flamme karmoisinrot.

Wismutverbindungen: Kaliumchromat fällt gelbes, basisches Wismutchromat, löslich in verdünnter Salpetersäure, unlöslich in Kalilauge. Wasser schlägt aus allen Lösungen, die nicht viel freie Säuren enthalten, weiße, basische Wismutsalze nieder.

Zinkverbindungen: Natronlauge fällt weißes Zinkhydroxyd, das im Überschusse des Fällungsmittels und in Ammoniumsalzen löslich ist. Ammoniumsulfid fällt weißes Zinksulfid aus, das in Essigsäure unlöslich ist.

Reaktionen der wichtigsten Säuren.

Borsäure: Die Borate der Alkalien sind mit alkalischer Reaktion in Wasser löslich. Setzt man Salzsäure zu Boraten bis zur sauren Reaktion und taucht Kurkumapapier ein, so wird es nach dem Trocknen braunrot. Borsäure färbt die Spiritusflamme mit grünem Saume.

Bromwasserstoffsäure: Silbernitrat fällt gelblichweißes Silberbromid, schwer löslich in Ammoniak. Chlorwasser scheidet aus Bromiden Brom ab, das die Lösung gelbrot färbt; Chloroform, damit geschüttelt, färbt sich rotgelb bis hellgelb.

Chlorsäure: Die Chlorate gehen beim Glühen unter O-entwickelung in Chloride über. Silbernitrat fällt die Chlorate nicht (Unterschied von Chloriden). Salzsäure färbt die bis zum Sieden erhitzte Lösung gelb und entwickelt Chlorgas.

Chlorwasserstoffsäure: Silbernitrat fällt weißes, flockiges Silberchlorid, unlöslich in HNO_3, leicht löslich in Ammoniak. Bleiacetat fällt weißes, kristallinisches Bleichlorid, in heißem Wasser löslich, beim Erkalten sich wieder abscheidend.

Chromsäuren: Bleiacetat fällt gelbes Bleichromat (Chromgelb) beim Erhitzen mit etwas Kalilauge in rotes, basisches Bleichromat (Chromrot) übergehend. Salzsäure entwickelt beim Kochen mit der wässerigen Lösung Chlor, wobei die Lösung grün gefärbt wird. Verdünnte Säuren färben die gelbe Lösung der Chromate durch Bildung von Dichromat rot.

Cyanwasserstoffsäure: Silbernitrat fällt weißes, flockiges Silbercyanid, das sich am Lichte nicht verändert. Ferrosulfat gibt einen roten Niederschlag, der auf Zusatz von Eisenchlorid sich tiefblau färbt (Berliner Blau).

Ferrocyanwasserstoffsäure: Silbernitrat fällt weißliches Ferrocyansilber, in Ammoniak unlöslich. Ferrosalze geben weiße Fällung, die an der Luft durch Oxydation hellblau und schließlich dunkelblau wird (Berliner Blau). Ferrisalze fällen sofort Berliner Blau.

Ferricyanwasserstoffsäure: Silbernitrat fällt orangefarbenes Ferricyansilber, löslich in Ammoniak. Ferrosalze fällen Berliner Blau, Ferrisalze erzeugen nur bräunliche Färbung.

Fluorwasserstoffsäure: Fluoride geben mit unverdünnter Schwefelsäure in einem Platintiegel verrieben gasförmige HF (sehr giftig!); eine Glasplatte, mit Paraffin oder Wachs bestrichen, in welches man Worte eingeritzt hat, auf den Tiegel gelegt, wird an den freien Stellen geätzt.

Jodwasserstoffsäure: Silbernitrat fällt blaßgelbes, amorphes Silberjodid, in Ammoniak unlöslich. Chlorwasser, tropfenweise zu gesetzt, macht Jod frei, das zu gesetzten Stärkekleister bläut und sich in zu gesetztem Chloroform mit violetter Farbe löst.

Kieselsäuren: Kali- und Natronwasserglas geben in verdünnter Lösung mit Salzsäure geschüttelt und nach Zusatz von Natriumkarbonat einen festen, gallertartigen Niederschlag von Kieselsäureanhydrid, SiO_2.

Kohlensäure: Die Alkalikarbonate sind in Wasser mit alkalischer Reaktion löslich, alle übrigen sind unlöslich. Beim Glühen zersetzen sich die Karbonate unter CO_2-entwickelung und bilden die entsprechenden Metalloxyde, außer den Alkalikarbonaten und Baryumkarbonat. In Säuren lösen sich die Karbonate unter CO_2-entwickelung, das Kalkwasser trübt (Kalciumkarbonat) und die offene Flamme erstickt. Kalciumchlorid fällt weißes Kalciumkarbonat.

Orthophosphorsäure: Silbernitrat fällt gelbes Silberphosphat, löslich in Salpetersäure und Ammoniak. Eine mit einem Ammoniumsalz und Ammoniak versetzte Magnesiumsalzlösung fällt weißes Magnesium-Ammoniumphosphat, unlöslich in Ammoniak.

Oxalsäure: Kalciumchlorid fällt weißes Kalciumoxalat. Schwefelsäure (unverdünnt) zerlegt feste Oxalate und Oxalsäure in CO_2 und CO, die unter Aufbrausen entweichen.

Thioschwefelsäure: Thiosulfate (Hyposulfite) zerfallen mit Salz- oder Schwefelsäure in SO_2 und S (Sulfur praecip.).

Salpetersäure: Schwefelsäure entwickelt aus festen Nitraten fast farblose Dämpfe von HNO_3, die mit NH_3 (an einem Glasstabe hineingehalten) weiße Nebel von Ammoniumnitrat bilden, aber Silbernitrat nicht trüben. Wird eine Nitratlösung oder Salpetersäure mit Ferrosulfat vermischt, und läßt man zu der kalten Mischung ohne Umschütteln die gleiche Raummenge Schwefelsäure fließen, so schichtet sich die Mischung auf die schwerere Schwefelsäure und bildet an der Grenze eine violette bis schwarzbraune Zone.

Salpetrige Säure: Anorganische Säuren, auch Essigsäure, entwickeln aus festen Nitriten rote Dämpfe von NO_2.

Schwefelsäure: Baryumchlorid fällt weißes Baryumsulfat, in Säuren unlöslich. Kalciumchlorid fällt aus starken Lösungen weißes Kalciumsulfat.

Schweflige Säuren: Anorganische Säuren entwickeln aus den Sulfiten SO_2, ein erstickendes Gas, das blaues Lackmuspapier zuerst rötet und zuletzt bleicht.

Schwefelwasserstoffsäure: Salzsäure entwickelt aus den in ihr löslichen Sulfiden H_2S, Gas von dem eigenartigen Geruche nach faulen Eiern. Silbernitrat fällt schwarzes Silbersulfid, Bleiacetat schwarzes Bleisulfid; beide Niederschläge sind in Ammoniak oder verdünnter Salpetersäure unlöslich.

Sulfocyanwasserstoffsäure: Ferrichlorid erzeugt eine blutrote Färbung von Ferrisulfocyanat.

Übermangansäure: Die Permanganate sind in Wasser mit violetter Farbe löslich; durch alle Reduktionsmittel (H_2SO_3, $FeSO_4$, H_2S, Oxalsäure u. a. m.) werden die violetten Lösungen entfärbt. Wasserstoffsuperoxyd entfärbt saure Lösungen unter Sauerstoffentwickelung.

Unterchlorige Säure: Verdünnte Salzsäure oder Schwefelsäure entwickeln aus Hypochloriten Chlorgas. Silbernitrat fällt weißes Silberchlorid.

59. Organische Chemie. Einführung.

All die zahlreichen Verbindungen, die wir bisher besprochen haben, sind nach verhältnismäßig einfachen Gesetzen auf gebaut, auch wenn wir gesehen haben, daß verschiedene Elemente in verschiedener Wertigkeit auf treten können und verschiedene Verbindungsstufen bilden. Trotzdem war es uns verhältnismäßig leicht, auch diese Abweichungen zu verstehen und bildlich klar zu machen.

Erheblich anders und viel schwieriger liegt nun die Sache bei den Verbindungen des Kohlenstoffs, von dem wir ja einige einfachere kennen gelernt haben. Der Kohlenstoff bildet nämlich die Grundlage einer ungeheuer großen Zahl von Verbindungen, die er mit nur wenigen anderen Elementen ein geht, nämlich Wasserstoff, Sauerstoff, Stickstoff und Schwefel. All diese Verbindungen, die wir in dem Organismus der Lebewesen, der Pflanzen und der Tiere finden und aus denen sich der pflanzliche und tierische Körper auf baut, werden im pflanzlichen bzw. tierischen Körper selbst erst gebildet. Man nahm früher an, daß diese Verbindungen nur durch die sogen. Lebenskraft gebildet werden könnten, ihre künstlicue Herstellung also unmöglich sei. Das hat sich als ein Irrtum erwiesen, als es dem berühmten Chemiker Wöhler gelang, den Harnstoff auf synthetischem Wege her zu stellen, und seitdem sind zahlreiche derartige Verbindungen, die man organische nannte, weil sie im Organismus der Tiere bzw. Pflanzen entstanden, künstlich, d. h. *auf synthetischem Wege* her gestellt worden. Diese Errungenschaften, die fast durchweg der *deutschen* chemischen Wissenschaft zu verdanken sind, haben eine weit tragende wirtschaftliche Bedeutung, auf die wir hier jedoch nicht näher ein gehen können. Jedenfalls haben wir allen Anlaß, auf diese Erfolge *deutscher* Geistestätigkeit stolz zu sein.

Welche außerordentliche Schwierigkeiten hierbei zu überwinden waren, wird uns erst klar, wenn wir auf die Natur der organischen Verbindungen etwas näher ein gehen. Die Zahl der Elemente, die sich an den organischen Verbindungen beteiligen, ist zwar nur klein, aber der Möglichkeiten von Verbindungen sind deshalb sehr viele, weil der Kohlenstoff, der sich in allen organischen Verbindungen findet, nicht nur vierwertig, sondern auch drei-, zwei- ja sogar auch einwertig auf tritt und somit viele Verbindungsmöglichkeiten schafft. Dazu kommt, daß manche organische Verbindungen zwar in ihrer procentischen Zusammensetzung völlig gleich sind, trotzdem aber durchaus verschiedene physikalische und chemische Eigenschaften zeigen, so daß wir an nehmen müssen, daß die Größe der Molekel sehr verschieden sein muß. Derartige Verbindungen, die bei gleicher elementischer und procentischer Zusammensetzung verschiedene Molekelgewichte haben und verschiedene chemische und physikalische Eigenschaften besitzen, heißen *polymere Verbindungen*; so z. B.:

CH_2O	$C_2H_4O_2$	$C_3H_6O_3$	$C_6H_{12}O_6$
Formaldehyd	Essigsäure	Milchsäure	Traubenzucker

Schon hieraus können wir ersehen, welche großen Schwierigkeiten sich einem tieferen Eindringen in die organische Chemie entgegen stellen und so wollen wir uns hierbei nur auf einige der wichtigeren Punkte beschränken.

Wie bereits oben erwähnt, sind es außer dem Kohlenstoffe in 295.
der Hauptsache noch vier Elemente, nämlich H, O, N und S, die sich an der Bildung organischer Verbindungen beteiligen; im pflanzlichen und tierischen Organismus finden wir zwar noch verschiedene andere Elemente, besonders P, ferner Fe, Na, K, Ca, und in geringen Mengen einige andere, doch wollen wir uns auf die ersterwähnten fünf beschränken, um nicht den Überblick zu erschweren. Zunächst gibt es Verbindungen, die nur aus C und H, weitere, die aus C, H und O, solche, die aus C, H, O und N und endlich solche, die aus C, H, O, N und S auf gebaut sind. Eine derartige Gruppierung entspricht zwar nicht der sonst üblichen Einteilung der organischen Verbindungen, wir wollen aber auch den jungen Drogisten nicht zu einem vollkommenen Chemiker aus bilden, sondern ihm nur einige Grundlagen für weitere Studien in dieser Richtung geben. Bemerken wollen wir noch, daß in das Gebiet der organischen Chemie nicht nur diejenigen Verbindungen fallen, die im Haushalte der Natur selbst gebildet werden;

nachdem es der wissenschaftlichen Forschung erst einmal gelungen war, den Bann der Vorstellung zu brechen, daß das, was die Natur bildet, unmöglich von Menschenhand nach geahmt werden könnte, da wandten sich die Forscher auch der Aufgabe zu, Verbindungen her zu stellen, die in der Natur überhaupt nicht vor kommen; und die Erfolge auf diesem Gebiete sind so groß, die Zahl der Verbindungen, die besonders in den letzten Jahrzehnten neu her gestellt und besonders in der Arzneikunde von größter Bedeutung geworden sind, ist eine so riesige, daß wir kaum imstande sind, ihre Bedeutung in vollem Umfange gebührend zu würdigen.

60. Aufbau (Konstitution) der organischen Verbindungen.

Der Kohlenstoff, der die Grundlage aller organischen Verbindungen bildet, ist bekanntlich vierwertig und wir haben einige seiner einfachsten Verbindungen wie CH_4, Methan oder Sumpfgas, CO_2, Kohlendioxyd und CS_2, Schwefelkohlenstoff ja bereits kennen gelernt. Es kann aber auch der Fall ein treten, daß sich mehrere vierwertige C-Atome mit ihren Wertigkeiten z. T. unter einander verbinden, gewissermaßen *verankern*, so daß sie *zusammen nicht mehr ihre volle Wertigkeit* darbieten. Vereinigen sich z. B. zwei C-Atome derartig, daß je eine Wertigkeit derselben unter einander gebunden ist, so bleiben für beide zusammen nur noch sechs Wertigkeiten übrig, also $-\overset{|}{\underset{|}{C}}-\overset{|}{\underset{|}{C}}-$; denken wir uns nun die freien Wertigkeiten durch H gesättigt, so würden wir eine Verbindung C_2H_6 erhalten. Es können aber auch mehr als zwei C-Atome unter einander in eine solche Art Verankerung treten, so daß, wenn wir uns die freien Wertigkeiten ebenfalls mit H gesättigt denken, Verbindungen entstehen würden wie C_3H_8, C_4H_{10} usw., die sich also von einander nur um die Atomgruppe CH_2 unterscheiden, also eine bestimmte *Reihe* bilden. Es können aber auch die C-Atome nicht nur mit *einer* sondern mit *zwei* ihrer Wertigkeiten unter einander verankert sein; bei gleichzeitiger Sättigung der freien Wertigkeiten mit H würden wir also erhalten:

$$\begin{matrix}H\\H\end{matrix}\!>\!=C=C=\!<\!\begin{matrix}H\\H\end{matrix} \text{ oder } C_2H_4;$$

treten mehr als zwei C-atome in dieser Weise zusammen, so erhalten wir ebenfalls eine *Reihe* von Verbindungen wie C_2H_4, C_3H_6, C_4H_8 usw. Derartige Verbindungsreihen, deren Glieder sich stets um CH_2 unterscheiden, nennt man *homologe oder Staffelreihen*.

Die Verbindungen solcher homologer Reihen selbst zeigen zumeist auch analoge Eigenschaften. Werden nun in einer organischen Verbindung ein oder mehrere Atome durch andere Atome (oder Atomgruppen) von entsprechender Wertigkeit vertreten oder ausgetauscht, so erhält man Verbindungen, die als Abkömmlinge oder Derivate der ersteren bezeichnet werden. Werden z. B. in dem bekannten Methan CH drei H-Atome durch Cl substituiert, so erhalten wir $CHCl_3$ oder Trichlormethan, unser bekanntes Chloroform. Wenn wir in der Formel CH_4 ein H-Atom durch eine einwertige Atomgruppe ersetzen, z. B. durch die uns von früher bekannte Hydroxylgruppe HO, so erhalten wir die Verbindung $CH_3 . HO$, die den Namen Methylalkohol führt. Wird die Formel in dieser Weise geschrieben, so daß daraus ihr chemischer Aufbau sofort ersichtlich ist, so bezeichnet man sie als Konstitutionsformel, zieht man jedoch die Elemente mechanisch in der Schreibung zusammen, so bezeichnet man sie als elementische (Elementar) Formel, also CH_4O.

Man bezeichnet diejenigen Verbindungen, bei denen die C-Atome mit nur einer Wertigkeit unter einander verankert sind, als aliphatische oder gesättigte Verbindungen, dagegen solche, bei denen die C-Atome mit mehr wie einer Wertigkeit unter sich verkettet sind, als ungesättigte Verbindungen, weil die letzteren durch die Aufnahme von Atomen oder Atomgruppen wieder in Verbindungen mit einfach verankerten C-Atomen über gehen können. Zu den aliphatischen Verbindungen gehört auch die große Gruppe der Fette und fetten Öle, weshalb man ihnen auch die Bezeichnung Fettreihe beilegt. Außer den gesättigten und ungesättigten C-Verbindungen gibt es aber noch eine große Gruppe, die in einer Molekel zwar auch weniger H-Atome enthalten als die gesättigten Verbindungen, die sich aber trotzdem wie die gesättigten Verbindungen verhalten, die als ebenfalls nicht durch Hinzutritt von Atomen oder Atomgruppen in gesättigte Verbindungen über geführt werden können. Hier müssen wir zur Erklärung dieser Erscheinung an nehmen, daß deren C-Atome nicht eine offene Kette bilden, sondern daß ihre Anfangs- und Endglieder unter sich vereinigt sind, sie also eine Art Ring bilden.

An der Bildung derartiger Kohlenstoffketten bzw. Kohlenstoffringe können sich außer den C-Atomen auch andere mehrwertige Atome beteiligen, wie z. B.:

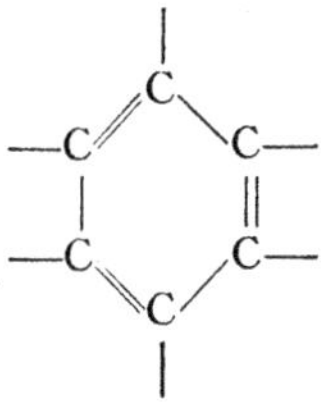

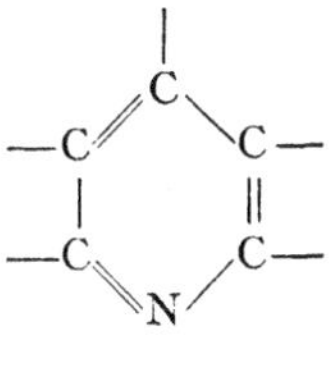

Im ersten Falle sind 6 C-Atome mit 18 ihrer Wertigkeiten unter einander verbunden, so daß für sie nur noch insgesamt 6 Wertigkeiten zur Sättigung übrig bleiben, im zweiten Falle 5 C-Atome und ein N-Atom derartig, daß das N-Atom völlig und von den 5 C-Atomen 15 Wertigkeiten unter sich gebunden sind, so daß nur noch 5 Wertigkeiten zur Sättigung verbleiben.

Es können aber auch mehrere Atomringe unter einander verkettet werden derart, daß einzelne ihrer C-Atome unter einander gebunden sind; gehören mehrere Atome gemeinsam zwei Atomringen an, so nennt man sie kondensierte Atomringe, z. B.:

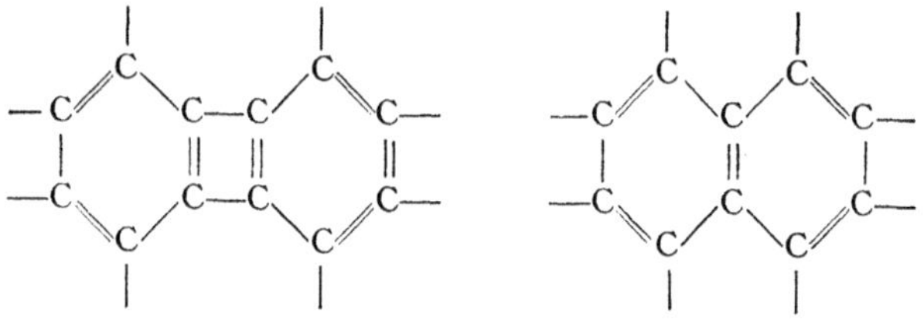

Verketteter Atomring Kondensierter Atomring

Eine weitere wichtige Verbindungsreihe ist die der sogen. aromatischen Verbindungen, die sich von dem Benzol C_6H_6 als Grundlage ab leiten lassen. So weit es für uns Drogisten von besonderer Bedeutung ist, wollen wir auf die weitere Entwickelung mancher Verbindungsreihen später noch zurück kommen; jedenfalls haben wir gesehen, daß der Möglichkeiten der Bildung von Verbindungen trotz der kleinen Zahl der in Betracht kommenden Elemente sehr viele vorhanden sind, ähnlich wie bei einem Kartenspiele der Möglichkeiten der Verteilung unter die Spieler und der Bildung verschiedener Spiele unberechenbar viele vorhanden sind.

61. Kohlenwasserstoffverbindungen.

Trotzdem in diesen organischen Verbindungen nur zwei Elemente enthalten sind, ist ihre Zahl ungemein groß; es gehören hierher eine ganze Reihe von Stoffen, die eine sehr wichtige Rolle im Drogenhandel spielen. Zum größten Teile sind es Stoffe, die wir als Zersetzungserzeugnisse bei der Erhitzung organischer Rohstoffe unter Luftabschluß erhalten, d. h. bei der trockenen Destillation.

Eine solche trockene Destillation findet bei der Gewinnung der Holzkohle in Kohlenmeilern statt. Es werden dabei große Holzscheite in passender Anordnung auf einander getürmt und dann an gezündet. Ist die ganze Holzmasse ins Brennen gekommen, so wird sie mit Erde und Rasenstücken bedeckt. Der Köhler läßt nur einzelne kleine Öffnungen für den Luftzutritt frei, bzw. besteht seine Kunstfertigkeit darin, an geeigneten Stellen Öffnungen für den Luftzutritt zu schaffen, so daß die Holzmasse nur einer unvollkommenen Verbrennung unterliegt. Nach dem Abdecken des abgekühlten Kohlenmeilers ist das Holz nicht verbrannt, sondern nur verkohlt und kommt als Holzkohle in den Handel. Gepulverte Lindenholzkohle führen wir ja auch als Zusatz zu Zahnpulvern.

In dem Abzugskanale, der unter dem Kohlenmeiler an gebracht ist, findet sich dann eine schwarzbraune, brenzlich riechende Masse, der sogen. Holzteer; in diesem sind enthalten: Benzol, eine dem Benzin ähnliche Flüssigkeit, Kreosot, eine bräunliche, durchdringend riechende Flüssigkeit, die viel medicinische Verwendung findet, Holzessig, aus dem die Essigsäure im Großen her gestellt wird, Holzgeist oder Methylalkohol, der als Vergällungsmittel für Spiritus und zum Lösen von Harzen in der Lackfabrikation Verwendung findet und schließlich in kleinen Mengen Paraffin.

Die Braunkohlen, die wir ebenfalls als verkohlte Hölzer betrachten können, bei denen die Verkohlung im Erdinneren während einer früheren Entwickelungsperiode der Erde vor sich gegangen ist, liefern bei der trockenen Destillation ebenfalls eine ganze Reihe verschiedener Stoffe: zunächst ein Gas, das als Leuchtgas Verwendung findet und den Braunkohlenteer, der seinerseits in kleineren Mengen Benzol, Karbolsäure und Naphthalin, dagegen größere Mengen Paraffin liefert.

Von weit größerer Bedeutung für uns Drogisten sind jedoch die 300.
Destillationsstoffe, die im Großen aus den erheblich älteren Steinkohlen gewonnen werden. Auch hier wird als Haupterzeugnis das Leuchtgas her gestellt, das sehr bald die alten Beleuchtungsarten verdrängt hat, ungleich wichtiger für uns sind aber die Bestandteile, die aus dem dabei abfallenden Steinkohlenteer ab geschieden werden, nämlich: Benzol, Toluol, Xylol, Karbolsäure, Naphthalin, Karbolineum, die verschiedenen Kresole u. a. m.

Auch das Petroleum, das vermutlich das Erzeugnis einer 215.
Art trockenen Destillation organischer Rohstoffe im Erdinneren ist, und zwar wahrscheinlich nicht pflanzlicher, sondern tierischer Rohstoffe, liefert uns eine große Zahl hochwichtiger Stoffe. Das Petroleum findet sich in ungeheuren Lagern tief im Erdinneren und zwar hauptsächlich in Nordamerika (Pennsylvanien), Rußland (Halbinsel Baku am Kaspisee), Rumänien und Galizien. In kleineren Mengen findet man es wohl auch anderwärts, doch kommen diese für die Gesamterzeugung nur wenig in Betracht. Die mächtigen Petroleumlager werden durch Bohrungen erschlossen und der Druck der auf ihnen lastenden Gase ist so stark, daß das Petroleum gleich ungeheuren Springbrunnen aus der Erde hervor schießt, also gar nicht

erst bergmännisch gewonnen zu werden braucht. Das hervorquellende Rohpetroleum stellt eine braune, übel riechende Flüssigkeit dar, die an Ort und Stelle in Petroleumraffinerien gereinigt und weiter verarbeitet wird. Hierbei findet besonders die unterbrochene Destillation ausgedehnteste Anwendung, die das Rohpetroleum, das mitunter auch als italienisches Steinöl in der Volksheilkunde verwendet wird, in folgende Destillationserzeugnisse zerlegt: Petroleumäther, Petroleumbenzin, Benzol, Xylol, Toluol und andere leicht siedende Kohlenwasserstoffe, ferner Brennpetroleum, dessen Entflammungspunkt gemäß der gesetzlichen Bestimmung nicht unter 21° liegen darf, Maschinenöle und Vaseline, das durch Ausfrieren in flüssiges und festes Paraffin getrennt werden kann.

Die chemische Grundlage der meisten der genannten festen, flüssigen und gasförmigen Kohlenwasserstoffe bildet das Benzol, das die Formel C_6H_6 besitzt; wir müssen uns dieselbe so erklären, daß in einem der Kohlenstoffringe, die wir im vorigen Abschnitte kennen gelernt haben, die sechs freien Wertigkeiten der sechs unter sich gebundenen oder verankerten C-Atome durch sechs H-Atome gesättigt sind. Wenn wir bedenken, wie verschieden die chemischen und physikalischen Eigenschaften all der genannten aus dem Rohpetroleum gewonnenen Stoffe sind und daß dieselben alle nur aus den Elementen C und H auf gebaut sind, so bekommen wir damit eine kleine Vorstellung von der Fülle der Möglichkeiten organischer Verbindungen überhaupt.

Auf die Unterschiede in der Zusammensetzung all dieser so verschiedenen Kohlenwasserstoffverbindungen wollen wir hier nicht näher ein gehen, sondern uns mit einigen der zahlreichen Abkömmlinge (Derivate) des Benzols beschäftigen. Hierbei müssen wir uns immer die Bedeutung der Formel C_6H_6 als eines Kohlenstoffringes vergegenwärtigen, in dem die H-Atome durch Vertritt von entsprechendwertigen Atomen oder Atomgruppen ersetzt werden können. Zu diesem Zwecke werden wir gut tun, bei einer Zersetzung bzw. Umsetzung schon durch die Schreibung der Formel uns ein klareres Bild zu machen, wie z. B.:

$$\begin{array}{rl} C_6H_6 + HNO_3 & \\ \text{oder: } C_6H_5 \,.\, H + NO_2 \,.\, HO & = C_6H_5 \,.\, NO_2 + H_2O \\ \text{Benzol} + \text{Salpetersäure} & = \text{Nitrobenzol} + \text{Wasser.} \end{array}$$

Hier tritt also die Atomgruppe NO_2 aus der Salpetersäure, die sogen. Nitrogruppe, als einwertige Gruppe an Stelle eines H-Atoms und als Nebenerzeugnis bildet sich Wasser.

Wenn wir dieses Nitrobenzol, das uns ja auch unter dem Namen Mirbanöl bekannt ist, weiter mit Wasserstoffgas behandeln, so geschieht folgende Umsetzung:

$$C_6H_5 . NO_2 + 6\,H = C_6H_5 . NH_2 + 2\,H_2O$$
Nitrobenzol + Wasserstoff = Anilin + Wasser.

Dieses Anilin, eine braune Flüssigkeit von eigenartigem Geruche, bildet weiter die Grundlage für die Darstellung der weltbekannten Anilinfarben, die fast ausschließlich in deutschen Fabriken her gestellt werden und einen Hauptteil des Ausfuhrhandels der deutschen chemischen Großindustrie bilden.

Ein weiteres bekanntes Benzolderivat ist die Karbolsäure, die die Formel $C_6H_5 . HO$ besitzt, in der also ein H-Atom des Benzols durch die Hydroxylgruppe HO vertreten worden ist. Aus der Karbolsäure können wir durch Behandlung mit Kohlensäure einen weiteren bekannten Stoff gewinnen, nämlich die Salicylsäure, deren Konstitutionsformel $C_6H_4 . HO . CO_2H$ lautet; hier ist also ein zweites H-Atom des ursprünglichen Benzols durch die Atomgruppe CO_2H ersetzt.

In dem Benzolringe können aber auch noch andere einwertige Atome und Atomgruppen wie z. B. Cl, Br, J, die Amidogruppe NH_2 usw. an die Stelle der H-Atome treten, wodurch die Möglichkeiten von neuen Verbindungen immer mehr an wächst. Aber damit noch nicht genug, können auch bei sonst völlig gleicher chemischer Zusammensetzung Benzolabkömmlinge ganz verschiedene Eigenschaften zeigen, so daß wir zu deren Erklärung an nehmen müssen, daß die Lagerung der betreffenden Ersatzatome innerhalb des Benzolringes eine verschiedene sein muß. Werden z. B. innerhalb des Benzolringes zwei H-Atome durch die Hydroxylgruppe HO ersetzt, so würde eine solche Verbindung Dioxybenzol heißen müssen. Wir kennen deren drei, die sich nur durch die verschiedene Lagerung der HO-Gruppen innerhalb des Benzolringes von einander unterscheiden und deshalb als Ortho-, Meta- und Paraverbindungen unterschieden werden: 451

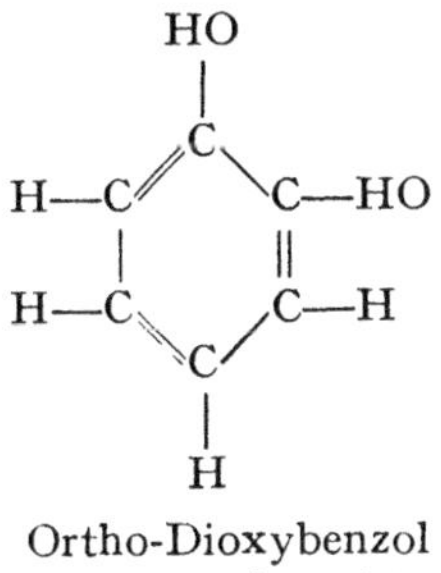

Ortho-Dioxybenzol oder Brenzkatechin

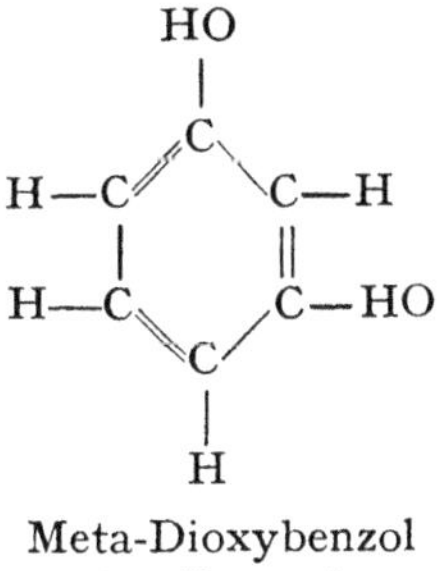

Meta-Dioxybenzol oder Resorcin

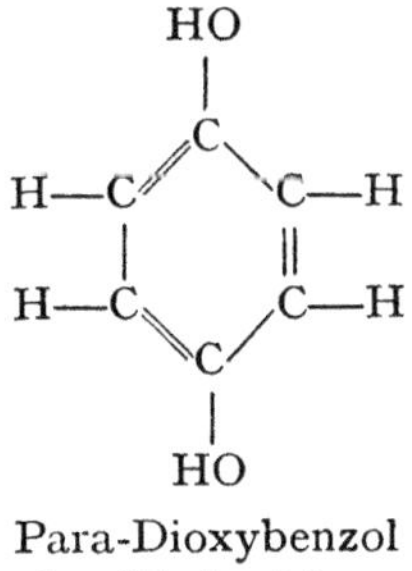

Para-Dioxybenzol oder Hydrochinon

Diese drei Verbindungen, die wegen der Gleichheit ihrer Formel $C_6H_4 . (HO)_2$ als isomere bezeichnet werden, finden alle drei in der Lichtbildnerei als Entwickler Verwendung.

Bevor wir das unendlich mannigfaltige und, wie uns klar geworden sein wird, auch ziemlich schwierige Gebiet der Kohlenwasserstoffverbindungen verlassen, wollen wir noch einiger wichtigerer Vertreter derselben Erwähnung tun. Das Naphthalin, das uns ja als bekanntes und beliebtes Mottenmittel nicht fremd ist, wird, wie bereits erwähnt, aus dem Steinkohlenteer gewonnen; es hat die Formel $C_{10}H_8$, die wir uns so entstanden denken können, daß zwei Benzolringe zu einem kondensierten Atomringe zusammen getreten sind, d. h. zwei C-Atome gemeinsam haben.

Ein weiterer sehr bekannter Kohlenwasserstoff ist das Acetylengas, C_2H_2, das sich durch Zersetzung von Kalciumkarbid mittels Wassers bildet und weite Verbreitung als Leuchtgas gefunden hat:

$$\underset{\text{Kalciumkarbid}}{CaC_2} + \underset{\text{Wasser}}{2\ H_2O} = \underset{\text{Kalciumhydroxyd}}{Ca(OH)_2} + \underset{\text{Acetylen.}}{C_2H_2}$$

Schließlich wollen wir noch einer Gruppe von flüssigen Kohlenwasserstoffen Erwähnung tun, die sich in fast allen ätherischen Ölen, Balsamen und Harzen finden, der sogen. Terpene. Diese Verbindungen, die nur sehr geringfügige Unterschiede in ihrer chemischen Zusammensetzung auf weisen und der Formel $C_{10}H_{16}$ entsprechen, zeigen trotzdem erhebliche physikalische Unterschiede, vor allem in ihrem Verhalten gegen das polarisierte Licht. Im übrigen sind die Unterschiede innerhalb dieser sehr zahlreichen Gruppe zu verwickelt, als daß wir näher darauf ein gehen können und so wollen wir damit die Kohlenwasserstoffverbindungen verlassen.

62. Verbindungen der Fettreihe.

Schon bei der Besprechung des Aufbaues der C-Verbindungen haben wir gesehen, daß viele organische Verbindungen sich in gewisse Reihen, die sogen. homologen Reihen ein gliedern lassen, deren einzelne Glieder sich stets um ein bestimmtes Atom bzw. eine Atomgruppe von einander unterscheiden. Die einfachste Verbindung, die C mit H bildet, ist, wie bereits erwähnt, CH_4, also eine gesättigte Verbindung. Entziehen wir dieser gesättigten Verbindung ein, zwei oder drei Atome H, so erhalten wir ungesättigte Verbindungen von verschiedener Wertigkeit, die den Namen Radikale führen. Betreffs der wissenschaftlichen Bezeichnungen ist zu bemerken, daß die gesättigten Kohlenwasserstoffe die Endung -an, die einwertigen Radikale die Endung -yl, die zweiwertigen die Endung -ylen und die dreiwertigen die Endung -enyl tragen. Wir wollen uns diese Unterschiede an folgender homologer Reihe klar machen:

Gesättigte Kohlenwasserstoffverb.	einwertige Radikale	zweiwertige Radikale	dreiwertige Radikale
CH_4	CH_3	CH_2	CH
Methan	Methyl	Methylen	Methenyl
C_2H_6	C_2H_5	C_2H_4	C_2H_3
Acethan	Acethyl	Acethylen	Acethenyl
C_3H_8	C_3H_7	C_3H_6	C_3H_5
Propan	Propyl	Propylen	Propenyl
C_4H_{10}	C_4H_9	C_4H_8	C_4H_7
Butan	Butyl	Butylen	Butenyl
C_5H_{12}	C_5H_{11}	C_5H_{10}	
Pentan	Pentyl (Amyl)	Amylen	

Es wird uns hieraus jedenfalls klar, daß wir mit den Bezeichnungen der zahllosen organischen Verbindungen außerordentlich vorsichtig um gehen müssen und uns keinerlei Nachlässigkeiten in dieser Beziehung zu Schulden kommen lassen dürfen.

Man bezeichnet die an geführten Radikale auch als ein-, zwei- und dreiwertige Alkoholradikale, weil sie die Grundlage für eine weitere Reihe von Verbindungen bilden, die man als Alkohole bezeichnet; dieselben entstehen, wenn ein einwertiges Radikal durch die Hydroxylgruppe OH gesättigt wird, z. B.:

$$CH_3 + OH = CH_3 . OH = \text{Methylalkohol},$$
$$C_2H_5 + OH = C_2H_4 . OH = \text{Äthylalkohol},$$
$$C_3H_7 + OH = C_3H_7 . OH = \text{Propylalkohol},$$
$$C_4H_9 + OH = C_4H_9 . OH = \text{Butylalkohol},$$
$$C_5H_{11} + OH = C_5H_{11} . OH = \text{Amylalkohol}.$$

Diese Reihe läßt sich natürlich weiter fortsetzen und liefert eine Reihe von vorkommenden Verbindungen, die uns aber weniger an gehen; dagegen sind uns der Methyl-, Äthyl- und Amylalkohol gute Bekannte, die wir im Geschäfte führen.

Aus den Alkoholen sowohl als den gesättigten Kohlenwasserstoffen lassen sich nun durch Vertritt, Oxydation und Zersetzung eine Unzahl von weiteren organischen Verbindungen ab leiten, von denen wir uns wenigstens die bekannteren in ihrem chemischen Aufbaue klar machen wollen.

Aus dem einfachsten Kohlenwasserstoff CH_4, Methan, erhalten wir durch Vertritt:

CH_2Cl_2	Dichlormethan	oder	Methylenchlorid,
$CHCl_3$	Trichlormethan	,,	Chloroform,
CHJ_3	Trijodmethan	,,	Jodoform,
$CHBr_3$	Tribrommethan	,,	Bromoform.

Aus dem Äthan, C_2H_6 erhalten wir durch Vertritt:

C_2H_6Cl Monochloräthan oder Äthylchlorid,
C_2H_6Br Monobromäthan „ Äthylbromid.

Von den Alkoholen abgeleitet besteht eine weitere große Gruppe von Verbindungen, die dadurch entstanden sind, daß den Alkoholen eine Molekel entzogen wurde; da die Alkohole jedoch nur eine Hydroxylgruppe OH enthalten, müssen zu diesem Zwecke zwei Molekeln zusammen treten. Diese Verbindungen, die also die Anhydride der Alkohole bilden, heißen Äther, z. B.:

$$2\ (C_2H_5 \,.\, OH) - H_2O = (C_2H_5)_2 \,.\, O$$
Äthylalkohol Äthyläther.

Die Darstellung dieser Verbindung, die meist auch Äther schlichtweg oder wegen der Darstellungsweise Schwefeläther genannt wird, geschieht folgendermaßen: es wird Äthylalkohol mit Schwefelsäure vermischt, wobei folgende Umsetzung erfolgt:

$$SO_2{<}^{OH}_{OH} + C_2H_5 \,.\, OH \quad = \quad SO_2 \,.\, {<}^{OC_2H_5}_{OH} + H_2O$$
Schwefelsäure + Äthylalkohol = Äthylschwefelsäure + Wasser.

Wenn dann diese Äthylschwefelsäure erhitzt und weiterer Äthylalkohol zugeführt wird, so versetzt sie sich, indem sich Schwefelsäure zurück bildet und Äthyläther entsteht:

$$SO_2{<}^{OC_2H_5}_{OH} + C_2H_5 \,.\, OH \quad = \quad SO_2{<}^{OH}_{OH} + (C_2H_5)_2 \,.\, O_2$$
Äthylschwefelsäure + Äthylalkohol = Schwefelsäure + Äthyläther.

Außer den einfachen Äthern gibt es auch noch zusammengesetzte, wenn außer der Schwefelsäure noch andere Säuren zur Überdampfung verwendet werden; diese zusammengesetzten Äther heißen Ester. Zu den bekanntesten Vertretern dieser Gruppe gehören der Essigäther und die Fruchtäther, die aus dem Amylalkohol durch Verwendung verschiedener Säuren (Schwefel-, Ameisen-, Essig-, Baldrian- und Buttersäuren) gewonnen werden.

Aus den Alkoholen lassen sich eine weitere Gruppe von Verbindungen ableiten, wenn ihnen nämlich zwei H-Atome, die zur Bildung des Alkoholradikals dienen, durch Oxydation entzogen werden; diese Verbindungen heißen Aldehyde, z. B.:

$$CH_4O + O \quad = \quad CH_2O + H_2O$$
Methylalkohol + Sauerstoff = Methylaldehyd + Wasser.

Bekannter ist der Äthyl- oder Acetaldehyd C_2H_4O oder $CH_3 \,.\, CHO$, der durch Spuren von Mineralsäuren in eine polymere Modifikation über geführt wird, indem drei Molekel zusammen treten ($C_2H_4O_3$); er bildet dann das als Schlafmittel bekannte Paraldehyd. Wird Methylalkohol über glühende Kupferspiralen geleitet, so entsteht das Formaldehyd CH_2O, dessen Lösung uns als Formalin bekannt ist und ein kräftiges Desinfektionsmittel bildet.

Die Aldehyde lassen sich ihrerseits sehr leicht durch Oxydation in eine weitere sehr wichtige Gruppe von organischen Verbindungen über führen, nämlich die Säuren und zwar entspricht jedem primären Alkohol ein Aldehyd und eine Säure mit der gleichen Zahl von C-Atomen. Den Übergang der verschiedenen Verbindungsstufen veranschaulichen wir uns am besten folgendermaßen:

CH_3	CH_3	CH_3	CH_3
|	|	|	|
CH_3	$H_2{=}C{-}CH$	$H{-}C{=}O$	$HO{-}C{=}O$
Äthan	Äthylalkohol	Äthylaldehyd	Essigsäure.

In allen organischen Säuren finden wir die Atomgruppe COOH, die allein weiter auch für die Salzbildung in Frage kommt; ist diese Gruppe nur einmal vorhanden, nennt man die Säuren einbasische, bei zweimal zweibasische und bei dreimaligem Auftreten dreibasische Säuren. Abgesehen davon unterscheiden sich die organischen Säuren nur durch die Atomgruppe CH_2 und bilden also ebenfalls eine homologe Reihe. Von den bekannteren einbasischen Säuren sind zu erwähnen:

$H \cdot COOH$	Ameisensäure,
$CH_3 \cdot COOH$	Essigsäure,
$C_3H_7 \cdot COOH$	Buttersäure,
$C_4H_9 \cdot COOH$	Baldriansäure,
$C_{15}H_{31} \cdot COOH$	Palmitinsäure,
$C_{17}H_{35} \cdot COOH$	Stearinsäure.

Von zweibasischen Säuren sind die bekanntesten:

$(COOH)_2$	Oxalsäure,
$C_2H_4\,(COOH)_2$	Bernsteinsäure,
$C_2H_3\,(HO)\,(COOH)_2$	Apfelsäure,
$C_2H_2\,(HO)_2\,(COOH)_2$	Weinsäure

und als bekannteste dreibasische Säure:

$C_3H_4\,(HO)\,(COOH)_3$ Zitronensäure.

Die mehrbasischen Säuren vermögen genau so wie die anorganischen Säuren neutrale und saure Salze zu bilden, von denen die Kaliumsalze der Oxal- und Weinsäure uns ja bekannt sind als Kaliumoxalat und Kaliumbioxalat (Kleesalz), Kaliumtartrat und Kaliumbitartrat (Cremortartari).

Den Abschluß der organischen Säuren wollen wir mit der Gruppe der sogen. Fettsäuren machen. Diese finden sich in allen tierischen und pflanzlichen Fetten und zwar stets an Glycerin gebunden vor. Das letztere hat die Formel $C_3H_8O_2$. Die wichtigsten

217. Fettsäuren sind die Stearin-, Palmitin-, Öl- und Buttersäure. Diejenigen Fette, die überwiegend Stearinsäure enthalten, sind bei gewöhnlicher Temperatur fest, während in den flüssigen Fetten der Gehalt an Ölsäure überwiegt. Der feste Talg stellt also in der Hauptsache ein stearinsaures Glycerin, die flüssigen fetten Öle wie Olivenöl, Erdnußöl, Mandelöl usw. dagegen ölsaures Glycerin dar. Zwecks Gewinnung der Stearinsäure, auch schlichtweg Stearin genannt, wird der Talg geschmolzen und mit Ätzkalk behandelt, wobei sich unter Abscheidung von Glycerin ein stearinsaures Kalcium bildet, das weiter durch Schwefelsäure in Kal-
436. ciumsulfat und Stearinsäure zersetzt wird. Die hierbei sich abscheidende Stearinsäure, die stets mit größeren oder kleineren Mengen Ölsäure durchsetzt ist, wird von dieser durch starke Abkühlung getrennt und als feste, feinkörnige Masse gewonnen. Die dabei als Nebenerzeugnis gewonnene Ölsäure, die natürlich stets noch gewisse Mengen Stearinsäure enthält, die sich in der Kälte als körnige Masse aus scheiden, führt daher auch den Namen Stearinöl. Beide Artikel finden weitgehende technische Verwendung, das Stearin besonders in der Kerzenfabrikation und die Ölsäure als beliebtes Metallputzmittel, da sie leicht Metalloxyde löst.

63. Die Kohlehydrate.

298. Wie wir gesehen haben, ist die Zahl der Verbindungen, die der Kohlenstoff mit dem Wasserstoff eingeht, eine außerordentlich große. Die Möglichkeit der Entstehung weiterer Verbindungen wächst natürlich noch mehr, wenn der Sauerstoff als drittes Element dabei beteiligt ist und verschiedene dieser aus den genannten drei Elementen aufgebauten Verbindungen haben wir ja bereits besprochen.

Die für uns bedeutungsvollsten sind jedoch diejenigen aus C, H und O bestehenden Verbindungen, die die Eigentümlichkeit haben, daß in ihnen H und O stets im Verhältnis von 2 : 1, also in demselben Verhältnisse vorhanden sind, wie beide Wasser bilden, weshalb man sie auch als Kohlehydrate bezeichnet hat. Zu dieser Gruppe gehören ein Teil der wichtigsten menschlichen Nahrungsmittel, wie Stärke (im Getreide und den Kartoffeln enthalten) und Zucker (im Zuckerrohr, den Zuckerrüben und zahlreichen Früchten enthalten), ferner die Cellulose (die Hauptmasse des pflanzlichen Körpers bildend) und die verschiedenen Gummiarten.

Wir haben bereits bei der Botanik gehört, daß die Pflanzen ihre C-haltige Nahrung in der Form von CO_2 durch die Spaltöffnungen der Blätter aus der Luft auf nehmen und diese unter Abscheidung von Sauerstoff mit Wasser unter dem Einflusse der Wärme, des Sonnenlichtes durch das Blattgrün (Chlorophyll) in zahllose Verbindungen über führen, von denen die genannten Kohlehydrate eine Hauptrolle spielen.

Die Stärke hat die chemische Formel $C_6H_{10}O_5$ und findet sich in den Früchten unserer Getreidearten und den Knollen und Wurzelstöcken vieler Pflanzen vor (z. B. Kartoffel, Pfeilwurzel u. a. m.). Ihre Gewinnung erfolgt durch Ausschlämmen aus den zerkleinerten Rohstoffen. Während die Stärke an sich im Wasser unlöslich ist und mit heißem Wasser behandelt nur aufquillt (Kleisterbildung), läßt sie sich durch geeignete Behandlung in eine Modifikation über führen, die zwar ihre chemische Eigenart nicht verändert, aber in Wasser leicht löslich ist, nämlich das sogen. Dextrin. Das geschieht durch einfaches Rösten der Stärke in eisernen Trommeln, oder durch Behandlung derselben mit verdünnten Säuren oder endlich durch Behandlung mit einer Malzabkochung. Das Malz wird aus der Gerste dadurch her gestellt, daß man dieselbe mit Wasser quellen läßt. Der im Gerstenkorn enthaltene Keimling beginnt dadurch seine Lebenstätigkeit, indem er aus dem Korn heraus wächst und das in der Gerste enthaltene Eiweiß in die sogen. Diastase um wandelt. Dieser eigenartige Stoff bewirkt dann die Umwandlung der Stärke in Zucker. Wenn dann durch schnelles Erhitzen der Keimprozeß unterbrochen wird, was auf sogen. Trockendarren geschieht, so gewinnen wir den als Malz bezeichneten Stoff, der weiter bei der Bierbrauerei seine wichtigste Rolle spielt, für uns aber auch als Malzextrakt ein bekanntes Heilmittel bildet.

Die Cellulose, die dieselbe chemische Formel $C_6H_{10}O_5$ hat wie die Stärke, ist uns als Holzfaser, Leinewand, Baumwolle und in zahlreichen anderen Formen bekannt. Die gereinigte und entfettete Baumwolle, Gossypium depuratum, stellt die chemisch reine Cellulose dar und wird daher auch zur Herstellung von Schießbaumwolle (Nitrocellulose) benutzt, deren Lösung in Äther (und etwas Spiritus) uns als Kollodium bekannt ist.

Die verschiedenen Gummiarten, deren hauptsächlichste Vertreter der Gummi arabicum und der Traganth sind, haben gleichfalls die Formel $C_6H_{10}O_5$ und werden von den Pflanzen aus Öffnungen der Rinde als schnell an der Luft erhärtender Saft ab geschieden.

64. Zucker und Alkohol.

Der wichtigste, zu den Kohlehydraten gehörige Stoff ist der Zucker. Während die besprochenen Kohlehydrate Stärke, Cellulose und Gummi die gemeinsame Formel $C_6H_{10}O_5$ in ihrer chemischen Zusammensetzung auf weisen, enthält der Zucker eine Molekel H_2O mehr, er hat also die Formel $C_6H_{12}O_6$. Zucker von dieser Zusammensetzung heißt Stärkezucker, weil er aus der Stärke durch Kochen mit verdünnten Säuren gewonnen werden kann. Natürlich findet er sich im Honig und den süßen Früchten, weshalb er auch Fruchtzucker genannt wird.

Eine etwas abweichende Zusammensetzung zeigt der für uns ungleich wichtigere Rohrzucker, der im Zuckerrohre, den Zuckerrüben und anderen Pflanzen vor kommt. Er hat die Formel $C_{12}H_{22}O_{11}$, wir können uns ihn also durch Zusammentritt zweier Molekeln Stärke-Zucker entstanden denken, denen eine Molekel H_2O entzogen ist. Durch Kochen mit verdünnten Säuren kann Rohrzucker in Stärkezucker über geführt werden und zwar durch Aufnahme einer Molekel H_2O:

$$C_{12}H_{22}O_{11} + H_2O = 2 \,.\, (C_6H_{12}O_6)$$
Rohrzucker + Wasser = Stärkezucker.

So geringfügig dieser Unterschied ist, bedingt er doch eine hochwichtige Abweichung beider Zuckerarten in ihrem Verhalten gegenüber gewissen kleinen pflanzlichen Gebilden, die uns als Hefepilze bekannt sind. Sobald solche Hefepilze, die ja auch fabrikmäßig in Hefefabriken gewonnen werden, mit einer Lösung von Stärkezucker zusammen kommen, geht sofort ein eigentümlicher Vorgang vor sich, den wir als Gärung bezeichnen. Die Hefepilze führen eine Zersetzung des Stärkezuckers herbei, der sich in Äthylalkohol (Spiritus)
298. und CO_2 umsetzt. Gärungsfähig sind Traubenzucker (Glykose), Fruchtzucker (Lävulose), Mannitzucker (Mannitose) und Laktose. Bedingend für den Eintritt der Gärung sind die Gegenwart von Wasser, Gärungserregern (Hefepilzen) und Wärme. Durch Desinfektionsmittel kann die Gärung verhindert werden. Die fabrikationsmäßige Darstellung des Äthylalkohols geschieht folgendermaßen:

Die stärkemehlhaltigen Rohstoffe (Getreide wie Roggen und Weizen) werden ein geweicht und dann zerquetscht und mit einem Malzauszuge versetzt, der Diastase enthält. Die Diastase wandelt das Stärkemehl in Maltose um. Nachdem dieser Vorgang beendet ist, welche ganze Tätigkeit man mit „Einmaischen" bezeichnet, wird der Maische Hefe zu gesetzt. Es tritt dann unter Erwärmung eine Zersetzung der Maltose oder des Malzzuckers ein, der unter Wasseraufnahme in Äthylalkohol und Kohlendioxyd zerfällt:

$$C_{12}H_{22}O_{11} + H_2O = 4\, C_2H_5OH + 4\, CO_2$$
Maltose + Wasser = Äthylalkohol + Kohlendioxyd.

424. In den Spiritusbrennereien, die hauptsächlich Kartoffeln verarbeiten, werden diese gekocht, zerstampft und mit Malz und Hefe behandelt oder es wird die Überführung der Stärke durch Kochen mit ver-
299. dünnter Schwefelsäure in Traubenzucker $C_6H_{12}O_6$ herbei geführt und dieser, der ebenfalls gärungsfähig ist, mit Hefe weiter behandelt.

Sobald die Umsetzung in Alkohol und Kohlendioxyd sich vollzogen hat, die Maische also gar geworden ist, wird sie in Destillierblasen gebracht und der Spiritus über gedampft. Dieser Rohspiritus, von den Brennern auch schlichtweg Alkohol genannt, ist stark verunreinigt, besonders durch Amylalkohol oder Fuselöl und wird dann in den Spritfabriken durch Rektifikation gereinigt. Er kommt dann als Sprit in einer Stärke von 95—96 Volumprocenten in den Handel. 425.
Die letzten Wasserprocente, die der Spiritus sehr hartnäckig fest hält, lassen sich nur durch nochmalige Rektifikation mit entwässertem Kupfersulfat entfernen, das das Wasser in der Destillierblase fest hält. Das übergehende Erzeugnis heißt dann absoluter Alkohol und enthält etwa 99%. Da er ungemein leicht Wasser an zieht, muß er sehr sorgfältig verschlossen auf bewahrt werden. Eine Prüfung auf etwaigen Wassergehalt geschieht sehr leicht dadurch, daß man ihn mit entwässertem Kupfersulfat zusammen bringt: ist Wasser zugegen, so färbt sich das weiße Cupr. sulfuric. sicc. blau.

Spiritus bildet eine leicht entzündliche, eigenartig riechende Flüssigkeit vom Stoff-Gew. 0,800; der Wassergehalt wird genau durch das entsprechend höhere Stoffgewicht an gezeigt und daher der Gehalt an Alkohol durch den Alkoholometer leicht bestimmt. Das amtliche Alkoholometer ist das Richtersche. Eigentümlich ist das Verhalten des Alkohols beim Vermischen mit Wasser. Es tritt dabei eine Erwärmung und eine Raumverminderung ein, welch letztere wahrscheinlich darauf beruht, daß die Alkohol- und Wassermolekeln verschiedene Größe haben, so daß sich die kleineren zwischen die größeren lagern. Eine fast stets zugleich eintretende Trübung beruht auf dem Entweichen der im Wasser immer enthaltenen Luftmengen.

65. Alkaloïde. Eiweißstoffe.

Wenn wir einen Schritt weiter tun und diejenigen organischen 301.
Verbindungen betrachten, die außer Kohlenstoff, Wasserstoff, Sauerstoff auch noch Stickstoff enthalten, so werden wir uns von vornherein sagen müssen, daß die Zahl dieser Verbindungen natürlich noch unendlich viel größer sein muß als alle bisher besprochenen. Wir wollen uns daher mit der Besprechung einer kleineren Anzahl der für den Drogisten wichtigsten Verbindungen bescheiden und hierbei auch von einer Erörterung der genaueren Zusammensetzung absehen.

Zu den bedeutsamsten Verbindungen, die sich aus den genannten vier Elementen auf bauen, gehören die Alkaloïde. Es sind das Verbindungen, die dem Ammoniak ähnlich sind und sich chemisch wie die Alkalien verhalten, d. h. mit Säuren Salze bilden können; daher rührt auch ihr Name. Es gehören zu dieser Gruppe die wirksamen, vielfach sehr giftigen Abscheidungsstoffe vieler Pflanzen, die z. T. in der Heilkunde eine hochwichtige Rolle spielen wie z. B. das Chinin der Chinarinde, das Morphin des Opiums, das Atropin der Tollkirsche (Atropa belladonna), das Strychnin der Krähenaugennüsse (Nux vomica) und zahlreiche andere mehr. Ihre Darstellung geschieht durch Ausziehen mit Weingeist oder Auskochen mit verdünnten Säuren, wobei sie bald als die entsprechenden Salze gewonnen werden. Die Alkaloïde gehören mit wenigen Ausnahmen zu der Abt. I der Gifte, sind fast ausnahmslos dem freien Verkehre entzogen und dürfen zumeist auch in den Apotheken nur gegen ärztliche Vorschrift ab gegeben werden.

Wenn wir noch einen Schritt weiter gehen und an die Verbindungen herantreten, die außer Kohlenstoff, Wasserstoff und Stickstoff auch noch Schwefel enthalten, so geraten wir, was die Zahl der Verbindungen anbetrifft, gewissermaßen ins Uferlose. Wir wollen daher auch hier nur einige der wichtigeren heraus greifen.

302. Die wichtigsten sind die sogen. Eiweißstoffe, zu denen bekanntlich unsere wichtigsten Nahrungsmittel, Fleisch, Eier u. a. m. gehören. Die Eiweißstoffe sind chemisch so überaus schwierig auf gebaut, daß ihre chemischen Formeln mit Sicherheit selbst bis heutigen Tages noch nicht fest gestellt sind; man weiß nur, daß ihre Molekeln eine ungewöhnlich große Zahl von Atomen — vermutlich über 1000 — auf weisen. Eiweißstoffe finden sich sowohl im tierischen wie im pflanzlichen Körper (Pflanzeneiweiß), im Blute, dem Pflanzensafte, den Samen usw. vor. Die wichtigsten Eiweißstoffe sind die Albumine (im Ei, dem Blutwasser und den Pflanzen), die Fibrine (im Blut und den Muskeln) und die Kaseïne (Tier- und Pflanzenkaseïn). In ihren Lösungen gerinnen die Eiweißstoffe beim Erhitzen. Kommen Eiweißstoffe als Nahrung in den Magen, so werden sie durch das aus der Magenwand sich absondernde Pepsin in lösliche Formen gebracht, die sogen. Peptone.

303. Derartige Stoffe wie Pepsin, die gewisse chemische Umsetzungen anderer Körper herbei führen, mit denen sie in Berührung kommen, nennt man Fermente; sie wirken zersetzend, ohne selbst zersetzt zu werden, d. h. sie sind nicht wirksam im gewöhnlichen chemischen Sinne. Zu solchen Fermenten zählt außer dem Pepsin auch das Emulsin der bitteren und süßen Mandeln, das aus dem Amygdalin der bitteren Mandeln auf Zusatz von Wasser Blausäure bildet, sowie das Myrosin im schwarzen Senf, das aus den myronsauren Salzen desselben auf Zusatz von Wasser ätherisches Senföl bildet. Die fermentierende Wirkung der Diastase im Malz haben wir bereits bei der Spiritusfabrikation kennen gelernt.

66. Die wichtigsten chemischen Präparate.

Nach den Anforderungen des

Fragebuches für die Gehilfen-Prüfung

des Deutschen Drogisten-Verbandes zusammengestellt.

Abkürzungen:

D. A. = in das Deutsche Arzneibuch aufgenommen.

G. I, II, III = in den Abteilungen I, II, III der Giftverordnung enthalten

Verz. B. = im Verzeichnis B der Kaiserl. Ver. betr. den Verkehr mit Arzneimitteln enthalten, daher im Kleinhandel außerhalb der Apotheken verboten

	Deutsche und lateinische Bezeichnung, Synonyma	Zusammensetzung, Darstellung, Vorkommen	Eigenschaften, Handelssorten, Erkennung	Verwendung, gesetzliche Bestimmungen
432.	**Acetonum** Aceton	C_3H_7O. Dimethylketon. Aus Calc. acetic. sicc. durch trockene Destillation gewonnen	wasserhelle, flüchtige Flüssigkeit (Siedepunkt 56⁰), mit Alkohol, Äther und Wasser mischbar, feuergefährlich	als Lösungsmittel für Fette, Harze, Kautschuk; in der Lackfabrikation, in der chemischen Industrie zur Herstellung von Chloroform und Jodoform.
434.	**Acetum** Essig, Speiseessig	in Essigfabriken durch Oxydation von verdünntem Äthylalhokol unter dem Einflusse von Essigbakterien gewonnen. Enthält Essigsäure ($C_2H_4O_2$) bis höchstens 12% (s. d.)	wasserhelle, säuerlich riechende Flüssigkeit. 1. Speiseessig, 3 bis 4%; 2. Weinessig, 5%; 3. Essigsprit, 8—12% Essigsäure. Feststellung des Säuregehaltes durch Titration mit Normalkalilauge. Estragonessig ist mit Ol. oder Herba Dracunculi aromatisiert	Verw. zu Speisezwecken, auch in der Kosmetik und Heilkunde. **D. A.**
435.	**Acetum pyrolignosum** Holzessig	Nebenerzeugnis bei der trockenen Destillation des Holzes. Enthält 5—9%, nach dem D. A. mindestens 6% Essigsäure	1. crud., braune, brenzlich riechende Flüssigkeit, die leicht schwarzen Holzteer absetzt; 2. rectificat., hellbraune bis gelbliche Flüssigkeit, ohne Bodensatz	Verw. zum Schnellräuchern, in der chem. Industrie zur Herstellung essigsaurer Salze und der Essigsäure und Essigessenz; med. als fäulniswidriges Mittel äußerlich angewendet. **D. A.**
434.	**Acidum aceticum** Essigsäure	$C_2H_4O_2$. Holzessig wird mit Natriumkarbonat neutralisiert und die Essigsäure durch Schwefelsäure aus dem gebildeten (wasserfreien) Natriumacetat ab geschieden und ab destilliert	wasserhelle stark sauer riechende Flüssigkeit vom Stoff-Gew. 1,060; ätzt die Haut. 1. Acid. acetic. glaciale, Eisessig enthält 96% und erstarrt bei 10⁰ zu einer festen, kristallinischen Masse. 2. Acid. acetic. dilut. enthält 30% Säure, Stoff-Gew. 1,040. 3. Essigessenz enthält 50 bis 90% Säure. Das Stoff-Gew. läßt keinen sicheren Rückschluß	Verw. 1. med. als Ätzmittel, in der Photographie, Färberei usw. **D. A.** 2. med. wie vorstehend, **D. A.** 3. zur Herstellung von Speiseessig im Haushalt. Nach dem Gesetze vom 14. 7. 1908 darf Essigessenz von über 15% in Mengen unter 2 Liter nur in länglichrunden, an der Breitseite gerippten Flaschen verkauft werden. Die Flaschen

		auf den Procentgehalt zu. Trockene Acetate entwickeln mit konc. Schwefelsäure stechend riechende Essigsäure.	müssen mit einem Stopfen versehen sein, der sich ohne Zerbrechen der Flasche nicht entfernen und in einer Minute nicht mehr als 50 ccm ausfließen läßt.
327. **Acidum arsenicosum** Arsenige Säure, weißer Arsenik	As_2C_3. Durch Verbrennung von Arsen oder arsenhaltigen Erzen gewonnen	weißes Pulver oder glasige, krustenartige, weiße Stücke, geruch- und fast geschmacklos. In Wasser schwer, in Alkohol wenig, in 10 T. Salmiakgeist löslich. Auf Kohle verbrannt entwickelt sich ein starker, knoblauchartiger Geruch. Aus Verbindungen wird As durch H_2S als gelbes Schwefelarsen, As_2S_3 nieder geschlagen	Verw. zur Herstellung grüner Farben (s. Arsengrün), als Konservierungsmittel für Tierbälge, zum Härten des Schrotes, med. wenig gegen Drüsenanschwellungen. **D. A., G. I.**
454. **Acidum benzoïcum** Benzoësäure	C_2H_5.COOH. Findet sich in vielen Harzen, besonders in der Benzoë, im Tolu- und Perubalsam. 1. Acid. benzoïc. subl. durch vorsichtige Sublimation der Siambenzoë gewonnen. Seidenglänzende, gelbliche Schuppen von angenehmem Geruche	2. Acid. benzoïc. e resina., v. h. p. durch Behandlung der Benzoï mit Kalkmilch und Zersetzung mittels Salzsäure dargestellt. Glänzend weiße, geruchlose Kristallnadeln. 3. Acid. benzoïc. arteficiale, durch chemische Behandlung des Toluols u. anderer Bestandteile des Gasteers gewonnen. Prüfung auf Zimtsäure s. Benzoë	Verw. 1. med. **D. A., Verz. B.;** 2. und 3. in der Anilinfarbenfabrikation, als Konservierungsmittel für Fette.
331. **Acidum boricum** Borsäure, Orthoborsäure	H_3BO_3. Kommt frei in manchen Mineralwässern und Wasserdämpfen, die aus der Erde strömen (Fumarolen) vor. Toskana, Volcano. Man leitet die Dämpfe in Wasserbassins und läßt nach dem Eindampfen aus-	farblose, glänzende Schuppen, sich fettig anfühlend, in 3 T. kochendem und 25 T. kaltem Wasser, sowie in Alkohol löslich. Die Lösung färbt Curcumapapier braun und brennt mit grüner Flamme	Verw. med. als Antiseptikum, zu Verbandstoffen, technisch als Konservierungsmittel, zu Glasuren, Emaillen usw. **D. A.**

	Deutsche und lateinische Bezeichnung, Synonyma	Zusammensetzung, Darstellung, Vorkommen	Eigenschaften, Handelssorten, Erkennung	Verwendung, gesetzliche Bestimmungen
		kristallisieren. Reinigung durch Umkristallisieren. Ferner gewinnt man Borsäure in Staßfurt aus Boracit oder Borokalcit durch Zersetzen mittels HCl		
449.	**Acidum carbolicum** Acidum phenylicum Karbolsäure, Phenol, Phenylhydroxyd	$C_6H_5(OH)$. Wird aus den zwischen 170—230° übergehenden Destillationsprodukten des Steinkohlenteers durch Neutralisation mit Kalilauge, Reinigen und Zersetzen mittels HCl gewonnen	1. Acid. carbolic. crud., 20 bis 100%ig, braune, durchdringend riechende Flüssigkeit, zumeist nur Kresole enthaltend; 2. Acid. carbolic. pur., weiße, kristallinische Masse, bei 30° schmelzend; 10 T. mit 1 T. Wasser versetzt ergibt die Acid. carbol. liquefact. Karbolsäure dehnt sich in der Kälte aus und zersprengt dann die Flaschen, Licht färbt sie leicht rötlich	Verw. 1. zur Desinfektion von Aborten usw., 2. zur antiseptischen Wundbehandlung als Carbolwasser, -salbe, -watte usw. Brandwunden von Karbolsäure sind mit Spiritus zu behandeln. Aqua carbolisata bis 3% nicht giftig. **D. A., G. III.**
404.	**Acidum chromicum** Chromsäure (anhydrid)	CrO_3. Anhydrid der Chromsäure (H_2CrO_4). Entsteht durch Zersetzung von Kaliumdichromat durch Schwefelsäure: $K_2Cr_2O_7 + H_2SO_4 = K_2SO_4 + 2\,CrO_3 + H_2O$	braunrote Kristallnadeln, leicht zerfließend, sehr gut vor Feuchtigkeit geschützt auf zu bewahren. Wirkt stark oxydierend. Durch $BaCl_2$ wird aus Chromsäurelösungen gelbes Baryumchromat, durch Silbernitrat rotes Silberchromat aus gefällt	Verw. med. gegen Fußschweiß, technisch zum Füllen von Elementen. **D. A., G. II.**
439.	**Acidum citricum** Citronensäure	$C_6H_8O_7$. Kommt im Safte der Citrone und vieler anderer saurer Früchte vor. Gewonnen durch	farblose, rhombische Kristalle mit 1 Mol. Kristallwasser von saurem Geschmack. Darf beim	Verw. zu Limonaden und sauren Genußmitteln, in der Zeugdruckerei. **D. A.**

		Neutralisation von Succus Citri mit Ätzkalk und Zersetzen des Kalciumcitrats mit Schwefelsäure	Verbrennen keinen Karamelgeruch entwickeln	
433.	**Acidum formicicum** Ameisensäure	CO_2H_2. Findet sich in den Ameisen und vielen stechenden Insekten. Dargestellt durch Erhitzen von Glycerin mit Oxalsäure	wasserhelle, stechend riechende Flüssigkeit vom Stoff-Gew. 1,064; enthält etwa 25% Ameisensäure	Verw. med. zu Einreibungen (Spiritus Formicar. 5%ig) und als Konservierungsmittel. **D. A.**
457.	**Acidum gallicum** Gallussäure	$C_7H_6O_5 + H_2O$. Dargestellt durch Erhitzen von Acid. tannic. mit verdünnten Säuren	weiße, feine Kristallnadeln, in heißem Wasser, Alkohol und Äther löslich. Gut vor Licht geschützt auf zu bewahren	Verw. in der Lichtbildnerei als reducierendes Mittel, med. als Adstringens. **D. A.**
308.	**Acidum hydrochloricum** Acidum muriaticum Salzsäure	HCl. Dargestellt aus Natriumchlorid durch Zersetzung mittels Schwefelsäure: $2\ NaCl + H_2SO_4 = Na_2SO_4 + 2\ HCl$ als farbloses Gas, das leicht vom Wasser auf genommen wird	1. Acid. hydrochloric. crud., rauchende, gelblich bis grünliche Flüssigkeit mit etwa 30—33% HCl; Stoff-Gew. 1,158. 2. Acid. hydrochl. pur., farblose, rauchende Flüssigkeit mit 25% HCl, aus der rohen Salzsäure durch wiederholte Rektifikation gewonnen. — HCl gibt mit Silbernitratlösung weißen, käsigen Niederschlag von AgCl	Verw. 1. zu vielen technischen Zwecken, zum Löten usw., 2. zur Herstellung chemischer Präparate, in der Analyse, med. als appetitanregendes Mittel (in Pepsinwein usw.). **D. A., G. III**, bis 15% HCl nicht giftig, arsenhaltige dagegen **G. I.** Nachweis des Arsengehaltes s. S. 320.
311.	**Acidum hydrofluoricum** Flußsäure	HF. Dargestellt durch Zersetzung von Kalciumfluorid (Flußspat) mit Schwefelsäure: $CaF_2 + H_2SO_4 = CaSO_4) + 2HF$ als farbloses, rauchendes Gas	in wässeriger Lösung (35%) farblose, rauchende, Glas ätzende Flüssigkeit, Stoff-Gew. 1,150. Kann nur in Gummi- oder Guttaperchaflaschen auf bewahrt werden. Greift die Atmungsorgane und Schleimhäute sehr heftig an, daher größte Vorsicht!	Verw. zum Ätzen des Glases. **G. I.**

	Deutsche und lateinische Bezeichnung, Synonyma	Zusammensetzung, Darstellung, Vorkommen	Eigenschaften, Handelssorten, Erkennung	Verwendung, gesetzliche Bestimmungen
322.	**Acidum nitricum** Salpetersäure, Scheidewasser	HNO_3. Gewonnen durch Zersetzung von Natronsalpeter mittels Schwefelsäure: $2\ NaNO_3 + H_2SO_4 = Na_2SO_4 + 2HNO_3$. Durch nochmalige Destillation gewinnt man die chemisch reine Salpetersäure. Der Name Scheidewasser stammt daher, daß es Silber löst, Gold aber nicht, dadurch also beide Metalle scheidet. — Identitätsnachweis s. S. 215.	1. Acid. nitric. crud., schwach gefärbte, erstickend riechende Flüssigkeit vom Stoff-Gew. 1,380—1,400 g meist mit HCl und NO_2 verunreinigt, wovon es durch vorsichtiges Erwärmen befreit wird (gebleichte Salpetersäure). Einfaches Scheidewasser hat etwa 25^0 Bé, doppeltes 40^0 Bé (61—65%). 2. Acid. nitric. pur., wasserhelle Flüssigkeit von 25% und Stoff-Gew. 1,150. — Beide stark ätzend und organische Stoffe zersetzend	1. Verw. in der Metallurgie und Technik, als Beizmittel. 2. In der Chemie, zur Herstellung von Nitraten, med. nur wenig äußerlich als Ätzmittel (gegen Hühnerwarzen usw.), als Oxydationsmittel. Salpetersäure darf, wenn verschüttet, nicht mit Sägespähnen auf genommen werden, sondern mit Schlämmkreide. **D. A., G. III.**
323.	**Acidum nitricum fumans** Rauchende Salpetersäure	Gemisch von Salpetersäure und Stickstoffdioxyd, durch Anwendung starker Hitze (220^0) bei der Destillation gewonnen, wodurch die gebildete Salpetersäure z. T. zersetzt wird: $2\ HNO_3 = NO_2 + HO_2 + O$	rotbraune, braune Dämpfe (NO_2) ausstoßende Flüssigkeit vom Stoff-Gew. 1,480—1,500. Die Dämpfe sind höchst giftig, daher ist ein Einatmen sorgfältig zu vermeiden (Gegenmittel: Einatmen von Salmiakgeist)	Verw. in der Metallurgie als starkes Beizmittel. **G. III.**
436.	**Acidum oleïnicum** Ölsäure, Stearinöl	$C_{17}H_{34}O_2$. Findet sich als Glycerid in den meisten Fetten, hauptsächlich den nicht trocknenden Ölen. Sie wird bei der Stearinfabrikation als Nebenerzeugnis gewonnen, enthält aber noch Stearin, das sich in der Kälte ab scheidet, daher der Name Stearinöl	dicke, braune Flüssigkeit, bei 4^0 erstarrend von eigenartig unangenehmem Geruche	Verw. als beliebtes Mittel zum Putzen von Metallen, zu Putzpomade usw.

437. **Acidum oxalicum** Oxalsäure, Zuckersäure	$C_2H_2O_4$. Kommt als Kaliumbioxalat im Sauerklee vor. Dargestellt durch Schmelzen von Sägemehl (Cellulose) mit Natronlauge; das gebildete Natriumoxalat wird gelöst, mit Kalkmilch als Kalciumoxalat aus gefällt, dieses mit H_2SO_4 zersetzt und die sich bildende Oxalsäure von dem unlöslichen Kalciumsulfat getrennt und ein gedampft	farblose, nadelförmige Kristalle, in heißem Wasser leicht, in kaltem schwer löslich. Der Name Zuckersäure stammt daher, daß man früher statt Cellulose Zucker zur Darstellung verwandte. — Gibt mit Kalkmilch unlöslichen Niederschlag von Kalciumoxalat, daher auch Kalkmilch und Kreide als Gegenmittel bei Vergiftungen gebraucht wird	Verw. in der Zeugdruckerei, als Metallputzmittel (Surrogat dafür, ein Gemisch von Alaun und Weinsäure), chem. rein im Laboratorium zu Untersuchungen. **G. II.**
326. **Acidum phosphoricum** Phosphorsäure, (Orthophosphorsäure)	H_3PO_4. Kommt in der Natur meist als Kalciumphosphat in den Knochen vor. Darstellung der gewöhnlichen Phosphorsäure durch Zersetzung von Knochenasche mit Schwefelsäure: $Ca_3(PO_4)_2 + H_2SO_4 = 3\,CaSO_4 + 2\,H_3PO_4$; der chem. reinen durch Erhitzen von (amorphem) Phosphor mit Salpetersäure: $3\,HNO_3 + P = H_3PO_4 + NO_2 + NO$; durch Verdampfen wird die überschüssige HNO_3, $NO_2 + NO$ entfernt	wasserhelle Flüssigkeit, geruchlos, stark sauer schmelzend. Die chem. reine Ph. enthält 25% und hat ein Stoff-Gew. von 1,154. — Acid. phosphoric. glaciale ist Metaphosphorsäure und wird durch andauerndes Erhitzen der gewöhnlichen Orthophosphorsäure gewonnen: $H_3PO_4 = HPO_3 + H_2O$. Glasige Stangen, hygroskopisch, verwandelt sich unter H_2O-Aufnahme in H_3PO_4	Verw. in der Mineralwasserfabrikation, med. zu säuerlichen Mixturen. Die Prüfung auf Arsengehalt s. S. 320; Identitätsnachweis S. 215. **D. A.**
450. **Acidum picronitricum** Pikrinsäure (Trinitrophenol)	$C_6H_2(NO_2)_3OH$. Gewonnen als Enderzeugnis der Einwirkung von koncentr. Salpetersäure auf viele organische Substanzen wie Harze, Wolle, Leder u. a. m.	kleine, gelbe, schuppenförmige Kristalle von stark bitterem Geschmacke. In 25 T. heißem Wasser, Weingeist, Chloroform, Benzin löslich. Zählt zu den Explosivstoffen beim Eisenbahn- und Postversand	Verw. in der Färberei, zum Färben von Genußmitteln und kosmetischen Mitteln verboten, ebenso für Umhüllungen derselben. Darf, weil ein Sprengstoff, ohne polizeiliche Erlaubnis nicht gehandelt werden. **G. III.**

	Deutsche und lateinische Bezeichnung, Synonyma	Zusammensetzung, Darstellung, Vorkommen	Eigenschaften, Handelssorten, Erkennung	Verwendung, gesetzliche Bestimmungen
457.	**Acidum pyrogallicum** Pyrogallussäure, Pyrogallol	$C_6H_3(OH)_3$. Durch Erhitzen der Gallussäure (s. d.) gewonnen	weiße, nadelförmige Kristalle; nimmt energisch O auf und wirkt daher reduzierend. Vor Licht geschützt aufzubewahren	Verw. in der Lichtbildnerei.
456.	**Acidum salicylicum** Salicylsäure (Oxybenzoësäure)	$C_6H_4OH . COOH$. Findet sich in verschiedenen Spiraeaarten und im Wintergreenöl. Gewonnen durch Behandlung von Phenolnatrium unter Abkühlung und Druck mit CO_2, Erhitzung des gebildeten phenolkohlensauren Natriums, wodurch es in Natriumsalicylat übergeht, aus dem die Salicylsäure durch Mineralsäuren frei gemacht wird	weiße, nadelförmige Kristalle, in kaltem Wasser schwer, in Alkohol und Äther leicht löslich. Wird durch Ferrisalze violett gefärbt	Verw. als gärungs- und fäulniswidriges Mittel zum Konservieren von Früchten, med. als antiseptisches Mittel (Salicyltalg und -streupulver freigegeben), zu Hühneraugenkollodium, Salicylwatte usw. **D. A.**
436.	**Acidum stearinicum** Stearinsäure, Stearin	$C_3H_5(C_{18}H_{35}O_2)_3$. Darstellung durch Verseifung von Fetten mit Kalkmilch (Kalkseife) und Zersetzen mit Salz- oder Schwefelsäure; oder Behandeln von Fetten mit 10 bis 12⁰/₀ Schwefelsäure; die sich bildenden Sulfosäuren zerfallen durch längeres Kochen in Schwefelsäure und Fettsäuren; oder durch Spaltung der Fette durch überhitzten Wasserdampf in Fettsäuren und Glycerin	weiße, körnige Masse, bei 69⁰ schmelzend; enthält meist noch etwas Ölsäure	Verw. in der Kerzenfabrikation, zu Salben, Pomaden, Stärkeglanz und vielen technischen Präparaten.

318. 319. 320. 321.	**Acidum sulfuricum** Schwefelsäure	H_2SO_4. Kommt frei nur sehr selten in einigen vulkanischen Quellen, häufig dagegen als Kalciumsulfat (Gipsspat), auch als Baryumsulfat (Schwerspat) Natrium-, Magnesium- und Strontiumsulfat vor. Darstellung durch Rösten von Schwefel oder Schwefelerzen und Einleiten der gebildeten SO_2 in Bleikammern, wo sie mit Wasserdämpfen und Salpetersäure zusammentritt; die Salpetersäure oxydiert die SO_2 zu Schwefelsäure. Die gebildete sogen. Kammersäure hat etwa 60%; sie wird in Bleipfannen auf 80% und durch stärkeres Erhitzen in Platinpfannen auf 92—94% koncentriert	1. Acid. sulfuric. crud. wasserhelle oder schwach gefärbte, stark ätzende Flüssigkeit vom Stoff-Gew. 1,830. Sehr hygroskopisch. Beim Verdünnen (Acid. sulfuric. dilut. 1 : 5) muß die Schwefelsäure in dünnem Strahle in das Wasser eingetragen werden, da hierbei eine starke Erhitzung eintritt, weil das Wasser chemisch gebunden wird. 2. Acid. sulfuric. pur., durch Destillation der rohen Säure gewonnen; Stoff-Gew. 1,840. — Schwefelsäure und wasserlösliche Sulfate geben mit Baryumchloridlösung weißen Niederschlag von Baryumsulfat	1. Verw. zu vielen technischen Zwecken zum Putzen von Metallen usw. 2. In der Chemie und zur Herstellung von chemisch reinen Sulfaten. **D. A., G. III,** bis 15% nicht giftig, arsenhaltige **G. I.** Den Nachweis des Arsengehaltes s. S. 320.
316.	**Acidum sulfuricum anhydricum** Schwefelsäureanhydrit, Schwefeltrioxyd	SO_3. Gewonnen durch Oxydation von SO_2 mittels platinierten Asbests (Kontaktverfahren)	kleine, weiße Kristallnadeln, sehr phygroskoisch, mit H_2O Schwefelsäure bildend	Verw. zur Herstellung von Schwefelsäure. **G. III.**
317.	**Acidum sulfuricum fumans** Rauchende Schwefelsäure, Vitriolöl, Nordhäuser Schwefelsäure	$H_2S_2O_7$. Gewonnen durch Erhitzen von entwässertem Ferrosulfat und Einleiten des gebildeten SO_3 in Schwefelsäure: $6\ FeSO_4 + 3\ O =$ $2\ Fe_2(SO_4)_3 + Fe_2O_3$; $Fe_2(SO_4)_3 = Fe_2O_3 + 3\ SO_3$; oder durch Lösen von SO_3 in $H_2SO_4 = H_2S_2O_7$	rauchende, bräunliche, in der Kälte erstarrende (daher Vorsicht!) Flüssigkeit. Stark ätzend, Stoff-Gew. 1,860 bis 1,890	Verw. zu techn. Zwecken. **G. III.**

	Deutsche und lateinische Bezeichnung, Synonyma	Zusammensetzung, Darstellung, Vorkommen	Eigenschaften, Handelssorten, Erkennung	Verwendung, gesetzliche Bestimmungen
315.	**Acidum sulfurosum** Schwefelige Säure	H_2SO_3. Gewonnen durch Verbrennen von Schwefel oder Rösten von Schwefelerzen und Einleiten des gebildeten Schwefeldioxyds in Wasser: $SO_2 + H_2O = H_2SO_3$	farblose, rauchende, stechend riechende Flüssigkeit von stark saurem Geschmacke. Nicht giftig im Sinne der Giftverordnung; oxydiert aber an der Luft zu Schwefelsäure	Verw. zum Bleichen von Wolle und Seide, zum Auswaschen von Bierfässern, Konservieren von zuckerhaltigen Früchten usw.
457.	**Acidum tannicum** Gerbsäure, Tannin	findet sich hauptsächlich in den Galläpfeln, Eichenrinde usw. Dargestellt durch Extraktion von Galläpfeln mit Äther	gelblichgraues Pulver von herb zusammenziehendem Geschmacke, in Wasser und Weingeist löslich	Verw. med. als adstringierendes Mittel, in der Tintenfabrikation, Gerberei, als Beizmittel für Anilinfarbe usw. **D. A.**
438.	**Acidum tartaricum** Weinsäure, Weinsteinsäure	$C_2H_2(OH)_2(COOH)_2$ findet sich im Safte vieler Früchte. Gewonnen aus dem Weinstein (s. d.): dieser wird durch Zusatz von Kalciumkarbonat und Kalciumchlorid in Kalciumtartrat übergeführt und dieses mit Schwefelsäure zersetzt, wobei sich Kalciumsulfat und Weinsäure bildet	farblose, prismatische, große Kristalle, leicht in Wasser (1 T.) und Alkohol (3 T.) löslich. Verbrennt unter Entwickelung von Karamelgeruch (Unterschied von Citronensäure); gibt mit Kalkwasser weißen Niederschlag von Kalciumtartrat (Citronensäure nicht). Verunreinigungen mit H_2SO_4 weist man durch Baryumchlorid, mit Blei durch H_2S nach	Verw. zur Darstellung von Tartraten, hauptsächlich zu Brausepulver und Limonadepulver, in der Färberei und Zeugdruckerei. **D. A.**
411.	**Aerugo** Grünspan, basisch essigsaures Kupfer	gewonnen, indem man Kupferplatten in Weintrester packt und diese gären läßt, oder mit essiggetränkten Lappen umwickelt. Es bildet sich allmählich Grünspan als Überzug, der ab gekratzt und in Kugelform (in globulis) gebracht wird	bläulich grüne Kugeln, etwas größer wie Billardkugeln	Verw. in der Zeugdruckerei und zur Herstellung des neutralen Kupferacetats (s. d.), med. nur wenig. **G. III.**

429.	**Aether** Aether sulfuricus, Schwefeläther	$(C_2H_5)_2$. Gewonnen durch Erhitzen von koncentrierter Schwefelsäure mit Äthylalkohol (s. d.)	wasserhelle, sehr flüchtige, betäubend riechende Flüssigkeit vom Stoff-Gew. 0,720. Feuergefährlich!	Verw. med. zur Narkose, als Spir. aether. freigegeben, technisch zum Lösen von Harzen usw. **D. A.**
440.	**Aether aceticus** Essigäther	$CH_3CCOC_2H_5$. Gewonnen durch Destillation von Natr. acetic. sicc. mit Schwefelsäure und Äthylalkohol	wasserhelle, flüchtige, angenehm erfrischend riechende, brennbare Flüssigkeit vom Stoff-Gew. 0,900. Feuergefährlich! Vor Licht zu schützen, da er sonst leicht sauer wird (Rötung von Lackmuspapier); Entsäuerung durch Schütteln mit Natriumkarbonatlösung und Absetzenlassen	Verw. als Belebungsmittel äußerlich, zu Fruchtäthern, Essenzen usw. **D. A.**
441.	**Aether fructuum** Fruchtäther	es sind die Amylester verschiedener Säuren wie Acid. sulfuric., acetic., formicic., butyric. valerianic. Darstellung durch Behandlung von Amylalkohol mit den betreffenden Säuren	stark nach Früchten riechende Flüssigkeiten, aus denen man durch Mischungen und Zusatz äther. Öle zahlreiche Fruchtgerüche gewinnt	Verw. in der Bonbonfabrikation, zu Essenzen usw., Amyl. acetic. zur Herstellung von Zaponlacken.
215.	**Aether Petrolei** Petroleumäther	leichtestes Destillationserzeugnis bei der fraktionierten Destillation des Rohpetroleums	wasserhelle, sehr flüchtige Flüssigkeit vom Stoff-Gew. 0,640 bis 0,670. Feuergefährlich!	Verw. med. zu Einreibungen, technisch zum Lösen von Fetten (Extraktionsverfahren).
	Alcohol absolutus Alkohol	s. Spiritus	—	—
427.	**Alcohol amylicus** Amylalkohol, Fuselöl	$C_5H_{11}OH$. Nebenerzeugnis bei bei der Spiritusraffinerie, durch fraktionierte Destillation gewonnen	farblose Flüssigkeit, stark lichtbrechend von eigenartigem Geruche. Siedepunkt 132°. Wirkt giftig	Verw. zur Darstellung von Fruchtäthern (s. d.).

	Deutsche und lateinische Bezeichnung, Synonyma	Zusammensetzung, Darstellung, Vorkommen	Eigenschaften, Handelssorten, Erkennung	Verwendung, gesetzliche Bestimmungen
423. 752.	**Alcohol methylicus** Holzgeist	CH_3OH. Gewonnen durch fraktionierte Destillation des rohen Holzessigs	farblose, flüchtige, leicht entzündliche Flüssigkeit von eigenartigem Geruch und brennendem Geschmack. Feuergefährlich!	Verw. zur Herstellung von Formalin, in der Lackfabrikation, als Denaturierungsmittel für Spiritus und als Brennmaterial für Taschenfeuerzeuge. **Zur Herstellung von Arzneimitteln, Genußmitteln und kosmetischen Mitteln verboten!**
409.	**Alumen chromicum** Chromalaun	$CrK(SO_4)_2 + 12\ H_2O$. Doppelsalz von Chromsulfat und Kaliumsulfat	dunkelviolette Kristalle, in Wasser leicht löslich	Verw. in der Färberei und Photographie.
410.	**Alumen kalinum** Kalialaun	$AlK(SO_4)_2 + 12\ H_2O$. Doppelsalz von Aluminium- und Kaliumsulfat. Reaktion sauer, Geschmack zusammenziehend. Für die Färberei muß es eisenfrei sein	farblose, große Kristalle (Oktaeder), in 10 T. Wasser löslich, durch gestörte Kristallisation auch in Form von Kristallmehl; Alumen ustum durch Erhitzen als poröse Stücke gewonnen. Röm. Alaun ist ein natürl. kubischer, basischer, meist durch Eisen rot gefärbter Alaun	Verw. in der Färberei und Lichtbildnerei, med. als Ätzmittel gegen wildes Fleisch, zum Blutstillen kleiner Schnittwunden usw. Alum. ust. auch zum Klären von Spirituosen. **D. A.**
409.	**Alumen ammoniatum** Ammoniakalaun	$AlNH_4(SO_4)_2 + 12\ HO_2$. Doppelsalz wie Kalialaun	—	Verw. wie Kalialaun in der Färberei und Lichtbildnerei.
409.	**Alumen natronatum** Natronalaun	$AlNa(SO_4)_2 + 12\ H_2O$. Doppelsalz wie Kalialaun	—	(wie oben)
388.	**Alumen plumosum** Federalaun, Asbest	natürlich vorkommendes Mineral, aus Kalcium- und Magnesiumsilikat bestehend. Amerika, Verein. Staaten	weiße, feine Fasern, gegen Säuren und Feuer unempfindlich; sehr schlechter Wärmeleiter	Verw. zu feuerfesten Geweben, Pappe, Schnur usw., zum Filtern von Säuren und Laugen, zum Dichten von Dampfleitungen.

368. **Ammonium carbonicum** Sal volatile, Ammoniumkarbonat, Hirschhornsalz	$NH_4HCO_3 + NH_4NH_2CO_2$. Gewonnen durch Sublimation von Kalciumkarbonat und Ammoniumsulfat oder -chlorid. Es stellt ein Gemisch von Ammoniumkarbonat und karbaminsaurem Ammonium dar	harte, kristallinische Massen, in 5 T. Wasser löslich, von erstickendem Geruche. Bei Luftzutritt zerfällt es unter Verlust von NH_3 und CO_2 zu einem weißen Pulver: Ammoniumbikarbonat (NHH_4CO_3). In dicht schließenden Blechbüchsen trocken und kühl aufzubewahren. Muß sich erhitzt ohne Rückstand verflüchtigen	Verw. zum Treiben des Kuchenteiges und bei der Analyse. **D. A.**
366. **Ammonium chloratum** Salmiaksalz, Ammoniumchlorid	NH_4Cl. Erhalten durch Neutralisation des im Gaswaschwasser enthaltenen Ammoniaks mit HCl, Eindampfen, Auskristallisieren und Reinigung durch Knochenkohle. Der sublimierte Salmiak durch Sublimation von 2 NaCl mit $(NH_4)_2SO_4 := 2\ NH_4Cl + Na_2SO_4$	weiße, kleine Kristalle oder (subl.) kristallinische Massen, in Wasser leicht löslich. Muß sich ohne Rückstand verflüchtigen. Entwickelt mit Kalilauge starken Geruch nach NH_3; durch Silbernitrat wird Silberchlorid als weißer Niederschlag aus gefällt	Verw. zum Löten, zur Herstellung elektr. Elementfüllungen, med. als hustenlösendes Mittel (Salmiakpastillen freigegeben). **D. A.**
367. **Ammonium sulfo-cyanatum** Ammon. rhodanat. Rhodanammonium	$CNS(NH_4)$. Gewonnen durch Erwärmen von Schwefelkohlenstoff mit alkoholischem Ammoniak	kleine prismatische sehr hygroskopische Kristalle. Gibt mit Ferrisalzen blutrote Färbung	Verw. in der Lichtbildnerei zu Tonfixierbädern, auch als Reagens, nicht giftig.
369. **Aqua Calcariae** Kalkwasser	$Ca(OH)_2$. Gebrannter Kalk wird mit Wasser übergossen und das entstehende Pulver mit Wasser geschüttelt, der erste Aufguß, weil meist unrein, weg gegossen und dann mit Wasser stehen gelassen	wasserhelle Flüssigkeit, etwa 1 : 600 $Ca(OH)_2$ enthaltend, durch Luftzutritt sich trübend (Bildung von Kalciumkarbonat)	Verw. als knochenbildendes Mittel. **D. A.**

	Deutsche und lateinische Bezeichnung, Synonyma	Zusammensetzung, Darstellung, Vorkommen	Eigenschaften, Handelssorten, Erkennung	Verwendung, gesetzliche Bestimmungen
304.	**Aqua destillata** Destilliertes Wasser	H_2O. Durch Destillation aus reinem Fluß- oder Brunnenwasser gewonnen	klare Flüssigkeit. Darf mit keinem Reagens eine Reaktion zeigen	Verw. zur Analyse, in der Selterfabrikation usw. **D. A.**
324.	**Aqua regis** Acidum chloronitrosum, Königswasser	Gemisch von 1 T. Salpetersäure mit 2—3 T. Salzsäure	schwach gefärbte Flüssigkeit, sehr stark ätzend	Verw. zur Herstellung von Chloriden, besonders Gold- und Platinchlorid. **G. III.**
426.	**Arrak**	Gärungs- und Destillationserzeugnis von Reis, oft unter Zusatze von Palmensaft	wasserhelle, aromatisch riechende Flüssigkeit	Verw. als Genußmittel.
417.	**Argentum nitricum** Silbernitrat, Höllenstein	$AgNO_3$. Gewonnen durch Lösen von Silber in Salpetersäure und Auskristallisieren; wird auch mit Kaliumnitrat zusammengeschmolzen, da es dann fester wird	rhombische, flache, farblose Kristalle oder geschmolzen dünne Stangen (in bacillis), auf dem Bruch strahlig kristallinisch, von glasigem Aussehen; mit Kaliumnitrat zusammengeschmolzen sind die Stangen weiß (porcellanartig) und von muscheligem Bruch. Aus Silbernitratlösung wird durch HCl oder lösliche Chloride weißes Silberchlorid aus geschieden, das sich in überschüssigem Ammoniak löst	Verw. in der Analyse und Lichtbildnerei, med. als Ätzmittel (zum Beseitigen von Hühnerwurzeln als Kosmetikum erlaubt) sonst als Ätzstifte verboten. **D. A., G. III.**
426.	**Armagnac**	Weindestillat	blaßgelbliche Flüssigkeit von eigenartigem Geruche. 60 bis 70% Alkohol	Verw. als Genußmittel.

516.	**Arsengrün**[1] Schweinfurter-, Altonaer-, Braunschweiger- usw. Grün (Kupriacetoarsenit)	Verbindung von arsenigsaurem und essigsaurem Kupfer. Entwickelt, auf Holzkohle geglüht, einen intensiven Knoblauchgeruch	prachtvoll grüne, aber nur mäßig deckende Farbe. Bei der Verwendung als Ungeziefermittel darf es nur mit einer wasserlösl. grünen Farbe vermischt feil gehalten und verkauft werden, außerdem ist in diesem Falle stets (auch wenn der Käufer zuverlässig ist) ein Erlaubnisschein ein zu fordern	Verw. als Farbe, aber nur für Gegenstände erlaubt, die ständig der frischen Luft ausgesetzt sind, wie Schiffskörper, Ladenschilder usw.; zum Färben von Stoffen, Gebrauchsgegenständen, Nahrungsmitteln, kosmetischen Mitteln verboten. **G. I.**
418.	**Auro-natrium chloratum** Goldsalz, Chlorgoldnatrium	Au $NaCl_4 + 2\ H_2O$. Doppelsalz von Gold- und Natriumchlorid	goldgelbe, kleine Kristalle, in Wasser leicht löslich, hygroskopisch	Verw. in der Lichtbildnerei und Porcellanmalerei. **G. III.**
418.	**Aurum chloratum** Goldchlorid	Au Cl_3. Das Goldchlorid des Handels, durch Auflösen von Gold in Königswasser gewonnen, enthält außerdem noch HCl und Wasser in verschiedenen Mengen	1. Aur. chlorat. flav. mit 49% Gold und 4 Mol. Wasser; 2. Aur. chlorat. fusc. mit 59% Gold und 2 Mol. Wasser. Sehr hygroskopisch, in zugeschmolzenen Glasröhrchen auf zu bewahren	Verw. in der Lichtbildnerei zum Tonen der Bilder. Identitätsnachweis s. S. 212. **G. III.**
380.	**Baryum carbonicum** Baryumkarbonat	$BaCO_3$. Kommt natürlich als Witherit vor. Dargestellt durch Fällung löslicher Baryumsalze mittels Natriumkarbonats	weißes, schweres, in Wasser fast unlösliches Pulver. Entwickelt mit verdünnten Säuren CO_2. Durch H_2SO_4 und Sulfate wird aus Baryumsalzen weißes Baryumsulfat aus gefällt	Verw. als Mäusevertilgungsmittel (Barytpillen) und zur Herstellung anderer Baryumsalze. **G. III.**
381.	**Baryum nitricum** Baryumnitrat	$Ba(NO_3)_2$. Durch Zersetzung des natürlichen Baryumkarbonats mit Salpetersäure gewonnen	weißes Kristallmehl, in Wasser löslich, die Flamme grün färbend. Identitätsnachweis wie vorher	Verw. hauptsächlich in der Feuerwerkerei zur Herstellung grüner Flammen, weniger in der Tierarzneikunde.

[1]) Da im Farbenhandel für diese Farbe über 40 verschiedene Namen vor kommen, dürfte die Bezeichnung „Arsengrün" am einfachsten und unzweideutigsten sein.

	Deutsche und lateinische Bezeichnung, Synonyma	Zusammensetzung, Darstellung, Vorkommen	Eigenschaften, Handelssorten, Erkennung	Verwendung, gesetzliche Bestimmungen
379.	**Baryum peroxydatum** Baryumsuperoxyd	BaO_2. Bildet sich beim Erhitzen von BaO an der Luft über 350°; bei weiterem Erhitzen über 700° gibt es den O wieder ab	weißes, unlösliches Pulver	Verw. zur Herstellung von H_2O_2 (s. d.). **G. III.**
489.	**Baryum sulfuricum** Baryumsulfat, Schwerspat, Barytweiß, Permanentweiß, Blanc fix	$BaSO_4$. Findet sich als natürlicher Schwerspat. Gewonnen durch Zersetzung löslicher Baryumsalze mittels Schwefelsäure oder Sulfaten	schweres weißes, völlig unlösliches Pulver, daher auch nicht giftig	Verw. als weiße Farbe (von geringer Deckkraft) und zum Verfälschen schwerer anderer Farben
448.	**Benzinum Petrolei** Benzin, Petroleumbenzin	Destillationserzeugnis bei der fraktionierten Destillation des Rohpetroleums, das bei 50 bis 75° übergeht	wasserhelle, flüchtige Flüssigkeit von eigenartigem Geruch, Stoff-Gew. 0,670—0,710. Feuergefährlich!	Verw. als Fleckenreinigungsmittel, zum Lösen von Harzen, Verfälschen des Terpentinöls, als Extraktionsmittel usw. **D. A.**
448.	**Benzolum**	C_6H_6. Destillationserzeugnis bei der fraktionierten Destillation des Rohpetroleums und aus Steinkohlenteer gewonnen	wasserhelle, stark lichtbrechende Flüssigkeit vom Stoff-Gew. 0,870—0,880. Feuergefährlich! Entwickelt mit Salpetersäure einen Bittermandelgeruch (Nitrobenzol); verbrennt mit rußender Flamme (Benzin nicht)	Verw. zum Lösen von Kautschuk und Harzen, zur Herstellung von Nitrobenzol (Mirbanöl) usw.
508.	**Berliner Blau** Pariser Blau	$\overset{III}{Fe_4}(\overset{II}{Fe}C_6N_6)_3$. Ferri-Ferrocyanid. Dargestellt, indem angesäuerte Ferrosulfatlösung mit Ferrocyankaliumlösung versetzt wird, wobei weißes oder blaßblaues FerroFerrocyanid ausgefällt wird. Dasselbe wird ausgewaschen und feucht an der Luft zu Ferri-Ferrocyanid oxydiert	schöne, tiefblaue Farbe, meist in kleinen Stücken, die, mit dem Fingernagel geritzt, ebenso kupferfarbigen Glanz zeigen wie Indigo	Verw. zum Färben und in der Ölmalerei, hier aber nicht verwendbar auf Kalkuntergrund.

330.	**Bismuthum subnitricum** Magisterium Bismuthi Wismuthsubnitrat, basisch salpetersaures Wismuth	$Bi(OH_2)NO_3 . BiO(NO_3)_3$. Entsteht beim Mischen von koncentrierter Wismuthnitratlösung mit 25 T. kochenden Wassers	weißes, schweres, kristallinisches Pulver, in Wasser unlöslich	Verw. med. gegen Magenleiden, Brandwunden, kosmetisch zu feinsten Schminken. **D. A.**
496.	**Bolus alba** Argilla alba Weiße Tonerde	$H_2Al_2(SO_4)_2 + H_2O$. Natürlich vorkommendes Aluminiumsilikat	sich fettig anfühlende Stücke, roter Bolus durch Eisenoxyd gefärbt	Verw. zum Entfernen von Fettflecken in Kugelform zum Streichen von Militärlederzeug. **D. A.**
310.	**Bromum** Brom	Br. Element, zu den Halogenen gehörig, kommt frei nicht vor, nur in Form von Bromiden. Gewonnen durch Abscheidung aus den Staßfurter Abraumsalzen mittels Cl	rotbraune, ebensolche Dämpfe ausstoßende Flüssigkeit vom Stoff-Gew. 3,180. Sehr gut verschlossen aufzubewahren, da die Dämpfe höchst giftig sind; Gegenmittel Salmiakgeist	Verw. zur Herstellung von Bromsalzen, für sich als sehr kräftiges Desinfektionsmittel (Viehställe bei Tierseuchen). **D. A., G. II.**
375.	**Calcaria chlorata** C. hypochlorosa Chlorkalk	$Ca(ClO)_2 + CaCl_2$. Gewonnen durch Einleiten von Chlorgas bei nicht über 25^0 Wärme in gelöschten, pulverförmigen Kalk Gemenge von Kalciumhypochlorit und Kalciumchlorid, mit wechselnden Mengen von Kalciumhydroxyd	trockenes, stark nach Cl riechendes Pulver, hygroskopisch; trocken vor Licht geschützt aufzubewahren. Gehalt an aktivem Cl (nicht das in $CaCl_2$ enthaltene) 25—36%	Verw. als Bleich- und Desinfektionsmittel; mit Terpentinöl gemischt explosiv; der Geruch an den Händen ist durch Waschen mit Senfmehl entfernbar. **D. A.**
369. 370.	**Calcaria usta** Gebrannter Kalk Ätzkalk	CaO. Gewonnen durch Glühen von natürlichem Kalkstein Kalciumkarbonat: $CaCO_3 = Ca + CO_2$	weiße bis graue, poröse Stücke, mit Wasser zu einem feinen Pulver, Kalciumhydroxyd, zerfallend. Wiener Kalk, Calcaria vienense, ist aus sandfreiem Kalkstein hergestelltes CaO, Stücke von rein weißer Farbe bildend. Gut verschlossen aufzubewahren	Verw. zu gelöschtem Kalk, mit Sand als Mauermörtel, Wiener Kalk zum Putzen von Metallen, zur Herstellung von Kalkwasser zur Bindung von CO_2. **D. A.**

	Deutsche und lateinische Bezeichnung, Synonyma	Zusammensetzung, Darstellung, Vorkommen	Eigenschaften, Handelssorten, Erkennung	Verwendung, gesetzliche Bestimmungen
378.	**Calcium bisulfurosum** Kalciumbisulfat	$CaH_2(SO_3)_2$. Gewonnen durch Einleiten von SO_2 in Kalkmilch bis zur völligen Sättigung	farblose, sauer schmeckende Flüssigkeit, nach SO_2 riechend	Verw. zum Bleichen, Reinigung von Fässern usw. statt schwefliger Säure.
373.	**Calciumcarbid.**	CaC_2. Dargestellt durch Erhitzen eines Gemisches von Kalciumkarbonat und Kohle mittels starker elektrischer Ströme bis auf etwa 3000^0	graue, schwere Stücke, sehr hygroskopisch, daher gut verschlossen, am besten unter Petroleum, aufzubewahren. Bildet mit Wasser zersetzt das Acetylengas: $CaC_2 + 2\ H_2O = Ca(OH)_2 + C_2H_2$	Verw. zur Herstellung von Acetylengas, C_2H_2.
374.	**Calcium carbonicum praecipitatum** Kalciumkarbonat, gefällter kohlensaurer Kalk	$CaCO_3$. Dargestellt durch Zersetzung von Kalciumchlorid mit Natriumkarbonat: $CaCl_2 + Na_2CO_3 = CaCO_3 + 2\ NaCl$	feines, weißes Pulver, in Wasser unlöslich, in verdünnten Säuren unter CO_2-entwickelung leicht löslich	Verw. zu Zahnpulvern, med. als Mittel gegen Säurebildung. **D. A.**
371.	**Calcium chloratum** Kalciumchlorid, Chlorkalcium	$CaCl_2$. Gewonnen als Nebenerzeugnis bei vielen chemischen Vorgängen	1. Calc. chlor. crist., farblose Kristalle mit 6 Mol. H_2O; 2. C. chlor. sicc., bis zur Trockne eingedampft als krümeliges Pulver; 3. C. chlor. fus., bis zum Schmelzen erhitzt und auf Platten ausgegossen und in Stücke zerschlagen. Alle 3 Sorten sind sehr hygroskopisch	Verw. wegen der großen Begier, Feuchtigkeit auf zu nehmen, zum Austrocknen von feuchten Räumen, Entwässern von Gasen chemischen Präparaten usw. Das C. chlor. crist. dient zu Kältemischungen und in der Mineralwasserfabrikation. Identitätsnachweis s. S. 212, 214.
372.	**Calcium fluoratum** Kalciumfluorid, Flußspat	CaF_2. Natürlich vorkommendes Mineral	derbe oder kristallinische Stücke	Verw. zum Erleichtern des Schmelzprocesses bei metallurgischen Arbeiten und in der Hochofenindustrie, daher der Name Flußspat; zur Herstellung der Flußsäure (s. d.).

376.	**Calcium phosphoricum** Kalciumphosphat, phosphorsaurer Kalk	$CaHPO_4 + 2 H_2O$. Bildet den Hauptbestandteil der menschlichen und tierischen Knochen. Chem. rein gewonnen durch Zersetzung von Kalciumchlorid mit neutralem Natriumphosphat: $Na_2HPO_4 + CaCl_2 = CaHPO_4 + 2 NaCl$	1. C. phosph. crud. besteht aus weiß gebrannten und gemahlenen Knochen, weißgraues Pulver; 2. C. phosph. pur. bildet ein weißes, feines Pulver. In Wasser unlöslich	Verw. 1. als Düngemittel und bei der Viehfütterung; 2. med. als knochenbildendes Mittel bei Skrofulose usw. **D. A.**
377.	**Calcium sulfuricum ustum** Gebrannter Gips, Kalciumsulfat	$CaSO_4 + 2 H_2O$. Kommt als Gipsstein natürlich vor, in kristallinischen Massen als Alabaster (beste Sorte). Durch Erhitzen auf 120° verliert der Gips $1^1/_2$ Moleküle Kristallwasser; $2 CaSO_4 + H_2O$	weißes Pulver, mit Wasser zu einem Brei angerührt, nimmt er das verloren gegangene Kristallwasser wieder auf und erhärtet; ist aber durch Erhitzen auf über 160° alles Kristallwasser verloren gegangen, so erhärtet er nicht mehr, er heißt dann totgebrannt	Verw. zum Befestigen von Haken usw., zu Gipsfiguren, zu Gipsbinden. **D. A.**
497.	**Caput mortuum** Colcothar vitrioli Totenkopf	unreines Ferrioxyd (Fe_2O_3), Rückstand bei der Herstellung der rauchenden Schwefelsäure (s. d.)	durch Glühen mit Kochsalz gewinnt man verschiedene Farbtöne	Verw. als Wasserfarbe.
622.	**Carbolineum**	Abfallstoff bei der fraktionierten Destillation des Steinkohlenteers, verschiedene Kohlenwasserstoffe, Anthracen und Phenol enthaltend	braunschwarze, unangenehm riechende Flüssigkeit	Verw. zum Anstreichen und Imprägnieren des Holzes gegen Fäulnis.
519.	**Carbo Tiliae** Lindenkohle, Holzkohle	durch Verkohlen von Holz in Kohlenmeilern gewonnen	leichtes schwarzes Pulver	Verw. zum Filtern von Flüssigkeiten, zu schwarzem Zahnpulver.
333.	**Carboneum sulfuratum** Alcohol sulfuris, Schwefelkohlenstoff,	CS_2. Gewonnen durch Überleiten von Schwefeldämpfen über glühende Kohlen und Auffangen der Dämpfe unter Wasser	farblose, stark lichtbrechende Flüssigkeit vom Stoff-Gewichte 1,280; flüchtig und feuergefährlich!	Verw. als Lösungsmittel für Kautschuk und Harze, zum Vertilgen von Mäusen und ähnl. **G. III.**

Nr.	Deutsche und lateinische Bezeichnung, Synonyma	Zusammensetzung, Darstellung, Vorkommen	Eigenschaften, Handelssorten, Erkennung	Verwendung, gesetzliche Bestimmungen
421.	**Carboneum tetrachloratum** Tetrachlorkohlenstoff, Benzinoform	CCl_4. Gewonnen durch Einleiten von Cl in Schwefelkohlenstoff und andere Kohlenwasserstoffe	farblose, leicht bewegliche und flüchtige Flüssigkeit vom Stoff-Gew. 1,630. Nicht brennbar und nicht explosiv	Verw. als Fleckenreinigungsmittel an Stelle des feuergefährlichen Benzins, zum Lösen von Fetten und Harzen, auch als Feuerlöschmittel.
239.	**Ceresinum** Ceresin	feste Kohlenwasserstoffverbindungen, aus dem Ozokerit oder Erdwachs durch Abdestillieren der flüssigen Bestandteile gewonnen	feste, körnige, weiße bis gelbe Massen, von verschiedenem Schmelzpunkte, nicht verseifbar	Verw. zu Kerzen, Bohnermasse, Pomaden usw.
482. 483. 484.	**Cerussa** Bleiweiß, basisches Bleikarbonat	$2\,(PbCO_3) + Pb(OH)_2$. Gewonnen durch: 1. Behandlung von Bleiplatten mit Pferdemist, Essigsäure und Luft, wobei sich allmählich Bleiweiß bildet (holländische Methode); 2. Behandlung von Bleiplatten mit CO_2 und Essigsäure (deutsche Methode); 3. Lösung von Bleiglätte in Essigsäure und Ausfällen mit CO_2 (englische Methode); 4. Ausfällung von Bleiessig mit CO_2 (französische Methode)	weißes, weiches, schweres Pulver oder Stücke, in Salpetersäure und kochender Kalilauge löslich (sonst mit Schwerspat oder Zinkweiß verfälscht). Um angeriebenes Bleiweiß zu prüfen, wird der Firnis zuvor durch Schütteln mit Benzin entfernt. Farbe von sehr großer Deckkraft, da der Firnis sich z. T. verseift. — Beste Sorte Cremser Weiß. Die Bleiweißanstriche dunkeln oft nach, da sich unter Aufnahme von H_2S aus der Luft schwarzes Bleisulfid bildet	Verw. in der Ölmalerei, jedoch verboten zum Anstreichen von Gebrauchsgegenständen, Umhüllungen von Genußmitteln, Kinderspielzeug, zu kosmetischen Mitteln. Wegen der Giftigkeit nimmt der Verbrauch mehr und mehr ab, in Frankreich ist die Fabrikation von B. überhaupt verboten. **G. III.** Sogen. giftfreies Bleiweiß ist Bleisulfat, gehört aber ebenfalls zu **G. III.**
485.	**China Clay** Kaolin, Porcellanerde, Pfeifenton	natürliches Aluminiumsilikat, durch Schlämmen gereinigt	weißlichgraues Pulver	Verw. in der Tapetendruckerei u. Glanzpapierfabrikation, auch zum Verfälschen heller Farben

462.	**Chininum** Chinin	aus der Chinarinde (s. d.) gewonnen	kommt als Ch. sulfuric. und hydrochloric. in den Handel	Verw. als starkes Fiebermittel, besonders gegen Malaria. **D. A. Verz. B.**
431.	**Chloratum hydratum** Chloralhydrat	$CCl_3 . CH(OH)_2$. Gewonnen durch Einleiten von Chlor in Äthylalkohol und Destillieren des erhaltenen Chloralalkoholats mit Schwefelsäure. Das entstehende Chloral ergibt mit wenig Wasser Chloralhydrat	farblose, durchsichtige, nicht zusammenklebende Kristalle von eigenartigem Geruche und brennendem Geschmacke, leicht in Wasser, Weingeist und Äther löslich. Ergibt mit Natronlauge Chloroform	Verw. med. als Schlafmittel, technisch in der Lichtbildnere und Mikroskopie, als Lösungsmittel für Harze, Stärke usw. **D. A., G. II, Verz. B.**
420.	**Chloroformium** Chloroform, Trichlormethan	$CHCl_3$. Durch Destillation von Chlorkalk mit Äthylalkohol oder Aceton gewonnen	farblose, flüchtige Flüssigkeit von eigenartig süßlichem Geruch und süßlich brennendem Geschmack in Weingeist, Äther, Fetten und äther. Ölen leicht löslich; Stoff-Gew. 1,485, Siedepunkt 60—62°. Vor Licht geschützt, gut verschlossen an kühlen Orten aufzubewahren	Verw. med. als Hypnotikum und zu Einreibungen, technisch zum Lösen von Kautschuk, Guttapercha, Harzen, zum Reinigen von Ölgemälden usw. **D. A., G. II, Verz. B.**
	Chlorum s. S. 174.			
491.	**Chromgelb** Bleichromat	$PbCrO_4$. Dargestellt durch Zersetzung von Bleiacetatlösung mittels Kaliumchromat. Je nachdem basisches oder neutrales Bleiacetat und andrerseits die Kaliumchromatlösung mit Schwefelsäure versetzt ist oder nicht, erhält man hellere oder dunklere Sorten	schöne, gelbe Farbe, rein in Salpetersäure löslich, sonst mit Schwerspat verfälscht	Verw. in der Ölmalerei. **G. III.**

	Deutsche und lateinische Bezeichnung, Synonyma	Zusammensetzung, Darstellung, Vorkommen	Eigenschaften, Handelssorten, Erkennung	Verwendung, gesetzliche Bestimmungen
512.	**Chromgrün**	Cr_2O_3. Echtes Chromgrün entsteht durch Glühen von CrO_3 oder $Cr(OH)_3$. — Unechtes Chromgrün, auch Ölgrün genannt, ist ein Gemisch von Chromgelb mit Berliner Blau, oft mit Schwerspat verfälscht	amorphes, grünes Pulver, in Säuren fast unlöslich. Sehr dauerhafte, schwere grüne Farbe	Verw. in der Kunst- und Procellanmalerei, nicht giftig. Verw. in der Ölmalerei. Unechtes Chromgrün. **G. III.**
507.	**Chromrot** Zinnoberersatz, Chromzinnober	$PbO . PbCrO_4$ ist basisches Bleichromat, gewonnen durch Schmelzen von Bleichromat mit Salpeter, oder durch Behandlung von Bleichromat mit wenig Kalilauge	schön rotes Pulver, in Salpetersäure löslich, sonst mit Schwerspat verfälscht	Verw. in der Ölmalerei. **G. III.**
507.	**Cinnabaris** Zinnober, Schwefelquecksilber	HgS. Kommt natürlich als Bergzinnober vor. Künstlich schöner hergestellt durch Ausfällen von Quecksilbersalzlösungen mittels H_2S und Kochen des gebildeten schwarzen HgS mit Schwefelalkalilösung oder Sublimation des schwarzen HgS und Zerreiben, wobei sich ein scharlachrotes Pulver bildet	schweres, prachtvoll scharlachrotes Pulver. Chinesischer Zinnober enthält 1% Schwefelantimon; beste Marke Vermillon. Auf freien Schwefel prüft man durch Anfeuchten mit Wasser und Bringen auf eine blanke Kupferplatte; Z. darf keinen schwarzen Fleck darauf bilden. — Z. darf nicht mit bleihaltigen Farben oder Firnis gemischt werden	Verw. in der Ölmalerei. Nicht giftig.
426.	**Cognac** Spiritus e vino	Weindestillat von etwa 60 bis 70% Alcoholgehalt	blaßgelbliche Flüssigkeit von eigenartigem Geruche und Geschmacke. Prüfung auf ersteren durch Einträufeln in heißes	enthält besonders Önanthäther. Cognacverschnitt muß als solcher im Handel bezeichnet werden; mindestens 10% seines

			Wasser, wodurch Beimengungen sich durch den Geruch verraten	Alcoholgehaltes müssen aus reinem Weindestillate bestehen. Das Ursprungsland muß auf den Flaschen angegeben sein. **D. A.;** nach diesem soll der Alcoholgehalt 38% sein.
464.	**Colla** Gluten animale, Leim	aus den Hautabfällen und Knochen der Tiere durch Auskochen gewonnen; die Masse wird in Tafeln geschnitten und auf Netzen getrocknet. Nebenerzeugnisse: phosphorsaurer Kalk und Knochenfett (zur Seifenfabrikation)	in Wasser aufquellend und damit gekocht als bester Klebstoff verwendet. I Lederleim, II Knochenleim. Weißer Leim ist mit Zinkweiß oder Schwerspat versetzt. Flüssiger Leim wird dargestellt, indem dicke Leimlösungen mit etwas Salpetersäure oder Essigsäure erhitzt werden	Chromleim, Leimlösung mit etwas Kaliumdichromat versetzt, wird bei Sonnenlicht unlöslich und daher zum Kleben wasserdichter Beutel verwendet. Gelatine s. d. Die Prüfung geschieht durch praktische Versuche.
446.	**Collodium**	dargestellt durch Auflösen von 1 T. Kollodiumwolle in 3 T. Weingeist und 21 T. Äther	farblose, nur wenig trübe, ölige Flüssigkeit, stark nach Äther riechend, feuergefährlich!	Verw. med. zum Schließen kleiner Wunden, auch in der Lichtbildnerei. **D. A.**
466.	**Creolin**	Kresolseifenlösung, aus Steinkohlenteer gewonnen	schwarzbraune, unangenehm riechende Flüssigkeit, in Wasser trübe löslich	Verw. als Desinfektionsmittel, besonders in der Tierarzneipraxis. Ist in den meisten Bundesstaaten für nicht giftig erklärt worden.
486.	**Creta alba** Schlämmkreide	$CaCO_3$. Natürliches Kalciumkarbonat, häufig mit Silikaten usw. verunreinigt. Reinigung durch wiederholtes Schlämmen. Vorkommen auf der Insel Rügen, in Dänemark und vielen anderen Orten	weißes Pulver oder Stücke. Handelssorten: Rügmer, dänische und Champagnerkreide	Verw. in der Wassermalerei, zu Fensterkitt, zum Verfälschen leichter Farben.

	Deutsche und lateinische Bezeichnung, Synonyma	Zusammensetzung, Darstellung, Vorkommen	Eigenschaften, Handelssorten, Erkennung	Verwendung, gesetzliche Bestimmungen
458.	**Cumarin**	$C_9H_6O_2$. Riechstoff der Tonkobohne des Waldmeisters, Ruchgrases, Weichselrohrs, Steinklees	weiße, kleine Kristalle, von kräftigem Geruche, in Alkohol und fetten Ölen löslich. Jetzt fast nur noch künstlich aus Salicylaldehyd hergestellt	Verw. in der Parfümerie (frisch Heugeruch).
411.	**Cuprum aceticum cristallisatum** Kristall. Grünspan	neutrales Kupferacetat. Durch Auflösen des basischen (Ärugo) in Essigsäure gewonnen	dunkelgrüne Kristalle	Verw. in der Färberei und Zeugdruckerei. **G. III.**
412.	**Cuprum sulfuricum** Kupfervitriol	$CuSO_4 + 5\ H_2O$. Durch Rösten von Kupferkies (Schwefelkupfer) und Auslaugen der Schmelze gewonnen; chem. rein durch Auflösen von Cu in Schwefelsäure	dunkelblaue, in Wasser leicht lösliche Kristalle, an der Luft verwitternd, meist durch Eisen verunreinigt. Salzburger Vitriol oder Doppelvitriol (Doppelalder) wird aus Grubenwässern gewonnen und enthält größere Mengen von Eisenvitriol	Verw. in der Färberei, der Galvanoplastik, zum Einkalken (Beizen) des Saatgetreides, med. als Ätzmittel (Ätzstifte). **D. A., G. III.**
307.	**Eau de Javelle** Fleckwasser, Natriumhypochloritlösung	gewonnen durch Vermischen einer Lösung von Natrium- oder Kaliumkarbonat mit angerührtem Chlorkalk. Durch Einleiten von Chlorgas in Wasser gewinnt man Chlorwasser, Aqua chlorata (D. A.), das nicht damit zu verwechseln ist	wenig gefärbte, oft trübe Flüssigkeit von starkem Chlorgeruch. Vor Licht geschützt kühl aufzubewahren	Verw. als Fleckenreinigungs- und Bleichmittel.
518.	**Ebur ustum** Elfenbeinschwarz, Spodium	gebrannte Knochenkohle	tiefschwarzes Pulver. Frankfurter Schwarz ist eine geringere Sorte	Verw. in der Malerei, Frankfurter Schwarz auch in der Wichsefabrikation.

498.	**Eisenmennige**	unreines, bis 30% Beimengungen enthaltendes Ferrioxyd	rotes Pulver	Verw. in der Wasser- und Ölmalerei, zu Eisenanstrichen.
498.	**Englisch Rot** Königsrot, Kaiserrot usw.	Ferrioxydhaltige Tonerdefarben durch Glühen mancher Ockersorten erhalten	rotes Pulver	Verw. in der Wasser- und Ölmalerei.
401.	**Ferrum citricum ammoniatum** Citronensaures Eisenoxydammoniak	Doppelsalz von Ferricitrat und Ammoniumnitrat	glänzend braune Blättchen, in Wasser leicht löslich. Darf mit Ferricyankalium keine Blaufärbung geben (Ferrosalz). Die Lösung ist vor Licht geschützt aufzubewahren	Verw. in der Lichtbildnerei, seltener in der Heilkunde als blutbildendes Mittel. **Verz. B.**
399. 288.	**Ferrum sulfuratum** Schwefeleisen, Ferrosulfid	FeS. Durch Zusammenschmelzen von Eisenpulver mit Schwefel gewonnen	schwarze, schwere, amorphe Stücke, mit verd. Salz- oder Schwefelsäure H_2S entwickelnd	Verw. zur H_2S-entwickelung bei der Analyse; Schwermetalle werden als Sulfide aus gefällt.
402.	**Ferrum sulfuricum** Eisenvitriol, Ferrosulfat, Kupferwasser	$FeSO_4 + 7\ H_2O$. Roher E. gewonnen durch Rösten von Schwefelkies und Auslaugen der Schmelze; chem. reiner durch Auflösen von Fe in Schwefelsäure	roher E. bildet große, grüne Kristalle, chem. reiner kleinere blaßgrüne Kristalle oder ein Kristallmehl, wenn er aus der wässerigen Lösung durch Alkohol präcipitiert wird. Roher E. ist meist durch Cu verunreinigt, das sich auf einer in eine angesäuerte Ferrosulfatlösung getauchten Messerklinge nieder schlägt	Verw. roher in der Tintenfabrikation, Färberei und Druckerei, als Desinfektionsmittel, chem. reiner in der Chemie und Heilkunde. Aufbewahrung in kühlen Kellern. **D. A.** Ferr. sulf. sicc. **Verz. B.**
430.	**Formaldehyd solutus** Formaldehydlösung, Formalin	CH_2O. Dargestellt durch Überleiten von Dämpfen von Methylalkohol und Luft über glühende Spiralen von Platin oder Kupfer	farblose, stechend riechende, wässerige Flüssigkeit, 35 (D. A.) bei 40% Formaldehyd neben wechselnden Mengen Methylalkohol enthaltend; Stoff-Gew. 1,080. Vor Licht geschützt auf zu bewahren	Verw. zur Desinfektion von Krankenzimmern. **D. A.**; nach dem D. A. giftig, nach der Giftverordnung nicht.

	Deutsche und lateinische Bezeichnung, Synonyma	Zusammensetzung, Darstellung, Vorkommen	Eigenschaften, Handelssorten, Erkennung	Verwendung, gesetzliche Bestimmungen
518.	**Fuligo** Kienruß	durch unvollständige Verbrennung von Kohle sich bildend. Ruß wird durch wiederholtes Glühen in abgeschlossenen Retorten von anhängenden Teerbestandteilen befreit (gebrannt)	schwarzes, sehr leichtes und lockeres Pulver; Lampenruß wird durch unvollständige Verbrennung von Petroleum und Fetten gewonnen.	Verw. in der Malerei. Lampenruß zu Tuschen; die feinste chinesische Tusche wird aus Kampferruß her gestellt.
464.	**Gelatina** Gelatine	durch Knochenkohle entfärbter und gereinigter Leim, in dünnen Tafeln auf Netzen getrocknet	in Wasser aufquellend und sich lösend; alba und rubra	zu Speisezwecken (Gelées), Hektografenmasse, Gelatinekapseln, technischen Präparaten. **D. A.**
428.	**Glycerinum** Glycerin, Ölsüß	$C_3H_5(OH)_3$. Gewonnen als Nebenerzeugnis bei der Seifendarstellung, zumeist bei der Stearinherstellung. Das rohe Glycerin ist oft kalkhaltig und dann für die Seifenbereitung unverwendbar; für Gasuhren muß es säurefrei sein; als Einreibung darf es nur verdünnt, nicht in koncentriertem Zustande verwendet werden, um Entzündungen der Haut zu vermeiden	roh eine braune, übelriechende Flüssigkeit, die durch wiederholtes Filtrieren über Knochenkohle und Rektifikation gereinigt wird. Glycerin pur. ist wasserhell, dickflüssig, von süßem Geschmacke, Stoff-Gew. 1,225—1,235. In Wasser, Weingeist und Ätherweingeist klar löslich, unlöslich in Äther, Chloroform und fetten Ölen; wird nach Graden Beaumé gehandelt	Verw. med. zu Salben und Einreibungen gegen aufgesprungene Haut, techn. zu Hektografenmasse, Glycerinseifen, Buchdruckerwalzmassen und zur Herstellung von Nitroglycerin. **D. A.**
332.	**Graphit** Plumbago, Wasserblei	unverbrennliche Modifikation der Kohle, natürlich in großen Lagern vorkommend: Ceylon, Sibirien, Kalifornien, Böhmen und Passau	schwarzgraues, abfärbendes Pulver, unverbrennbar	Verw. zu Ofenschwärze, Maschinenschmieren, Passauer Schmelztiegeln usw.

453.	**Guajacolum**	$C_6H_4 . COH_3 . OH$. Hauptbestandteil des Holzkreosots. Es ist Brenzkatechin-Monomethyläther	farblose, lichtbrechende Flüssigkeit von eigenartigem Geruch, in Wasser wenig, leicht in Alkohol und Äther löslich	Verw. als Antiseptikum, in der Lichtbildnerei als Entwickler.
458.	**Heliotropin**	$C_8H_6O_3$. Umsetzungserzeugnis des im Pfeffer enthaltenen Piperins. Meist aus Safrol (Bestandteil des Kampferöls) gewonnen	kleine, weiße Kristallnadeln von kräftigem Heliotropgeruch, in Alkohol leicht löslich	Verw. in der Parfümerie.
413. 416. 615.	**Hydrargyrum** Quecksilber	Hg. Kommt gediegen nur in kleinen Mengen, zumeist als Zinnober, HgS vor: Almaden (Spanien), Idria, Kalifornien. Dargestellt durch Rösten des HgS: $HgS + 2\,O = Hg + SO_2$ oder Erhitzen des natürlichen HgS mit Kalciumoxyd und Eisen, wobei sich CaS und FeS bildet, während das Hg über destilliert	silberglänzende, leicht bewegliche Flüssigkeit vom Stoff-Gew. 13,560. Verunreinigungen wie metall. Blei, Zinn u. a. m. werden durch Schütteln mit kalter Salpetersäure entfernt. Diese verraten sich durch Bildung grauer Häutchen auf dem Quecksilber. Hg ist nicht giftig, dagegen die Dämpfe eingeatmet sehr; daher größte Vorsicht beim Abwiegen, nicht verschütten, nicht ohne Trichter füllen, Schale unterstellen!	Verw. zumeist zu physikalischen und chemischen Instrumenten, zur Herstellung der Quecksilbersalze, zu Ungeziefersalbe, med. als graue Salbe gegen Syphilis. Amalgame sind Legierungen von Hg mit Zn, Sn, Cu, Cd u. a. m., die zu Spiegelbelägen, Reibkissen für Elektrisiermaschinen und Zahnplomben verwendet werden. **D. A.**
414.	**Hydrargyrum bichloratum** Quecksilberchlorid, Quecksilbersublimat, Merkurichlorid	$HgCl_2$. Dargestellt durch Auflösen von Hg in Königswasser und Eindampfen oder durch Erhitzen von NaCl mit Quecksilbersulfat: $2\,NaCl + HgSO_4 = HgCl_2 + Na_2SO_4$ als Sublimat	kristallinische weiße Massen oder Pulver, in Wasser, Alkohol und Äther löslich. Mit gleichen Teilen Kochsalz bildet $HgCl_2$ ein beständiges, neutrales Doppelsalz, das rot gefärbt zur Herstellung der Sublimatpastillen dient, die in ein mit Totenkopf versehenes Papier einzeln verpackt sein müssen	Verw. als kräftigstes Antiseptikum, und Desinfektionsmittel, zum Imprägnieren von Holz gegen Fäulnis. **D. A., G. I.** In der Giftverordnung fehlt bei den Quecksilberpräparaten der Zusatz: „und ihre Zubereitungen“.

	Deutsche und lateinische Bezeichnung, Synonyma	Zusammensetzung, Darstellung, Vorkommen	Eigenschaften, Handelssorten, Erkennung	Verwendung, gesetzliche Bestimmungen
415.	**Hydrargyrum bijodatum rubrum** Quecksilberjodid Merkurijodid	HgJ_2. Gewonnen durch Fällen von Quecksilberchlorid mit Kaliumjodid: $HgCl_2 + 2\ KJ = HgJ_2 + 2\ KCl$	schön rotes, amorphes Pulver, unlöslich in Wasser, löslich in Alkohol	Verw. med. äußerlich in Salbenform. **D. A., G. I, Verz. B.**
414.	**Hydrargyrum chloratum** Quecksilberchlorür Merkurochlorid, Kalomel	Hg_2Cl_2. Dargestellt: 1. durch Versetzen von Merkuronitratlösung mit HCl: $HgNO_3 + HCl = HgCl + HNO_3$ als Hydrarg. chlorat. v. hum. parat. 2. durch Sublimation von $HgCl_2$ mit Hg: $HgCl_2 + Hg = 2\ HgCl$ als Mercurius dulcis. 3. durch schnelle Abkühlung der unter 2 gebildeten Merkurochloriddämpfe oder Verdichtung durch Wasserdampf als Hydrarg. chlorat. vapore parat.	schweres weißes bis schwach gelbliches Pulver, in Wasser, Alkohol und verdünnten Säuren unlöslich. Vor Licht geschützt auf zu bewahren	Verw. med. als Abführmittel, besonders bei kleinen Kindern, bei Augenentzündungen, ferner in der Feuerwerkerei. **D. A., G. III, Verz. B.**
415.	**Hydrargyrum jodatum** Quecksilberjodür, Merkurojodid	Hg_2J_2. Dargestellt durch Verreiben von Hg mit J im Verhältnis der Atomgewichte oder durch Versetzen von Merkuronitratlösung mit Kaliumjodidlösung. $HgNO_3 + KJ = HgJ + KNO_3$	amorphes, grüngelbes Pulver, in Wasser und Alkohol unlöslich. Vor Licht geschützt auf zu bewahren	Verw. med. und in der Lichtbildnerei. **G. I, Verz. B.**
306.	**Hydrogenium peroxydatum** Wasserstoffsuperoxyd	H_2O_2. Gewonnen durch Zersetzung von Baryumsuperoxyd mittels Schwefelsäure: $BaO_2 + H_2SO_4 = H_2O_2 + BaSO_4$	klare, farb- und geruchlose Flüssigkeit, welche blaues Lackmuspapier rötet und dann bleicht. Sie enthält meist nur 3% H_2O_2, Perhydrol 30%	Verw. als kräftiges Oxydationsmittel, zum Bleichen organischer Stoffe, Haare, Elfenbein, Schwämme, zu Mundwässern. **D. A.**

447.	**Ichthyolum** Ichthyol	Destillationserzeugnis eines bituminösen, schwefelhaltigen Schiefers, in Tirol vorkommend. Der gewonnene Teer wird durch Schwefelsäure in Sulfoichthyolsäure umgewandelt	die Sulfoichthyolsäure wird an Ammonium, Natrium oder Zink gebunden; das bekannteste Präparat ist das Ammonium sulfoichthyolicum, eine dunkelbraune, teerartige, eigenartig riechende Flüssigkeit	Verw. med. äußerlich als Ichthyolseife usw. gegen Reißen, Frostbeulen usw.
334.	**Infusorienerde** Kieselgur	Kieselpanzer mikroskopisch kleiner Diatomeen, durch Ablagerung auf dem Meeresboden entstanden, der später durch Erdumwälzungen gehoben wurde	wird in mächtigen Lagern in der Lüneburger Heide und Mitteldeutschland gefunden. Unverbrennbar, säurefest, schlechter Wärmeleiter	besteht fast ganz aus Kieselsäure. Verw. zur Herstellung von Wasserglas, Dynamitpatronen, zum Verpacken von Dampfleitungen, zur Isolierung elektrischer Leitungen
422.	**Jodoformium** Jodoform, Trijodmethan	CHJ_3. Durch Einwirkung von Jod und Kalilauge auf Äthylalkohol oder Aceton gewonnen	kleine, zitronengelbe Kristallblättchen oder Pulver von durchdringendem, anhaltendem, eigenartigem Geruch, safranähnlich. Wenig in Weingeist, leicht in Äther, Chloroform, Glycerin und fetten Ölen löslich	Verw. med. als Antiseptikum in der Wundbehandlung, als Jodoformgaze und -watte frei gegeben. Der Jodoformgeruch läßt sich zum größten Teil durch Cumarin verdecken. **D. A., G. III, Verz. B.**
	Jodum Jod s. S. 174.			
458.	**Jonon**	künstlicher Veilchengeruch, aus Zitral durch Aceton gewonnen	es kommt in $10^0/_0$iger Lösung in den Handel	Verw. sehr viel zu künstlichem Veilchengeruche in der Parfümerie.
509.	**Kaiserblau** Neublau, Waschblau	meist bessere Sorten Ultramarinblau (s. d.), auch Stärkemehle, die mit Indigokarmin oder Berliner Blau gefärbt sind	blaues Pulver	Verw. zur weißen Wäsche.

	Deutsche und lateinische Bezeichnung, Synonyma	Zusammensetzung, Darstellung, Vorkommen	Eigenschaften, Handelssorten, Erkennung	Verwendung, gesetzliche Bestimmungen
339.	**Kali causticum fusum** Ätzkali	KHO. Durch Eindampfen der Kalilauge (s. d.) gewonnen	weiße, trockene, harte Stücke oder Stangen, die leicht CO_2 aus der Luft aufnehmen und an feuchter Luft zerfließen; daher gut verschlossen auf zu bewahren. Kali caustic. pur. enthält 85%	Verw. in der Seifenbereitung zur Herstellung der weichen Kaliseifen, das chemisch reine Ätzkali in der Analyse, med. als Ätzmittel. **D. A., G. III.**
338.	**Kalium**	K. Alkalimetall, frei nicht vorkommend, aber als Chlorid und Sulfat. Dargestellt durch Zersetzung von geschmolzenem KHO mittels des elektrischen Stroms oder durch Glühen von Pottasche mit Kohle: $K_2CO_3 + 2\ C = 2\ K = 3\ CO$	glänzendes, silberweißes, wachsweiches Metall, leichter wie Wasser, sich mit diesem zersetzend (zu KHO), daher unter Petroleum auf zu bewahren. Kommt in etwa kirschgroßen Kugeln in den Handel	Verw. zu wissenschaftlichen Zwecken. **G, III.**
349.	**Kalium bioxalicum** Oxalium, Kleesalz	KHC_2O_4. Findet sich im Safte des Sauerklees und anderer Pflanzen. Dargestellt durch Versetzen von 2 Molekeln Oxalsäure mit 1 Molekel Kaliumkarbonat	weiße, undurchsichtige, geruchlose Kristalle von saurem Geschmacke, sauer reagierend. Das Pulver wirkt stark hustenreizend	Verw. als Fleckenreinigungsmittel (Tinten- und Rostflecke), in der Zeugdruckerei. **G. III.**
352.	**Kalium bitartaricum** Cremor tartari, Weinstein, Kaliumbitartrat	$KC_4H_5O_6$. Bodensatz, der sich bei der Gärung des Weines bildet und als Tartarus crudus albus und ruber in den Handel kommt, meist sehr kalkhaltig, oft auch durch Fe und Pb verunreinigt. Durch Lösen des rohen und Filtern gewinnt	weißlichgraue bzw. rote Stücke von großer Härte, in 180 T. kalten Wassers nicht klar löslich. Gereinigt ein weißes, feines Pulver oder kristallinische Krusten, von säuerlichem Geschmack, in 220 T. kalten und 20 T. siedenden Wassers klar	Verw. roher W. zum Einlegen der sauern Gurken, als Beizmittel in der Färberei, gereinigt med. zu Magenpulvern, sonst als Backpulver und zu Kohlensäurebädern. **D. A.**

		man den gereinigten Weinstein, Tartarus depuratus	löslich. Nachweis von Kalk durch Ammoniumoxalat	
342.	**Kalium bromatum** Bromkalium, Kaliumbromid	KBr. Darstellung durch Lösen von Brom in Kalilauge, wobei Kaliumbromid und -bromat entsteht, Eindampfen und Glühen mit Kohle: $6\ Br + 6\ KHO = 5\ KBr + KBrO_3 + 3\ H_2O$; $KBrO_3 + 3\ C = KBr + 3\ CO$	schneeweiße, glänzende Würfel, in Wasser leicht löslich, von salzigem Geschmacke, in der Hitze schmelzend und flüchtig. Aus Bromiden wird durch Einleiten von Cl das Br ab geschieden, das Chloroform braun färbt	Verw. med. als krampfstillendes und nervenberuhigendes Mittel, in der Lichtbildnerei. **D. A.**
344.	**Kalium carbonicum** Kaliumkarbonat, Pottasche, Sal tartari	K_2CO_3. Gewonnen früher durch Auslaugen der Holzasche, jetzt mehr durch Verarbeiten des Kaliumchlorids nach dem Solvayverfahren (s. Natr. carbonic.); chem. rein durch Glühen von Kaliumbikarbonat	rohe Pottasche bildet weiße, körnige Massen, in Wasser trübe löslich; gereinigt ein weißes, kristallinisches Pulver, in Wasser fast klar löslich, die chem. reine klar löslich; Identitätsnachweis s. S. 212 u. 215.	Verw. findet die rohe Pottasche in der Seifenerzeugung, zur Herstellung von Kaliwasserglas, Ätzkali, bei der Wäsche usw., die gereinigte zum Backen, die chem. reine med. **D. A.**
345.	**Kalium chloricum** Chlorsaures Kalium Kaliumchlorat	$KClO_3$. Dargestellt durch Sättigung warmer Kalkmilch mit Cl und Zersetzung des gebildeten Kalciumchlorats mit Kaliumchlorid: $Ca(ClO_3)_2 + 2\ KCL = CaCl_2 + 2\ KClO_3$ oder durch Elektrolyse von Kaliumchlorid oder durch Einleiten von Cl in heiße, koncentrische Kalilauge: $6\ KHO + 6\ Cl + 5\ KCl + KCl_3 + 3\ H_2O$, wobei sich $KClO_3$, weil schwerer löslich, ab scheidet	farblose Kristallblättchen von eigenartigem Geschmacke, in 16 T. Wasser löslich, beim Erhitzen leicht O abgebend. Durch gestörte Kristallisation als feines Kristallmehl her gestellt; Identitätsnachweis s. S. 212 u. 214.	Verw. med. zum Gurgeln, sonst in der Feuerwerkerei zu bengalischen Flammen. **D. A., G. III.** (nach dem D. A. ungiftig).
346.	**Kalium chromicum flavum** Kaliumchromat, gelbchromsaures Kalium	K_2CrO_4. Dargestellt durch Versetzen von Kaliumdichromatlösung mit Kalilauge und Abdampfen: $K_2Cr_2O_7 + 2\ KHO = 2\ K_2CrO_4 + H_2O$	gelbe, kleine Kristalle, in Wasser leicht löslich	Verw. in der Färberei, Zeugdruckerei, zu Chromfarben usw. **G. III.**

	Deutsche und lateinische Bezeichnung, Synonyma	Zusammensetzung, Darstellung, Vorkommen	Eigenschaften, Handelssorten, Erkennung	Verwendung, gesetzliche Bestimmungen
343.	**Kalium cyanatum** Cyankalium, Kaliumcyanid	KCN. Dargestellt durch Glühen von Stickstoff oder stickstoffhaltigen Stoffen (Blut, Leder, Horn usw.) mit Pottasche: $K_2CO_3 + 2\,N + 4\,C = 2\,KCN + 3\,CO$ oder durch Glühen von Kaliumkarbonat mit Kohle in Ammoniakgas: $K_2CO_3 + C + 2\,NH_3 = 2\,KCN + 3\,H_2O$	weiße, porcellanartige Stücke oder Stangen, in Wasser mit alkalischer Reaktion löslich, hygroskopisch, daher gut verschlossen aufzubewahren! Durch die Kohlensäure der Luft wird die höchst giftige Blausäure frei!!	Verw. in der Lichtbildnerei und Galvanoplastik, zum Ausziehen goldhaltiger Erze, da es Gold löst, bei der Bearbeitung der Edelmetalle. **G. I.**
346.	**Kalium dichromicum rubrum** Kaliumdichromat, doppeltchromsaures Kalium	$K_2Cr_2O_7$. Dargestellt durch Umsetzen von Natriumdichromat mit Kaliumchlorid oder indem man eine Lösung von Chromhydroxyd in Kalilauge der Elektrolyse unterwirft	rhombische, gelbrote, sehr harte Kristalle, in Wasser löslich	Verw. med., aber mehr technisch wie Kaliumchromat, zu Chromsäureelementen usw. **D. A., G. III.**
347.	**Kalium ferri-cyanatum rubrum** Ferridcyankalium, Rotes Blutlaugensalz	$K_3Fe(CN)_6$. Dargestellt durch Einleiten von Chlorgas in Ferrocyankaliumlösung: $K_4Fe(CN)_6 + Cl = K_3Fe(CN)_6 + KCl$	tiefrote, wasserfreie, prismatische Kristalle, in Wasser löslich; gibt mit Ferrosalzen tiefblauen Niederschlag, mit Ferrisalzen bräunliche Färbung	Verw. in der Analyse und Lichtbildnerei. Nicht giftig.
347.	**Kalium ferro-cyanatum flavum** Ferrocyankalium, Gelbes Blutlaugensalz	$K_4Fe(CN)_6 + 3\,H_2O$. Dargestellt früher durch Glühen verkohlter, stickstoffhaltiger Abfälle mit Pottasche, jetzt fast ausschließlich aus der trockenen Reinigungsmasse der Leuchtgasfabriken	große, gelbe, prismatische Kristalle, in Wasser löslich; gibt mit Ferrosalzen hellblauen, sich dunkler färbenden, mit Ferrisalzen sofort einen tiefblauen Niederschlag	Verw. in der Analyse, zur Herstellung von Berliner Blau, zum Härten des Eisens. Nicht giftig.

341. **Kalium jodatum** Jodkalium, Kaliumjodid	KJ. Dargestellt durch Lösen von Jod in Kalilauge und Glühen des eingedampften Rückstandes mit Kohle: $6\ J + 6\ KHO = 5\ KJ + KJO_3 + 3\ H_2O$; $KJO_3 + 3\ C = KJ + 3\ CO$	weiße, würfelförmige Kristalle (aber kleiner und nicht so rein weiß wie KBr), in der Hitze schmelzbar und flüchtig, in Wasser leicht löslich; aus Jodiden wird durch Einleiten von Cl das J frei gemacht, das Chloroform violett färbt	Verw. in der Analyse, med. gegen Syphilis, die Lösung zur Entfernung von Höllensteinflecken, in der Lichtbildnerei. **D. A., G. III, Verz. B.**
348. **Kalium nitricum** Kaliumnitrat, Kalisalpeter	KNO_3. Dargestellt durch Umsetzen von Natronsalpeter mit Kaliumchlorid: $NaNO_3 + KCl = KNO_3 + NaCl$	farblose, prismatische Kristalle oder feines Kristallmehl, in 4 T. kalten Wassers löslich, fast unlöslich in Alkohol; gibt mit Weinsäure Niederschlag von Cremortartari	Verw. zum Einpökeln des Fleisches, zur Herstellung von Schießpulver und in der Feuerwerkerei, als Düngemittel, auch med. **D. A.**
349. **Kalium oxalicum neutrale** Kaliumoxalat	$K_2C_2O_4$. Durch Neutralisation von Kleesalz hergestellt	farblose Kristalle, in Wasser leicht löslich. Ist zwar in der Giftverordnung nicht aufgeführt, würde aber sinngemäß den Giften der Abt. III einzureihen sein	Verw. in der Lichtbildnerei zur Herstellung von Eisenentwicklern, auch in der Analyse; Identitätsnachweis s. S. 215.
350. **Kalium permanganicum** Kaliumpermanganat, Übermangansaures Kalium	$KMnO_4$. Dargestellt durch Behandeln von Kaliummanganat mit CO_2 oder indem man das Salz der Elektrolyse unterwirft	dunkelviolette Kristallnadeln, in Wasser leicht löslich; die Lösung wirkt kräftig oxydierend. Das rohe Präparat bildet ein dunkelbraunes Pulver. Flecke von Kal. permang. werden durch vorsichtiges Behandeln mit verdünnter HCl entfernt	Verw. in der Analyse, als Antiseptikum, zur Konservierung von Fleisch, zum Färben von Haaren, Beizen von Holz, zum Bleichen von Schwämmen. **D. A.**
340. **Kalium sulfuratum** Hepar sulfuris, Schwefelleber	Gemenge von Kaliumpolysulfiden und Kaliumhyposulfit oder Kaliumsulfat, durch Erhitzen von Pottasche mit Schwefel gewonnen	leberbraune oder grünliche Stücke, sehr hygroskopisch, an der Luft zerfließend, von starkem Geruche nach H_2S. Gut verschlossen auf zu bewahren	Verw. zu Bädern. **D. A.**

	Deutsche und lateinische Bezeichnung, Synonyma	Zusammensetzung, Darstellung, Vorkommen	Eigenschaften, Handelssorten, Erkennung	Verwendung, gesetzliche Bestimmungen
514.	**Kalkgrün** Wandgrün	Augit (eisenhaltiges Mineral) läßt man verwittern und färbt das Pulver mit grünen, basischen Teerfarbstoffen. Ocker, die durch Berliner Blau gefärbt sind, sind nicht kalkecht	grünes Pulver	Verw. als Wasserfarbe.
499.	**Kasseler Braun** Lasurbraun	fein geschlämmte erdige Braunkohle	dunkelbraunes Pulver	Verw. zur gewöhnlichen Nußbaumbeize, als Ader- und Maserfarbe
500.	**Kastanienbraun** Mahagonibraun, Neubraun	verschieden gefärbte, gebrannte Ocker	braune Farbe	Verw. in der Wasser- und Ölmalerei.
515.	**Kobaltgrün** Zinkgrün	Verbindung von Zinkoxyd mit Kobaltoxydul. Das gewöhnliche Zinkgrün ist ein Gemisch von Zink-Chromgelb mit Berliner Blau	grüne Farbe, nicht giftig. — Gewöhnliches Zinkgrün ist giftig und gehört zu **G. III.**	Verw. in der Malerei.
452.	**Kreosotum** Kreosot	durch Destillation aus Buchenholzteer gewonnen	schwachgelbliche, ölige Flüssigkeit von durchdringendem rauchartigem Geruch	Guajacol und Kreosol. Verw. med. gegen Lungenleiden (Kapseln u. Pillen). **D. A., G. III, Verz. B.**
518.	**Lackschwarz**	meist ein stark kohlehaltiger Schiefer	schwarze, schwere Farbe	Verw. in der Malerei.
398.	**Lapis haematidis** Blutstein	Fe_2O_3. Natürlich vorkommendes Mineral	spießförmige Kristalle oder Stücke von roter Farbe	Verw. finden die Kristalle zum Schreiben auf Marmor oder Stein, das Pulver zum Polieren von Metallen.

408.	**Lapis Pumicis** Bimsstein	Mineral, in vulkanischen Gegenden viel vorkommend. Italien, Griechenland. Besteht hauptsächlich aus Aluminium- mit verschiedenen anderen Silikaten	schwammige, poröse, graue Stücke, auf dem Wasser schwimmend, nach dem Vollsaugen jedoch untersinkend	Verw. zum Schleifen, als Zusatz zu Zahnpulvern nicht zu empfehlen; zu Bimssteinseife.
406.	**Lapis Smiridis** Schmirgel	natürlich vorkommendes Mineral (besonders auf der Insel Naxos), hauptsächlich aus Aluminiumsilikaten bestehend	schwarzgraues, feinkörniges Pulver von verschiedener Feinheit	Verw. zum Schleifen als Schmirgelpapier und -leinewand.
487.	**Leichtspat**	man versteht darunter natürlichen gemahlenen Kalkspat (Kalciumkarbonat) oder Gips (Kalciumsulfat)	weiße Farbe	Verw. zum Strecken (Verfälschen) leichter, heller Farben.
407.	**Liquor Aluminii acetici** Essigsaure Tonerdelösung	dargestellt durch Lösen von Aluminiumsulfat in Essigsäure und allmähliches Eintragen von Kalciumkarbonat, das mit Wasser angerührt ist	wasserhelle Flüssigkeit von saurer Reaktion, sich in der Wärme und bei Zutritt von Licht und Luft leicht trübend durch Abscheidung von Aluminiumhydroxyd. Enthält etwa 8% Aluminiumacetat	Verw. med. als kühlendes Mittel, gegen Brandwunden, gegen Insektenstiche, als Antiseptikum, technisch in der Färberei. **D. A.**
365.	**Liquor Ammonii caustici** Ätzammoniakflüssigkeit, Salmiakgeist, Hirschhorngeist	NH_4HO. Gewonnen aus dem Gaswaschwasser durch Versetzen mit Kalkmilch und Einleiten des Ammoniakgases in Wasser	sehr stechend und erstickend riechende, farblose Flüssigkeit vom Stoff-Gew. 0,910, einem Gehalte von etwa 25% entsprechend; der offizinelle S. des D. A. hat ein Stoff-Gew. von 0,960, einem Gehalte von etwa 10% Ammoniak entsprechend	Verw. als Fleckenreinigungsmittel, zur Herstellung vieler Ammoniumverbindungen, med. zu Einreibungen und als hustenlösendes Mittel. **D. A.**
466.	**Liquor Cresoli saponatus** Kresolseifenlösung	in rohen oder halbgereinigten Kresolen wird Harz oder Leinöl gelöst und die Masse mit Kalilauge verseift. Es gehören zu diesen Präparaten Lysol, Sapokarbol, Solutol u. a. m.	braune, eigenartig riechende Flüssigkeiten, die in Wasser meist nur trübe löslich sind; klar lösen sich Lysol und Solutol nur in destill. Wasser	Verw. als kräftiges Desinfektionsmittel. Soll nach dem D. A. etwa 50% Kresole enthalten. **D. A., G. III,** einprocentige Lösungen sind nicht giftig.

	Deutsche und lateinische Bezeichnung, Synonyma	Zusammensetzung, Darstellung, Vorkommen	Eigenschaften, Handelssorten, Erkennung	Verwendung, gesetzliche Bestimmungen
400.	**Liquor Ferri sesquichlorati** Eisenchloridlösung	$FeCl_3$. Dargestellt durch Auflösen von Eisen in Salzsäure unter Zusatz von Salpetersäure	braune klare Flüssigkeit von saurer Reaktion, mit Kaliumferrocyanatum tiefblauen Niederschlag gebend	Verw. med. als blutstillendes Mittel (Eisenchloridwatte) als Reagens und als Eisenbeize. **D. A.**
339.	**Liquor Kali caustici** Kalilauge	KHO. Gewonnen durch Zersetzung von Pottasche mit Kalkmilch: $Ca(OH)_2 + K_2CO_3 = CaCO_3 + 2\,KHO$. Wird nach Graden Beaumé gehandelt	wasserhelle, dicke Flüssigkeit vom Stoff-Gew. 1,380, was etwa 37% KHO entspricht. Die Kalilauge des D. A. hat nur 15% und ein Stoff-Gew. von 1,140	Verw. findet die rohe Kalilauge in der Seifenfabrikation und zu anderen technischen Zwecken, die chem. reine als Ätzmittel und in der Analyse. **D. A., G. III** (aber nur über 5%).
351.	**Liquor Kali silicici** Kaliwasserglas	dargestellt durch Zusammenschmelzen von Sand (SO_2) mit Pottasche. Es ist ein Gemenge verschiedener Polysilikate	gelbliche, sirupartige bis gallertartige Flüssigkeit, an der Luft zu einer festen Masse erstarrend, daher gut verschlossen auf zu bewahren	Verw. med. zu Verbänden, zu feuersicheren Anstrichen (Silikatfarben), zum Konservieren der Eier, zur Verfälschung der Seife.
355.	**Liquor Natri caustici** Natronlauge	NaHO. Darstellung wie die der Kalilauge aus Soda; wird nach Graden Beaumé gehandelt	farblose, sirupartige Flüssigkeit vom Stoff-Gew. 1,350, etwa 38% entspr., nach dem D. A. 1,168 = 15%	Verw. wie die Kalilauge; Natronlauge bildet die festen Kernseifen. **D. A.** (über 5%), **G. III.**
	Liquor Natri silicici Natronwasserglas	dargestellt durch Zusammenschmelzen von Sand mit Soda	gelbliche, sirupartige Flüssigkeit, Lackmuspapier bläuend; durch Zusatz von Säuren scheidet sich ein gallertartiger Niederschlag ab	Verw. med. zu Verbänden, technisch zu feuersicheren Anstrichen, als Zusatz in der Seifenfabrikation, zu Kitten usw. **D. A.**
395.	**Liquor Plumbi subacetici** Bleiessig	dargestellt durch Lösen von 3 T. Bleiacetat und 1 T. Lithargyrum in 10 T. Wasser	klare, farblose Flüssigkeit von süß-zusammenziehendem Geschmacke; durch Luftzutritt	Verw. med. äußerlich als kühlendes Mittel, technisch in der Färberei als Beizmittel. **D. A.,**

			scheidet die darin enthaltene Kohlensäure leicht Bleikarbonat ab	**G. III.** Bleiwasser bis 2% ist freigegeben und ungiftig.
394.	**Lithargyrum** Bleiglätte, Silberglätte, Bleioxyd	PbO. Dargestellt durch Verbrennen von Blei an der Luft	gelblich bis rotgelbes, schweres Pulver, in Wasser unlöslich, in verdünnter Salpetersäure leicht löslich (Bleinitrat)	Verw. med. zur Herstellung von Pflastern, zur Bereitung von Bleiessig, zum Firniskochen usw. **D. A., G. III.**
488.	**Lithopon**	Verbindungen von Schwefelzink mit Baryumsulfat, das echte Lithopon ist eine Verbindung von Zinksilikat mit Zinksulfid. Dargestellt durch Wechselzersetzung von Baryumsulfid mit Zinksulfat: $BaS + ZnSO_4 = BaSO_4 + ZnS$, wobei beide Zersetzungsstoffe sich als unlösliches inniges Gemisch ausscheiden	weiches, weißes Pulver von guter Deckkraft. Wegen seiner Widerstandsfähigkeit gegen Luft und seiner Ungiftigkeit als Ersatzmittel für Bleiweiß sehr geeignet. Der Wert richtet sich nach dem Gehalt an Schwefelzink. Deckweiß ist die geringste Sorte	Verw. in der Ölmalerei.
384.	**Magnesia usta** Gebrannte Magnesia	MgO. Dargestellt durch Glühen von Magnesiumkarbonat: $MgCO_3 = MgO + CO_2$	weißes, lockeres, sehr leichtes Pulver, in Wasser unlöslich, in verdünnter Schwefel- und Salzsäure leicht löslich (ohne Aufbrausen!). Gut verschlossen auf zu bewahren, da es leicht CO_2 anzieht	Verw. med. als säureabstumpfendes Mittel zu Magenpulvern. **D. A.**
383.	**Magnesium** Magnesiummetall	Mg. Dargestellt durch Elektrolyse von geschmolzenem Magnesiumchlorid oder Karnallit	silberglänzendes, an trockener Luft nicht oxydierendes Metall vom Stoff-Gewicht 1,750. Kommt als Band, Draht oder Pulver in den Handel. Verbrennt an der Luft mit blendend weißem Licht (Magnesiumlicht)	Verw. zu Magnesiumfackeln, in der Lichtbildnerei zur Erzeugung des Blitzlichtes.

Deutsche und lateinische Bezeichnung, Synonyma	Zusammensetzung, Darstellung, Vorkommen	Eigenschaften, Handelssorten, Erkennung	Verwendung, gesetzliche Bestimmungen
386. **Magnesium carbonicum** Magnesiumkarbonat, kohlensaures Magnesium	$MgCO_3$. Findet sich als natürliches Mineral (Magnesit) und ist auch im Dolomit enthalten. Darstellung des Magnesiumkarbonats des Handels durch Zersetzen von Magnesiumsulfat mit Natriumkarbonat, wobei sich auch etwas Magnesiumhydroxyd bildet: $[4\ MgCO_3 + Mg(OH)_2 + 4\ H_2O]$	weiße, leichte, lockere Masse in Ziegelform oder als Pulver, in Wasser unlöslich, in verdünnten Säuren unter Aufbrausen (CO_2) löslich	Verw. med. als säureabstumpfendes Mittel zu Magenpulvern, kosmetisch zu Pudern usw., auch zum Anrauhen der Hände beim Turnen. **D. A.**
385. **Magnesium chloratum** Magnesiumchlorid, Chlormagnesium	$MgCl_2 + 6\ H_2O$. Kommt in großen Mengen in den Staßfurter Salzlagern vor, auch im Meerwasser und Mineralquellen; als Nebenerzeugnis bei vielen chemischen Vorgängen gewonnen	kleine, hygroskopische Kristalle von bitterem, salzigem Geschmacke	Verw. zu Desinfektionsmitteln und zur Herstellung von Magnesiumpräparaten, auch zur Herstellung künstlicher Steine.
389. **Magnesium sulfuricum** Magnesiumsulfat, Bittersalz	$MgSO_4 + 7\ H_2O$. Findet sich im Meerwasser und vielen Quellen (Bitterwässer). Dargestellt durch Lösen von Magnesit (Magnesiumkarbonat) in verdünnter Schwefelsäure. Nebenerzeugnis bei der Selterfabrikation	kleine, farblose Kristalle von bitterem Geschmacke, in Wasser leicht löslich	Verw. med. als Abführmittel, technisch zum Beschweren von Geweben. **D. A.**
403. **Manganum biboracicum** Borsaures Manganoxydul	$Mn_2B_4O_7$. Verbindung von Manganoborat mit Borsäureanhydrid	weißes, lockeres Pulver, in Wasser unlöslich	Verw. als Sikkativmittel in der Malerei.

403.	**Manganum hyperoxydatum** Mangansuperoxyd, Braunstein	MnO_2. Kommt in harten, grauen Kristallen als natürliches Mineral vor	schwarzes, schweres Pulver, in Wasser unlöslich, mit Salzsäure Chlorgas entwickelnd	Verw. zur Chlorgas- und Sauerstofffabrikation, in der Glasfabrikation, zur Herstellung von Firnissen und Lacken.
518.	**Mineralschwarz**	mit Kohle durchsetztes Schiefergestein	feines schwarzes Pulver	Verw. in der Ölmalerei.
501.	**Minium** Mennige	Pb_3O_4. Dargestellt durch stärkeres Erhitzen von Lithargyrum, Pariser Mennige durch Glühen von Salpeter mit Bleiweiß und nachheriges Auswaschen	schweres, ziegelrotes Pulver, in Wasser unlöslich, Pariser Mennige mehr orangefarbig	Verw. zu Pflastern und Kitten, in der Firnisfabrikation, zu Eisenanstrichen. **G. III.**
461.	**Morphinum** Morphium	$C_{17}H_{19}NO_3 + H_2O$. Aus Opium (s. d.) dargestellt, das nach dem D. A. bei 60° getrocknet 12° enthalten soll	Morphin. hydrochloric., salzsaures Morphium	Verw. als sehr wichtiges Schlaf- und Betäubungsmittel. **D. A., G. II, Verz. B.**
459.	**Naphthalin**	$C_{10}H_8$. Aus dem Steinkohlenteere durch Abkühlen des zwischen 210° bis 240° siedenden Teiles desselben und Sublimation des sich dabei abscheidenden Naphthalins gewonnen	glänzende, schuppenartige, weiße Blättchen, bei 80° schmelzend (die Dämpfe sind feuergefährlich!), in Wasser nicht, in Äther und Chloroform leicht löslich, von durchdringendem Geruche	Verw. als beliebtes Mottenmittel, zur Herstellung von Naphthalinfarben.
354.	**Natrium**	Na. Darstellung durch Elektrolyse von Natriumhydroxyd oder Glühen von Natriumkarbonat mit Kohle: $Na_2CO_3 + 2\,C = 2\,Na + 3\,CO$	glänzend weißes, weiches Metall, leichter wie Wasser, an feuchter Luft sofort oxydierend und zerfließend, daher unter sauerstofffreien Stoffen (Petroleum, Paraf. fin. liquid. u. a.) aufzubewahren. Kommt in länglichen Stücken in den Handel	Verw. in der chem. Großindustrie und der Analyse organischer Substanzen. **G. III.**

	Deutsche und lateinische Bezeichnung, Synonyma	Zusammensetzung, Darstellung, Vorkommen	Eigenschaften, Handelssorten, Erkennung	Verwendung, gesetzliche Bestimmungen
357.	**Natrium biboracicum** Borax, Natriumtetraborat	$Na_2B_4O_7 + 10\ H_2O$. Kommt als natürliches Salz in einigen Seen Kaliforniens und Tibets vor (Tinkal). Dargestellt durch Sättigen von Soda mit Borsäure und Umkristallisieren	harte, farblose, prismatische Kristalle, in Wasser löslich, rotes Lackmuspapier bläuend, Kurkumapapier bräunend. Schmilzt stark erhitzt zu einer glasartigen Masse (Boraxglas)	Verw. zur Reinigung der Wäsche, in der Lötrohranalyse, zur Darstellung der Emaille, zum Appretieren von Geweben, zur Herstellung von Lederappretur. **D. A.**
360.	**Natrium bicarbonicum** Natriumbikarbonat, doppeltkohlensaures Natrium, Bullrichsalz	$NaHCO_3$. Darstellung durch Einleiten von CO_2 in Natriumkarbonatlösung oder Leiten von CO_2 über entwässertes Natriumkarbonat (englische Methode); auch bei der Sodafabrikation nach dem Solvayverfahren als Vorerzeugnis gewonnen	weißes, kristallinisches Pulver oder Kristallkrusten von schwach laugenhaftem, salzigem Geschmacke. Da es in der Wärme leicht CO_2 abgibt, ist es gut verschlossen und kühl auf zu bewahren. Verunreinigt ist es manchmal mit Natriumkarbonat, Natriumsulfat, Natriumchlorid und Ammoniumchlorid. Monokarbonat wird durch $HgCl_2$ nach gewiesen, das mit reinem Bikarbonat einen weißen, mit Monokarbonat einen gelblichen bis rötlichen Niederschlag gibt	Verw. zu Brausepulver, Backpulver, med. als säureabstumpfendes Mittel, zu Kohlensäurebädern. **D. A.**
363.	**Natrium bisulfurosum** Natriumbisulfit, doppelt schweflig saures Natrium	$NaHSO_3$. Dargestellt durch Einleiten von SO_2 in Sodalösung im Überschuß und Auskristallisieren	farblose Kristalle von schwachem Geruch nach schwefliger Säure. Die Lösung kommt auch unter dem Namen Leukogen in den Handel	Verw. zum Bleichen, zum Reinigen von Fässern.
358. 359.	**Natrium carbonicum** Natriumkarbonat, Soda	$Na_2CO_3 + 10\ H_2O$. Darstellung nach dem Leblancverfahren; Kochsalz wird mit Schwefel-	farblose, große, rhombische Kristalle, in Wasser leicht löslich. Natr. carbonic. pur. wird durch	Verw. technisch zur Reinigung von fettigem Geschirr, in der Seifenfabrikation, zur Herstel-

	säure erhitzt: 2 NaCl + H_2SO_4 = Na_2SO_4 + 2 HCl. Das gebildete Natriumsulfat wird mit Kohle und Kalciumkarbonat in Chamotteöfen geglüht. Na_2SO_4 + 2 C + $CaCO_3$ = Na_2CO_3 + CaS + 2 CO_2. Die entstehende Rohsoda bildet eine schwarzbraune Masse, die zahlreiche Verunreinigungen enthält. Sie wird mit Wasser ausgelaugt und auskristallisiert. — Nach dem Solvayverfahren wird eine Kochsalzlösung mit Ammoniak und Kohlendioxyd zusammengebracht: es bildet sich zunächst $NH_3 + CO_2 + H_2O$ = NH_4HCO_3, Ammoniumbikarbonat, das sich mit Kochsalz umsetzt: NaCl + NH_4HCO_3 = NH_4Cl + $NaHCO_3$; das gebildete Natriumbikarbonat scheidet sich als schwerer löslich aus und wird durch Glühen in Karbonat verwandelt: 2 $NaHCO_3$ = Na_2CO_3 + H_2O + CO_2	wiederholtes Umkristallisieren hergestellt. Die Ammoniaksoda bildet ein weißes Pulver, das erheblich reiner ist als die Leblancsoda und 98—99% enthält. Kristallsoda wird jetzt auch meist durch Lösen und Auskristallisieren von Ammoniaksoda her gestellt. Natrium carbon. calicinatum wird durch unmittelbares Eindampfen der Leblancsodalauge bis zur Trockne erhalten und enthält daher noch alle Verunreinigungen derselben (Natriumsulfat, Natriumchlorid u. a. m.), Natr. carbonic. sicc. ist entwässerte Kristallsoda. Die kalcinierte Soda wird nach ihrem Procentgehalt gehandelt	lung anderer Natriumsalze usw. **D. A.**
356. **Natrium chloratum** Natriumchlorid, Kochsalz	NaCl. Findet sich im Meerwasser (über 2%), in vielen Quellen (Solquellen), und in mächtigen Lagern im Inneren der Erde (Steinsalz). Man gewinnt es aus dem Meereswasser durch Ausfrieren oder Verdunsten desselben (Seesalz) und bergmännisch	farblose, würfelförmige Kristalle von rein salzigem Geschmack. Durch die Verunreinigungen des rohen Kochsalzes mit Kalcium- und Magnesiumchlorid ist es hygroskopisch; durch Ausfällen mit Sodalösung lassen sich diese Verunreinigungen entfernen	Verw. als Nahrungsmittel und Würze der Speisen, zur Sodafabrikation, als Viehsalz, in der Seifenfabrikation usw. **D. A.** Wird für technische Zwecke denaturiert, zur Seifenfabrikation mit Petroleum.

	Deutsche und lateinische Bezeichnung, Synonyma	Zusammensetzung, Darstellung, Vorkommen	Eigenschaften, Handelssorten, Erkennung	Verwendung, gesetzliche Bestimmungen
341.	**Natrium jodatum** Natriumjodid	NaJ. Dargestellt durch Lösen von Jod in Natronlauge, Eindampfen zur Trockne und Glühen mit Kohle: $6\ J + 6\ NaHO = 5\ NaJ + NaJO_3 + 3\ H_2O$; $NaJO_3 + 3\ C = NaJ + 3\ CO$	weißes, kristallinisches Pulver, hygroskopisch und daher gut verschlossen auf zu bewahren. Die wässerige Lösung mit einigen Tropfen Chlorwasser versetzt und mit Chloroform geschüttelt färbt das letztere violett	Verw. med. gegen Syphilis und Drüsenanschwellungen. **D. A., G. III, Verz. B.**
361.	**Natrium nitricum** Natriumnitrat, Natron- oder Chilisalpeter	$NaNO_3$. Kommt in großen Lagern in Chile und Peru vor und wird durch Umkristallisieren gereinigt	farblose, rhombische Kristalle von kühlend-salzigem Geschmacke, leicht Wasser anziehend. Färbt die Flamme gelb	Verw. zur Herstellung von Kalisalpeter, Salpetersäure und als Düngemittel, auch zum Einpökeln des Fleisches, med. selten **D. A.**
357.	**Natrium perboricum** Natriumperborat	$NaBO_3 + 4\ H_2O$	weiße Kristalle, in kaltem Wasser schwer, in warmem Wasser leicht löslich	Verw. als Oxydations- und Bleichmittel, auch zu Mundwässern, da die Lösung leicht O abgibt.
355.	**Natrium peroxydatum** Natriumsuperoxyd	Na_2O_2. Dargestellt durch Leiten von Luft über erhitztes Natriummetall	weißes, hygroskopisches Pulver, das sich in Wasser gelöst zu Natronlauge, Wasserstoffsuperoxyd und Sauerstoff umsetzt	Verw. zum Bleichen von Leinewand.
362.	**Natrium subsulfurosum** Natrium thiosulfuricum, Natriumhyposulfit, Natriumthiosulfat, Antichlor	$Na_2S_2O_3 + 5\ H_2O$. Dargestellt durch Kochen von Natriumsulfit mit Schwefel: $Na_2SO_3 + S = Na_2S_2O_3$	farblose, große Kristalle von schwach salzigem, nachher bitterem Geschmack. Aus der wässerigen Lösung wird durch Salzsäure Sulfur praecip. und SO_2 ab geschieden: $Na_2S_2O_3 + 2\ HCl = 2\ NaCl + SO_2 + S + H_2O$	Verw. in der Lichtbildnerei als Fixiersalz, um die zerstörende Wirkung von Chlor und Salzsäure aufzuheben (daher der Name Antichlor), in der Galvanotechnik, zur Entfernung von Moderflecken. **D. A.**

363.	**Natrium sulfurosum** Natriumsulfit, schwefligsaures Natrium	$Na_2SO_3 + 7\ H_2O$. Dargestellt durch Einleiten von SO_2 in Natronlauge bis zur Neutralisation	farblose Kristalle, in Wasser leicht löslich, leicht verwitternd	Verw. zum Bleichen und in der Lichtbildnerei.
364.	**Natrium sulfuricum** Natriumsulfat, schwefelsaures Natrium, Glaubersalz	$Na_2SO_4 + 10\ H_2O$. Dargestellt durch Zersetzen von Kochsalz mit Schwefelsäure: $2\ NaCl + H_2SO_4 = Na_2SO_4 + 2\ HCl$. Vorkommen im Meerwasser und vielen Mineralquellen (besonders im Karlsbader Salz)	farblose, prismatische Kristalle, leicht verwitternd, in Wasser löslich. Durch Erhitzen geht das Kristallwasser (56%) verloren und es bildet sich Natr. sulfuric. sicc. als weißes Pulver	Verw. med. als Abführmittel, zu Kältemischungen, in der Glasfabrikation. **D. A.** Gibt mit $BaCl_2$ einen weißen Niederschlag von Baryumsulfat.
355.	**Natrium causticum** Natriumhydroxyd, Ätznatron, Seifenstein	NaHO. Durch Eindampfen der Natronlauge (s. d.) bis zur Trockne gewonnen	harte, weiße Masse, an der Luft zerfließend, in Wasser und Alkohol löslich; chem. rein in Stangenform oder in Stücken. Rohes Ätznatron enthält 30 bis 70% NaHO	Verw. in der Seifenfabrikation, zur Entfernung von Ölfarbenanstrichen, zum Scheuern, in der chem. Großindustrie, med. als Ätzmittel. **G. III.**
492.	**Neapelgelb**	ist antimonsaures Blei	schön gelbe Farbe, die aber nicht mit schwefelhaltigen Farben gemischt werden darf	Verw. als Künstlerfarbe. **G. III.**
397.	**Niccolum sulfuricum** Niccolosulfat, schwefelsaures Nickeloxydul	$NiSO_4 + 7\ H_2O$. Darstellung durch Auflösen von Nickel in Schwefelsäure	hellgrüne Kristalle, leicht in Wasser löslich	Verw. zum Vernickeln von Metallen, zum Beizen von Metallen und in der Zeugdruckerei. Auch die übrigen Nickelsalze finden ähnliche Verwendung.
493.	**Ocker**	gelbe Erdfarben, deren färbender Bestandteil Eisenoxydhydrat ist. Gewinnung durch Schlämmen	feines, gelbes Pulver von verschiedenen Farbtönen. Satinober ist ein feiner franz. Ocker	für die Ölmalerei sind kalkhaltige, für die Wassermalerei mehr tonerdehaltige Ocker geeignet.
502.	**Pariser Rot** Polierrot	ist chem. reines Eisenoxyd, durch Glühen von oxalsaurem Eisen erhalten	rotes Pulver	Verw. zum Polieren von Gold- und Silberwaren.

	Deutsche und lateinische Bezeichnung, Synonyma	Zusammensetzung, Darstellung, Vorkommen	Eigenschaften, Handelssorten, Erkennung	Verwendung, gesetzliche Bestimmungen
518.	**Pariser Schwarz**	fein geschlämmtes Knochenschwarz	kommt meist in Hütchenform in den Handel	Verw. in der feineren Malerei.
465.	**Pepsinum** Pepsin	im Magensaft befindliches Ferment, das bei Gegenwart von Wasser und etwsa Salzsäure Eiweißstoffe in eine lösliche Form über führt. Aus Schweine- und Kälbermagen gewonnen	fast weißes, wenig hygroskopisches Pulver. Pepsinwein wird dargestellt, in dem 24 T. Pepsin in 20 T. Glycerin, 3 T. Salzsäure und 20 T. Wasser gelöst werden; dann werden 92 T. Sirup. simpl., 2 T. Tinct. Aurant. und 839 T. Sherrywein zu gesetzt und gefiltert	Verw. als bestes Mittel gegen schwache Verdauung und verdorbenen Magen. Vin. Pepsini ist freigegeben. Zu Pepsinwein ist nur alter Sherrywein geeignet, da zu junger das Präparat trübt. **D. A.**
325.	**Phosphorus** Phosphor	P. Kommt nur in der Form von Phosphaten in der Natur vor. Dargestellt durch Zersetzung von Knochenasche mittels Schwefelsäure, wobei sich Kalciumsulfat und primäres Kalciumphosphat bildet: $Ca_3(PO_4)_2 + 2\ H_2SO_4 = 2\ CaSO_4 + CaH_4(PO_4)_2$. Die Lösung des letzteren wird eingedampft und dadurch Kalciummetaphosphat gebildet: $CaH_4(PO_4)_2 = Ca(PO)_3)_2 + 2H_2O$. Der Glührückstand wird mit Sand (SO_2) und Kohle gemischt und bis zur Weißglut erhitzt: $Ca(OP_3)_2 + SiO_2 + 5\ C = CaSiO_3 + 2\ P + 5\ CO$; der gebildete Phosphordampf wird unter Wasser aufgefangen	schwachgelbliche, wachsweiche Masse, zumeist in Stangenform, an der Luft sofort verbrennend, daher unter Wasser auf zu bewahren. Löslich in fetten Ölen und Schwefelkohlenstoff. Durch Glühen von gelbem Phosphor in abgeschlossenen Röhren unter Kohlendioxyd oder Stickstoff auf 250—300° erhält man den Phosphor als rotbraunes Pulver, das eine wesentlich andere Modifikation des Phosphors darstellt. Dieser amorph genannte Phosphor ist nicht giftig, löst sich nicht in fetten Ölen und Schwefelkohlenstoff und verändert sich nicht an der Luft	Verw. zum Vertilgen von Mäusen und Ratten (Phosphorpillen und -latwerge), zur Herstellung von Phosphorbronce, med. wenig als knochenbildendes Mittel (Phosphorlebertran). **D. A., G. I.** Phosphorpillen sind im Giftschranke, Phosphorlatwerge dagegen im Phosphorschranke auf zu bewahren.

419.	**Platinum chloratum** Platinchlorid (Platinichlorwasserstoffsäure)	$H_2PtCl_6 + 6\ H_2O$. Dargestellt durch Lösen von Platin in Königswasser und Eindampfen	dunkelbraune Stücke, äußerst hygroskopisch, kommt daher nur in eingeschmolzenen Glasröhrchen in den Handel	Verw. in der Analyse, zum galvanischen Platinieren anderer Metalle, in der Lichtbildnerei.
419.	**Platinum metallicum**	Pt. Kommt nur gediegen in Begleitung anderer sogen. Platinmetalle als Platinerz vor, fast ausschließlich im Ural	weißes, weiches Metall vom Stoff-Gew 21,4, gegen Sauerstoff und Säuren völlig unempfindlich. Platinmohr ist ein fein verteiltes schwarzes Pulver, dargestellt durch Ausfällen von Platinsalzlösungen mittels Zink oder Eisen	Verw. zu physikalischen und chemischen Apparaten, Platinmohr als Entzündungsmittel, weil es sehr viel Sauerstoff auf sich verdichtet und durch dagegen strömendes Gas glühend wird; auch zur Herstellung von Schwefelsäureanhydrid
395.	**Plumbum aceticum** Bleiacetat, Bleizucker	$Pb(C_2H_3O_2)_2 + 3\ H_2O$. Gewonnen durch Auflösen von Bleiglätte in Essigsäure und Eindampfen	farblose, durchscheinende, allmählich verwitternde Kristalle von süßem, nachher herb metallischem Geschmacke und schwachem Geruche nach Essigsäure	Verw. in der Färberei, zur Darstellung von Bleisalzen, in der Lichtbildnerei, med. zur Herstellung von Bleiwasser (2%). **D. A., G. III.**
396.	**Plumbum nitricum** Bleinitrat, salpetersaures Blei	$Pb(NO_3)_2$. Dargestellt durch Auflösen von Blei in Salpetersäure	weiße bis durchsichtige, schwere Kristalle, in Wasser leicht löslich	Verw. in der Färberei, Zeugdruckerei, zum Beizen von Horn und in der Lichtbildnerei. Ist zwar in der Giftverordnung nicht aufgeführt, gehört aber sinngemäß zu **G. III.**
460.	**Pyridinbasen**	Dargestellt durch fraktionierte Destillation aus dem Knochenöl	farblose Flüssigkeit von äußerst durchdringendem, sehr unangenehmem Geruche	Verw. zum Vergällen des Spiritus.
519.	**Rebenschwarz**	durch Verkohlen von Weinhefe hergestellt	gut deckende schwarze Farbe	Verw. als Wasser- und Ölfarbe.
503.	**Rehbraun**	kieselsäurehaltiges Eisenoxydhydrat oder Mischung von Ocker mit Umbran	braunes Pulver	Verw. in der Malerei, besonders zu Wasserfarben.

	Deutsche und lateinische Bezeichnung, Synonyma	Zusammensetzung, Darstellung, Vorkommen	Eigenschaften, Handelssorten, Erkennung	Verwendung, gesetzliche Bestimmungen
426.	**Rum**	gewonnen durch Vergärung von Zuckerrohrmelasse und Destillation	braune, stark eigenartig riechende Flüssigkeit, etwa 70% Alkohol enthaltend	Verw. zu Genußzwecken.
455.	**Saccharinum** Saccharin	$C_6H_4 . CO . SO_2$. Ist chemische Orthosulfaminbenzoësäureanhydrid oder Benzoësäuresulfinid	weißes, in Wasser schwer lösliches Pulver, etwa 500 mal so süß wie Zucker	Verw. als Ersatz für Zucker für Diabetiker, darf aber nur auf ärztliche Vorschrift in Apotheken ab gegeben werden. Zur Verwendung für Mundwasser und Giftgetreide bedarf es einer steuerlichen Erlaubnis.
504.	**Sepiabraun**	Farbstoff, der sich in einem Säckchen im Mantel des Tintenfisches (Sepia officinalis) befindet. Der flüssige Inhalt wird getrocknet, in Kalilauge gelöst und durch verdünnte Schwefelsäure aus gefällt	kleine Täfelchen (Tuschen), die aus dem Niederschlage durch Versetzen mit Gummilösung geformt werden	Verw. als sehr gute Tuschfarbe.
510.	**Smalte** Sächsisch- oder Königsblau	dargestellt durch Zusammenschmelzen von gemahlenem Quarz, Pottasche und gerösteten Kobalterzen. Die geschmolzene Masse wird in kaltes Wasser gegossen und nach dem Erstarren gepulvert	schön blaue Farbe von unbegrenzter Haltbarkeit	Verw. in der Malerei als sehr echte Farbe, in der Porcellanmalerei, Tapetendruckerei und in Emaillierwerken.
	Spiritus s. S. 230.			

643.	**Spiritus aethereus** Hoffmannstropfen, Ätherweingeist	Gemisch von 1 T. Äther und 3 T. Spiritus	wasserhelle, völlig flüchtige Flüssigkeit vom Stoff-Gew. 0,805 bis 0,809	Verw. als beliebtes Volksmittel bei Übelkeit usw. **D. A.** Frei gegeben.
642.	**Spiritus campchoratus.** Kampferspiritus	dargestellt durch Lösen von 1 T. Kampfer in 7 T. Weingeist und 2 T. Wasser	klare, stark nach Kampfer riechende und schmeckende Flüssigkeit	Verw. zu Einreibungen. **D. A.** Frei gegeben.
642.	**Spiritus Cochleariae** Löffelkrautspiritus	Darstellung: 4 T. Herb. Cochlear werden mit 1 T. Sem. Erucae, 40 T. Wasser und 15 T. Weingeist gemischt und davon 20 T. über gedampft	klare, farblose Flüssigkeit von eigenartigem Geruche	Verw. äußerlich zu Einreibungen. Als Destillat frei gegeben.
642.	**Spiritus Formicarum** Ameisenspiritus	dargestellt durch Mischen von 1 T. Acid. formicic., 14 T. Spiritus und 5 T. Wasser	klare, farblose Flüssigkeit von saurer Reaktion	Verw. zu Einreibungen. **D. A.** Frei gegeben.
642.	**Spiritus saponatus** Seifenspiritus	es werden 6 T. Olivenöl, 7 T. Kalilauge, 30 T. Spiritus und 17 T. Wasser zusammen durch Schütteln verseift	klare, gelbe Flüssigkeit von alkalischer Reaktion	Verw. äußerlich zu Einreibungen, als Händedesinfektions mittel vor Operationen. **D. A.** Frei gegeben.
426.	**Spiritus Vini gallici** Franzbranntwein	aus Wein gewonnenes Destillat (der echte Franzbranntwein ist als Destillat auch ohne Kochsalzzusatz frei gegeben)	schwach gelbliche Flüssigkeit von angenehmem Geruche	Verw. als Genußmittel und Kosmetikum, auch med. zu Einreibungen, frei gegeben, aber nur mit **Kochsalz** gemischt.
335.	**Stannum** Zinn	Sn. Kommt in der Natur fast nur als Zinnstein, SnO_2, vor. Darstellung durch Reduktion mit Kohle	silberweißes Metall, ausgewalzt als Stann. foliatum, Stanniol	Verw. des Stanniols zum Verpacken von Genußmitteln (Chokolade, Käse), Seifen usw., wofür es bleifrei sein muß.
337.	**Stannum bichloratum** Chlorzinn, Stannichlorid	$SnCl_4$. Dargestellt durch Erhitzen von Zinn oder Zinnchlorür in Chlorgas	weiche, kristallinische Masse, hygroskopisch. Mit Ammoniumchlorid bildet es ein Doppelsalz, das sogen. Pinksalz der Färberei	Verw. in der Färberei. **G. III.**

	Deutsche und lateinische Bezeichnung, Synonyma	Zusammensetzung, Darstellung, Vorkommen	Eigenschaften, Handelssorten, Erkennung	Verwendung, gesetzliche Bestimmungen
337.	**Stannum chloratum** Zinnchlorür, Stannochlorid, Zinnsalz	$SnCl_2 + 2\ H_2O$. Dargestellt durch Lösen von Zinn in Salzsäure, Eindampfen und Auskristallisieren	farblose, kleine Kristalle, in Wasser löslich, in viel Wasser sich unter Bildung von Stannichlorid zersetzend; sehr hygroskopisch und leicht Sauerstoff aufnehmend, daher gut verschlossen auf zu bewahren	Verw. in der Färberei als Beizmittel. **G. III.**
336.	**Stannum oxydatum** Zinnoxyd, Zinnasche	SnO_2. Dargestellt durch Verbrennen von Zinn an der Luft	weißes Pulver, öfter durch den Gehalt an metallischem Zinn etwas grau gefärbt	Verw. zum Putzen von Metallen.
328.	**Stibium** Antimon	Sb. Kommt meist als Grauspießglanz (Sb_2S_3) vor, aus dem es durch Erhitzen mit Eisen gewonnen wird: $Sb_2S_3 + 3\ Fe = 3\ FeS + 2\ Sb$	bläulichweißes, glänzendes Metall vom Stoff-Gew. 6,7, sich an der Luft nicht verändernd	Verw. zur Herstellung von Letternmetall.
329.	**Stibium sulfuratum** Schwefelantimon, Antimontrisulfid	Sb_2S_3. Kommt in der Natur als Grauspießglanz in Gesteinsmassen eingesprengt vor, aus denen es durch Ausschmelzen gewonnen wird	grauschwarzes, schweres Pulver oder Stücke	Verw. in der Feuerwerkerei und zu Zündmassen, med. in der Tierarzneipraxis als appetitanregendes Mittel. **D. A.**
382.	**Strontium nitricum** Strontiumnitrat, salpetersaures Strontium	$Sr(NO_3)_2$. Dargestellt durch Auflösen natürlichen Strontiumkarbonats (Strontianit) in Salpetersäure: $SrCO_3 + 2\ NHO_3 = Sr(NO_3)_2 + H_2O$	weißes bis gelbliches, kristallinisches Pulver, hygroskopisch	Verw. in der Feuerwerkerei zu Rotfeuer.
463.	**Strychninum** Strychnin	Alkaloïd der Sem. Strychni (s. d.)	farblose Kristallnadeln von sehr bitterem Geschmacke. Zu Un-	Verw. wenig med., zumeist zur Herstellung von Strychninge-

			gezierfermitteln darf nur das Strychnin. nitric. verwendet werden	treide **(G. II)**. **D. A.**, **G. I**, **Verz. B.**
312. 313.	**Sulfur** Schwefel	S. Kommt in der Natur frei, besonders in vulkanischen Gegenden, als auch in der Form zahlreicher Schwefelmetalle und -sulfate vor. Aus dem Rohschwefel durch Sublimation in geschlossenen Retorten gewonnen als Sulfur sublimatum, ein citronengelbes Pulver bildend. Da dieser fast immer durch Schwefelsäure verunreinigt ist, die sich bei dem Sublimationsvorgange gebildet hat, so wird daraus durch Waschen mit ammoniakhaltigem Wasser der Sulfur depuratum lotum hergestellt	durch Schmelzen des sublimierten Schwefels und Ausgießen in Formen gewinnt man den Stangenschwefel, Sulfur in baculis. Der in den Retorten verbleibende Rückstand des Rohschwefels kommt als grauer Schwefel, Sulfur griseum in den Handel. Schwefel ist in Wasser unlöslich, dagegen leicht löslich in Schwefelkohlenstoff, Benzol und Terpentinöl, auch in fetten und ätherischen Ölen	Verw. zur Herstellung von schwefliger und Schwefelsäure, in der Feuerwerkerei, zu Schießpulver, in der chemischen Großindustrie, med. zu Brustpulver usw. In der Feuerwerkerei darf nur Sulfur lotum verwendet werden, nicht Sulfur sublimatum, weil letzterer noch meist Schwefelsäure enthält, die, mit Kaliumchlorat zusammen gebracht sofort eine Explosion bewirkt. **D. A.**
314.	**Sulfur praecipitatum** Lac sulfuris Präcipitierter Schwefel, Schwefelmilch	dargestellt durch Zersetzen von Polysulfiden mit Salzsäure, z. B. $K_2S_5 + 2\ HCl = 2\ KCl + H_2S + 4\ S$	feines, mehlförmiges, gelblichweißes, nicht kristallinisches Pulver	Verw. med. äußerlich als Schwefelseife, -salbe, kosmetisch zu Haarwässern und Pomaden, in der Strohhutfabrikation. **D. A.**
387.	**Talcum** Speckstein	natürliches Mineral, aus Magnesiumsilikat bestehend	weißes, schlüpfriges, sich fettig anfühlendes Pulver	Verw. als Tanzsaalglätte, zum Einstreuen zwecks leichteren Anziehens von Schuhen und Handschuhen, zu Bohnerpulver, med. als Salicylstreupulver gegen wunde Haut (frei gegeben). **D. A.**
353.	**Tartarus stibiatus** Kalium stibio-tartaricum Brechweinstein (Antimonylkaliumtartrat)	$C_4H_4O_6(SbO)K \cdot {}^1/_2\ H_2O$. Dargestellt durch Kochen von Weinstein, Antimonoxyd und Wasser, Filtrieren und Abdampfen	weiße Kristalle oder Pulver, in 17 T. Wasser löslich	Verw. med. als Brechmittel, in der Färberei, zu Metallbeizen und als Fliegengift. **D. A.**, **G. II**, **Verz. B**

	Deutsche und lateinische Bezeichnung, Synonyma	Zusammensetzung, Darstellung, Vorkommen	Eigenschaften, Handelssorten, Erkennung	Verwendung, gesetzliche Bestimmungen
458.	**Terpineol**	$C_{10}H_{17}OH$. Umsetzungserzeugnis des Terpentinöls	farblose, ölige Flüssigkeit von starkem, fliederartigem Geruche	Verw. in der Parfümerie zur Herstellung von Flieder- und auch Maiglöckchenparfüm.
505.	**Terra di Siena**	natürlich vorkommendes Mineral (in Oberitalien, Siena, Harz und Thüringen) aus basisch schwefelsaurem Eisenoxydhydrat, Kieselsäure und Tonerde bestehend	kommt als roh und gebrannt in den Handel	Verw. in der Malerei, zu Eichenholzbeize.
513.	**Terra viridis** Grüne Erde, Steingrün	durch die Verwitterung des Augits entstandenes Mineral, in der Hauptsache aus Eisensilikaten bestehend	grünes Pulver	Verw. in der Wassermalerei, besonders für Kalkanstriche geeignet.
458.	**Tonquinol**	künstlicher Moschus, organische Nitroverbindung (Trinitrobutylxylol)	gelblichweiße Kristallnadeln von starkem, moschusähnlichem Geruch	Verw. als Surrogat für Moschus.
463.	**Triticum venenatum** Giftweizen	Weizenkörner werden mit einer Lösung von Strychnin. nitric. und Fuchsin so lange durch gearbeitet, bis alle Körner gleichmäßig gefärbt sind	auf 1 kg Weizen dürfen höchstens 5 g Strychnin. nitr. genommen werden. Zu scharf ausgetrockneter Giftweizen verliert an Wirksamkeit, ist daher unmittelbar vor dem Gebrauche an zu feuchten	Vertilgungsmittel gegen Feldmäuse. **G. II.**
511.	**Ultramarinblau**	natürlich als Lapis lazuli vorkommend, ein seltenes Mineral. Jetzt künstlich dargestellt durch Zusammenschmelzen von Ton-	schön blaue Farbe, die aber nicht mit bleihaltigen Farben gemischt werden darf, auch nicht mit Glättefirnis, da sich	Verw. in der Malerei, zum Blauen von Wäsche, Zucker usw.

		erde, Glaubersalz und Kohle (Sulfatmethode), wobei Ultramaringrün als erstes Erzeugnis entsteht; dieses wird mit Schwefel gemengt und weiter stark erhitzt, wobei sich Ultramarinblau bildet. Oder es wird Tonerde, Natriumkarbonat und Schwefel erhitzt, wobei sich sofort Ultramarinblau bildet (Sodamethode)	sonst allmählich Schwefelblei bildet, wodurch der Anstrich schwarz wird. Für Kalkanstriche ist die Farbe aber sehr geeignet	
506.	**Umbra** Umbraun	echtes Umbraun besteht aus kieselsaurem Eisenoxydhydrat mit wechselnden Mengen von kieselsaurem Manganhydroxyd und ist durch Verwittern eisenhaltiger Mineralien entstanden	das gewöhnliche Umbraun stellt meist nur geglühte Ocker dar	Verw. in der Malerei.
405.	**Uranium nitricum** Urannitrat	$UO_2(NO_3)_2 + 6\ H_2O$. Aus dem Uranpecherz hergestellt	kleine, grünlichgelbe Kristalle, in Wasser leicht löslich	Verw. in der Lichtbildnerei. **G. I.**
458.	**Vanillin**	$C_8H_8O_3$. Riechstoff der Vanille (s. d.). Künstlich aus dem Kambialsaft der Coniferen und aus Nelkenöl hergestellt	weiße, nadelförmige Kristalle, in Alkohol und kochendem Wasser löslich	Verw. in der Parfümerie und zu Speisezwecken (Chokoladen, Puddings).
390.	**Zincum** Zink	Zn. Kommt in der Natur als Zinkspat (Zinkkarbonat), Kieselzinkerz (Zinksilikat), Galmei (Verbindung beider), Zinkblende (Zinksulfid) und Rotzinkerz (Zinkoxyd) vor. Dargestellt aus den Zinkerzen durch Glühen an der Luft und Reduktion mit Kohle	bläulichweißes, kristallinisches Metall, bei gewöhnlicher Temperatur spröde, erhitzt hämmerbar und walzbar	Verw. in der Technik zu zahlreichen Geräten, zum Löten und zu Lötwasser, in der chemischen Industrie zur Herstellung von Zinksalzen; dieselben gehören außer Zinksulfid und Zinkoxyd zu **G. III.**

	Deutsche und lateinische Bezeichnung, Synonyma	Zusammensetzung, Darstellung, Vorkommen	Eigenschaften, Handelssorten, Erkennung	Verwendung, gesetzliche Bestimmungen
392. 621.	**Zincum chloratum** Zinkchlorid, Chlorzink	$ZnCl_2$. Dargestellt durch Lösen von Zink in Salzsäure und Eindampfen; die Lösung heißt Lötwasser: $Zn + 2\ HCl = ZnCl_2 + 2\ H$	weißes, sehr hygroskopisches Pulver, chem. rein auch in Stangen, in Wasser und Alkohol leicht löslich. Sehr gut verschlossen auf zu bewahren	Verw. chemisch rein als Ätzmittel, das rohe zu Lötwasser und zum Imprägnieren von Holz gegen Fäulnis. **D. A., G. III,** pur. **Verz. B.**
391. 490.	**Zincum oxydatum** Zinkoxyd, Zinkweiß	ZnO. Das rohe Zinkoxyd oder Zinkweiß wird dargestellt durch Verdampfen von Zink und Verbrennen der Dämpfe in heißer Luft; das reine Zinkoxyd durch Glühen von Zinkkarbonat: $ZnCO_3 = ZnO + CO_2$	weißes, lockeres Pulver, durch einen Gehalt an unverbranntem Zink etwas weniger weiß (Zinkgrau). Handelsmarken Grün-, Rot-, Blau-, Gelb- und Grau-Siegel. Vor Feuchtigkeit zu schützen, da sich sonst Zinkhydroxyd bildet, das Klümpchen bildet	Verw. das chem. reine Zinkoxyd zu Salben, Schminken und Pudern, das rohe Zinkweiß als Farbe. Muß sich in Salz- und Schwefelsäure völlig lösen. **D. A.**
393.	**Zincum sulfuricum** Zinksulfat, Zinkvitriol	$ZnSO_4 + 7\ H_2O$. Rohes Zinkvitriol wird dargestellt durch Rösten von Zinkblende, Auslaugen und Auskristallisieren: $ZnS + 4\ O = ZnSO_4$; chemisch reines Zinksulfat durch Auflösen von Zink in Schwefelsäure: $Zn + H_2SO_4 = ZnSO_4 + 2\ H$	weiße, kleine Kristalle von saurer Reaktion, in Wasser leicht löslich	Verw. findet das chem. reine med. äußerlich zu Augenwässern, Einspritzungen, auch in der Lichtbildnerei; das rohe Zinkvitriol zum Imprägnieren von Holz (Eisenbahnschwellen), in der Färberei als Beizmittel und zur Herstellung von Zinkfarben. **D. A., G. III,** pur. **Verz. B.**
494.	**Zinkgelb** Ultramaringelb	basisches Zinkchromat, dargestellt durch Zersetzung von Zinksulfat mittels Kaliumchromat	gelbe Farbe. Häufig wird unter Ultramaringelb auch Baryumchromat verstanden, das ebenfalls eine schöne gelbe Farbe darstellt	Verw. in der Malerei, besonders zur Herstellung von Mischfarben, z. B. Zinkgrün. **G. III.**

67. Fachgesetzkunde.

Bevor wir an eine genauere Besprechung der einzelnen Fachgesetze herantreten, wollen wir uns über einige allgemeine Gesichtspunkte unterrichten. Man unterscheidet Zivilrecht, Strafrecht und Verwaltungsrecht.

Zu den Gesetzen, die für den Drogisten als zivilrechtlicher Natur in Frage kommen, gehören vor allem das Handelsgesetzbuch und zahlreiche Bestimmungen des Bürgerlichen Gesetzbuches. Aus Mangel an Raume können wir uns mit diesem wichtigen Teile der Gesetzgebung nicht eingehender beschäftigen, sondern wollen uns damit begnügen, am Schlusse auf einige der wichtigeren Bestimmungen näher ein zu gehen und die am häufigsten vorkommenden Handelsausdrücke etwas genauer zu erklären.

Die für den Drogisten bedeutsamsten verwaltungsrechtlichen 710.
Bestimmungen sind in der Gewerbeordnung enthalten, wozu noch einzelne landesgesetzliche Bestimmungen treten. In Frage kommen besonders die Bestimmungen über das Konzessionswesen. Der Instanzenweg hierfür ist in Preußen als erste Instanz der Stadt- bzw. Kreisausschuß, der Bezirksausschuß als Berufungs- und das Oberverwaltungsgericht in Berlin als Revisionsinstanz. In den übrigen Bundesstaaten bestehen ähnliche Einrichtungen.

Zu den strafrechtlichen Bestimmungen, die für den Drogisten besonders in Frage kommen, gehören der § 367 des Str.-G.-B., die Kaiserl. Verordnung betr. den Verkehr mit Arzneimitteln vom 22. Okt. 1901 und die Giftverordnung vom 22. Febr. 1906, wozu noch verschiedene polizeiliche Verordnungen z. B. über die Aufbewahrung und Abgabe von Feuerwerkskörpern, feuergefährlichen Stoffen treten, die jedoch zumeist nur für kleinere Bezirke gelten und leider nicht allgemein einheitlich geregelt sind. Ferner kommen hier noch in Betracht die Bestimmungen über die Verwendung gesundheitsschädlicher Farben sowie zum Teil das Nahrungsmittelgesetz.

Die Verstöße gegen diese strafrechtlichen Bestimmungen sind ihrem strafrechtlichen Wesen nach Übertretungen, der leichteste Grad strafbarer Handlungen [1]). Übertretungen werden in allen leichteren Fällen nur mit Geldstrafe bis zu 150 Mark geahndet, an deren Stelle auch Haft bis zur Dauer von sechs Wochen treten kann. Ist eine Übertretung fest gestellt, so erläßt die zuständige Polizeibehörde in der Regel einen polizeilichen Strafbefehl in der Form einer Geldstrafe, in schwereren Fällen kann sie auch einen amtsgerichtlichen Strafbefehl beantragen, in ganz besonderen Fällen auch die Angelegen-

---

1) Schwerere strafbare Handlungen sind Vergehen und Verbrechen.

heit der zuständigen Staatsanwaltschaft zwecks strafrechtlicher Verfolgung übergeben. Sowohl gegen den polizeilichen wie den amtsgerichtlichen Strafbefehl ist der Antrag auf richterliche Entscheidung bei dem zuständigen Amtsgerichte zulässig. Dort wird die Angelegenheit vor dem Schöffengerichte mündlich verhandelt, das aus einem Richter als Vorsitzenden und zwei Schöffen als Beisitzern besteht. Das Urteil wird wie alle Strafurteile durch $^2/_3$ Mehrheit bestimmt. Gegen das Urteil des Schöffengerichtes ist die Berufung an das zuständige Landgericht zulässig, wo der Proceß vor der sog. Berufungskammer verhandelt wird, die aus drei [1]) Richtern besteht. Die Berufung muß aber binnen einer Woche vom Tage der öffentlichen Verkündigung des Urteils an gerechnet, ein gelegt werden, die Berufungsfrist läuft nicht, wie in Zivilprocessen, vom Tage der Zustellung des Urteils an. Gegen das Urteil des Landgerichtes ist die Revision zulässig, die ebenfalls binnen einer Woche nach der Urteilsverkündigung ein gelegt werden muß. Die Revisionsinstanz ist für alle Übertretungen von reichsgesetzlichen Bestimmungen — besonders also der Kaiserl. Ver. — das zuständige Oberlandesgericht, für Übertretungen von preußischen Landesgesetzen — z. B. der Giftverordnung — jedoch das Kammergericht in Berlin. In den übrigen Bundesstaaten bestehen für die Übertretung landespolizeilicher Bestimmungen entsprechende Revisionsinstanzen. Da wir nun viele Oberlandesgerichte haben und kein Gericht an das Urteil oder die Rechtsanschauung eines anderen gebunden ist, so besteht für die Auslegung der Kaiserl. Ver. bei gleichem Sachverhalte vielfach eine höchst bedauerliche Rechtsunsicherheit, was für die Giftverordnung und Preußen wenigstens nicht der Fall ist, da es hierfür nur eine höchste Instanz gibt. Zu bemerken ist noch, daß für alle strafbaren Handlungen eine gesetzliche Verjährungsfrist besteht, die bei Übertretungen drei Monate beträgt.

Die Gesetze und Verordnungen, die bei der Gründung einer Drogenhandlung zu beachten sind, lassen sich dahin zusammen fassen, daß der Inhaber folgendes zu tun hat:

713. 1. Er hat die Eröffnung seines Geschäftsbetriebes der zuständigen Behörde (Gewerbesteueramt oder Polizeiverwaltung) zwecks Veranlagung zur Gewerbesteuer an zu zeigen;

2. Er hat den Betrieb des Handels mit Drogen und chemischen Präparaten, die zu Heilzwecken dienen, der zuständigen Polizeibehörde an zu zeigen (zum Zwecke der Revision);

3. Zum Kleinhandel mit Giften bedarf er (wenigstens in Preußen) einer behördlichen Erlaubnis.

---

[1]) Die andern Strafkammern bestehen aus 5 Richtern.

4. Er hat den Kleinhandel mit vergälltem Spiritus der zuständigen Polizei- und Steuerbehörde an zu zeigen.

5. Er bedarf für den Kleinhandel mit Spiritus und Spirituosen (Rum, Arak, Cognak, Liköre) der Erlaubnis der zuständigen Behörde; in Preußen ist das der Stadt- bzw. Kreisausschuß; die Erteilung der Erlaubnis ist von der Bedürfnisfrage abhängig (im Gegensatze zum Gifthandel, bei dem, wenigstens in Preußen, die Bedürfnisfrage nicht in Betracht kommt).

6. Er hat die ortspolizeilichen Bestimmungen über die Aufbewahrung von feuergefährlichen und Explosivstoffen zu beachten.

68. Bestimmungen der Gewerbeordnung.

Von den Bestimmungen der Gewerbeordnung kommen für den Drogisten besonders folgende in Betracht:

§ 1. Der Betrieb eines Gewerbes ist jedermann gestattet, soweit nicht durch dieses Gesetz Ausnahmen oder Beschränkungen vorgeschrieben oder zugelassen sind . . . .

§ 6, Abs. 2: Durch Kaiserliche Verordnung wird bestimmt, welche Apothekerwaren [1]) dem freien Verkehr zu überlassen sind.

§ 34, Abs. 3: Die Landesgesetze können vorschreiben, daß zum Handel mit Giften . . . . . . besondere Genehmigung erforderlich ist, ...

§ 35, Abs. 4: Der Handel mit Drogen und chemischen Präparaten [2]), welche zu Heilzwecken dienen [3]), ist zu untersagen, wenn die Handhabung des Gewerbebetriebes Leben und Gesundheit von Menschen [4]) gefährdet . . . . . .

---

[1]) Hierfür dürfte sich folgende Begriffsbestimmung empfehlen: „Als Apothekerwaren im Sinne der Kais. Ver. gelten alle Rohstoffe, die ausschließlich oder teilweise als Heilmittel Verwendung finden sowie alle Zubereitungen, die (ohne Rücksicht auf die tatsächliche Wirkung) zum Zwecke der Verwendung als Heilmittel her gestellt sind, ausgenommen Nahrungs-, Nähr- und Genußmittel, auch wenn sie in einzelnen Fällen als Heilmittel verwendet werden.

[2]) Da die Zubereitungen, die die Kais. Ver. völlig getrennt von den Rohstoffen (Drogen und chemischen Präparaten) behandelt, hier nicht genannt sind, scheiden dieselben für ein etwaiges Verbot von vornherein aus.

[3]) Drogen und chemische Präparate, die zu anderen als Heilzwecken verwendet und dem entsprechend auch verkauft werden, werden von einem Verbote ebenfalls nicht betroffen.

[4]) Die Gefährdung von Leben und Gesundheit von Tieren kommt nicht in Betracht.

Abs. 5: Ist die Untersagung erfolgt, so kann die Landes-Zentralbehörde oder eine andere von ihr zu bestimmende Behörde die Wiederaufnahme des Gewerbebetriebs gestatten, sofern seit der Untersagung mindestens ein Jahr verflossen ist.

Abs. 6: Personen, welche die in diesem Paragraphen bezeichneten Gewerbe beginnen, haben bei Eröffnung ihres Gewerbebetriebs der zuständigen Behörde hiervon Anzeige zu machen [1].

§ 45. Die Befugnisse zum stehenden Gewerbe können durch Stellvertreter aus geübt werden; diese müssen jedoch den für das in Rede stehende Gewerbe insbesondere vorgeschriebenen Erfordernissen genügen.

§ 47. Inwiefern für die nach den §§ 34 und 36 konzessionierten oder angestellten Personen eine Stellvertretung zulässig ist, hat in jedem einzelnen Falle die Behörde zu bestimmen, welcher die Konzessionierung oder Anstellung zusteht.

§ 56. Beschränkungen, vermöge deren gewisse Waren von dem Feilhalten im stehenden Gewerbebetriebe ganz oder teilweise ausgeschlossen sind, gelten auch für deren Feilbieten im Umherziehen.

Ausgeschlossen vom Ankauf oder Feilbieten im Umherziehen sind:

6. explosive Stoffe, insbesondere Feuerwerkskörper, Schießpulver und Dynamit;

7. solche mineralische und andere Öle, welche leicht entzündliche sind, insbesondere Petroleum, sowie Spiritus;

748. 9. Gifte und gifthaltige Waren, Arznei- und Geheimmittel [2]), sowie Bruchbänder.

§ 147. Mit Geldstrafe bis zu 300 Mark und im Unvermögensfalle mit Haft wird bestraft:

Abs. 1: wer den selbständigen Betrieb eines stehenden Gewerbes, zu dessen Beginn eine besondere polizeiliche Genehmigung (Koncession, Approbation, Bestallung) erforderlich ist, ohne die vorschriftsmäßige Genehmigung unternimmt oder fortsetzt, oder von den in der Genehmigung fest gesetzten Bedingungen abweicht.

§ 148. Mit Geldstrafe bis zu einhundertundfünfzig Mark und im Unvermögensfalle mit Haft bis zu vier Wochen wird bestraft:

Abs. 1: wer außer den im § 147 vorgesehenen Fällen ein stehendes Gewerbe beginnt, ohne dasselbe vorschriftsmäßig anzuzeigen.

---

[1]) Wer sich selbständig macht, hat die entsprechende Anzeige sofort zu erstatten.

[2]) Alle, auch die frei gegebenen Arzneimittel sind vom Hausierhandel ausgeschlossen.

69. Bestimmungen des Strafgesetzbuches.

Von den Bestimmungen des Strafgesetzbuches kommen für den Drogisten in Betracht:

§ 324. Wer ...... Gegenstände, welche zum öffentlichen Verkaufe oder Verbrauche bestimmt sind, vergiftet, oder denselben Stoffe beimischt, von denen ihm bekannt ist, daß sie die menschliche Gesundheit zu zerstören geeignet sind, ingleichen, wer solche vergiftete oder mit gefährlichen Stoffen vermischte Sachen wissentlich und mit Verschweigung dieser Eigenschaft verkauft, feilhält oder sonst in Verkehr bringt, wird mit Zuchthaus bis zu zehn Jahren und, wenn durch die Handlung der Tod eines Menschen verursacht worden ist, mit Zuchthaus nicht unter zehn Jahren oder mit lebenslänglichem Zuchthaus bestraft.

§ 326. Ist eine der in den §§ 321—324 bezeichneten Handlungen aus Fahrlässigkeit begangen worden, so ist, wenn durch die Handlung ein Schaden verursacht worden ist, auf Gefängnis bis zu einem Jahre und, wenn der Tod eines Menschen verursacht worden ist, auf Gefängnis bis zu drei Jahren zu erkennen.

§ 367. Mit Geldstrafe bis zu einhundertfünfzig Mark oder mit Haft wird bestraft:

3. Wer ohne polizeiliche Erlaubnis Gift oder Arzneien, soweit der Handel mit denselben nicht frei gegeben ist, zubereitet, feilhält, verkauft oder sonst an andere überläßt[1]);

4. Wer ohne die vorgeschriebene Erlaubnis Schießpulver oder andere explodierende Stoffe oder Feuerwerke zubereitet;

5. wer bei der Aufbewahrung oder bei der Beförderung von Giftwaren, Schießpulver oder Feuerwerken oder bei der Aufbewahrung, Beförderung, Verausgabung oder Verwendung von Sprengstoffen oder anderen explodierenden Stoffen, oder bei Ausübung der Befugnis zur Zubereitung oder Feilhaltung dieser Gegenstände, sowie der Arzneien, die deshalb ergangenen Verordnungen nicht befolgt;

a) wer bei Versendung oder Beförderung von leicht entzündlichen oder ätzenden Gegenständen durch die Post die deshalb ergangenen Verordnungen nicht befolgt:

b) wer Waren, Materialien oder andere Vorräte, welche sich leicht von selbst entzünden oder leicht Feuer fangen, an Orten oder in Behältnissen aufbewahrt, wo ihre Entzündung gefährlich werden kann, oder wer Stoffe, die nicht ohne Gefahr einer Entzündung bei einander liegen können, ohne Absonderung aufbewahrt.

---

[1]) Die Kais. Ver. verbietet nur das unbefugte Feilhalten und Verkaufen; darüber hinaus ist aber auch das Zubereiten und das Überlassen an andere (Verschenken) strafbar.

70. Verordnung betreffend den Verkehr mit Arzneimitteln vom 22. Okt. 1901.

714. Dem Wortlaute dieser für den Drogisten wichtigsten Verordnung wollen wir einige allgemeine Bemerkungen voraus schicken. Für die Zubereitungen, die der § 1 in Verbindung mit dem Verz. A dem freien Verkehre überläßt, sind zwar zu einem erheblichen Teile Vorschriften in dem D. A. vorhanden, die Kais. Ver. enthält aber keinerlei Bestimmung darüber, daß die frei gegebenen Zubereitungen den Vorschriften des D. A. entsprechen müßten, wenigstens so weit dieses welche bietet. Die Kais. Ver. vermeidet es vielmehr offenbar, irgend wie bindende und bündige Vorschriften zu geben; selbst wo ein schwacher Ansatz dazu gemacht wird, wie bei Schneeberger Schnupftabak, Restitutionsfluid und Pechpflaster, ist dem Arzneimittelhändler der denkbar weiteste Spielraum gelassen. Gleichwohl ist es im Deutschen Drogistenstande bisher als selbstverständlich betrachtet worden, daß die Arzneimittel, die er in den Handel bringt, von ebenso guter Beschaffenheit sind, wie in den Apotheken, und daher sind auch die Vorschriften des D. A., soweit solche für die frei gegebenen Arzneimittel vorliegen, wohl stets benützt worden. Soweit natürlich geeignetere Vorschriften überhaupt vorhanden sind, können dieselben selbstverständlich auch benützt werden: so z. B. darf nicht nur das Heftpflaster nach der Vorschrift des D. A., sondern auch ein Kautschukheftpflaster verkauft werden. Wir wollen uns hierbei merken, daß die Kais. Ver., da sie nur ein Ausnahmegesetz ist, nach deutscher Rechtsauffassung niemals in einschränkendem Sinne aus gelegt werden darf! Ist also z. B. bei Pechpflaster gesagt, daß dasselbe „lediglich aus Pech, Wachs, Terpentin und Fett oder einzelnen dieser Stoffe" bestehen muß, so darf jede Art Pech, jede Art Fett, die im Handel vorkommen, zur Herstellung benützt werden. Im übrigen besagt auch der preuß. Ministerialerlaß betr. die Revision von Drogen- und Gifthandlungen vom 13. Jan. 1910 Abs. 8 lediglich: „Die vorhandenen Arzneimittel müssen echt, zum bestimmungsgemäßen Gebrauche geeignet, nicht verdorben und nicht verunreinigt sein." —

Wir lassen nunmehr den Wortlaut der Kais. Ver. folgen:

Wir, Wilhelm von Gottes Gnaden Deutscher Kaiser, König von Preußen usw. verordnen im Namen des Reiches auf Grund der Bestimmungen in § 6 Abs. 2 der G.-O. was folgt:

§ 1.

Die in dem angeschlossenen Verzeichnisse A aufgeführten [1]) 715.
Zubereitungen [2]) dürfen, ohne Unterschied, ob sie heilkräftige Stoffe
enthalten oder nicht, **als Heilmittel** (Mittel zur Beseitigung oder Linderung von Krankheiten bei Menschen oder Tieren [3]) außerhalb der
Apotheken nicht feilgehalten [4]) oder verkauft werden.

Dieser Bestimmung unterliegen von den bezeichneten Zuberei- 716.
tungen, **soweit sie als Heilmittel** [5]) feilgehalten oder verkauft werden,

a) kosmetische Mittel (Mittel zur Reinigung, Pflege und
Färbung der Haut, des Haares oder der Mundhöhle), Desinfektions- 717.
mittel [6]) und Hühneraugenmittel **nur dann,** wenn sie Stoffe ent- 718.
halten, welche in den Apotheken ohne Anweisung eines Arztes, Zahnarztes oder Tierarztes nicht abgegeben werden dürfen, kosmetische Mittel außerdem auch dann, wenn sie Kreosot, Phenylsalicylat oder Resorcin [7]) enthalten;

---

[1]) Nicht aufgeführte Zubereitungen wie z. B. Destillate, geschnittene oder gepulverte Drogen und chemische Präparate, Bonbons, ferner abgeteilte Pulver in Papierkapseln sind frei.

[2]) Der Unterschied zwischen einer Zubereitung und einem chemischen 569.
Präparate läßt sich folgendermaßen fest legen: a) es liegt in dem Worte Zubereitung sprachlich und begrifflich begründet, daß sie stets für einen ganz bestimmten Verwendungspunkt her gestellt wird, ein chemisches Präparat dagegen kann den verschiedensten Verwendungszwecken dienen; b) besteht eine Zubereitung aus mehreren Rohstoffen, so sind die Gewichtsmengen derselben willkürliche, nur durch den beabsichtigten Verwendungszweck gebotene, während die Rohstoffe, die zur Herstellung eines chemischen Präparates dienen, stets in ganz bestimmten, aus der stöchiometrischen Berechnung der Zersetzungsformel sich ergebenden Gewichtsmengen verwendet werden müssen; c) bei der Herstellung einer Zubereitung oder mechanischen Mischung tritt höchstens eine physikalische, nie aber eine chemische Veränderung der betr. Rohstoffe ein, bei einem chemischen Präparate dagegen bildet sich aus den Rohstoffen ein ganz neuer chemischer Stoff mit völlig anderen chemischen Eigenschaften.

[3]) Heilmittel für Pflanzen, z. B. Baumwachs, fallen nicht unter die Kais. Ver.

[4]) Nach der allgemeinen Rechtsprechung ist unter Feilhalten ein Bereithalten von Waren mit der Absicht des Verkaufes an das Publikum in Räumlichkeiten zu verstehen, die dem Publikum als Verkaufsstelle zugänglich sind, nicht aber in Lagerräumen.

[5]) Sobald sie zu einem anderen, z. B. einem rein kosmetischen Verwendungszwecke verkauft werden, fallen die nachfolgenden Beschränkungen fort.

[6]) Desinfektionsmittel sind nur dann Heilmittel, wenn sie bei der Wundbehandlung oder ähnlichen Fällen beim menschlichen oder tierischen Körper angewendet werden, nicht aber, wenn sie zur Desinfektion lebloser Gegenstände dienen wie z. B. chirurgischer Instrumente, Krankenwäsche, Aborten usw.; im letzteren Falle unterliegen sie keinerlei Beschränkungen.

[7]) Da diese drei Stoffe zum Verz. B gehören, ergibt sich, daß die Stoffe des Verz. B nicht auch allgemein in der Form von Zubereitungen verboten sind, sondern daß für Zubereitungen jeder Art, auch wenn sie Stoffe des Verz. B enthalten, nur § 1 und Verz. A maßgeblich sind.

719. b) künstliche[1]) Mineralwässer **nur dann,** wenn sie in ihrer Zusammensetzung natürlichen Mineralwässern nicht entsprechen
305. und **zugleich**[2]) Antimon, Arsen, Baryum, Chrom, Kupfer, freie Salpetersäure, freie Salzsäure oder freie[3]) Schwefelsäure enthalten.

Auf Verbandstoffe (Binden, Gazen, Watten und dergleichen), auf Zubereitungen zur Herstellung von Bädern sowie auf Seifen zum äußerlichen Gebrauche findet die Bestimmung im Abs. 1 nicht Anwendung[4]).

§ 2.

Die in dem angeschlossenen Verzeichnisse B aufgeführten Stoffe dürfen außerhalb der Apotheken nicht feilgehalten oder verkauft werden[5]).

§ 3.

728. Der Großhandel[6]) unterliegt den vorstehenden Bestimmungen nicht. Gleiches gilt für den Verkauf der im Verzeichnisse B aufgeführten Stoffe an Apotheken oder an solche öffentliche Anstalten, welche Untersuchungs- oder Lehrzwecken dienen und nicht gleichzeitig Heilanstalten sind.

---

[1]) Natürliche Mineralwässer sind in jeder Zusammensetzung frei.

[2]) Für das Verbot der künstlichen Mineralwässer ist das gleichzeitige Zusammentreffen dreier Punkte notwendig; 1. Die Verwendung als Heilmittel, 2. das Nichtentsprechen einem natürlichen Mineralwasser und 3. das Vorhandensein von Antimon, Arsen usw. Treffen nur zwei dieser Punkte zusammen, so ist ein künstliches Mineralwasser frei; so ist jedes Tafelwasser frei, weil Punkt 1 fehlt, ein dem echten genau nachgemachtes künstliches Leviko frei, weil Punkt 2 fehlt und Erlenmeyers Bromwasser frei, weil Punkt 3 fehlt.

[3]) Da diese drei Säuren frei überhaupt nicht in der Natur vor kommen, es also natürliche Mineralwässer, die sie enthalten könnten, nicht gibt, so ergibt sich daraus, daß man bei der Herstellung künstlicher Mineralwässer nicht an die Zahl derjenigen chemischen Stoffe gebunden ist, die bisher überhaupt in natürlichen Mineralwässern gefunden worden sind.

[4]) Diese drei Gruppen unterliegen gar keiner Beschränkung im Gegensatze zu den vier vorhergehenden Gruppen von Zubereitungen. Auch mit arzneilich wirksamen Stoffen versetzte (imprägnierte) Verbandstoffe und Seifen sind frei gegeben.

[5]) Es fehlt hier der Zusatz des § 1 „als Heilmittel"; die Stoffe des Verz. B sind daher für jeden Verwendungszweck verboten, allerdings nur in natura; in der Form von Zubereitungen kommt der § 1 und Verz. A allein in Frage (s. Anm. 7 vorige S.). Das geht auch daraus hervor, daß bei den Salmiakpastillen und Tabletten aus Natriumbikarbonat Geschmackszusätze, die zu den Stoffen des Verz. B gehören, besonders verboten sind, was überflüssig wäre, wenn die Stoffe des Verz. B nicht nur als solche, sondern auch in der Form von Zubereitungen von vornherein als verboten gelten sollten. — Ein bloßes Vorrätighalten in Lagerräumen zum Zwecke der Fabrikation von erlaubten Zubereitungen (z. B. Strychnin zu Giftweizen, Chinarinde zu Chinawasser) ist kein Feilhalten im Sinne der Kais. Ver.

[6]) Der Begriff „Großhandel" ließe sich etwa so fest legen: „Unter Großhandel ist jeder Verkauf von Waren an gewerbsmäßige Wiederverkäufer sowie an solche Gewerbetreibende zu verstehen, die die Waren in ihren Betrieben gewerblich verwenden oder in verarbeiteter Form weiter verkaufen."

§ 4.

(Ist aufgehoben durch die nachstehende Kais. Ver. vom 31. März 1911.)

§ 5.

Die gegenwärtige Verordnung tritt mit dem 1. April 1902 in Kraft . . . .

Verzeichnis A.

1. **Abkochungen** und **Aufgüsse** decocta et infusa);

2. **Ätzstifte** (styli caustici);

3. **Auszüge** in fester oder flüssiger Form (extracta et tincturae), ausgenommen:
   - Arnikatinktur,
   - Baldriantinktur, auch ätherische,
   - Benediktineressenz,
   - Benzoëtinktur,
   - Bischofessenz,
   - Eichelkaffeeextrakt,
   - Fichtennadelextrakt,
   - Fleischextrakt,
   - Himbeeressig,
   - Kaffeeextrakt,
   - Lakritzen (Süßholzsaft), auch mit Anis,
   - Malzextrakt, auch mit Eisen, Lebertran oder Kalk,
   - Myrrhentinktur,
   - Nelkentinktur,
   - Teeextrakt von Blättern des Teestrauches,
   - Vanillentinktur,
   - Wachholderextrakt;

4. **Gemenge, trockene** von **Salzen,** 720.
oder **zerkleinerten Substanzen,**
oder von beiden untereinander,
auch wenn die zur Vermengung
bestimmten einzelnen Bestand- 721.
teile gesondert verpackt sind
(puveres, salia et species mixta)
sowie **Verreibungen jeder Art**
(triturationes) ausgenommen:
   - Brausepulver aus Na- 723.
triumbikarbonat und Weinsäure, auch mit Zucker oder ätherischen Ölen gemischt,
   - Eichelkakao, auch mit Malz,
   - Hafermehlkakao,
   - Riechsalz,
   - Salicylstreupulver,
   - Salze, welche aus natürlichen Mineralwässern bereitet oder den solchergestalt bereiteten Salzen nachgebildet sind [1]),
   - Schneeberger Schnupftabak mit einem Gehalte von höchstens 3 Gewichtsteilen Nieswurzel in 100 Teilen des Schnupftabaks;

---

[1]) Hier ist der Gegensatz zu den künstlichen Mineralwässern zu beachten (s. oben); künstliche Mineralwassersalze müssen unter allen Umständen den echten in ihrer Zusammensetzung entsprechen, ein brausendes Bromsalz z. B. ist verboten, Erlenmeyers Bromwasser aber nicht!

5. **Gemische, flüssige,** und **Lösungen**[1]) (mixturae et solutiones) einschließlich **gemischte Balsame, Honigpräparate** und **Sirupe,** ausgenommen:

722. Ätherweingeist (Hoffmannstropfen),

724. Ameisenspiritus,

Aromatischer Essig,

Bleiwasser, mit einem Gehalte von höchstens zwei Gewichtsteilen Bleiessig in 100 Teilen der Mischung,

Eukalyptuswasser,

Fenchelhonig,

Fichtennadelspiritus (Waldwollextrakt),

Franzbranntwein mit Kochsalz [2]),

Kalkwasser, auch mit Leinöl,

Kampferspiritus,

Karmelitergeist[3]),

Lebertran mit ätherischen Ölen,

729. Mischungen von Ätherweingeist, Kampferspiritus, Seifenspiritus, Salmiakgeist und Spanischpfeffertinktur, oder von einzelnen dieser fünf Flüssigkeiten unter einander zum Gebrauche für Tiere, sofern die einzelnen Bestandteile der Mischungen auf den Gefäßen, in denen die Abgabe erfolgt, angegeben werden,

Obstsäfte mit Zucker, Essig oder Fruchtsäuren ein gekocht,

Pepsinwein,

Rosenhonig[4]), auch mit Borax,

Seifenspiritus,

weißer Syrup;

6. **Kapseln, gefüllte** von **Leim** (Gelatine) od. **Stärkemehl** (capsulae gelatinosae et amylaceae repletae), ausgenommen solche Kapseln, welche

Brausepulver der unter Nr. 4 angegebenen Art,

Copaïvabalsam,

Lebertran,

Natriumbikarbonat,

Ricinusöl oder

Weinsäure enthalten;

7. **Latwergen** (electuaria);

---

[1]) Unter einer Lösung ist die Überführung eines festen Stoffes in die flüssige Form durch Anwendung einer geeigneten Flüssigkeit zu verstehen, ein rein physikalischer Vorgang; tritt dagegen eine chemische Veränderung des festen Stoffes und der Flüssigkeit ein, so liegt keine Lösung im Sinne der Kais. Ver., sondern ein chemisches Präparat vor; daher sind z. B. Liqu. Alumin. acet., Ferri sesquichlorati und Plumbi subacetici nicht als Lösungen im gesetzestechnischen Sinne, sondern als chemische Präparate zu betrachten, die nur dann verboten wären, wenn sie im Verz. B ständen.

[2]) Franzbranntwein als Destillat ist ohne weiteres frei gegeben; hier kommt nur ein künstliches Gemisch in Frage, das ohne Kochsalz verboten ist.

[3]) Ist nach dem D. A. (Spir. Melissae comp.) ein Destillat und als solches so wie so nicht verboten; die Freigabe bezieht sich auf durch einfache Mischung her gestellten Karmelitergeist.

[4]) Für Rosenhonig besteht zwar ebenso wenig eine amtliche Vorschrift wie für Fenchelhonig, diese Präparate müssen aber aus mindestens 50% Mel depurat. bestehen; ein Kunsterzeugnis, das weniger oder gar keinen Honig enthält, kann nicht als Rosen- bezw. Fenchelhonig betrachtet werden; es kann dann unter Umständen eine Bestrafung wegen Betruges eintreten.

8. **Linimente** (Linimenta), ausgenommen flüchtiges Liniment;

9. **Pastillen** (auch Plätzchen und Zeltchen), **Tabletten, Pillen** und **Körner** (pastilli-rotulae et trochisci, tabulettae, pilulae et granula), ausgenommen:

   aus natürlichen Mineralwässern oder aus künstlichen Mineralquellsalzen bereitete Pastillen,
   einfache Molkenpastillen,
   Pfefferminzplätzchen,
   Salmiakpastillen, auch mit Lakritzen, und Geschmackszusätzen, welche nicht zu den Stoffen des Verzeichnisses B gehören,
   Tabletten aus Saccharin[1]), Natriumbikarbonat oder Brausepulver, auch mit Geschmackszusätzen, welche nicht zu den Stoffen des Verzeichnisses B gehören:

10. **Pflaster** u. **Salben** (emplastra et unguenta), ausgenommen:

   Bleisalbe zum Gebrauche für Tiere, 725.
   Borsalbe zum Gebrauche für Tiere, 726.
   Cold-Cream, auch mit Glycerin, Lanolin oder Vaselin, 727.
   Pechpflaster, dessen Masse lediglich aus Pech, Wachs, Terpentin u. Fett oder einzelnen dieser Stoffe besteht, 729.
   englisches Pflaster,
   Heftpflaster,
   Hufkitt,
   Lippenpomade,
   Pappelpomade,
   Salicyltalg,
   Senfleinen,
   Senfpapier,
   Terpentinsalbe zum Gebrauche für Tiere,
   Zinksalbe zum Gebrauche für Tiere;

11. **Suppositorien** (suppositoria) in jeder Form (Kugeln, Stäbchen, Zäpfchen oder dergl.) sowie Wundstäbchen (cereoli).

Verzeichnis B.

Bei den mit * versehenen Stoffen sind auch die Abkömmlinge der betreffenden Stoffe sowie die Salze der Stoffe und ihrer Abkömmlinge inbegriffen. 715.

*Acetanilidum	*Antifebrin
Acida chloracetica	Die Chloressigsäuren
Acidum benzoïcum e resina sublimatum	Aus dem Harze sublimierte Benzoësäure
— camphoricum	Kampfersäure
— cathartinicum	Kathartinsäure
— cinnamylicum	Zimtsäure
— chrysophanicum	Chrysophansäure

[1]) Saccharintabletten sind jedoch wie das Saccharin selbst durch das Süßstoffgesetz dem freien Verkehre entzogen.

Acidum hydrobromicum	Bromwasserstoffsäure
— hydrocyanicum	Cyanwasserstoffsäure (Blausäure)
*— lacticum	*Milchsäure
*— osmicum	*Osmiumsäure
— sclerotinicum	Sklerotinsäure
*— sozojodolicum	*Sozojodolsäure
— succinicum	Bernsteinsäure
*— sulfocarbolicum	*Sulfophenolsäure
*— valerianicum	*Baldriansäure
*Aconitinum	*Akonitin
Actolum	Aktol
Adonidinum	Adonidin
Aether bromatus	Äthylbromid
— chloratus	Äthylchlorid
— jodatus	Äthyljodid
Aethyleni praeparata	Die Äthylenpräparate
Aethylidenum bichloratum	Zweifachchloräthyliden
Agaricinum	Agaricin
Airolum	Airol
Aluminium acetico-tartaricum	Essigweinsaures Aluminium
Ammonium chloratum ferratum	Eisensalmiak
Amylenum hydratum	Amylenhydrat
Amylium nitrosum	Amylnitrit
Anthrarobinum	Anthrarobin
*Apomorphinum	*Apomorphin
Aqua Amygdalarum amararum	Bittermandelwasser
— Lauro-cerasi	Kirschlorbeerwasser
— Opii	Opiumwasser
— vulneraria spirituosa	Weiße Arquebusade
*Arecolinum	*Arekolin
Argentaminum	Argentamin
Argentolum	Argentol
Argoninum	Argonin
Aristolum	Aristol
Arsenium jodatum	Jodarsen
*Atropinum	*Atropin
Betolum	Betol
Bismutum bromatum	Wismutbromid
— oxyjodatum	Wismutoxyjodid
— subgallicum (Dermatolum)	Basisches Wismutgallat (Dermatol)
— subsalicylicum	Basisches Wismutsalicylat
— tannicum	Wismuttannat
Blatta orientalis	Orientalische Schabe
Bromalum hydratum	Bromalhydrat

Bromoformium	Bromoform
*Brucinum	*Brucin
Bulbus Scillae siccatus	Getrocknete Meerzwiebel
Butylchloralum hydratum	Butylchloralhydrat
Camphora monobromata	Einfach-Bromkampfer
Cannabinonum	Kannabinon
Cannabinum tannicum	Kannabitannat
Cantharides	Spanische Fliegen
Cantharidinum	Kantharidin
Cardolum	Kardol
Castoreum canadense	Kanadisches Bibergeil
— sibiricum	Sibirisches Bibergeil
Cerium oxalicum	Ceriumoxalat
*Chinidinum	*Chinidin
*Chininum	*Chinin
Chinoïdinum	Chinoïdin
Chloralum formamidatum	Chloralformamid
— hydratum	Chloralhydrat
Chloroformium	Chloroform
Chrysarobinum	Chrysaborin
*Cinchonidinum	*Cinchonidin
Cinchoninum	Cinchonin
*Cocaïnum	*Cocaïn
*Coffeïnum	*Koffeïn
Colchicinum	Kolchicin
*Coniinum	*Koniin
Convallamarinum	Konvallamarin
Convallarinum	Konvallarin
Cortex Chinae	Chinarinde
— Condurango	Condurangorinde
— Granati	Granatrinde
— Mezereï	Seidelbastrinde
Cotoïnum	Kotoin
Cubebae	Kubeben
Cuprum aluminatum	Kupferalaun
— salicylicum	Kupfersalicylat
Curare	Kurare
*Curarinum	*Kurarin
Delphinium	Delphinin
*Digitalinum	*Digitalin
*Digitoxinum	*Digitoxin
*Duboisinum	*Duboisin
*Emetinum	*Emetin
*Eucainum	*Eukain
Euphorbium	Euphorbium

Europhenum	Europhen
Fel tauri depuratum siccum	Gereinigte trockne Ochsengalle
Ferratinum	Ferratin
Ferrum arsenicicum	Arsensaures Eisen
— arsenicosum	Arsenigsaures Eisen
— carbonicum saccharatum	Zuckerhaltiges Ferrokarbonat
— citricum ammoniatum	Ferri-Ammoniumcitrat
— jodatum saccharatum	Zuckerhaltiges Eisenjodür
— oxydatum dialysatum	Dialysiertes Eisenoxyd
— oxydatum saccharatum	Eisenzucker
— peptonatum	Eisenpeptonat
— reductum	Reduciertes Eisen
— sulfuricum oxydatum ammoniatum	Ferri-Ammoniumsulfat
— sulfuricum siccum	Getrocknetes Ferrosulfat
Flores Cinae	Zittwersamen
— Koso	Kosoblüten
Folia Belladonnae	Belladonnablätter
— Bucco	Buccoblätter
— Cocae	Cocablätter
— Digitalis	Fingerhutblätter
— Jaborandi	Jaborandiblätter
— Rhois toxicodendri	Giftsumachblätter
— Stramonii	Stechapfelblätter
Fructus Papaveris immaturi	Unreife Mohnköpfe
Fungus laricis	Lärchenschwamm
Galbanum	Galbanum
*Guajacolum	*Guajakol
Hamamelis virginica	Hamamelis
Haemalbuminum	Hämalbumin
Herba Aconiti	Akonitkraut
— Adonitis	Adoniskraut
— Cannabis indicae	Indischer Hanf
— Cicutae virosae	Wasserschierling
— Conii	Schierling
— Gratiolae	Gottesgnadenkraut
— Hyoscyami	Bilsenkraut
— Lobeliae	Lobelienkraut
*Homatropinum	*Homatropin
Hydrargyrum aceticum	Quecksilberacetat
— bijodatum	Quecksilberjodid
— bromatum	Quecksilberbromür
— chloratum	Quecksilberchlorür (Kalomel)
— cyanatum	Quecksilbercyanid
— formamidatum	Quecksilberformamid

Hydrargyrum jodatum	Quecksilberjodür
— oleïnicum	Ölsaures Quecksilber
— oxydatum via humida paratum	Gelbes Quecksilberoxyd
— peptonatum	Quecksilberpeptonat
— praecipitatum album	Weißer Quecksilberpräcipitat
— salicylicum	Quecksilbersalicylat
— tannicum oxydulatum	Quecksilbertannat
*Hydrastininum	*Hydrastinin
*Hyoscyaminum	*Hyoscyamin
Itrolum	Itrol
Jodoformium	Jodoform
Jodolum	Jodol
Kaïrinum	Kaïrin
Kaïrolinum	Kaïrolin
Kalium jodatum	Kaliumjodid
Kamala	Kamala
Kosinum	Kosin
Kreosotum (e ligno paratum)	Holzkreosot
Lactopheninum	Laktophenin
Lactucarium	Giftlattichsaft
Larginum	Largin
Lithium benzoïcum	Lithiumbenzoat
— salicylicum	Lithiumsalicylat
Losophanum	Losophan
Magnesium citricum effervescens	Brausemagnesia
— salicylicum	Magnesiumsalicylat
Manna	Manna
Methylenum bichloratum	Methylenbichlorid
Methylsulfonalum (Trionalum)	Methylsulfonal (Trional)
Muscarinum	Muscarin
Natrium aethylatum	Natriumäthylat
— benzoïcum	Natriumbenzoat
— jodatum	Natriumjodid
— pyrophosphoricum ferratum	Natrium-Ferripyrophosphat
— salicylicum	Natriumsalicylat
— santoninicum	Santoninsaures Natrium
— tannicum	Natriumtannat
*Nosophenum	*Nosophen
Oleum Chamomillae aethereum	Ätherisches Kamillenöl
— Crotonis	Krotonöl
— Cubebarum	Kubebenöl
— Matico	Maticoöl
— Sabinae	Sadebaumöl
— Santali	Sandelöl

Oleum Sinapis	Senföl
— Valerianae	Baldrianöl
Opium, ejus alcaloida eorumque salia et derivata eorumque salia. (Codeïnum, Hercïnum, Morphinum, Narceïnum, Narcotinum, Peroninum, Thebaïnum et alia)	Opium, dessen Alkaloide, deren Salze u. Abkömmlinge, sowie deren Salze (Kodeïn, Heroïn, Morphin, Narceïn, Narcotin, Peronin, Thebaïn und andere)
*Orexinum	*Orexin
*Orthoformium	*Orthoform
Paracotoïnum	Parakotoïn
Paraldehydum	Paraldehyd
Pasta Guarana	Guarana
*Pelletierinum	*Pelletierin
*Phenacetinum	*Phenacetin
*Phenocollum	*Phenokoll
*Phenylum salicylicum (Salolum)	*Phenylsalicylat (Salol)
*Physostigminum (Eserinum)	*Physostigmin (Eserin)
Picrotoxinum	Pikrotoxin
*Pilocarpinum	*Pilokarpin
*Piperacinum	*Piperacin
Plumbum jodatum	Bleijodid
— tannicum	Bleitannat
Podophyllinum	Podophyllin
Praeparata organotherapeutica	Therapeutische Organpräparate
Propylaminum	Propylamin
Protargolum	Protargol
*Pyrazolonum phenyldimethylicum (Antipyrinum)	*Phenyldimethylpyrazolon (Antipyrin)
Radix Belladonnae	Belladonnawurzel
— Colombo	Colombowurzel
— Gelsemii	Gelsemiumwurzel
— Ipecacuanhae	Brechwurzel
— Rheï	Rhabarber
— Sarsaparillae	Sarsaparille
— Senegae	Senegawurzel
Resina Jalapae	Jalapenharz
— Scammoniae	Scammoniaharz
Resorcinum purum	Reines Resorcin
Rhizoma Filicis	Farnwurzel
— Hydrastis	Hydrastisrhizom
— Veratri	Weiße Nieswurzel
Salia glycerophosphorica	Glycerinphosphorsaure Salze
Salophenum	Salophen
Santoninum	Santonin

*Scopolaminum	*Skopolamin
Secale cornutum	Mutterkorn
Semen calabar	Kalabarbohne
— Colchici	Zeitlosensamen
— Hyoscyami	Bilsenkrautsamen
— St. Ignatii	Sankt-Ignatiusbohne
— Stramonii	Stechapfelsamen
— Strophanthi	Strophantussamen
— Strychni	Brechnuß
Sera therapeutica, liquida et sicca, et eorum praeparata ad usum humanum	Flüssige und trockene Heilsera sowie deren Präparate zum Gebrauche für Menschen
*Sparteïnum	*Sparteïn
Stipites Dulcamarae	Bittersüßstengel
*Strychninum	*Strychnin
*Sulfonalum	*Sulfonal
Sulfur jodatum	Jodschwefel
Summitates Sabinae	Sadebaumspitzen
Tannalbinum	Tannalbin
Tannigenum	Tannigen
Tannoformium	Tannoform
Tartarus stibiatus	Brechweinstein
Terpenum hydratum	Terpinhydrat
Tetronalum	Tetronal
*Thallinum	*Thallin
*Theobrominum	*Theobromin
Thioformium	Thioform
*Tropacocaïnum	*Tropacocain
Tubera Aconiti	Akonitknollen
— Jalapae	Jalapenwurzel
Tuberculinum	Tuberkulin
Tuberculocidinum	Tuberkulocidin
*Urethanum	*Urethan
*Urotropinum	*Urotropin
Vasogenum et ejus praeparata	Vasogen und dessen Präparate
*Veratrinum	*Veratrin
Xeroformium	Xeroform
*Yohimbinum	*Yohimbim
Zincum aceticum	Zinkacetat
— chloratum purum	Reines Zinkchlorid
— cyanatum	Zinkcyanid
— permanganicum	Zinkpermanganat
— salicylicum	Zinksalicylat
— sulfoichthyolicum	Ichthyolsulforsaures Zink
— sulfuricum purum	Reines Zinksulfat

Kaiserliche Verordnung betr. den Verkehr mit Arzneimitteln vom 31. März 1911.

§ 1.

Der § 4 der Verordnung betreffend den Verkehr mit Arzneimitteln vom 22. Oktober 1901 (Reichsgesetzblatt 1901 S. 380) wird aufgehoben.

§ 2.

Zu den Stoffen, die nach § 2 der Verordnung vom 22. Oktober 1901 und dem zugehörigen Verzeichnis B außerhalb der Apotheken nicht feilgehalten oder verkauft werden dürfen, treten hinzu:

Acidum acetylosalicylicum (Aspirinum), Acetylsalicylsäure (Aspirin),
Eukalyptusmittel Heß (Eukalyptol und Eukalyptusöl Heß),
Homeriana auch als Brusttee Homeriana oder russischer Knöterich (Polygonum aviculare Homeriana),
Johannistee Brockhaus (auch als Galeopsis ochroleuca vulcania der Firma Brockhaus),
Knöterichtee, russischer, Weidemanns (auch als russischer Knöterich- oder Brusttee Weidemanns),
Stroopal (auch als Heilmittel Stroops gegen Krebs-, Magen- und Leberleiden, auch Stroops Pulver),
Urea diaethylmalonylica, Acidum diaethylbarbituricum (Veronalum), Diäthylmalonylharnstoff, Diäthylbarbitursäure (Veronal).

§ 3.

Diese Verordnung tritt mit dem Tage der Verkündigung in Kraft . . . .

71. Verordnung über die Abgabe stark wirkender Arzneimittel nach dem Bundesratsbeschluß vom 13. Mai 1896 und 22. März 1898.

§ 1.

Die in dem beiliegenden Verzeichnis (Anlage a) aufgeführten Drogen und Präparate, sowie die solche Drogen oder Präparate enthaltenden Zubereitungen dürfen nur auf schriftliche, mit Datum und Unterschrift versehene Anweisung (Rezept) eines Arztes, Zahnarztes oder Tierarztes — in letzterem Falle jedoch nur zum Gebrauch in der Tierheilkunde — als Heilmittel an das Publikum ab gegeben werden.

§ 2.

Die Bestimmungen in § 1 finden nicht Anwendung auf solche Zubereitungen, welche nach den auf Grund des § 6 Absatz 2 der Gewerbeordnung (Reichs-Gesetzbl. 11883 S. 117) erlassenen Kaiserlichen Verordnungen auch außerhalb der Apotheken als Heilmittel festgehalten und verkauft werden dürfen.

a) Verzeichnis.

Acetanilidum	Antifebrin 0,5 g
Acetum Digitalis	Fingerhutessig 2,0 g
Acidum carbolicum,	Karbolsäure 0,1 g
ausgenommen zum äußeren Gebrauch;	
Acidum hydrocyanicum et ejus salia	Cyanwasserstoffsäure (Blausäure) und deren Salze 0,001 g
Acidum osmicum et ejus salia	Osmiumsäure und deren Salze 0,001 g
Aconitini,Aconitinum, derivata et eorum salia	Akonitin, die Abkömmlinge des Akonitins und deren Salze 0,001 g
Aether bromatus	Äthylbromid 0,5 g
Aethyleni praeparata	Die Äthylenpräparate 0,5 g
ausgenommen zum äußeren Gebrauch in Mischungen mit Öl oder Weingeist, welche nicht mehr als 50 Gewichtsteile des Äthylenpräparates in 100 Gewichtsteilen der Mischung enthalten;	
Aethylidenum bichloratum	Zweifachchloräthyliden 0,5 g
Agaricinum	Agaricin 0,1 g
Amylenum hydratum	Amylenhydrat 4,0 g
Amylium nitrosum	Amylnitrit 0,005 g
Antipyreticum comp. Riedel	
Antipyrinum	Antipyrin 1,0 g
Apomorphinum et ejus salia	Apomorphin und dessen Salze 0,02 g
Aqua Amygdalarum amararum	Bittermandelwasser 2,0 g
Aqua Lauro-cerasi	Kirschlorbeerwasser 2,0 g
Argentum nitricum	Silbernitrat 0,03 g
ausgenommen zum äußeren Gebrauch;	
Arsenium et ejus praeparata	Arsen und dessen Präparate 0,05 g
Liquor Kalii arsenicosi	Fowlersche Lösung 0,5 g
Atropinum et ejus salia	Atropin und dessen Salze 0,001 g
Auro-Natrium chloratum	Natriumgoldchlorid 0,5 g
Bromoformium	Bromoform 0,3 g
Brucinum et ejus salia	Brucin und dessen Salze 0,01 g
Butyl-chloralum hydratum	Butylchloralhydrat 1,0 g
Cannabinonum	Cannabinon 0,1 g
Cannabinonum tannicum	Gerbsaures Cannabin 0,1 g
Cantharides	Spanische Fliegen 0,05 g

Cantharidinum	Kantharidin 0,001 g
Chloralum formamidatum	Chloralformamid 4,0 g
Chloralum hydratum	Chloralhydrat 3,0 g
Chloroformium	Chloroform 0,5 g

ausgenommen zum äußeren Gebrauch in Mischungen mit Öl oder Weingeist, welche nicht mehr als 50 Gewichtsteile Chloroform in 100 Gewichtsteilen Mischung enthalten.

Cocainum et ejus salia	Kokain und dessen Salze 0,05 g
Codeinum et ejus salia omniaque alia alcaloida	Kodein und dessen Salze und alle übrigen nicht besonders aufgeführten Alkaloide des Opiums nebst deren Salzen 0,1 g
Coffeinum et ejus salia	Koffein und dessen Salze 0,5 g

ausgenommen in Zeltchen, welche nicht mehr als je 0,1 g Koffein enthalten;

Colchicinum	Kolchicin 0,001
Coniinum et ejus salia	Koniin und dessen Salze 0,001 g
Cuprum salicylicum	Kupfersalicylat 0,1 g

ausgenommen zum äußeren Gebrauch;

Cuprum sulfocarbolicum	Kupfersulphophenat 0,1 g

ausgenommen zum äußeren Gebrauch;

Cuprum sulfuricium	Kupfersulfat 1 g

ausgenommen zum äußeren Gebrauch;

Curare et ejus praeparata	Curare und dessen Präparate 0,001 g
Daturinum	Daturin 0,001 g
Digitalinum, Digitalini derivata et eorum salia	Digitalin, die Abkömmlinge des Digitalins und deren Salze 0,001 g
Emetinum et ejus salia	Emetin und dessen Salze 0,005 g
Extractum Aconiti	Akonitextrakt 0,02 g
Extractum Belladonnae	Belladonnaextrakt 0,05 g

ausgenommen in Pflastern und Salben;

Extractum Calabar Seminis	Kalabarsamenextrakt 0,02 g
Extractum Cannabis Indicae	Indischhanfextrakt 0,1 g

ausgenommen zum äußeren Gebrauch;

Extractum Colocynthidis	Koloquintenextrakt 0,05 g
Extractum Colocynthidis compositum	Zusammengesetztes Koloquintenextrakt 0,1 g
Extractum Conii	Schierlingsextrakt 0,2 g

ausgenommen in Salben;

Extractum Hydrastis	Hydrastisextrakt 0,5 g

Extractum Hydrastis fluidum	Hydrastis-Fluidextrakt 1,5 g
Extractum Hyoscyami	Bilsenkrautextrakt 0,2 g

ausgenommen in Salben;

Extractum Ipecacuanhae	Brechwurzelextrakt 0,3 g
Extractum Lactucae virosae	Giftlattichextrakt 0,5 g
Extractum Opii	Opiumextrakt 0,16 g

ausgenommen in Salben;

Extractum Pulsastillae	Küchenschellenextrakt 0,2 g
Extractum Sabinae	Sadebaumextrakt 0,2 g

ausgenommen in Salben;

Extractum Scillae	Meerzwiebelextrakt 0,2 g
Extractum Secali cornuti	Mutterkornextrakt 0,2 g
Extractum Secalis cornuti fluidum	Mutterkorn-Fluidextrakt 1,0 g
Extractum Stramonii	Stechapfelextrakt 0,1 g
Extractum Strychni	Brechnußextrakt 0,05 g
Folia Belladonnae	Belladonnablätter 0,2 g

ausgenommen in Pflastern und Salben und als Zusatz zu erweichenden Kräutern;

Folia Digitalis	Fingerhutblätter 0,2 g
Folia Stramonii	Stechapfelblätter 0,2 g

ausgenommen zum Rauchen und Räuchern;

Fructus Colocynthidis	Koloquinten 0,5 g
Fructus Colocynthidis praeparati	Präparierte Koloquinten 0,5 g
Fructus Papaveris immaturi	Unreife Mohnköpfe 3,0 g
Gutti	Gummigutt 0,5 g
Herba Conii	Schierling 0,5 g

ausgenommen in Pflastern und Salben und als Zusatz zu erweichenden Kräutern;

Herba Hyoscyami	Bilsenkraut 0,5 g

ausgenommen in Pflastern und Salben und als Zusatz zu erweichenden Kräutern;

Homatropinum et ejus salia	Homatropin und dessen Salze 0,001 g
Hydrargyri praeparata postea non nominata	Alle Quecksilberpräparate, welche hierunter nicht besonders aufgeführt sind 0,1 g

ausgenommen als graue Quecksilbersalbe mit einem Gehalt von nicht mehr als 10 Gewichtsteilen Quecksilber in 100 Gewichtsteilen Salbe, sowie Quecksilberpflaster;

Hydrargyrum bichloratum	Quecksilberchlorid 0,02 g
Hydrargyrum bijodatum	,, jodid 0,02 g
Hydrargyrum chloratum	,, chlorür 1,0 g
Hydrargyrum cyanatum	,, cyanid 0,02 g
Hydrargyrum jodatum	,, jodür 0,05 g
Hydrargyrum nitricum	,, (oxydul)-nitrat 0,02 g
Hydrargyrum oxydatum	,, oxyd 0,02 g

ausgenommen als rote Quecksilbersalbe mit einem Gehalt von nicht mehr als 5 Gewichtsteilen Quecksilberoxyd in 100 Gewichtsteilen Salbe;

Hydrargyrum praecipatum album	Weißer Quecksilberpräcipitat 0,5 g

ausgenommen als weiße Quecksilbersalbe mit einem Gehalt von nicht mehr als 5 Gewichtsteilen Präcipitat in 100 Gewichtsteilen Salbe;

Hyoscinum (Duboisinum) et ejus salia	Hyoscin (Duboisin) und dessen Salze 0,0005 g
Hyoscymanium (Duboisinum) et ejus salia	Hyoscyamin (Duboisin) und dessen Salze 0,0005 g
Jodum	Jod 0,02 g
Kalium dichromicum	Kaliumdichromat 0,01 g
Kreosotum	Kreosot 0,2 g

ausgenommen zu äußerem Gebrauch in Lösungen, welche nicht mehr als 50 Gewichtsteile Kreosot in 100 Gewichtsteilen Lösung enthalten;

Lactucarium	Giftlattichsaft 0,3 g
Liquor Kalii arsenicosi	Fowlersche Lösung 0,5 g
Morphinum et ejus salia	Morphin und dessen Salze 0,03 g
Natrium salicylicum	Natriumsalicylat 2,0 g
Nicotinum et ejus salia	Nikotin und dessen Salze 0,001 g

ausgenommen in Zubereitungen zum äußeren Gebrauch bei Tieren;

Nitroglycerinum	Nitroglycerin 0,001 g
Oleum Amygdalarum aetherium	Ätherisches Bittermandelöl 0,2 g

sofern es nicht von Cyanverbindungen befreit ist;

Oleum Crotonis	Krotonöl 0,05 g
Oleum Sabinae	Sadebaumöl 0,1 g
Opium	Opium 0,15 g

ausgenommen in Pflastern und Salben;

Paraldehydum	Paraldehyd 5,0 g
Phenacetinum	Phenacetin 1,0 g
Phosphorus	Phosphor 0,001 g
Physostigminum et ejus salia	Physostigmin und dessen Salze 0,001 g

Picrotoxinum	Pikrotoxin 0,001 g
Pilocarpinum et ejus salia	Pilokarpin und dessen Salze 0,02 g
Plumbum jodatum	Jodblei 0,2 g
Pulvis Ipecacuanhae opiatus	Dowersches Pulver 1,5 g
Radix Ipecacuanhae	Brechwurzel 1,0 g
Resina Jalapae	Jalapenharz 0,3 g

ausgenommen in Jalapenpillen, welche nach Vorschrift des Arzneibuches für das Deutsche Reich angefertigt sind;

Resina Scammoniae	Skammoniaharz 0,3 g
Rhizoma Veratri	Weiße Nieswurzel 0,3 g

ausgenommen zum äußeren Gebrauch für Tiere;

Santonium	Santonin 0,1 g

ausgenommen in Zeltchen, welche nicht mehr als je 0,05 g Santonin enthalten;

Scopolaminum hydrobromicum	Skopolaminhydrobromid 0,0005 g
Secale cornutum	Mutterkorn 1,0 g
Semen Colchici	Zeitlosensamen 0,3 g
Semen Strychni	Brechnuß 0,1 g
Strychninum et ejus salia	Strychnin und dessen Salze 0,01 g
Sulfonalum	Sulfonal 2,05 g
Sulfur jodatum	Jodschwefel 0,1 g
Summitates Sabinae	Sadebaumspitzen 1,0 g
Tartarus stibatus	Brechweinstein 0,2 g
Thallinum et ejus salia	Thallin und dessen Salze 0,5 g
Theobrominum natriosalicylicum	Diuretin 1,0 g
Tinctura Aconitii	Akonitinktur 0,5 g
Tinctura Belladonnae	Belladonnatinktur 1,0 g
Tinctura Cannabis Indicae	Indischhanftinktur 2,0 g
Tinctura Cantharidum	Spanischfliegentinktur 0,5 g
Tinctura Colchici	Zeitlosentinktur 2,0 g
Tinctura Colocynthidis	Koloquintentinktur 1,0 g
Tinctura Digitalis	Fingerhuttinktur 1,5 g
Tinctura Digitalis aethera	Ätherische Fingerhuttinktur 1,0 g
Tinctura Gelsemii	Gelsemiumtinktur 1,0 g
Tinctura Ipecacuanhae	Brechwurzeltinktur 1,0 g
Tinctura Jalapae resinae	Jalapentinktur 3,0 g
Tinctura Jodi	Jodtinktur 2,0 g

ausgenommen zum äußeren Gebrauch;

Tinctura Lobeliae	Lobelientinktur 1,0 g
Tinctura Opii crocata	Safranhaltige Opiumtinktur 1,5 g

ausgenommen in Lösungen, die in 100 Gewichtsteilen nicht mehr als 10 Gewichtsteile safranhaltige Opiumtinktur enthalten;

Tinctura Opii simplex	Einfache Opiumtinktur 1,5 g

ausgenommen in Lösungen, die in 100 Gewichtsteilen nicht mehr als 10 Gewichtsteile einfache Opiumtinktur enthalten;

Tinctura Scillae	Meerzwiebeltinktur 2,0 g
Tinctura Scillae kalina	Kalihaltige Meerzwiebeltinktur 2,0 g
Tinctura Secalis cornuti	Mutterkorntinktur 1,5 g
Tinctura Strammonii	Stechapfeltinktur 1,0 g
Tinctura Strophanti	Strophantustinktur 0,5 g
Tinctura Strychni	Brechnußtinktur 1,0 g
Tinctura Strychni aethera	Ätherische Brechnußtinktur 0,5 g
Tinctura Veratri	Nieswurzeltinktur 3,0 g

ausgenommen zum äußeren Gebrauch;

Trionalum	Trional 1,0 g
Tubera Aconiti	Akonitknollen 0,1 g
Tubera Jalapae	Jalapenknollen 1,0 g

ausgenommen in Jalapenpillen, welche nach Vorschrift des Arzneibuches für das Deutsche Reich angefertigt sind;

Urethanum	Urethan 3,0 g
Veratrinum et ejus salia	Veratrin und dessen Salze 0,005 g
Vinum Colchici	Zeitlosenwein 2,0 g
Vinum Ipecacuanhae	Ipecacuanhawein 5,0 g
Vinum stibiatum	Brechwein 2,0 g
Zincum aceticum	Zinkacetat 1,2 g
Zincum chloratum	Zinkchlorid 0,002 g
Zincum lacticum omniaque zinci salia hoc locu non nominata, quae sunt in aqua solubilia	Zinklatat und alle übrigen hier nicht besonders aufgeführten, in Wasser löslichen Zinksalze 0,05 g
Zincum sulfocarbolicum	Zinksulfophenolat 0,5 g
Zincum sulfuricum	Zinksulfat 1 g

ausgenommen bei Verwendung der vorgenannten und der übrigen in Wasser löslichen Zinksalze zum äußeren Gebrauch.

72. Gifthandel und Giftprüfung.

730. Der Handel mit Giften gehört zu den Reservatrechten der einzelnen Bundesstaaten, weshalb wir hierfür keine reichsgesetzlichen sondern nur Verfügungen der einzelnen Bundesstaaten haben. Um jedoch zu erhebliche Abweichungen der einzelnen Bestimmungen zu vermeiden, hat der Bundesrat einen Entwurf zu einer Giftverordnung aus gearbeitet (zum ersten Male 1894) und den einzelnen Bundesstaaten zur Einführung empfohlen. Daher kommt es,

daß die Giftverordnungen in den verschiedenen Bundesstaaten in ihrem Wortlaute zwar überein stimmen, aber formell Landesgesetze sind. Für Preußen gilt der Ministerialerlaß, betr. den Handel mit Giften vom 22. Febr. 1906, der in den einzelnen preußischen Regierungsbezirken als Regierungspolizeiverordnung veröffentlicht worden ist.

In Preußen (und auch verschiedenen anderen Bundesstaaten) ist der Kleinhandel mit Giften von einer behördlichen Erlaubnis abhängig, nämlich der des Stadt- bzw. Kreisausschusses. Wer Kleinhandel mit Giften betreiben will, hat ein entsprechendes Gesuch an diese Behörde ein zu reichen. Außerdem hat sich der Bewerber in Preußen (und einigen anderen Bundesstaaten) einer Giftprüfung vor dem zuständigen Kreisarzte zu unterziehen. Der § 56 der Dienstanweisung für die Kreisärzte in Preußen vom 1. Sept. 1909 sagt:

„Die Prüfung erstreckt sich bei Bewerbern um eine uneingeschränkte[1]) Genehmigung zum Gifthandel auf die allgemeine Kenntnis der Vorschriften des Strafgesetzbuches[2]) und der Gewerbeordnung[3]) über den Handel mit Giften, auf die eingehende Kenntnis der Polizeiverordnung über den Handel mit Giften vom 22. Febr. 1906[4]), auf die Kenntnis der Zusammensetzung[5]) der hauptsächlich[6]) gehandelten Gifte und giftigen Farben, der landesüblichen Bezeichnung der Gifte und der Gefahren, die beim Umgange mit Giften und giftigen Farben drohen (Feuergefährlichkeit[7]), Ätzwirkung, Schädlichkeit der Verstäubung u. dergl.); die Bestimmung einiger Proben[8]) von besonders charakteristischen Giften und giftigen Farben ist zu verlangen. Bei Bewerbern um eine beschränkte Genehmigung zum Gifthandel (Handel mit Giften der Abt. III, mit giftigen Farben, mit photographischen Bedarfsgegenständen u. dergl.) genügt außer der Kenntnis der erwähnten Rechts-

---

[1]) Die Genehmigung kann für alle 3 Abt. der Giftverordnung, oder nur für die Abt. 2 und 3, oder auch nur für die Abt. 3 beantragt und erteilt werden.

[2]) S. §§ 324, 326 und 367 des Str.G.B. (S. 289).

[3]) S. §§ 34, 35, 45, 47, 147, 148 der G.O. (S. 287 u. 288).

[4]) S. Seite 312, wobei besonders die erklärenden Fußnoten zu beachten sind.

[5]) S. die Angaben der Drogen- und Chemikalienkunde bei den einzelnen Giften.

[6]) Gifte, die im Verz. B der Kais. Ver. stehen, scheiden für die Giftprüfung von vornherein aus, weil die Großhändler mit Giften, die ja auch alle Stoffe des Verz. B führen dürfen, keiner Giftkonzession und also auch keiner Giftprüfung bedürfen; die sonst als hauptsächlich in Frage kommenden Gifte sind in den 3 Abt. der Giftverordnung durch Sperrdruck hervor gehoben.

[7]) Als feuergefährliche Gifte kommen nur der Schwefelkohlenstoff sowie Phosphor, Kalium und Natrium in Betracht (s. § 7 der Gift-Ver.).

[8]) Da es sich hierbei fast nur um chemische Präparate handeln kann, ist eine solche Bestimmung nur auf Grund einer regelrechten chemischen Analyse ausführbar, die jedoch bisher, soweit bekannt, noch niemals bei einer Giftprüfung verlangt worden ist! Eine Bestimmung durch den bloßen Augenschein ist natürlich nicht zuverlässig. Den Identitätsnachweis siehe bei den einzelnen Präparaten in der Chemikalienkunde sowie S. 210—216.

vorschriften die Kenntnis der Zusammensetzung derjenigen Stoffe, für welche die Genehmigung beantragt wird, und der beim Umgange mit ihnen drohenden Gefahren. Die Bestimmung einiger Proben von diesen Stoffen ist zu verlangen."

Abgesehen von diesen Anforderungen wird in der Giftprüfung vielfach auch die Kenntnis des strafrechtlichen Instanzenweges verlangt (s. S. 286). Für Gehilfen, die die Giftprüfung ab legen wollen, ist der § 45 der G.O. maßgeblich, d. h. nur der Inhaber der Gifterlaubnis ist berechtigt, bei dem zuständigen Kreisarzte die Vornahme der Giftprüfung für denjenigen Gehilfen zu beantragen, den er auf Grund des § 45 der G.O. als seinen Stellvertreter bestellen will; ein Gehilfe kann einen solchen Antrag von sich aus nicht stellen! Was die Gültigkeit der Giftprüfungszeugnisse anbetrifft, so ist auf eine entsprechende Eingabe des Verfassers dieses Buches seitens der beteiligten preußischen Minister am 1. Juni 1910 folgender Erlaß gegeben worden:

„Die Prüfungszeugnisse über die Befähigung zum Handel mit Giften sollen gemäß § 49 der Preuß. G.O. vom 17. Jan. 1845 den Konzessionsbehörden eine Unterlage zur Prüfung der Zuverlässigkeit des Inhabers in Beziehung auf den Gifthandel gewähren. Hierzu ist ein Prüfungszeugnis jedes Kreisarztes der Monarchie geeignet. Andererseits muß den Konzessionsbehörden überlassen bleiben, darüber zu entscheiden, ob im Einzelfalle ein ihnen vorgelegtes Prüfungszeugnis zum Nachweise der Zuverlässigkeit ausreicht oder ob — z. B. wegen Ablaufes eines langen Zeitraumes seit der Prüfung, ohne daß der Inhaber inzwischen einen Gifthandel betrieben — die Beibringung eines anderweiten Zeugnisses erforderlich erscheint."

Ein Gehilfe, der die Giftprüfung ab gelegt hat, braucht also, vorausgesetzt, daß er immer im Drogen- und Gifthandel tätig war, weder bei einem Stellungswechsel nach einem anderen Orte, noch bei seiner Selbständigmachung die Giftprüfung zu wiederholen.

668. Im Anschlusse hieran wollen wir noch die bei Vergiftungen geeignetsten Gegenmittel erwähnen, wenngleich deren Kenntnis für die Giftprüfung nicht erforderlich ist. Ihre Anwendung ergibt sich zumeist aus der einfachen Erwägung, daß man bei einer Vergiftung zunächst versuchen muß, das Gift im Körper in eine unlösliche und damit unschädliche Form über zu führen. Gegenmittel bei Vergiftungen sind:

1. durch Chlor, Brom, Jod: Einatmen von Ammoniak und Alkoholdämpfen, schleimige Getränke;

2. durch Jodpräparate: verdünnter Stärkekleister oder gebrannte Magnesia;

3. durch Ätzlaugen: Trinken von Essig, Zitronensaft oder anderen sauren Getränken, nachher schleimige und ölige Getränke;

4. durch Arsenpräparate: Eisenoxydhydrat, das durch Magnesia usta aus Liqu. Ferri sesquichlorati aus gefällt wird, im Notfalle auch der Eisenschlamm aus Schmiedewerkstätten, nachher schleimige Getränke, Milch;

5. durch Silberpräparate: Kochsalz in Milch;

6. durch Zinkpräparate: gerbstoffhaltige Mittel (Abkochung von Eichenrinde, Tanninlösung usw.), gebrannte Magnesia, Natriumbikarbonat;

7. durch Quecksilberpräparate: Eiweiß, Kleister oder Mehlbrei, schleimige Getränke; auch 7 T. Eisenpulver mit 4 T. Schwefel gemischt;

8. durch Phosphor: Brechmittel, Terpentinöl in schleimigen Flüssigkeiten. Keine Milch, kein Fett, kein Eigelb!!

9. durch Baryumpräparate: Natriumkarbonat, Natriumsulfat, Magnesiumsulfat;

10. durch Chloroform: frische Luft, kalte Begießungen oder Eis auf den Kopf, sehr starker Kaffee;

11. durch Säuren: Magnesia usta oder, wenn diese nicht vorhanden, verdünnte Sodalösung, auch Kreide mit Wasser. Keine Milch, kein Brechmittel!!

12. durch Kreosot und Karbolsäure: Eiweiß, schleimige und ölige Getränke, bei Karbolsäure auch Seifenlösung oder Bittersalz. Mit Karbolsäure verbrannte Haut ist zuerst mit Spiritus, nicht mit Wasser, zu behandeln, dann mit schwachem Salmiakgeist;

13. durch Antimonpräparate: gerbstoffhaltige Getränke, Kaffee, schleimige Getränke;

14. durch Bleipräparate: Natrium- und Magnesiumsulfat, Limonade mit etwas Schwefelsäure;

15. durch Kupferpräparate: Eiweiß, Milchzucker mit warmer Milch, schwefelhaltige Mineralwässer, eine Mischung von 7 T. Eisen mit 4 T. Schwefel;

16. durch Chrompräparate: Magnesium- oder Natriumkarbonat, schleimige Getränke, Milch;

17. durch Kleesalz und Oxalsäure: Kalkwasser oder Kreide mit Wasser;

18. durch Alkaloide: Tannin oder stark tanninhaltige Getränke, starker Kaffee, starker Tee, Brechmittel;

19. durch Äther oder Alkohol: Behandlung wie bei Chloroform;

20. durch Ammoniakdämpfe: frische Luft, Gurgeln mit Essig, Einatmen von Salzsäuredämpfen;

21. durch Kohlensäure und Kohlenoxydgas: frische Luft, künstliche Atmung, kalte Begießungen, Einatmen von Ammoniak;

22. durch Einatmen von Blausäure: Einatmen von Ammoniak, kalte Begießungen, Chlorwasser teelöffelweise. —

Es ist selbstverständlich, daß in allen nur irgendwie zweifelhaften Fällen die Behandlung von Vergiftungen dem Arzte überlassen werden muß. Nur im äußersten Notfalle, wenn vor allem einwandfrei fest steht, welches Gift in Frage kommt, und jeder Verzug eine Gefahr bedeutet, dürfen die angegebenen Gegenmittel in Anwendung kommen.

73. Verordnung betr. den Handel mit Giften.

Ministerialerlaß vom 22. Februar 1906.

§ 1. Der gewerbsmäßige Handel[1]) mit Giften unterliegt den Bestimmungen der §§ 2 bis 18.

730. Als **Gifte im Sinne dieser Bestimmungen** [2]) gelten die in Anlage II ausgeführten Drogen, chemischen Präparate und Zubereitungen.

Aufbewahrung der Gifte.

731. § 2. Vorräte von Giften müssen übersichtlich geordnet, von anderen Waren getrennt und dürfen weder über noch unmittelbar neben Nahrungs- oder Genußmitteln aufbewahrt werden.

732. § 3. Vorräte von Giften, mit Ausnahme der auf abgeschlossenen Giftböden verwahrten giftigen Pflanzen und Pflanzenteile (Wurzeln, Kräuter usw.) müssen sich in dichten, festen Gefäßen befinden, welche mit festen, gut schließenden Deckeln oder Stöpseln versehen sind.

In Schiebladen dürfen Farben, sowie die übrigen in den Abteilungen 2 und 3[3]) der Anlage I aufgeführten festen, an der Luft

---

[1]) Die gewerbsmäßige Fabrikation, Verarbeitung, die wissenschaftliche Verwendung und der Privatbesitz von Giften unterliegt den Bestimmungen nicht, ebensowenig ein gelegentliches Handeln mit Giften.

[2]) Gifte im wissenschaftlichen Sinne kommen hier nicht in Frage, wie z. B. Ptomaine (Wurst-, Käse-, Fischgift), Schlangengifte, giftige Pilze usw., da diese keinen Gegenstand des Handels bilden; Zubereitungen, die giftige Rohstoffe enthalten, sind nur dann Gifte „im Sinne dieser Bestimmungen", wenn sie bei den betr. Rohstoffen vermerkt sind. Die wichtige Frage, ob irgend eine Ware als „giftig" (wohlbemerkt im Sinne der Bestimmungen dieser Verordnung) zu betrachten ist, beantwortet sich demgemäß sehr einfach dadurch, ob sie unter den 3 Abteilungen der Gifte auf geführt ist; ist es ein Rohstoff (Droge oder chemisches Präparat), so muß er namentlich genannt sein; ist es eine Zubereitung, so muß, wenn sie einen an sich giftigen Rohstoff enthält, bei diesem der Vermerk: „und seine Zubereitungen" stehen; sonst ist die Zubereitung nicht giftig — im gesetzestechnischem Sinne.

[3]) Gifte der Abt. I dürfen unter keinen Umständen in Schiebladen auf bewahrt werden.

nicht zerfließenden oder verdunstenden Stoffe aufbewahrt werden, sofern die Schiebladen mit Deckeln versehen, von festen Füllungen umgeben[1]) und so beschaffen sind, daß ein Verschütten oder Verstäuben des Inhalts aus geschlossen ist.

Außerhalb der Vorratsgefäße darf Gift, unbeschadet der Ausnahmebestimmung im Absatz I, sich nicht befinden.

§ 4. Die Vorratsgefäße müssen mit der Aufschrift „Gift", 733.
sowie mit der Angabe des Inhalts unter Anwendung der in der Anlage I enthaltenen Namen, außer denen nur noch[2]) die Anbringung der ortsüblichen Namen in kleinerer Schrift gestattet ist, und zwar, bei Giften der Abteilung I in weißer Schrift auf schwarzem Grunde, bei Giften der Abteilungen 2 und 3 in roter Schrift auf weißem Grunde, deutlich und dauerhaft bezeichnet sein. Vorratsgefäße für Mineralsäuren, Laugen, Brom, Jod dürfen mittels Radier- oder Ätzverfahrens hergestellte Aufschriften auf weißem Grunde haben.

Diese Bestimmung findet auf Vorratsgefäße in solchen Räumen, welche lediglich dem Großhandel dienen, nicht Anwendung, sofern in anderer Weise für eine Verwechselungen ausschließende Kennzeichnung gesorgt ist. Werden jedoch aus derartigen Räumen auch die für eine Einzelverkaufsstätte des Geschäftsinhabers bestimmten Vorräte entnommen, so müssen, abgesehen von der im Geschäfte sonst üblichen Kennzeichnung, die Gefäße nach Vorschrift des Absatzes I bezeichnet sein.

§ 5. Die in Abteilung I der Anlage I genannten Gifte müssen in 734.
einem besonderen, von allen Seiten durch feste Wände umschlossenen
Raume (Giftkammer) aufbewahrt werden, in welchem andere Waren 735.
als Gifte sich nicht befinden[3]). Dient als Giftkammer ein hölzerner Verschlag[4]), so darf derselbe nur in einem vom Verkaufsraume getrennten Teile des Warenlagers angebracht sein.

Die Giftkammer muß für die darin vorzunehmenden Arbeiten ausreichend durch Tageslicht erhellt[5]) und auf der Außenseite

---

[1]) Während hier sowohl Deckel als auch feste Füllungen vorgeschrieben sind, genügt bei den Schiebladen für Arzneimittel das eine oder das andere.

[2]) Die für Arzneimittel vorgeschriebene deutsch-lateinische Doppelbezeichnung ist für Gifte verboten, da die amtlichen Bezeichnungen der Anlage I (mit einer einzigen Ausnahme) deutsch sind.

[3]) Hier ist wohl „dürfen" sinngemäß zu ergänzen, d. h. in der Giftkammer müssen sich alle Gifte der Abt. I, es dürfen sich in ihr aber auch Gifte der Abt. II und III befinden; verboten ist nur die Aufbewahrung ungiftiger Waren (nicht z. B. Gerätschaften) in der Giftkammer.

[4]) Ein Lattenverschlag ist nur in Apotheken gestattet, sonst muß ein Bretterverschlag verwendet werden.

[5]) Das Tageslicht kann gegebenen Falles durch Anbringung von Glastüren oder Fenstern beschafft werden.

der Tür mit der deutlichen und dauerhaften Aufschrift „Gift" versehen sein.

Die Giftkammer darf nur dem Geschäftsinhaber und dessen Beauftragten zugänglich und muß außer der Zeit des Gebrauchs verschlossen[1]) sein.

§ 6. Innerhalb der Giftkammer müssen die Gifte der Abteilung in einem verschlossenen Behältnisse (Giftschrank) aufbewahrt werden.

Der Giftschrank muß auf der Außenseite der Tür mit der deutlichen und dauerhaften Aufschrift „Gift" versehen sein.

Bei dem Giftschranke muß sich ein Tisch oder eine Tischplatte zum Abwiegen der Gifte befinden.

Größere Vorräte von einzelnen Giften der Abteilung I dürfen außerhalb des Giftschrankes aufbewahrt werden, sofern sie sich in verschlossenen Gefäßen befinden.

746. § 7. Phosphor und mit solchem hergestellte Zubereitungen müssen außerhalb des Giftschrankes[2]), sei es innerhalb oder außerhalb der Giftkammer[3]), unter Verschluß an einem frostfreien Orte in einem feuerfesten[4]) Behältnisse und zwar gelber (weißer) Phosphor unter Wasser aufbewahrt werden. Ausgenommen sind Phosphorpillen; auf diese finden die Bestimmungen der §§ 5 und 6 Anwendung[5]).

Kalium und Natrium sind unter Verschluß, wasser- und feuersicher und mit einem sauerstofffreien Körper (Paraffinöl, Steinöl oder dergleichen) umgeben, aufzubewahren.

743. § 8. Zum ausschließlichen Gebrauch für die Gifte der Abteilung I und zum ausschließlichen Gebrauch für die Gifte der Abteilungen 2 und 3 sind besondere Geräte (Wagen, Mörser, Löffel

---

[1]) Der Schlüssel muß abgezogen und mit entsprechender Sorgfalt aufbewahrt sein.

[2]) In demselben dürfen und müssen sich die Phosphorpillen befinden.

[3]) Es ist gleichgültig, welcher Raum zur Aufbewahrung des Phosphorschrankes dient, ob der Laden, das Contoir, das Laboratorium oder sonst ein Lagerraum, sofern er nur frostfrei, d. h. heizbar ist.

[4]) Die Feuerfestigkeit kann durch Auslegen des Phosphorschrankes mit Blech oder Asbestpappe bewirkt werden; im Notfalle genügt auch eine Abteilung des feuerfesten Geldschrankes als vorschriftsmäßiges Behältnis.

[5]) Verwunderlicher Weise weichen die Vorschriften für die Aufbewahrung des Phosphors in den Apotheken von den hier gegebenen erheblich ab. Der § 19 der preußischen Apotheken-Betriebsordnung vom 18. 2. 1902 enthält folgende Bestimmung: „Der Phosphor muß im Arzneikeller, und zwar unter Wasser, in einer mit Glasstöpsel verschlossenen, bezeichneten Flasche, welche in Sand oder Asbest in einer außen lackierten, bezeichneten Eisenblechkapsel steht, aufbewahrt und nebst allen Phosphorzubereitungen in einer Mauernische, welche mittels einer eisernen oder mit Eisenblech beschlagenen, bezeichneten Tür verschlossen ist, oder in einem eisernen Schranke oder in einer anderen, gleich feuersicheren Weise unter Verschluß auf gestellt werden."

und dergl.) zu verwenden, welche mit der deutlichen und dauerhaften Aufschrift „Gift" in den dem § 1 Absatz I entsprechenden Farben versehen sind. In jedem zur Aufbewahrung von giftigen Farben dienenden Behälter muß sich ein besonderer Löffel befinden. Die Geräte dürfen zu anderen Zwecken nicht gebraucht werden und sind mit Ausnahme der Löffel für giftige Farben stets rein zu halten. Die Geräte für die im Giftschrank befindlichen Gifte sind in diesem aufzubewahren. Auf Gewichte finden diese Vorschriften nicht Anwendung.

Der Verwendung besonderer Wagen bedarf es nicht, wenn größere Mengen von Giften unmittelbar in den Vorrats- oder Abgabegefäßen gewogen werden.

§ 9. Hinsichtlich der Aufbewahrung von Giften in den Apotheken greifen nachfolgende Abweichungen von den Bestimmungen der §§ 4, 5 und 8 Platz:

(zu § 4.) Die Bestimmungen im § 4 gelten für Apotheken nur insoweit, als sie sich auf die Gefäße für Mineralsäuren, Laugen, Brom und Jod beziehen. Im übrigen bewendet es hinsichtlich der Bezeichnung der Gefäße bei den hierüber ergangenen besonderen Anordnungen.

(zu § 5.) Die Giftkammer darf, falls sie in einem Vorratsraume eingerichtet wird, auch durch einen Lattenverschlag hergestellt werden. Kleinere Vorräte von Giften der Abteilung I dürfen in einem besonderen, verschlossenen und mit der deutlichen und dauerhaften Aufschrift „Gift" oder „Venena" oder „Tabula B" versehenen Behältnisse im Verkaufsraume oder in einem geeigneten Nebenraume aufbewahrt werden. Ist der Bedarf an Gift so gering, daß der gesamte Vorrat in dieser Weise verwahrt werden kann, so besteht eine Verpflichtung zur Einrichtung einer besonderen Giftkammer nicht.

(zu § 8.) Für die im vorstehenden Absatz bezeichneten kleineren Vorräte von Giften der Abteilung I sind besondere Geräte zu verwenden und in dem für diese bestimmten Behältnisse zu verwahren. Für die in den Abteilungen 2 und 3 bezeichneten Gifte, ausgenommen Morphin, dessen Verbindungen und Zubereitungen, sind besondere Geräte nicht erforderlich.

Abgabe der Gifte.

§ 10. Gifte dürfen nur von dem Geschäftsinhaber oder den 739.
von ihm hiermit Beauftragten abgegeben werden [1]).

§ 11. Über die Abgabe der Gifte der Abteilungen 1 und 2 sind 738.
in einem mit fortlaufenden Seitenzahlen versehenen, gemäß Anlage II

---

[1]) Ein Lehrling kann nicht als Beauftragter gelten; für Versehen desselben ist der Geschäftsinhaber verantwortlich.

eingerichteten *Giftbuche* die daselbst vorgesehenen Eintragungen zu bewirken. Die Eintragungen müssen sogleich nach Verabfolgung der Waren von dem Verabfolgenden selbst und zwar immer in unmittelbarem Anschluß an die nächst vorhergehende Eintragung ausgeführt werden. Das Giftbuch ist 10 Jahre lang nach der letzten Eintragung aufzubewahren.

Die vorstehenden Bestimmungen finden nicht Anwendung auf die Abgabe der Gifte, welche von *Großhändlern* an *Wiederverkäufer*, an *technische Gewerbetreibende* oder an *staatliche Untersuchungs-* oder *Lehranstalten* abgegeben werden, sofern über die Abgabe dergestalt Buch geführt wird, daß der Verbleib der Gifte nachgewiesen werden kann.

739. § 12. *Gift*[1]) darf nur an solche Personen ab gegeben werden, welche als *zuverlässig bekannt* sind, um das Gift zu einem *erlaubten*[2]) *gewerblichen, wirtschaftlichen, wissenschaftlichen* oder *künstlerischen Zwecke*[3]) benutzen wollen. Sofern der Abgebende von dem Vorhandensein dieser Voraussetzungen sichere Kenntnis nicht hat, darf er Gift nur gegen *Erlaubnisschein* abgeben.

Die *Erlaubnisscheine* werden von der *Ortspolizeibehörde* nach Prüfung der Sachlage gemäß Anlage III ausgestellt. Dieselben werden in der Regel nur für eine bestimmte Menge, *ausnahmsweise* auch für den Bezug einzelner Gifte während eines ein Jahr nicht übersteigenden Zeitraumes gegeben. Der Erlaubnisschein verliert mit dem Ablaufe des vierzehnten Tages nach dem Ausstellungstage seine Gültigkeit, sofern auf demselben etwa anderes nicht vermerkt ist.

741. An *Kinder unter vierzehn Jahren* dürfen Gifte nicht *ausgehändigt*[4]) werden.

§ 13. Die in *Abteilung 1 und 2* verzeichneten Gifte dürfen *nur gegen schriftliche Empfangsbescheinigung* (Giftschein) des Erwerbers verabfolgt werden. Wird das Gift durch einen Beauftragten abgeholt, so hat der Abgebende (§ 10) auch von diesem sich den Empfang bescheinigen zu lassen.

Die Bescheinigungen sind nach dem in Anlage IV vorgeschriebenen Muster auszustellen, mit den entsprechenden Nummern des Giftbuches zu versehen und zehn Jahre lang aufzubewahren.

---

[1]) Die Verpflichtung, gegebenen Falles einen Erlaubnisschein ein zu fordern, bezieht sich auf *Gifte schlichtweg*, nicht nur auf einzelne Abteilungen, sondern auf alle drei.

[2]) Zu den *nicht erlaubten* Verwendungszwecken gehören natürlich alle ungesetzlichen, verbrecherischen Zwecke, wie z. B. das Fangen von Fischen mittels Kokkelskörnern.

[3]) Ein wichtiger Verwendungszweck, nämlich als *Heilmittel*, ist hier *nicht genannt*; es dürfen daher Gifte als Heilmittel nicht ab gegeben werden.

[4]) Auch wenn das Gift bereits bezahlt ist und nur noch zur Abholung bereit steht, darf es an Kinder unter 14 Jahren nicht ausgehändigt werden.

Die Landesregierungen können bestimmen, daß die Empfangsbestätigung desjenigen, welchem das Gift ausgehändigt wird, in einer Spalte des Giftbuches abgegeben werden darf.

Im Falle des § 11 Absatz 2 ist die Ausstellung eines Giftscheines nicht erforderlich.

§ 14. Gifte müssen in dichten, festen und gut verschlos- 741
senen Gefäßen abgegeben werden; jedoch genügen für feste, an der Luft nicht zerfließende oder verdunstende Gifte der Abteilungen 2 und 3 [1]) dauerhafte Umhüllungen jeder Art, sofern durch dieselben ein Verschütten oder Verstäuben des Inhalts ausgeschlossen wird

Die Gefäße oder die an ihre Stelle tretenden Umhüllungen 742.
müssen mit der im § 4 Absatz I angegebenen Aufschrift und Inhaltsangabe sowie mit dem Namen des abgebenden Geschäftes versehen sein. Bei festen, an der Luft nicht zerfließenden oder verdunstenden Giften der Abteilung 3 darf an Stelle des Wortes Gift die Aufschrift „Vorsicht" verwendet werden.

Bei der Abgabe an Wiederverkäufer, technische Gewerbetreibende und staatliche Untersuchungs- oder Lehranstalten genügt indessen jede andere, Verwechselungen ausschließende Aufschrift und Inhaltsangabe; auch brauchen die Gefäße oder die an ihre Stelle tretenden Umhüllungen nicht mit dem Namen des abgebenden Geschäftes versehen zu sein.

§ 15. Es ist verboten, Gifte in Trink- oder Kochgefäßen oder in solchen Flaschen oder Krügen abzugeben, deren Form oder Bezeichnung die Gefahr einer Verwechselung des Inhalts mit Nahrungs- oder Genußmitteln herbeizuführen geeignet ist.

§ 16. Auf die Abgabe von Giften als Heilmittel [2]) in den Apotheken finden die Vorschriften der § 11 bis 14 nicht Anwendung.

Besondere Vorschriften über Farben.

§ 17. Auf gebrauchsfertige Öl-, Harz- oder Lackfarben, 745.
soweit sie nicht Arsenfarben sind, finden die Vorschriften der § 2 bis 14 nicht Anwendung. Das gleiche gilt für andere giftige Farben, welche in Form von Stiften, Pasten oder Steinen oder in geschlossenen Tuben zum unmittelbaren Gebrauch fertig gestellt sind, sofern auf jedem einzelnen Stück oder auf dessen Umhüllung entweder das Wort „Gift" beziehungsweise „Vorsicht" und der Name der Farbe

---

[1]) Gifte der Abt. I müssen also unter allen Umständen in dichten, festen Gefäßen abgegeben werden, niemals in Papierbeuteln.

[2]) Bei der Abgabe von Giften zu anderen als Heilzwecken ist der Apotheker jedoch an die Vorschriften der §§ 11—14 gebunden.

oder eine das darin enthaltene Gift erkennbar machende Bezeichnung angebracht ist.

Ungeziefermittel.

744. § 18. Bei der Abgabe der unter Verwendung von Gift hergestellten Mittel gegen schädliche Tiere (sogenannte Ungeziefermittel)[1]) ist jeder Packung eine Belehrung über die mit einem unvorsichtigen Gebrauche verknüpften Gefahren beizufügen. Der Wortlaut der Belehrung kann von der zuständigen Behörde vorgeschrieben werden.

Arsenhaltiges Fliegenpapier darf nur mit einer Abkochung von Quassiaholz oder Lösung von Quassiaextrakt zubereitet, in viereckigen Blättern von 12 : 12 cm, deren jedes nicht mehr als 0,01 g arsenige Säure enthält und auf beiden Seiten mit drei Kreuzen, der Abbildung eines Totenkopfes und der Aufschrift „Gift" in schwarzer Farbe deutlich und dauerhaft versehen ist, feilgehalten oder abgegeben werden. Die Abgabe darf nur in einem dichten Umschlage erfolgen, auf welchem in schwarzer Farbe deutlich und dauerhaft die Inschriften „Gift" und „Arsenhaltiges Fliegenpapier" und im Kleinhandel außerdem der Name des abgebenden Geschäftes angebracht ist.

Andere arsenhaltige Ungeziefermittel dürfen nur mit einer in Wasser leicht löslichen grünen Farbe vermischt[2]) feilgehalten oder abgegeben werden; sie dürfen nur gegen Erlaubnisschein[3]) (§ 12) verabfolgt werden.

Strychninhaltige Ungeziefermittel dürfen nur in Form von vergiftetem Getreide, welches in tausend Gewichtsteilen höchstens fünf Gewichtsteile salpetersaures Strychnin[4]) enthält und dauerhaft dunkelrot gefärbt ist, feilgehalten oder abgegeben werden.

Vorstehende Beschränkungen können zeitweilig außer Wirksamkeit gesetzt werden, wenn und soweit es sich darum handelt, unter polizeilicher Aufsicht außerordentliche Maßnahmen zur Vertilgung von schädlichen Tieren, z. B. Feldmäusen, zu treffen.

---

[1]) Im Sinne der Giftverordnung sind demnach schädliche Tiere schlichtweg, nicht nur Insekten, sondern auch Säugetiere und Vögel (z. B. Krähen und Raubvögel) gemeint, was auch aus der ausdrücklichen Erwähnung der Feldmäuse hervor geht.

[2]) Das bekannteste Mittel Arsengrün (Schweinfurter usw. Grün) muß trotz seiner natürlichen grünen Farbe mit einer wasserlöslichen grünen Farbe (Anilingrün) vermischt feil gehalten, d. h. darf nicht erst bei Bestellung vermischt werden. Dagegen bedarf es bei Arsengrün, wenn es als Farbe (nicht als Ungeziefermittel) verkauft wird, nicht der Vermischung mit einer wasserlöslichen Farbe. Am sichersten wird es jedoch immer sein, im letzteren Falle Arsengrün nur mit Firnis angerührt als streichfertige Farbe zu verkaufen.

[3]) Hier besteht ein Zwang, den Erlaubnisschein ein zu fordern, auch wenn der Käufer völlig zuverlässig ist, außer bei arsenhaltigem Fliegenpapier.

[4]) Schwefelsaures Strychnin ist nicht gestattet.

Gewerbebetrieb der Kammerjäger.

§ 19. Personen, welche gewerbsmäßig schädliche Tiere vertilgen (Kammerjäger) müssen ihre Vorräte von Giften und gifthaltigen Ungeziefermitteln unter Beachtung der Vorschriften in den §§ 2, 3, 4, 7 und, soweit sie die Vorräte nicht bei Ausübung ihres Gewerbes mit sich führen, in verschlossenen Räumen, welche nur ihnen und ihren Beauftragten zugänglich sind, aufbewahren. Sie dürfen die Gifte und die Mittel an andere nicht überlassen.

§ 20. Die Bestimmungen der §§ 4 und 6 über die Bezeichnung der Vorratsgefäße und die Behältnisse und Geräte innerhalb der Giftkammer finden auf Neuanschaffungen und Neueinrichtungen sofort, im übrigen vom .... ten .... 189.. ab Anwendung.

Für Gewerbebetriebe, welche bereits vor Erlaß dieser Vesordnung bestanden haben, können Ausnahmen vor den Vorschriften des § 5 bis zum .... ten .... 189.. nachgelassen werden.

Verzeichnis der Gifte.

Abteilung 1.

a) Für den Kleinhandel frei gegebene Gifte:

Arsen, dessen Verbindungen und Zubereitungen, auch Arsenfarben.

Cyanwasserstoffsäure (Blausäure), Cyankalium, die sonstigen cyanwasserstoffsauren Salze und deren Lösungen, mit Ausnahme des Berliner Blau (Eisencyanür) und des gelben Blutlaugensalzes (Kaliumeisencyanür)[1].

Erythrophleïn, dessen Verbindungen und Zubereitungen. 736.

Fluorwasserstoffsäure (Flußsäure).

Nikotin, dessen Verbindungen und Zubereitungen.

Phosphor (auch roter, sofern er gelben Phosphor enthält) und die damit bereiteten Mittel zum Vertilgen von Ungeziefer.

Quecksilber-Präparate[2], auch Farben außer Queck-

[1]) Sowohl das Berliner Blau als auch das gelbe Blutlaugensalz brauchten nicht als ungiftige Ausnahmen an geführt zu werden, da beide keine Verbindungen der Cyanwasserstoffsäure, sondern der Ferrocyanwasserstoffsäure sind, einer chemisch völlig abweichenden Säure. Ebenso sind das rote Blutlaugensalz und die sulfocyanwasserstoffsauren Salze (rhodanate) nicht giftig.

[2]) Die meisten Quecksilberpräparate sind dem freien Verkehre entzogen; von den freigegebenen kommen nur Hydrarg. bichlorat. und nitric. oxydulat. in Betracht. Zu bemerken ist, daß bei den Quecksilberpräparaten der Zusatz „und deren Zubereitungen" fehlt.

silberchlorür (Kalomel) und Schwefelquecksilber (Zinnober).

Salzsäure, arsenhaltige[1]).

Schwefelsäure, arsenhaltige[1]).

Strophantin.

Uransalze, lösliche, auch Uranfarben.

b) Für den Kleinhandel verbotene Gifte:

Akonitin, dessen Verbindungen und Zubereitungen.

Atropin, dessen Verbindungen und Zubereitungen.

Brucin, dessen Verbindungen und Zubereitungen.

Curare und dessen Präparate.

Daturin, dessen Verbindungen und Zubereitungen.

Digitalin, dessen Verbindungen und Zubereitungen.

Emetin, dessen Verbindungen und Zubereitungen.

Homatropin, dessen Verbindungen und Zubereitungen.

Hyoscin (Duboisin), dessen Verbindungen u. Zubereitungen.

Hyoscyamin (Duboisin), dessen Verbindungen und Zubereitungen.

Kantharidin, dessen Verbindungen und Zubereitungen.

Kolchicin, dessen Verbindungen und Zubereitungen.

Koniin, dessen Verbindungen und Zubereitungen.

Nitroglycerinlösungen[2]).

Physostigmin, dessen Verbindungen und Zubereitungen.

Pikrotoxin.

Skopolamin, dessen Verbindungen und Zubereitungen.

Strychnin, dessen Verbindungen und Zubereitungen, mit Ausnahme von strychninhaltigem Getreide[3]).

Veratrin, dessen Verbindungen und Zubereitungen.

Abteilung 2.

a) Für den Kleinhandel frei gegebene Gifte:

737. Bittermandelöl, blausäurehaltiges.

Brom.

Chromsäure.

---

[1]) Salzsäure und Schwefelsäure gelten als arsenhaltig, wenn 1 ccm der Säure, mit 3 ccm Zinnchlorürlösung versetzt, innerhalb 15 Minuten eine dunklere Färbung annimmt.

Bei der Prüfung auf den Arsengehalt ist, sofern es sich um koncentrierte Schwefelsäure handelt, zunächst 1 ccm durch Eingießen in 2 ccm Wasser zu verdünnen und 1 ccm von dem erkalteten Gemische zu verwenden. Zinnchlorürlösung ist aus 5 Gewichtsteilen kristallisierten Zinnchlorür, die mit 1 Gewichtsteile Salzsäure anzurühren und vollständig mit trockenem Chlorwasserstoffe zu sättigen sind, herzustellen, nach dem Absetzen durch Asbest zu filtern und in kleinen, mit Glasstopfen verschlossenen, möglichst angefüllten Flaschen auf zu bewahren.

[2]) Diese sind durch das Sprengstoffgesetz verboten.

[3]) Strychninhaltiges Getreide steht in der Abt. 2 und ist frei gegeben.

Elaterin, dessen Verbindungen und Zubereitungen.
Erythrophleum.
Gummigutti, dessen Lösungen und Zubereitungen[1]).
Hydroxylamin, dessen Verbindungen und Zubereitungen.
Kirschlorbeeröl.
Kokkelskörner.
Nieswurzel (Helleborus) grüne, -extrakt, -tinktur -wurzel.
Nieswurzel (Helleborus) schwarze, -extrakt, -tinktur, -wurzel.
Nitrobenzol (Mirbanöl).
Oxalsäure (Kleesäure) sog. Zuckersäure.
Pental.
Sabadill-extrakt, -früchte, -tinktur [2]).
Strychninhaltiges Getreide.

b) Für den Kleinhandel verbotene Gifte:

Acetanilid (Antifebrin).
Adoniskraut.
Äthylenpräparate.
Agaricin.
Akonit-extrakt, -knollen, -kraut-tinktur.
Amylenhydrat.
Amylnitrit.
Apomorphin.
Belladonna-blätter, -extrakt, -tinktur, -wurzel.
Bilsenkraut-samen, Bilsen-kraut, -extrakt-, -tinktur.
Brechnuß (Krähenaugen), sowie die damit hergestellten Ungeziefermittel, Brechnuß-extrakt, -tinktur.
Brechweinstein.
Bromäthyl.
Bromalhydrat.
Bromoform.
Butylchloralhydrat.
Calabar-extrakt, -samen, -tinktur.
Cardol.
Chloräthyliden, zweifach.
Chloralformamid.
Chloralhydrat.
Chloressigsäuren.
Chloroform.
Cocain, dessen Verbindungen und Zubereitungen.
Convallamarin, dessen Verbindungen und Zubereitungen.
Convallarin, dessen Verbindungen und Zubereitungen.
Euphorbium.
Fingerhut-blätter, -essig, -extrakt, -tinktur.
Gelsemium-wurzel, -tinktur.
Giftlattich-extrakt-, -kraut, -saft. (Laktukarium.)
Giftsumach-blätter, -extrakt, -tinktur.
Gottesgnaden-kraut, -extrakt, tinktur.
Hanf indischer, -extrakt, -tinktur.
Jalapen-Harz, -knollen, -tinktur.
Kodein, dessen Verbindungen und Zubereitungen.
Kotoin.
Krotonöl.

---

[1]) Guttihaltige Farben stehen unter Abt. 3.

[2]) Da Sabadillessig nicht genannt ist, ist er als nicht giftig zu betrachten; unter den Begriff „Extrakt“ oder „Tinktur“ fällt er um deswillen nicht, weil bei Fingerhut der F. essig ausdrücklich neben Extrakt und Tinktur genannt ist.

Morphin, dessen Verbindungen und Zubereitungen.
Narcein, dessen Verbindungen und Zubereitungen.
Narkotin, dessen Verbindungen und Zubereitungen.
Opium und dessen Zubereitungen mit Ausnahme von Opiumpflaster und -wasser.
Paraldehyd.
Pilokarpin, dessen Verbindungen und Zubereitungen.
Sadebaum, -spitzen, -extrakt, -öl.
Sankt-Ignatius-samen, -tinktur.
Santonin.
Skammonia-Harz.
Skammonia-Harz (Skammoniumwurzel).
Schierling (Komium) -kraut, -extrakt, -früchte, -tinktur.
Senföl, ätherisches.
Spanische Fliege und dessen weingeistige und ätherischen Zubereitungen.
Stechapfel -blätter, -extrakt, -samen, -tinktur, ausgenommen zum Rauchen oder Räuchern.
Strophantus -extrakt, -samen, -tinktur.
Sulfonal und dessen Ableitungen.
Thallin, dessen Verbindungen und Zubereitungen.
Urethan.
Veratrum (weiße Nieswurz) -tinktur, -wurzel.
Wasserschierling, -kraut, -extrakt.
Zeitlosen-extrakt, -knollen, -samen, -tinktur, -wein.

Abteilung 3.

a) Für den Kleinhandel frei gegebene Gifte:

Antimonchlorür, fest oder in Lösung.
740. Baryumverbindungen außer Schwerspat (schwefelsaurem Baryum).
Bleiessig.
Bleizucker [1]).
Farben, welche Antimon, Baryum, Blei, Chrom, Gummigutti, Kadmium, Kupfer, Pikrinsäure, Zink oder Zinn enthalten, mit Ausnahme von: Schwerspat (schwefelsaur. Baryum), Chromoxyd, Kupfer, Zink, Zinn und deren Legierungen als Metallfarben, Schwefelkadmium, Schwefelzink, Schwefelzinn (als Musivgold), Zinkoxyd, Zinnoxyd.
Goldsalze.
Jod [2]) und dessen Präparate, ausgeschlossen zuckerhaltiges Eisenjodür und Jodschwefel.
Kadmium und dessen Verbindungen, auch mit Brom oder Jod.
Kalilauge, in 100 Gewichtsteilen mehr als 5 Gewichtsteile, Kaliumhydroxyd enthaltend.
Kalium.

---

[1]) Die hier nicht genannten Bleisalze, wie z. B. Bleinitrat gehören zwar daher nicht zu den Giften „im Sinne dieser Bestimmungen", wohl aber vom wissenschaftlichen Standpunkte aus.

[2]) Die meisten Jodpräparate sind verboten.

Kaliumdichromat (rotes chromsaures Kalium, sog. Chromkali).
Kaliumbioxalat (Kleesalz).
Kaliumchlorat (chlorsaures Kalium).
Kaliumchromat (gelbes, chromsaures Kalium).
Kaliumhydroxyd (Ätzkali).
Karbolsäure, auch rohe, sowie verflüssigte und verdünnte, in 100 Gewichtsteilen mehr als 3 Gewichtsteile Karbolsäure enthaltend.
Koloquinthen-extrakt, -tinktur.
Kresole und deren Zubereitungen (Kresolseifenlösungen, Lysol, Lysosolveol usw.) sowie deren Lösungen, soweit sie in 100 Gewichtsteilen mehr als ein Gewichtsteil der Kresolzubereitung enthalten [1]).
Kupferverbindungen [2]).
Meerzwiebel-extrakt, -tinktur, -wein.
Natrium.
Natriumdichromat.
Natriumhydroxyd (Ätznatron, Seifenstein).
Natronlauge, in 100 Gewichtsteilen mehr als 5 Gewichtsteile Natrium Hydroxyd enthaltend.
Paraphenylendiamin, dessen Salze, Lösungen und Zubereitungen.
Salpetersäure (Scheidewasser), auch rauchende.
Salzsäure, arsenfreie, auch verdünnte, in 100 Gewichtsteilen mehr als 15 Gewichtsteile wasserfreie Säure enthaltend.
Schwefelkohlenstoff.
Schwefelsäure, arsenfreie, auch verdünnte, in 100 Gewichtsteilen mehr als 15 Gewichtsteile Schwefelsäuremonohydrat enthaltend.
Silbersalze, mit Ausnahme von Chlorsilber.
Stephans (Staphisagria)-körner.
Zinksalze, mit Ausnahme von Zinkkarbonat [3]).
Zinnsalze.

b) Für den Kleinhandel verbotene Gifte:

Bittermandelwasser.
Brechwurzel (Ipecacuanha) -extrakt, -tinktur, -wein.
Jodoform.
Kirschlorbeerwasser.
Koffein, dessen Verbindungen und Zubereitungen.
Kreosot.
Lobelien, -kraut, -tinktur.
Mutterkorn, -extrakt (Ergotin).
Phenacetin.
Pikrinsäure und deren Verbindungen [4]).
Quecksilberchlorür (Kalomel).

---

[1]) Creolin gehört zwar auch zu den Kresolen, ist aber nach einem besonderen Erlasse nicht giftig.
[2]) Cupr. aluminat. und salicylic. sind verboten.
[3]) Von Zinksalzen sind verboten: Zinc. acetic., chlorat. pur., cyanat., lactic., permanganic., salicylic., sulfo-ichthyolic., sulfuric. pur. und valerianic.
[4]) Fällt unter das Sprengstoffgesetz.

74. Gesetz betreffend die Verwendung gesundheitsschädlicher Farben bei der Herstellung von Nahrungsmitteln, Genußmitteln und Gebrauchsgegenständen. Vom 5. Juli 1887.

(RGBl. S. 277.)

Wir, Wilhelm von Gottes Gnaden Deutscher Kaiser, König von Preußen etc. verordnen im Namen des Reichs, nach erfolgter Zustimmung des Bundesrats und des Reichstags, was folgt:

§ 1.

Gesundheitsschädliche Farben dürfen zur Herstellung von Nahrungs- und Genußmitteln, welche zum Verkauf bestimmt sind, nicht verwendet werden.

753. Gesundheitsschädliche Farben im Sinne dieser Bestimmung sind diejenigen **Farbstoffe** und Farbzubereitungen, welche Antimon, Arsen, Baryum, Blei, Cadmium, Chrom, Kupfer, Quecksilber, Uran, Zink, Zinn, Gummigutti, Korallin, Pikrinsäure enthalten.

Der Reichskanzler ist ermächtigt, nähere Vorschriften über das bei der Feststellung des Vorhandenseins von Arsen und Zinn anzuwendende Verfahren zu erlassen.

§ 2.

753. Zur Aufbewahrung oder Verpackung von Nahrungs- und Genußmitteln, welche zum Verkauf bestimmt sind, dürfen Gefäße, Umhül-
756. lungen oder Schutzbedeckungen, zu deren Herstellung Farben der im § 1 Absatz 2 bezeichneten Art verwendet sind, nicht benutzt werden.

Auf die Verwendung von schwefelsaurem Baryum (Schwerspat, blanc fixe), Barytfarblacken, welche von kohlensaurem Baryum frei sind, Chromoxyd, Kupfer, Zinn, Zink und deren Legierungen als Metallfarben, Zinnober, Zinnoxyd, Schwefelzinn als Musivgold, sowie auf alle in Glasmassen, Glasuren oder Emails eingebrannte Farben und auf den äußeren Anstrich von Gefäßen aus wasserdichten Stoffen findet diese Bestimmung nicht Anwendung.

§ 3.

754. Zur Herstellung von kosmetischen Mitteln (Mitteln zur Reinigung, Pflege oder Färbung der Haut, des Haares [1]) oder der

[1] Die Bestimmung bezieht sich nur auf lebendes Haar; Färbemittel für totes Haar (Perücken, Zöpfe) unterliegen der Beschränkung nicht.

Mundhöhle), welche zum Verkauf bestimmt sind, dürfen die im § 1 Absatz 2 bezeichneten **Stoffe**[1]) nicht verwendet werden.

Auf schwefelsaures Baryum (Schwerspat, blanc fixe), Schwefelkadmium, Chromoxyd, Zinnober, Zinkoxyd, Schwefelzink, sowie auf Kupfer, Zinn, Zink und deren Legierungen in Form von Puder findet diese Bestimmung nicht Anwendung.

§ 4.

Zur Herstellung von zum Verkauf bestimmten Spielwaren (ein- 755.
schließlich der Bilderbogen, Bilderbücher und Tuschfarben für Kinder), Blumentopfgittern und künstlichen Christbäumen dürfen die im § 1 Absatz 2 bezeichneten Farben nicht verwendet werden.

Auf die im § 2 Absatz 2 bezeichneten Stoffe, sowie auf Schwefelantimon und Schwefelkadmium als Färbemittel der Gummimasse, Bleioxyd in Firnis, Bleiweiß als Bestandteil des sogenannten Wachsgusses, jedoch nur, sofern dasselbe nicht ein Gewichtsteil in 100 Gewichtsteilen der Masse übersteigt, chromsaures Blei (für sich oder in Verbindung mit schwefelsaurem Blei) als Öl- oder Lackfarbe oder mit Lack- oder Firnisüberzug, die in Wasser unlöslichen Zinkverbindungen, bei Gummispielwaren jedoch nur, soweit sie als Färbemittel der Gummimasse, als Öl- oder Lackfarben oder mit Lack- oder Firnisüberzug verwendet werden, alle in Glasuren oder Emails eingebrannten Farben, findet diese Bestimmung nicht Anwendung.

Soweit zur Herstellung von Spielwaren die in den §§ 7 und 8 bezeichneten Gegenstände verwendet werden, finden auf letztere lediglich die Vorschriften der §§ 7 und 8 Anwendung.

§ 5.

Zur Herstellung von Buch- und Steindruck auf den in den §§ 2, 3 und 4 bezeichneten Gegenständen dürfen nur solche Farben nicht verwendet werden, welche Arsen enthalten.

§ 6.

Tuschfarben jeder Art dürfen als frei von gesundheitsschäd- 755.
lichen Stoffen beziehungsweise giftfrei nicht verkauft oder feilgehalten werden, wenn sie den Vorschriften im § 4 Absatz 1 und 2 nicht entsprechen.

---

[1]) Im Gegensatz zu § 1 ist hier der Ausdruck „Stoffe" gebraucht, da hierunter nicht nur „Farbstoffe", sondern auch solche Stoffe verstanden sind, die bei der Anwendung erst zu Farben werden, z. B. Bleisalze durch die Anwendung von Zinkkämmen, indem dabei Blei als schwarzes, feines Pulver ab geschieden wird und so das Haar färbt.

§ 7.

Zur Herstellung von zum Verkauf bestimmten Tapeten, Möbelstoffen, Teppichen, Stoffen zu Vorhängen oder Bekleidungsgegenständen, Masken, Kerzen, sowie künstlichen Blättern, Blumen und Früchten dürfen Farben, welche Arsen enthalten, nicht verwendet werden.

Auf die Verwendung arsenhaltiger Beizen oder Fixierungsmittel zum Zweck des Färbens oder des Bedruckens von Gespinsten oder Geweben findet diese Bestimmung nicht Anwendung. Doch dürfen derartige Gespinste oder Gewebe zur Herstellung der in Abs. 1 bezeichneten Gegenstände nicht verwendet werden, wenn sie das Arsen in wasserlöslicher Form oder in solcher Menge enthalten, daß sich in 100 Quadratzentimeter des fertigen Gegenstandes mehr als 2 Milligramm Arsen vorfinden. Der Reichskanzler ist ermächtigt, nähere Vorschriften über das bei der Feststellung des Arsengehalts anzuwendende Verfahren zu erlassen.

§ 8.

Die Vorschriften des § 7 finden auch auf die Herstellung von zum Verkauf bestimmten Schreibmaterialien, Lampen- und Lichtschirmen sowie Lichtmanschetten Anwendung.

Die Herstellung der Oblaten unterliegt den Bestimmungen im § 1, jedoch sofern sie nicht zum Genusse bestimmt sind, mit der Maßgabe, daß die Verwendung von schwefelsaurem Baryum (Schwerspat, blanc fixe), Chromoxyd und Zinnober gestattet ist.

§ 9.

756. Arsenhaltige Wasser- oder Leimfarben [1]) dürfen zur Herstellung des Anstrichs von Fußböden, Decken, Wänden, Türen, Fenstern der Wohn- oder Geschäftsräume, von Roll-, Zug- oder Klappläden oder Vorhängen, von Möbeln und sonstigen häuslichen Gebrauchsgegenständen nicht verwendet werden.

§ 10.

Auf die Verwendung von Farben, welche die im § 1 Absatz 2 bezeichneten Stoffe nicht als konstituierende Bestandteile, sondern nur als Verunreinigungen, und zwar höchstens in einer Menge enthalten, welche sich bei den in der Technik gebräuchlichen Darstellungsverfahren nicht vermeiden läßt, finden die Bestimmungen der §§ 2 bis 9 nicht Anwendung.

§ 11.

Auf die Färbung von Pelzwaren finden die Vorschriften dieses Gesetzes nicht Anwendung.

---

[1]) Für arsenhaltige Öl- und Lackfarben treffen diese Bestimmungen nicht zu.

75. Verschiedene fachgesetzliche Bestimmungen.

Von den zahlreichen sonstigen gesetzlichen Bestimmungen, welche zum Teil in das Getriebe einer Drogenhandlung eingreifen, wollen wir noch folgende kurz erwähnen:

Das Weingesetz vom 7. April 1909 trifft genaue Bestimmungen 751.
über die Beschaffenheit des Weines. Unter der Bezeichnung einer bestimmten Marke darf kein anderer Wein oder Verschnitt in den Handel gebracht werden. Zur Weinbereitung sind verboten: lösliche Aluminiumsalze, Benzoësäure, Farbstoffe, Glycerin, Magnesiumsalze, Salicylsäure, unreiner Sprit, Stärkesirup usw. — Kognak muß nach dem Lande bezeichnet sein, in dem er her gestellt ist, also deutscher, französischer usw. Überdies muß jeder Händler mit Wein Bücher führen, aus denen hervorgeht, welche Sorten Wein er bezogen oder geerntet und an wen er verkauft hat, desgleichen welche weinähnlichen Getränke er bezogen, her gestellt und ab gegeben hat.

Unter Salz im steuerlichen Sinne ist Chlornatrium zu verstehen; 760.
der steuerlichen Kontrolle unterliegen alle Stoffe, aus denen man Kochsalz aus zu scheiden pflegt. Salz für Genuß- und Badezwecke unterliegt einer Inlandssteuer[1]). Steuerfrei kann Salz unter steuerlicher Kontrolle verabfolgt werden als Vieh- und Düngesalz und zu gewerblichen Zwecken, z. B. für die Seifenfabrikation und als Streusalz für Straßenbahnschienen, ferner als Gefriersalz. Für diese Zwecke wird es mit verschiedenen Stoffen vergällt wie Petroleum, Braunstein, Karbolsäure usw. Zum Handel mit vergälltem Salze ist die Erlaubnis der Steuerbehörde notwendig.

Unter Spiritus und Branntwein versteht das Gesetz jede 761.
Flüssigkeit, die Äthylalkohol enthält, gleichviel ob in rohem oder gereinigtem Zustande. Es wird dafür eine Inlandssteuer erhoben. Für bestimmte gewerbliche Zwecke ist Spiritus steuerfrei und wird dann vergällt. Man unterscheidet völlig vergällten Spiritus (mit Pyridinbasen zu Heiz- und Beleuchtungszwecken), der keiner weiteren steuerlichen Kontrolle im Kleinhandel unterliegt, und halb vergällten Spiritus, dessen Verwendung der steuerlichen Aufsicht untersteht. Von diesen sind zu erwähnen: Spiritus für die Lackfabrikation (mit Terpentinöl), für die Seifenfabrikation (mit Ricinusöl und Natronlauge), für Politurzwecke (mit Methylalkohol) für die Essigfabrikatiön (mit Essig) vergällt. Der Kleinhandel mit völlig vergälltem Spiritus bedarf keiner Erlaubnis, muß aber der zuständigen Polizei- und Steuerbehörde angezeigt werden, während der Kleinhandel mit Spiritus und Spirituosen (Rum, Arak, Kognak,

[1]) Steuerfreies Salz wie z. B. Staßfurter Salz darf nicht für Badezwecke verkauft oder verwendet werden.

Likören) der Erlaubnis der zuständigen Verwaltungsbehörden bedarf und zwar mit Rücksicht auf die Bedürfnisfrage.

758. Die gesetzlichen Bestimmungen über die leichtentzündlichen Stoffe (Benzin, Äther, Schwefelkohlenstoff u. a. m.) sind zumeist Landesgesetze und weichen daher vielfach von einander ab. Vielfach ist vorgeschrieben, wieviel von solchen Stoffen im Laden und den Lagerräumen vorrätig gehalten werden darf, ebenso daß nur explosionssichere Gefäße zur Aufbewahrung dienen dürfen. Im allgemeinen ist vor geschrieben, daß die Lagerräume dieser Stoffe nur mit einer Davyschen Sicherheitslampe oder elektrischem Licht betreten werden
759. dürfen, wenn es finster ist. Die Bestimmungen über die Aufbewahrung von Feuerwerkskörpern sind ebenfalls lokalpolizeiliche und nicht einheitlich geregelt. Im allgemeinen dürfen im Laden nur bestimmte Mengen (1 kg), größere Vorräte aber nur in Bodenräumen gelagert werden. Zum Handel mit Pulver und Sprengstoffen ist eine behördliche Erlaubnis erforderlich; von Pulver dürfen Privatleute nur 1 kg besitzen.

762. Das Gesetz zum Schutze der Warenbezeichnungen bezweckt, daß Gewerbetreibende, die die von ihnen hergestellten Waren vor Konkurrenz schützen wollen, dieselben unter einem besonderen Zeichen, das in einem Worte oder einer bildlichen Darstellung bestehen kann, auf den Markt bringen können, sofern ihnen das betr. Zeichen in die Zeichenrolle des Kaiserl. Patentamtes vorher ein getragen worden ist. Der Schutz erstreckt sich nur auf die Waren, für die das Zeichen ein getragen ist und dauert 10 Jahre; nach Ablauf dieser Zeit kann der Schutz erneuert werden.

Kaiserliche Verordnung über das gewerbsmäßige Verkaufen und Feilhalten von Petroleum. Vom 24. Febr. 1882 (RGBl. 1882, S. 40.)

Wir, Wilhelm von Gottes Gnaden Deutscher Kaiser, König von Preußen etc. verordnen im Namen des Reichs auf Grund des § 5 des Gesetzes vom 14. Mai 1879, betreffend den Verkehr mit Nahrungsmitteln nach erfolgter Zustimmung des Bundesrats, was folgt:

§ 1.

757. Das gewerbsmäßige Verkaufen und Feilhalten von Petroleum, welches unter einem Barometerstande von 760 mm, schon bei einer Erwärmung auf weniger als 21 Grade des hundertteiligen Thermometers entflammbare Dämpfe entweichen läßt, ist nur in solchen Gefäßen gestattet, welche an in die Augen fallender Stelle auf rotem Grunde in deutlichen Buchstaben die nicht verwischbare Inschrift: „Feuergefährlich“ tragen.

Wird derartiges Petroleum gewerbsmäßig zur Abgabe in Mengen von weniger als 50 kg feilgehalten oder in solchen geringeren Mengen verkauft, so muß die Inschrift noch in gleicher Weise die Worte: „Nur mit besonderen Vorsichtsmaßregeln zu Brennzwecken verwendbar" enthalten.

§ 4.

Als Petroleum im Sinne dieser Verordnung gelten das Rohpetroleum und dessen Destillationsprodukte, z. B. Benzin.

Gesetz, betreffend den Verkehr mit blei- und zinkhaltigen Gegenständen. Vom 25. Juni 1887. (RGBl. 1887, S. 273.)

§ 2.

Zur Herstellung von Mundstücken für Saugflaschen, Saugringen 756
und Warzenhütchen darf blei- oder zinkhaltiger Kautschuk nicht verwendet sein.

Zur Herstellung von Trinkbechern und von Spielwaren, mit Ausnahme der massiven Bälle, darf bleihaltiger Kautschuk nicht verwendet sein.

Zu Leitungen für Bier, Wein oder Essig dürfen bleihaltige Kautschukschläuche nicht verwendet werden.

76. Das Versicherungswesen.

Mit der Gründung der ersten Lebensversicherungsgesellschaft in Gotha am Anfange des neunzehnten Jahrhunderts hat das Versicherungswesen als eine der bedeutsamsten sozialen Errungenschaften seinen Anfang genommen und steht im Deutschen Reiche, das das staatliche Versicherungswesen auf genommen und immer weiter ausgebaut hat, weit obenan.

Von den zahlreichen Versicherungsarten, die sich auf Waren 789.
beziehen, sind besonders die Feuer-, Diebstahl-, Bruch-, Transport- und andere Versicherungen mehr zu erwähnen, von Versicherungen auf die Person die Lebens-, Renten-, Haftpflichtversicherung usw. Unter einer Versicherungsprämie versteht man einen bestimmten Geldbetrag, den ein Versicherter in bestimmten Zeiträumen (jährlich, vierteljährlich, monatlich) an eine Versicherungsgesellschaft zahlt, wofür dieselbe bestimmte Versicherungsgegenleistungen übernimmt.

763. Für den jungen Drogisten sind besonders diejenigen staatlichen Versicherungen von Interesse, denen er selbst als Angestellter unterliegt. Es sind das: 1. die Invaliditätsversicherung, deren Beiträge zur Hälfte vom Arbeitgeber, zur Hälfte vom Arbeitnehmer zu tragen sind, 2. die Krankenkassenversicherung, zu der der Arbeitgeber ein Drittel, der Arbeitnehmer zwei Drittel bei trägt; die Versicherungspflicht bei der Krankenversicherung geht bis zu einem Jahresarbeitsverdienste von 2500 Mark, bei der Invaliditätsversicherung bis 2000 Mark; 3. die Versicherung für Angestellte, die erst im Dezember 1911 vom Reichstage beschlossen wurde; die Versicherungspflicht geht nach diesem Gesetze bis zu einem Arbeitsverdienste von 5000 Mark. Die Beiträge werden vom Arbeitgeber und Angestellten je zur Hälfte getragen und betragen nach den neun darin vorgesehenen Gehaltsklassen (von Mk. 550—5000) für den Monat Mk. 1,60—26,60.

Der Zweck dieser Gesetze ist, die Angestellten gegen Zeiten der Not und Krankheit sicher zu stellen und im Alter oder bei Erwerbsunfähigkeit eine ausreichende Rente zu gewähren.

77. Wechselrechtliche Bestimmungen.

804. Ein Wechsel ist eine besondere Art von Schuldschein, der sich von einem gewöhnlichen dadurch unterscheidet, daß er stets an einem bestimmten Tage bezahlt werden muß, während bei einem Schuldscheine häufig eine Kündigungsfrist vor gesehen ist, daß er in Zahlung gegeben werden kann und bei Nichteinlösung im Wechselprozesse (Urkundenprozeß) ein geklagt wird, ein Schuldschein dagegen im gewöhnlichen Zivilprozesse. Er dient zur Erleichterung des Zahlungsverkehrs.

Wechselfähig sind alle volljährigen Personen, die zur Selbstverwaltung ihres Vermögens berechtigt sind und sich durch Verträge verpflichten können; nicht wechselfähig sind alle minderjährigen Personen und von volljährigen: Konkursschuldner, Entmündigte, und Personen, die sich noch unter väterlicher Gewalt befinden
805. (z. B. Studenten). Man unterscheidet eigene oder Solawechsel, die der Aussteller auf sich selbst zieht und gezogene Wechsel. Zu einem gezogenen Wechsel sind, wenn er Wechselkraft haben soll,
807. drei Unterschriften notwendig, die des Ausstellers, des Wechselschuldners (Bezogenen) und des Wechselnehmers oder Remittenten, an den der Wechsel in Zahlung gegeben worden ist; die Personen, an die er weiter in Zahlung geht, heißen Giranten oder Indossanten. Außer den nötigen Unterschriften muß ein Wechsel enthalten: die Bezeichnung „Wechsel" im Texte der Anweisung, Ort

und Datum der Ausstellung, desgleichen des Verfalltages, die Wechsel-
summe in Zahlen und Buchstaben und die Stempelmarke. Er kann
auch noch eine sog. *Notadresse* enthalten, einen vom Aussteller 811.
gemachten Vermerk, daß der Wechsel im Falle der Nichteinlösung
daselbst zur Zahlung vor gezeigt werden soll; O. K. bedeutet „ohne
Kosten“, d. h. der Wechsel soll nicht protestiert, sondern dem Aus-
steller zur Zahlung (im Falle der Nichteinlösung) vor gezeigt werden.

Durch seine Unterschrift (Akzept) verpflichtet sich der Wechsel- 806.
schuldner, die Wechselsumme am Verfalltage an diejenige Person zu
zahlen, die den Wechsel zur Zahlung vor zeigt. Wenn ein Wechsel
am Verfalltage nicht ein gelöst wird, so muß er von dem letzten Wechsel-
inhaber zu *Protest* gegeben werden. Ein Protest ist eine Urkunde, 809.
in der bescheinigt wird, daß der letzte Wechselinhaber alles getan
hat, um vom Wechselschuldner Zahlung zu erhalten. Zum Erheben 810.
des Protestes sind berechtigt: Notare, Gerichtsvollzieher, Gerichts-
beamte und unter Umständen auch Postbeamte. Der Protest muß
spätestens am dritten Tage nach der Fälligkeit (einschließlich des
Verfalltages) bis Nachmittag 6 Uhr erhoben werden. Diese drei Tage
heißen Respekttage. Bei verspäteter Vorzeigung kann der Wechsel
nicht mehr protestiert und auch nicht mehr im Wechselprozesse,
sondern nur im gewöhnlichen Zivilprozesse eingeklagt werden. Im
übrigen verjährt der Anspruch aus dem Wechsel zwei Jahre nach
dem Fälligkeitstage. Die Post gewährt keine Respektfrist. Will der 811.
Wechselschuldner, der den Wechsel nicht einlöst, eine Teilzahlung
leisten, so muß dieselbe angenommen werden.

Ist ein Wechsel protestiert worden, so kann sich der letzte
Girant wegen der Zahlung an seinen Vordermann halten; er kann auch
mehrere Vordermänner überspringen, er kann auch unmittelbar an
den Aussteller sich halten. Alle diese Personen sind dem letzten 812.
Giranten und jeder einzelne ebenso seinen Hintermännern gegenüber
regreßpflichtig, d. h. sie *haften* gegenüber ihren Hintermännern
für die Bezahlung des Wechsels. Jeder Girant kann seinem Vorder-
manne bei einem Rückwechsel berechnen: die Wechselsumme, die
Protestkosten, $6\,^0/_0$ Zinsen vom Verfallstage an, Portoauslagen und
$^1/_3\,^0/_0$ Provision. Ein Girant, der seine Hintermänner befriedigt hat, 813.
streicht seine Unterschrift durch. Unter Rembours versteht man
Deckung oder Gegenwert. Eine Allonge ist ein Stück Papier von
der Breite des Wechsels, das der Rückseite an geklebt wird, falls
der Platz für die Unterschriften der Giranten nicht ausreicht. Wechsel- 808.
duplikate sind Vervielfältigungen des Originalwechsels, die Prima-,
Sekunda- und Tertiawechsel heißen. Der Wechselschuldner braucht
nur das ihm zur Zahlung vorgezeigte Exemplar ein zu lösen. Die
Wechselstempelsteuer beträgt bis 200 Mk. 10 Pf., dann für je 200 Mk.
10 Pf. mehr, so daß sie bei 1000 Mk. auf 50 Pf. kommt; für jede wei-
teren 1000 Mk. erhöht sie sich um 50 Pf. Die Stempelmarken sind

auf der Rückseite des Wechsels unmittelbar am Rande (zumeist der schmalen Seite) auf zu kleben; zur Entwertung ist das Datum der Ausstellung ein zu tragen, wobei der Monatsnamen aus geschrieben werden muß.

807. Unter einer Tratte versteht man einen nicht akzeptierten oder einen gezogenen Wechsel, unter einer Rimesse eine in Zahlung gegebene Tratte. Sichtwechsel sind solche, die sofort bei der Vorzeigung ein zu lösen sind; er kann auch mit einer weiteren Frist versehen sein, wobei kurze Sicht eine Zeit bis zu vier Wochen, lange Sicht darüber hinaus bedeutet. Eine Zahlungsanweisung ist ein schriftlicher Auftrag an eine zweite Person, an einen Dritten eine Zahlung auf Rechnung des Ausstellers zu leisten. Schecks sind vorgedruckte Zahlungsanweisungen auf eine Bank, bei der der Aussteller ein Guthaben hat, an einen Dritten oder den Vorzeiger des Schecks zu Lasten des Ausstellers einen bestimmten Betrag zu zahlen. Jeder Scheck muß — ohne Rücksicht auf seine Höhe — mit 10 Pfg. ab gestempelt sein.

78. Eisenbahn- und Postbeförderung.

775. Durch die Eisenbahn können Güter in Einzelfracht oder in Sammelladung versandt werden. Die Gefahr des Transportes trägt,
776. wenn nichts gegenteiliges vereinbart ist, stets der Empfänger. „Auf Ihre Ordre, Rechnung und Gefahr" in Rechnungen bedeutet, daß der Empfänger Verantwortung der Beförderung trägt. Glasballone dürfen in Einzelfracht nur bis 75 kg Brutto wiegen, mit Äther gefüllt 60 kg, mit Benzin 40 kg. Explosivstoffe wie Pulver und Dynamit werden zur Eisenbahnbeförderung überhaupt nicht zu gelassen, feuergefährliche und ätzende Stoffe dürfen nur mittels des sogen. Feuerzuges befördert werden. Für diese Sendungen ist ein besonderer Frachtbrief aus zu stellen. Leere Fässer, die mit übelriechenden oder ätzenden Stoffen gefüllt waren, nimmt die Eisenbahn nicht zur Beförderung an, wenn sie nicht genügend gereinigt und getrocknet sind. Für die Beschädigung von Gütern während der Beförderung haftet die Bahn nicht, wenn sie mangelhaft verpackt sind. Bei Verluste von Gütern ersetzt die Bahn, wenn ihre Schadenersatzpflicht fest steht, nur den Rechnungswert und zwar bis zu Mk. 120 für $^0/_0$ kg, wenn nicht ein höherer Wert deklariert oder versichert worden ist.

777. Feuergefährliche, ätzende und Explosivstoffe dürfen mit der Post überhaupt nicht versandt werden. Innerhalb Deutschlands und Österreichs kosten Postpakete bis zu 5 kg Bruttogewicht innerhalb der ersten Zone von 10 deutschen Meilen 30 Pfg., darüber hinaus 60 Pfg. Für je ein kg Übergewicht wird ein Zuschlag erhoben, der in der ersten Zone 5 Pfg., in der zweiten 10 Pfg., in der dritten 20 Pfg. usw. beträgt.

Man kann Pakete gegen Verlorengehen versichern, wofür eine Gebühr von 5 Pfg. für je 300 Mk., mindestens aber 10 Pfg. erhoben werden. Auf eine Begleitadresse können bis 3 Pakete auf gegeben werden; bei Wert- und Nachnahmepaketen muß jedes eine besondere Begleitadresse haben.

Geld, Wechsel und Wertpapiere versendet man innerhalb 778. Deutschlands durch Postanweisung, Geldbrief, Einschreibebrief oder als Wertpaket. Seit Einführung der Postscheckordnung vom 6. Nov. 1908 kann man Geld auch durch Postschecke oder Zahlkarte versenden. Auf Antrag und gegen Hinterlegung von Mk. 100 erfolgt die Eröffnung eines Postscheckkontos bei einem Postscheckamt. Auf ein solches Konto können Einzahlungen bei jeder deutschen Postanstalt oder jedem Postscheckamte erfolgen durch Postanweisung, Zahlkarte oder Überweisung von einem anderen Postscheckkonto.

Das Höchstgewicht für einfache Briefe beträgt innerhalb Deutsch- 779. lands und Österreich-Ungarns 20 g, für das Ausland 15 g; einfache Briefe kosten innerhalb Deutschlands 15 Pfg., Doppelbriefe (bis 250 g) 25 Pfg. Der Preis für Doppelbriefe nach dem Auslande ist verschieden. Postkarten kosten $7^1/_2$ Pfg., mit Rückantwort 15 Pfg. Das Porto für Drucksachen beträgt bis 50 g 3 Pfg., bis 100 g 5 Pfg., bis 250 g 10 Pfg., bis 500 g 20 Pfg. und bis 1000 g 30 Pfg. Unter Warenproben versteht die Post solche Warenmengen, die keinen Handelswert besitzen; das Porto für Warenproben beträgt bis 250 g 10 Pfg., bis 350 g 20 Pfg.

Postaufträge dienen zum Einziehen von Geldbeträgen gegen 780. Quittungen, Wechsel usw. im Gesamtwerte bis zu 800 Mk. Postaufträge gehen nur als eingeschriebene Briefe und sind mit 35 Pfg. frei zu machen. Der Empfänger eines Postauftrages kann eine Stundung von einer Woche verlangen, wenn nicht auf dem Postauftrage der Vermerk „Sofort zurück" gemacht ist. Bei Paketen und Briefen sind Nachnahmen bis zu 400 Mk. zulässig. Es ist hierfür eine besondere Gebühr von 10 Pfg. zu entrichten. Wenn Postaufträge oder Nachnahmesendungen ein gelöst werden, so gehen die Beträge dem Empfänger unter Abzug des Portos zu.

Drahtnachrichten kosten innerhalb Deutschlands bis zu 781. 10 Worten 50 Pfg., jedes weitere Wort 5 Pfg. mehr, wobei auch Abkürzungen benutzt werden dürfen. Innerhalb des Ortsverkehrs kosten Drahtnachrichten nur 30 Pfg.

79. Handelsrechtliche Bestimmungen.

Das wichtigste Hauptgesetz, dem der Geschäftsbetrieb eines 710 Kaufmannes unterliegt, ist das Handelsgesetzbuch. Als Kaufmann im Sinne dieses Gesetzes gilt derjenige, der gewerbsmäßig

Handelsgeschäfte betreibt. Als Handelsgeschäfte gelten der Ein- und Verkauf von Waren, Wertpapieren, Grundstücken, die Übernahme der Bearbeitung oder Verarbeitung von Waren für andere, das Versicherungswesen, die Übernahme der Beförderung von Gütern u. a. m. Als gewerbsmäßig ist jede Tätigkeit an zu sehen, die auf den Erwerb des Lebensunterhaltes gerichtet ist.

710. Die Firma eines Kaufmanns ist der Name, unter dem er im Handel seine Geschäfte betreibt und die Unterschrift abgibt. Jeder Kaufmann ist verpflichtet, seine Firma und den Ort seiner Handelsniederlassung bei dem Gerichte, in dessen Bezirk sich die Niederlassung befindet, zur Eintragung in das Handelsregister an zu melden. Dasselbe wird bei dem zuständigen Amtsgerichte geführt. Zur Eintragung in das Firmenregister ist jeder Kaufmann verpflichtet, dessen gewerbliches Einkommen eine bestimmte Höhe übersteigt; die Bestimmungen darüber sind indessen nicht gleich, sondern besonderen landesgesetzlichen Vorschriften vor behalten.

Von den Bestimmungen, die das Handelsgesetzbuch über die Stellung der Handlungsgehilfen und Lehrlinge enthält (§§ 59—83) wollen wir nur hervorheben, daß für Streitigkeiten zwischen Geschäftsinhabern und Handlungsgehilfen das Kaufmannsgericht zuständig ist.
766. Die Kündigungsfrist beträgt, wenn nichts vereinbart ist, sechs Wochen vor Ablauf des Kalendervierteljahrs; die Kündigungstermine sind also der 17. bzw. 18. Febr., 19. Mai, 19. August und 19. November; da das jedoch nur Ausschlußtermine sind, kann die Kündigung auch schon eher erfolgen. Die Vereinbarung einer kürzeren Kündigungsfrist ist zulässig, doch muß sie mindestens einen Kalendermonat betragen und muß für beide Teile gleich sein.

764. Eine besondere Stellung nimmt der Prokurist ein. Unter Prokura ist eine besondere Art von Handelsvollmacht zu verstehen, die sich von einer gewöhnlichen dadurch unterscheidet, daß sie unbeschränkt ist und im Firmenregister besonders ein getragen werden muß. Sie verleiht dem damit Betrauten, dem Prokuristen alle Rechte des Geschäftsinhabers nicht nur nach außen hin, sondern auch den Angestellten gegenüber; eine Einschränkung der Prokura ist Dritten gegenüber rechtlich unwirksam. Die Prokura erlischt nicht mit dem Tode des Geschäftsinhabers, sondern gilt solange, bis ihre Löschung im Handelsregister erfolgt ist.

817. Jeder Kaufmann ist verpflichtet, Bücher zu führen, aus denen seine gesamte geschäftliche und Vermögenslage zu jeder Zeit ersichtlich ist. Bei der einfachen Buchführung genügen Haupt- und Kassabuch außer den Nebenbüchern; bei der doppelten Buchführung wird jeder Geschäftsvorfall zweimal gebucht, indem stets ein Konto belastet und ein zweites entlastet wird, so daß dadurch eine Kontrolle entsteht. Bücher und Geschäftspapiere müssen 10 Jahre nach der letzten Eintragung auf bewahrt werden. Berichtigungen (Korrekturen) sind

in Handelsbüchern zulässig, doch muß ein Durchstreichen von Zahlen z. B. so geschehen, daß das durchstrichene noch lesbar ist. Rasuren in Büchern sind verboten. — Das Kassabuch gibt die baren Ein- 818.
nahmen und Ausgaben wieder; es wird monatlich abgeschlossen, wobei der Saldovortrag des Vormonats nicht zu übersehen ist.

Zum Bestellen von Waren ist nur derjenige Angestellte be- 767.
rechtigt, der dazu bevollmächtigt ist; bei einer Bestellung ist Menge, Güte und Preis der Ware, Lieferzeit und Versandweg an zu geben.
Die Quittung des Überbringers einer Ware (des Boten) ist nur dann 765.
rechtsgültig, wenn derselbe Vollmacht zum Quittieren hatte.

80. Wichtigere kaufmännische Ausdrücke.

a Conto Zahlung = Abschlags- oder Teilzahlung. 816.

Aktiva = Vermögensgegenstände. 825.

Amortisation = Abschreibung von dem Inventurbetrag, z. B. 826. für Abnützung des Inventars, zweifelhafte Forderungen, minderwertig gewordene Waren.

anni currentis, a. c. = im laufenden Jahre. 797.

annullieren = für ungültig erklären, aufheben. 770.

Associé = Mitinhaber oder Teilhaber einer Firma. 764.

Baisse = Preisrückgang. 803.

Baisseklausel = Bestimmung in einem Kaufvertrage, daß bei 803. Preisrückgang zum niedrigeren Preise zu liefern ist.

Banknoten = unverzinsliche, von Banken ausgegebene Geldscheine, 798. die sie zu jeder Zeit gegen bares Geld ein zu lösen verpflichtet sind.

Barrel = Faß von etwa 150 kg Inhalt. 786.

Bilanz = übersichtlicher Abschluß sämtlicher Konten der Bücher, 823. wobei sich Aktiva und Passiva gegenüber stehen. Sie ist alljährlich zu ziehen und mit Ort und Datum sowie der Unterschrift der Geschäftsinhaber zu versehen.

Blockade = Absperrung eines Hafens durch Kriegsschiffe. 788.

Branche = Geschäftszweig, Berufsfach. 711.

B. Brief bedeutet im Börsenverkehre, daß ein Papier viel zum Kaufe 803. angeboten wird.

Brutto = Rohgewicht der Ware mit der Verpackung. 543.

Bruttoertrag = Geschäftsertrag ohne Berücksichtigung der Ge- 824. schäftsspesen.

Chef = Inhaber, Besitzer eines Geschäftes. 764.

Chiffre = abgekürzte Geheimschrift. 783.

Cif = Preis einer über See kommenden Ware einschließlich See- 782. fracht und Seeversicherung (die Anfangsbuchstaben der englischen Worte: *cost, insurance, freight*).

Collo (Plural Colli) = Fracht- oder Gepäckstück.

Debet = die Kontoseite, auf die die zu fordernden Beträge gebucht werden.

819. Debitorenbuch = Buch, in das die Schuldner gebucht werden.

768. Defekte = vergriffene, ausverkaufte Waren.

Defektbuch = Bestellbuch, in das die zu Ende gehenden Waren eingetragen werden.

791. Deklarieren = eine Zollinhaltserklärung abgeben.

786. Demijohn = umflochtene Korbflasche.

667. Denaturieren = Vergällen, genußunfähig machen.

796. Diskont = procentiger Abzug oder Vergütung.

796. Diskontieren = eine Zahlung unter Skontoabzug leisten, Wechsel unter Berücksichtigung der Zinsen kaufen und verkaufen.

770. Effektuieren = einen Auftrag ausführen.

667. Elegieren = aussuchen, auslesen.

784. Emballage = Verpackungsgerätschaften.

784. Etikette = Aufschrift oder Schild auf Standgefäßen oder Versandflaschen.

792. Export = Ausfuhrhandel.

832. Fakultativ = freiwillig, ohne gesetzliche Verpflichtung.

784. Fasson = äußere Form.

784. Fastage = Verpackungsgeräte, im besonderen leere Fässer.

782. Fob = frei an Bord (Anfangsbuchstaben der englischen Worte: *free on bord*).

788. Force majeure (vis major) = höhere Gewalt; es sind darunter alle diejenigen Einflüsse, Natur- und Staatsgewalten, zu verstehen, die einen Menschen in seiner Willensfreiheit hindern, ohne daß er sie aus eigener Macht ab wenden kann, wie z. B. Feuersgefahr, Überschwemmung, Krieg, Aufruhr.

769. freibleibend = unverbindlich bei der Abgabe von Preisangeboten.

792. Freihafen = Teil eines Hafens, der unter Aufsicht der Zollbehörden steht, in dem Waren zollfrei lagern können.

771. Garantie = Bürgschaft für eine Behauptung.

822. Geheimbuch = Geschäftsbuch, das über Vermögen, Gewinn und Verlust eines Geschäftes genau Aufschluß gibt und nur dem Geschäftsinhaber zugänglich ist.

798. Geld = Tausch- und Bewertungsmittel in Form von Münzen, deren Metallgehalt, Größe und Wert gesetzlich bestimmt ist.

803. G. Geld bedeutet im Börsenverkehre, daß ein Papier stark zu kaufen gesucht wird.

794. Gratifikation = freiwilliges Geschenk.

Hausse = Preissteigerung.

788. Havarie = Schiffsunfall auf hoher See.

Honorar = Entschädigung für geistige Leistungen.

Honorieren = geistige Leistungen entschädigen, auch Wechsel oder Quittungen ein lösen. 816.
Identität = Übereinstimmung von Personen oder Sachen. 772.
Immobilien = unbewegliche Vermögensgegenstände, z. B. Häuser, Grundstücke. 802.
Import = Wareneinfuhr. 792.
Inventar = Verzeichnis der Geschäftsgerätschaften. 825.
Inventur = Bestandesaufnahme des Geschäftsvermögens; sie ist alljährlich, bei großen Geschäften mindestens alle zwei Jahre auf zu nehmen. 825.
Journal = Tagebuch, kaufm. Hülfsbuch. 821.
Kalkulieren = den Selbstkostenpreis einer Ware fest stellen. 822.
Kandieren = mit Zucker überziehen oder durchtränken, z. B. kandierter Calmus, Ingber, Citronat. 667.
Kapital = Vermögen in Wertpapieren und barem Gelde. 802.
Kapitalisieren = Vermögensgegenstände verkaufen. 802.
Kartell = Schutzvertrag gleichartiger Gewerbebetreibender. 831.
Kassapreis = Preis einer Ware ohne Abzug. 814.
Kaution = Sicherheitsleistung, Bürgschaftspfand. 831.
Kollationieren = die Richtigkeit der Eintragungen in kaufmännischen Büchern durch Vergleich nach prüfen. 793.
Koncession = behördliche Erlaubnis zum Betriebe bestimmter Gewerbe. 830.
Konnossement = Seefrachtbrief, der in drei Exemplaren aus zu stellen ist. 774.
Kontant = gegen Barzahlung. 814.
Kontieren = buchen, in Rechnung stellen. 816.
Kontokorrent = Rechnungsauszug, Zusammenstellung der Debet- und Kreditposten eines Kontos; die roten Zahlen in einem Kontokorrent bedeuten die noch nicht fälligen Posten. 827.
Kontrakt = schriftliches Übereinkommen zwischen 2 oder mehreren Personen, worin sie sich zu gewissen Leistungen und Gegenleistungen verpflichten. 830.
Kontrollieren = beaufsichtigen. 793.
Konvention = Vertrag, Übereinkommen gleichartiger Gewerbetreibender oder Industrieller zwecks Erlangung gemeinschaftlicher wirtschaftlicher Vorteile. 831.
Konventionalstrafe = Vertragsbruchstrafe. 831.
Kopierbuch = Buch mit den Abschriften aller ausgehenden Geschäftspapiere (Briefe und Rechnungen). 820.
Kredit, der = das Vertrauen in die Zahlungsfähigkeit eines Käufers. 815.
Kredit, das = die Seite der Buchführung, auf der alle Posten gebucht werden, die man selbst zu zahlen hat. 815.
Kreditorenbuch = Buch, in das die Posten der Gläubiger ein getragen werden. 819.

803. Kurswert = derzeitiger Börsenwert eines Papiers.
788. Lekkage = Gewichtsverlust bei der Beförderung von Flüssigkeiten in Fässern.
830. Licenz = die Übertragung von gesetzlichen Rechten, besonders Patentrechten, auf eine andere Person, häufig nur für einen bestimmten geographischen Bezirk.
769. Limitieren = eine Preisgrenze fest setzen, auf ein Angebot ein niedrigeres Gegengebot machen.
785. Lori = ein offener Eisenbahnwaggon.
788. Manko = Fehlbetrag am Gewicht der Waren oder an der Kasse.
821. Manual = Handbuch (Hülfsbuch).
814. Marktpreis = Durchschnittspreis einer Ware an einem bestimmten Orte und bestimmten Tage.
797. Medio = Monatsmitte.
821. Memorial = Merkbuch, kaufm. Hülfsbuch.
802. Mobilien = bewegliche Vermögensstücke.
770. Monieren = tadeln, beanstanden, erinnern.
799. Münzeinheiten: für Deutschland die Mark = 100 Pfg., für
800. Dänemark, Schweden und Norwegen die Krone = 100 Öre
801. (Mk. 1,10), für Österreich die Krone = 100 Heller (85 Pfg.), für England das Pfund Sterling = 20 Schilling zu 12 Pence (Mk. 20.40), für Holland der Gulden = 100 Cents (Mk. 1.70), für Nordamerika der Dollar = 100 Cents (Mk. 4.20), für Rußland der Rubel = 100 Kopeken (Goldrubel etwa Mk. 3.30), für Belgien, Frankreich, Schweiz, Luxemburg der Frank = 100 Centimes (Mk. 0.80), für Italien die Lire = 100 Centisimi (80 Pfg.).
798. Münzfuß = die gesetzliche Festlegung des Gehaltes der Münzen an Edelmetall.
803. Nenn- oder Nominalwert = der Wertbetrag eines Papiers, der ihm auf gedruckt ist.
543. Netto = Reingewicht einer Ware ohne Verpackung.
795. Nettokasse = Barzahlung ohne Abzug.
824. Nettoertrag = Reinertrag nach Abzug der Geschäftsspesen.
772. Nüance = Farbenton.
832. Obligatorisch = gesetzlich verpflichtet.
816. Offerte = Preisangebot.
offerieren = zum Kaufe an bieten.
798. Papiergeld = unverzinsliche Geldscheine des Staates, die er verpflichtet ist, zu jeder Zeit gegen bares Geld ein zu lösen.
803. Pari = das Übereinstimmen von Nennwert und Kurswert.
825. Passiva = Geschäftsschulden.
831. Patentiert = gesetzlich geschützt, der Schutz für neue Fabrikationsmethoden und Erfindungen.
797. Per annum, p. a. = ein Jahr hindurch.

Plombe = Bleiverschluß. 784.
Postnumerando = nachträglich zahlbar. 797.
Praenumerando = im voraus zahlbar. 797.
Principal = Geschäftsinhaber, -besitzer. 764.
Pro anno = für die Dauer eines Jahres. 797.
Procent = Teil von Hundert (für Zinsen usw.). 795.
Qualität = Beschaffenheit und Güte einer Ware. 771.
Quantität = Menge einer Ware. 771.
Quartal = Vierteljahr. 797.
Rabatt = ein procentiger Abzug vom Kleinverkaufspreise. 794.
Raffinieren = Reinigen, z. B. Rüböl, Camphor usw. 667.
Ramiere = Ballon aus Kupfer oder Zinn. 786.
Reell = gewissenshaft, zuverläsig, rechtschaffen. 771.
Reflektieren = sich bereit erklären, ein Angebot an zu nehmen, falls es gemacht wird. 770.
Register = ein alphabetisches Kundenverzeichnis unter Angabe der Seitenzahl des betreffenden Geschäftsbuches. 820.
Regulieren = Schulden bezahlen, Verbindlichkeiten einlösen. 816.
Reklamieren = einen Vermögensanspruch geltend machen, eine Sendung oder Rechnung beanstanden. 770.
Revers = Urkunde, in der sich jemand freiwillig verpflichtet, bei Vermeidung einer Konventionalstrafe etwas zu tun oder zu unterlassen. 783.
Saldo = Unterschied zwischen Debet und Credit eines Kontos. 815.
Schlußschein = die schriftliche Bestätigung eines Kaufabschlusses. 773.
Semester = Halbjahr. 797.
Serone = Ballen aus tierischen Häuten oder geflochtenem Maisstroh. 786.
Signum = Geschäftszeichen für Warenkolli. 783.
Skonto = procentiger Abzug bei Baarzahlung. 795.
Socius = Mitinhaber eines Geschäftes, Teilhaber. 764.
Spesen: man unterscheidet Warenspesen und Geschäftsspesen. Zu den Warenspesen gehören: Fracht, Zoll, Rollgeld, Lagergeld, Transportversicherung; zu den Geschäftsspesen gehören: Miete für Geschäftsräume, Gehälter, Tantièmen und Löhne für das Personal, Beleuchtung und Feuerung, Reparaturen am Inventar, Reklameausgaben, Geschenke und Trinkgelder, Unterhaltung von Pferd und Wagen, Porti, Reisegelder, Gewerbesteuer, Ausgaben für Geschäftsbücher, Briefbogen usw., Versicherungsbeiträge für die Feuer-. Invaliditäts-, Krankenkassen-, Angestellten- und Warenversicherungen, Fernsprechgebühren, Gerichts- und Anwaltskosten, Patentgebühren. 782.
Steuern = mittelbar oder unmittelbar vom Steuerzahler erhobene Beträge zur Deckung der Staatskosten; zu den mittelbaren (indirekten) Steuern gehören Zölle, Spiritus-, Salz-, Tabak- und 790.

zahlreiche andere Inlandssteuern, zu den unmittelbaren (direkten) Steuern gehören Staatseinkommen-, Gemeinde-, Gewerbe-, Schank- und viele andere Steuern.

821. Strazze = Handbuch, in das Warenausgänge vorläufig ein getragen werden.

816. Stunden = eine Zahlungsfrist gewähren.

772. Surrogat = minderwertiges Ersatzmittel.

794. Tantième = procentiger Gewinnanteil vom Umsatz, Roh- oder Reingewinn.

543. Tara = Eigengewicht der Verpackung einer Ware.

543. Tarieren = das Gewicht der Verpackung fest stellen.

797. Ultimo = der letzte Tag des Monats.

Valuta = Gegenwert.

828. Verjährung: bei Lieferungen an Private beträgt die Verjährungsfrist zwei Jahre, an Gewerbetreibende vier Jahre. Die Verjährung wird unterbrochen durch schriftliche Anerkennung der Schuld, durch Teilzahlung, durch Zinsenzahlung, Sicherheitsleistung oder Erhebung der Klage, nicht aber durch Mahnungen.

798. Währung = die gesetzliche Festlegung eines bestimmten Münzmetalles als allein vollgültiges gesetzliches Zahlungsmittel.

773. Zedieren = das Übertragen von gesetzlichen, übertragbaren Rechten, besonders Schuldrechten, auf eine dritte Person. Eine solche Zession ist stempelpflichtig und muß in zwei Exemplaren ausgefertigt werden.

795. Zinsen = eine procentige Entschädigung für ein geliehenes Kapital oder eine Warenschuld, die alljährlich zu leisten ist.

795. Zinsfuß = der Procentsatz, der für die Berechnung der Zinsen auf ein Jahr fest gesetzt ist.

790. Zolltarif = Verzeichnis der Zollsätze, die zwischen zwei Vertragsstaaten vereinbart worden sind.

GPSR Compliance

The European Union's (EU) General Product Safety Regulation (GPSR) is a set of rules that requires consumer products to be safe and our obligations to ensure this.

If you have any concerns about our products, you can contact us on ProductSafety@springernature.com

In case Publisher is established outside the EU, the EU authorized representative is:

Springer Nature Customer Service Center GmbH
Europaplatz 3
69115 Heidelberg, Germany

Batch number: 10844669

Printed by Printforce, the Netherlands